图解13亿人的

家庭医生

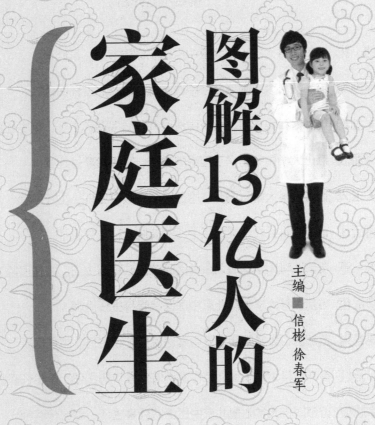

主编 ■ 信彬 徐春军

江苏凤凰科学技术出版社　凤凰含章

本书专家编委会成员

（排名不分先后）

做自己最好的家庭医生

健康是人生的第一财富。随着生活水平的提高，人们的身体也随之出现了如"富贵病""亚健康""忧郁症"等新的情况；再加上生活节奏的不断加快，人们的身心承受着巨大的压力。因此，无论是患者或健康人，都希望拥有一部真正权威的家庭医学指南，足不出户就可以获得医学专家关于日常医疗保健和各种疾病的治疗建议，帮助解决自身或家人的健康问题。这样既放心、舒心，又省事、省钱。

如果我们了解一些基本的医疗常识，了解常见疾病的自我诊断和用药知识，就可以做到有病早治，无病早防，甚至可以做到小病在家治疗。在必须去医院前，也能详细观察了解自己的病情，以方便医生及时诊断。《图解13亿人的家庭医生》作为一部实用的家庭医学指南，提供了丰富而准确的医疗保健信息，能满足每一个家庭的需要，帮助每一个读者保护自身或家人的健康，让你不再为就医治病发愁。

《图解13亿人的家庭医生》集科学性、实用性和知识性于一体，秉承清晰明了、简单易行、务求实效的原则，不仅介绍了家庭常用的医疗知识，还收录了急症、内科、外科、妇科、儿科、五官科、皮肤科、骨科、传染科、肿瘤科中的常见疾病，并对各疾病的类型、症状、体征和病因进行了详细分析，给出了明确有效的治疗与护理方法。同时配有丰富的医学图解，让看似高深莫测的医学知识变得更加直观易懂，帮助大家在第一时间掌握疾病信号，选择最佳治疗方案。本书还针对每种疾病提供了相应的药膳，并详细介绍了每道药膳的食材、制作方法和显著功效，读者自己在家便能轻松学会。

《图解13亿人的家庭医生》内容全面，语言通俗，科学性强，是家庭生活中不可或缺的医学顾问，希望读者能够从中挑选到适合自己的内容，并应用于实际，从而远离疾病。

疾病综述

该部分是对疾病概况的科学解说，清晰明了地介绍了诱发疾病的各类因素以及常见的易患人群。

疾病名称

方便读者针对自身情况，快速找到适用的内容。

疾病档案

介绍了疾病的具体类型、主要症状和体征，读者可根据症状和体征判断是否患有疾病。

病因剖析

此处对疾病的致病原因进行详细剖析，让读者掌握预防依据。

家庭疗法和护理

介绍疾病的家庭疗法以及日常生活护理措施，为读者治疗提供依据。

特别专栏

根据疾病的特性，给出合理的饮食宜忌提示。

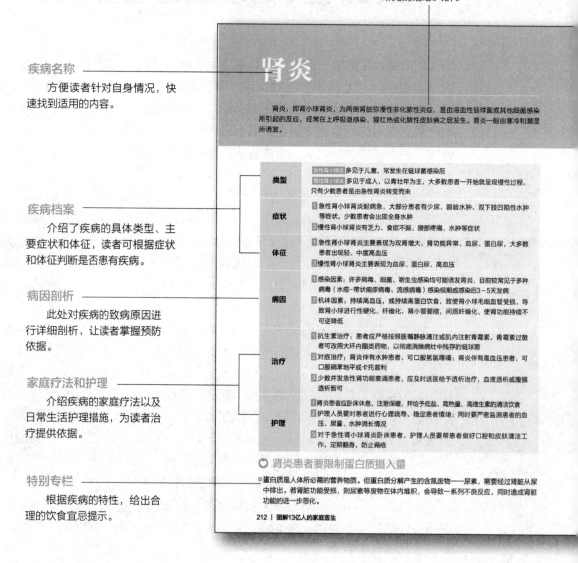

肾炎

肾炎，即肾小球肾炎，为两侧肾脏弥漫性非化脓性炎症，是由溶血性链球菌或其他细菌感染所引起的反应，经常在上呼吸道感染、猩红热或化脓性皮肤病之后发生。肾炎一般由寒冷和潮湿所诱发。

类型	急性肾小球炎 多见于儿童，常发生在链球菌感染后
	慢性肾小球炎 多见于成人，以青壮年为主，大多数患者一开始就呈现慢性过程，只有少数患者是由急性肾炎转变而来
症状	①急性肾小球肾炎起病急，大部分患者有少尿、眼睑水肿、双下肢凹陷性水肿等症状，少数患者会出现全身水肿
	②慢性肾小球肾炎有乏力、食欲不振、腰部疼痛、水肿等症状
体征	①急性肾小球肾炎主要表现为双肾增大、肾功能异常、血尿、蛋白尿，大多数患者出现轻、中度高血压
	②慢性肾小球肾炎主要表现为血尿、蛋白尿、高血压
病因	①感染因素：许多病毒、细菌、寄生虫感染均可能诱发肾炎，目前较常见于多种病毒（水痘-带状疱疹病毒、流感病毒）感染极期或感染后3~5天发病
	②机体因素：持续高血压、长期高蛋白饮食，致使肾小球毛细血管受损，导致肾小球进行性硬化、纤维化，肾小管萎缩，间质纤维化，使肾功能持续不可逆降低
治疗	①抗生素治疗：患者应严格按照医嘱静脉滴注或肌内注射青霉素，青霉素过敏者可改用大环内酯类药物，以彻底消除病灶中残存的链球菌
	②对症治疗：肾炎伴有水肿患者，可口服氢氯噻嗪；肾炎伴有高血压患者，可口服卡托普利或卡托普利
	③少数并发急性肾功能衰竭患者，应及时送医给予透析治疗，血液透析或腹膜透析皆可
护理	①肾炎患者应卧床休息，注意保暖，并给予低盐、高热量、高维生素的清淡饮食
	②护理人员要对患者进行心理疏导，稳定患者情绪；同时要严密监测患者的血压、尿量、水肿消长情况
	③对于急性肾小球肾炎卧床患者，护理人员要帮患者做好口腔和皮肤清洁工作，定期翻身，防止褥疮

○ **肾炎患者要限制蛋白质摄入量**

◎蛋白质是人体所必需的营养物质。但蛋白质分解产生的含氮废物——尿素，需要经过肾脏从尿中排出。若肾脏功能受损，则尿素等废物在体内堆积，会导致一系列不良反应，同时造成肾脏功能的进一步恶化。

212 | 图解13亿人的家庭医生

本书采用高清实物图，配合每类疾病的病理病因解析，让读者在阅读时一看就懂，一学就会。本书还详细介绍了疾病的症状、体征、病因，以及治疗、护理措施，并推荐了特效食疗保健方法，让您的疾病好得更快，同时起到预防和保养的作用。

肾炎治疗重在利水消肿

肾炎是两侧肾脏非化脓性的炎性病变，可引起不同程度的肾功能减退，是肾脏疾病中最常见的一种。肾炎大多数发生于儿童和青壮年，是一种较难治愈的疾病，患者应及早进行治疗。

常见内科疾病的家庭疗法

🔍 肾炎病理解析

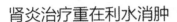

肾动脉
将未过滤的血液输送至肾脏。

肾静脉
运送已过滤的血液。

皮质
过滤血液中的废物和过多的体液。

髓质
吸收过滤后血液中的营养物质和体液。

肾盂
收集过滤出的废物，形成尿液。

肾小盏

肾炎病理解析

因链球菌感染诱发免疫反应后，可通过循环免疫复合物沉积于肾小球；种植于肾小球的抗原与循环中的特异抗体相结合，形成原位免疫复合物沉积于肾小球，从而引发肾炎。

病理详解

用牵线形式详细解说人体内部脏器结构，以及疾病发病机理，让读者轻松学到医学知识。

🔍 慢性肾炎饮食保健

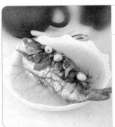

玉米须鲫鱼煲

材料：鲫鱼450g，玉米须90g，莲子5g，盐、味精各少许，葱段、姜片各5g，食用油适量。

做法：将鲫鱼处理干净，在鱼身上打上几刀；玉米须洗净；莲子洗净备用。油锅烧热，将葱段、姜片炝香，下入鲫鱼略煎，倒入水，加入玉米须、莲子煲至熟，调入盐、味精即可。

功效：本品具有健脾益气、利水消肿的功效，对肾炎水肿、少尿、血尿的患者有很好的食疗作用。

饮食保健

根据每类疾病的不同情况，给出了相应的药膳，并详细介绍了每道药膳所需的材料、制作步骤及功效，读者自己在家便能轻松学会。

3 常见内科疾病的家庭疗法 | 213

5

家庭病房基本要求

患者在家庭中接受治疗或进行康复，与在医院住院治疗一样，需要一个清洁、卫生和安静的休养环境。所以，应该给患者安排一间舒适的房间。清洁而优美的环境，本身就是一种良性刺激，可以使患者心境愉快，食欲增进，促进疾病的康复。因此，家庭病房要以清洁整齐、安静雅致为原则。

🔍 患者居室基本要求

居室光线

由于太阳光中含有紫外线，对人体的健康极为重要，因此室内要有充足的阳光射入，最好窗户的面积为地面面积的1/4。但是，不要让阳光直接照射患者的眼睛，以免产生刺激的感觉。室内应挂有窗帘，便于随时调整室内亮度，使室内的光线柔和不刺激眼。尤其在午后两小时，室内光线要稍暗些，利于患者休息或睡眠。

室内布置

患者的居室中，家具不宜过多，简单、适用即可。床头安放一只床头柜，便于卧床患者随手取用茶杯、痰盒等。桌上可以摆放一些鲜花，窗台上种养几盆绿色植物，墙上可以挂一些患者喜欢的画。地面要保持平整、无障碍物，防止绊倒。

床上用品

患者的床铺不宜太软，一般来说，在硬板床上加用一个5～10cm高的软床垫即可。这样不仅有利于患者休息，还能帮助患者放松肌肉、解除疲劳，并且不会过度改变脊柱的生理性弯曲。患有脊柱结核、腰椎间盘突出症的患者，应听从医生的建议，选择合适的床铺。

床上用品要柔软的纯棉织品，并且要方便拆洗。枕头有软硬之分，枕高不超过18cm。

通风换气

患者的居室要经常开窗换气，白天每2～4小时开窗一次，每次15～30分钟，天气寒冷时依情况而定。开窗换气时，可根据情况给患者增添衣服或盖被，以防室内气温骤然下降而使患者受凉。经常开窗换气，保持室内空气新鲜与流通，可以减少病菌数量。空气流通与室内温度变换，可以促进人体皮肤的血液循环，增加汗液的蒸发和热量的消散，降低皮肤和身体的温度，使患者感觉舒适。

室内温度

居室应保持适宜的温度，夏季室温宜在18～23℃，冬季室温应保持在18～20℃。室温过高时，可开门窗，夏天开电扇或用空调调节；室温过低时，应关门窗、增添衣服、盖被或使用热水袋。

室内湿度

湿度是空气中含水量和物体潮湿程度。空气中的湿度如能保持在40%～55%，人体感觉最为舒适。但是对不同的患者，湿度应有不同。例如，对于气管炎患者，室内湿度可高一些，即80%左右；对于哮喘患者，则需要比较干燥的空气，室内湿度要低一些，即20%左右。如果室内湿度过高，应打开门窗，让空气流通，保证患者衣服、被褥干燥。如果室内湿度较低，可在地面洒水，或使用加湿器，以使水汽蒸发增加室内湿度。

🔍 家庭换药

伤口换药是家庭病房中经常可能遇到的问题。通过换药可以观察伤口情况，及时做必要处理。如清洁伤口，清除异物或分泌物，减少细菌繁殖，更换敷料，敷施药品，促进伤口愈合。尤其是对于轻伤或伤口长期不愈合、老年人、体质虚弱者以及伤残者，在家中进行伤口换药是大有好处的。

伤口类型

换药前必须弄清楚伤口的类型。

清洁伤口：指无菌手术后的手术切口，或经过及时处理的污染伤口，一般不久即能愈合。

感染伤口：是细菌已繁殖引起组织急性炎症、坏死、化脓的伤口，以及缝合后继发感染的手术切口。常见于疖、痈、疮的化脓感染伤口，中风后瘫痪卧床引起的褥疮感染伤口，分娩时会阴部切开继发感染等。

换药次数

换药次数应根据创面情况而定。过于频繁换药，会损伤肉芽，增加感染的机会。因此，应该给创面足够的修复时间，不宜过多刺激。

无菌手术后缝合的伤口：一般在手术后第三天检查伤口有无积血、积液或血肿表现，如无敷料脱落或潮湿，即无须换药，直至拆线；如果伤口内有引流物，一般在术后24～48小时拔除。

脓肿切开伤口：术后第二天换药，剪除坏死组织，经过换药处理后，可隔日换药一次。如分泌物多、感染较重，应增加换药次数，可

每日更换一次，必要时随时更换。

在家里检查换药的次数，应视具体情况而定。伤口脓汁较多、臭味较大、伴感染发热时，应每天换药1～2次，同时口服抗生素；伤口较小、脓汁较少时，可1～2天换药1次；伤口无脓汁者，可4～5天换药1次。新鲜小伤口，经过消毒包扎后，无感染化脓者，则不宜随便打开换药。

换药方法

换药前的准备：进行换药前一定要有无菌观念。换药前一小时要清洁房间，地面喷洒消毒液，保持环境清洁。换药人要修剪指甲，用肥皂洗手，戴一次性口罩，不要面对被换药人咳嗽、说话。换药用的两把无菌镊子、一个换药碗要在锅中煮沸10分钟取出。同时准备好纱布、棉球，另准备75%的酒精和0.9%的生理盐水适量。在换药碗内盛放生理盐水。

伤口换药方法：让患者选择一个方便换药又舒适的体位。先查看患者的伤口，手要轻巧而迅速地揭去外层纱布，再用无菌镊子移去内层敷料。切勿强制拉开，以免损伤创口，引起出血。

若敷料干结，贴在伤口上不易揭开时，可用生理盐水浸湿纱布后再揭去。用消毒的棉球蘸取生理盐水清洗伤口。稍干后用酒精棉球由中央向外擦伤口周围的皮肤。但是对于需要引流的伤口，则要求用酒精棉球由外向中央擦，反复清擦2～3遍，不可将酒精浸入伤口内。不可用力擦拭，以免造成肉芽出血。

❤ 小贴士

◦ 在整个换药过程中，室内必须保持清洁，家人尽量少走动，以免灰尘飞扬。同时，操作者要准确、利索，以减少伤口暴露时间，防止污染。两把镊子中的一把，应尽可能地保持相对的清洁，以用来夹取换药碗中的纱布等物，另一把则用于接触伤口。需要强调的是，切勿在伤口上挤脓，以免压迫脓液进入周围组织，扩散到血液内，引起败血症。

个人卫生

患者的内衣裤应以质地轻薄的纯棉、麻、丝织品为宜。穿着适当宽松可减少衣裤对皮肤的摩擦，同时也有利于皮肤代谢物的排泄，预防皮肤病。要随着季节变化随时增减衣服。冬季的衣服和鞋子，质地应松软且轻便、保暖。

长期卧床患者，应每周更换一次内衣裤和床单，以减少汗味、油味、污垢和细菌。患者生活不能自理时，要定期为患者洗澡、理发、洗头、刮脸、剪指甲、洗脚等，以保持个人卫生。

早晨起床后，应督促或帮助患者洗脸、刷牙、漱口、梳头，同时整理床铺。晚饭后，也需要进行护理，如漱口、用热水泡脚，以及整理床铺。

加强营养

注意患者的饮食和营养，关心患者的食欲，鼓励患者进食。特别是对老年患者，更应多加关照，以免营养不良。同时应根据病情需要，在医生的指导下，制订出患者的一周营养食谱。

对不能自理生活的患者，要在饭前协助患者洗手，重病患者或痰多的患者吃饭前应漱口；对不能自己进食的患者，应协助喂饭。

生活作息

虽然是在家庭中养生，也同样需要制定一套适合于患者休养及医疗要求的作息时间，以保证患者有充足的休息和睡眠。患者睡眠一般每天应不少于8小时，夜间10时至早晨6时、午间12时至午后2时为患者睡眠时间。这段时间内，除必要外，一般不要打扰患者。对睡眠不良者，应和医生一起找出患者失眠的原因，然后对症治疗。尽可能消除影响睡眠的不良环境因素（如严寒酷暑、噪声过大、光线强弱等），保持环境的安静舒适，温度适宜；帮助患者解除不良心理因素。

此外，睡前为患者做些按摩，整理一下床铺，让患者更换卧位，或喝一杯热牛奶，可能有助于促进睡眠。必要时，可按医嘱要求，让患者服用安眠药。

心理护理

家庭所有成员都要关心患者的文娱生活，如让患者收听广播、收看电视、阅读书报。同时也要充分发挥家庭病床的优势，经常与患者聊些家常话，共享天伦之乐。亲友的探望和慰问，对患者的精神有极大的安抚作用，但是不要随便与患者谈论病情及有关不良预后的话题，应多鼓励患者树立战胜疾病的信心。

有的患者由于长期病痛的折磨，往往对治疗丧失信心，有时拒绝服药或不配合治疗，这时更要耐心地说服患者，树立他们争取早日痊愈的信心。

要注意的是，由于患者的家属并非医务人员，所以不得擅自改变医嘱，特别是不要自行给患者用药。当患者的病情发生变化时，应积极与医生联系。

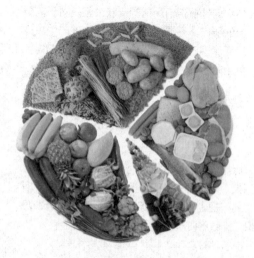

家庭常用消毒方法

　　许多疾病是由病原微生物引起的，常见的有细菌、病毒、衣原体、支原体、螺旋体和真菌等。灭菌即消灭所有的微生物，而消毒则是杀灭能致病的病原微生物。消毒是家庭医疗护理工作中应当掌握的基本技术。一切器械、敷料和用品在使用后，都必须经过一定的处理，才能达到消毒目的，供下次使用。

清洗法		清洗是普遍采用的一种清洁方法。清洗时，要用肥皂（或肥皂水）和水，将皮肤或物品反复刷洗，再用自来水或无菌水反复冲净。经过这样的处理，皮肤或物品表面附着的微生物，大部分可以被清除。但是，清洗并不能杀灭病原微生物
物理法	紫外线灭菌法	太阳光含有丰富的紫外线，在烈日下直接暴晒6小时以上，物品暴晒面上的致病细菌大部分可被杀灭。因此，患者的衣被或其他用品，应经常放在阳光下暴晒，每2小时翻动一次，使物品各方面都能受到阳光照射。患者居住的房间要经常开窗通风换气，让紫外线进入室内
	热力灭菌法	煮沸灭菌：将患者使用过的物品放在100℃的水中煮15～20分钟。对于橡胶、木质类用品，应待水煮沸后再放入；对于玻璃、瓷器类用品，应用纱布包好，放入冷水或温水中煮沸，以免骤热而破裂
		蒸汽灭菌：将所需要灭菌的物品放在蒸笼中加热。一般细菌可在20～30分钟内杀死；蒸2小时以上，可达到灭菌效果
化学法	浸泡法	将耐湿不耐热的物品放在消毒液中浸泡
	熏蒸法	将消毒剂加热进行消毒灭菌，此方法适用于室内物品和空气消毒。一般家庭用于流感消毒时，可将食醋加热，使其蒸发消毒
	喷雾法	借助喷雾器，使消毒液成微粒状物，弥散在空气中，进行空气或物体表面的消毒
	擦拭法	用消毒液擦拭物品表面，如桌椅、地面或墙壁等

一周营养膳食计划

🔍 方案A 轻松控制总热量

	星期一	星期二	星期三	星期四	星期五	星期六	星期日
早餐	脱脂牛奶 全麦面包	红豆粥 花卷	黄豆豆浆 馒头	玉米粥 发面饼	胡萝卜苹果汁 黑麦面包	燕麦粥 茴香馅饼	五谷豆浆 土豆丝卷饼
午餐	米饭 凉拌小油菜 清蒸鱼	玉米饼 紫菜蛋花汤 豆角炒肉	葱花饼 燕麦粥 芹菜肉丝 炝炒菠菜	糙米饭 清炒茼蒿 丝瓜鸡蛋汤	什锦炒饭 凉拌萝卜丝 小白菜炖豆腐	米饭 清炒小油菜 番茄炒肉片	馒头 海米冬瓜汤 魔芋黄瓜肉丝
晚餐	绿豆粥 玉米面窝头 豆角炒肉	紫米粥 烧饼 清炒苦瓜	米饭 萝卜牛肉汤 凉拌海带	小米粥 红烧冬瓜 黄瓜鸡丁	肉末紫菜粥 芦笋豆腐干 炝苋菜	羊肉汤面 凉拌黄瓜 香煎豆腐	米饭 口蘑冬瓜片 清炒西葫芦

🔍 方案B 营养均衡不发胖

	星期一	星期二	星期三	星期四	星期五	星期六	星期日
早餐	燕麦牛奶粥 全麦面包	木瓜炖银耳 咸面包片	优酪乳 豆沙包	豆浆 素包子	脱脂牛奶 玉米面发糕	山芋粥 鸡蛋饼	蔬果汁 全麦面包片
午餐	米饭 青椒炒肉丝 拌三丝	馒头 清炖鸡块 清炒山药	米饭 番茄炒圆白菜 豆腐炖鲫鱼	洋葱羊肉面 滑炒鸡腿菇 凉拌笋丝	肉饼 白菜炖豆腐 杏仁炝西葫芦	米饭 芹菜炒鸡片 白菜豆腐汤	米饭 黄瓜炒鸡丁 青椒绿豆芽
晚餐	玉米面窝头 番茄鸡蛋汤 麻香油麦菜	米饭 酱汁豆角豆腐 蒜炒丝瓜	鸡汤面 清炒油麦菜 蕨菜炒鸡蛋	玉米粥 紫薯包 蒜蓉茼蒿	荞麦红枣粥 洋葱炒豆芽 萝卜炒鸡片	菠菜虾皮粥 清炒空心菜 番茄炒草菇	芝麻大米粥 韭菜炒鳝鱼丝 清炒菜花

🔍 方案C 科学饮食营养足

	星期一	星期二	星期三	星期四	星期五	星期六	星期日
早餐	大米粥 玉米面发糕	小米粥 素包子	鸡蛋羹 烧饼	葡萄西芹汁 全麦面包	黄豆豆浆 烧麦	脱脂牛奶 枣糕	红豆粥 馒头
午餐	米饭 芹菜炒豆腐干 肉丝海带汤	凉面 肉片鲜蘑炒黄瓜 虾皮西葫芦	米饭 清蒸平鱼 清炒小油菜	米饭 西蓝花炒虾仁 凉拌莴笋丝	花卷 砂锅小排骨 酱汁扁豆	米饭 葱椒鸡 海米炒苋菜	千层饼 胡萝卜土豆炖排骨 小葱拌豆腐
晚餐	羊肉汤面 黄豆拌菠菜 大蒜茄子	米饭 冬瓜炖鸡块 大拌菜	玉米面窝头 薏米粥 清炒苦瓜	馄饨 清炒小白菜 胡萝卜炒木耳	燕麦粥 豆沙包 番茄炒蛋	紫米粥 鸡汁香菇 雪菜炒黄豆	米饭 清炖鸡块 盐水毛豆

🔍 方案D 低油低盐更安全

	星期一	星期二	星期三	星期四	星期五	星期六	星期日
早餐	脱脂牛奶 全麦面包	牛奶炖花生 馒头	葡萄柚汁 烤面包片	奶香南瓜羹 紫薯包	胡萝卜梨汁 混合面发糕	莲子紫米粥 肉饼	薏米粥 紫薯包
午餐	米饭 苦瓜炒鸡蛋 海带汤	膜子面 清蒸草鱼 莴笋肉丝	米饭 葱椒鸡 蒜蓉茄子	番茄鸡蛋面 扁豆炖肉 清炒冬瓜片	凉拌荞麦面条 鲫鱼豆腐汤 素炒扁豆	米饭 芦笋炒虾仁 清炒小油菜	馒头 冬瓜丸子汤 清炒圆白菜
晚餐	大米粥 清炒油麦菜 松仁玉米	米饭 肉末豆腐 凉拌黄瓜	南瓜粥 清炒丝瓜 苦瓜酿	米饭 蘑菇炒肉 醋熘土豆丝	米饭 茭白炒肉 炝圆白菜	红豆粥 番茄炒鸡蛋 干煸豆角	米饭 炝莴笋丝 海参汤

方案E 荤素搭配不怕腻

	星期一	星期二	星期三	星期四	星期五	星期六	星期日
早餐	海带紫菜粥 咸面包片	莲藕红枣汤 鸡蛋饼	红枣枸杞豆浆 葱花饼	芝麻花生粥 花卷	脱脂牛奶 全麦面包	小米粥 胡萝卜牛肉 馅包子	南瓜花生仁 米糊 烧饼
午餐	洋葱羊肉面 菠菜拌绿豆芽 肉片烧苦瓜	米饭 冬瓜海带汤 清蒸鲈鱼	糙米饭 兔肉炖南瓜 双耳炝苦瓜	白菜猪肉馅 饺子 海带牡蛎汤 蒜炒丝瓜	杂粮饭 豆豉蒸平鱼 海米冬瓜汤	清汤鸡丝面 清炒苋菜 芹菜拌腐竹	馒头 板栗乳鸽汤 炝圆白菜
晚餐	米饭 猪血豆腐汤 蒜蓉茄子	豆腐薏米粥 凉拌西葫芦 牡蛎煎蛋	三鲜馄饨 洋葱炒鸡蛋 苹果白菜汁	鸡蛋饼 红豆粥 清炒山药	臊子面 萝卜拌海蜇 青椒炒肉丝	米饭 蒜蓉菠菜 黄瓜炒虾仁	葱油饼 番茄鸡蛋汤 凉拌莴笋

方案F 低糖饮食才健康

	星期一	星期二	星期三	星期四	星期五	星期六	星期日
早餐	白米粥 花卷	鸡蛋羹 馒头	脱脂牛奶 混合面发糕	苹果白菜汁 咸面包片	黄瓜绿豆粥 素馅包子	八宝粥 烧饼	五谷豆浆 豆沙包
午餐	八宝饭 炝拌土豆丝 汆肉丸子 白菜	米饭 芹菜炒豆 腐干 香菇鲫鱼汤	打卤面 凉拌海带 荸荠炒蘑 菇片	扬州炒饭 金针菇肉 片汤 凉拌菠菜	葱花饼 黑木耳青菜汤 洋葱炒肉片	米饭 金针菇炖土鸡 蒜蓉茄子	香菇鸡蛋面 番茄菜花炝 菠菜
晚餐	山芋粥 肉饼 酱烧茄子	紫米粥 紫薯包 清炒洋葱	米饭 紫菜芦笋汤 芝麻菠菜	牛肉面 芹菜拌腐竹 蚝油芥蓝	米饭 黄瓜炒虾仁 紫菜蛋花汤	三鲜馄饨 花生米拌芹菜 圆白菜炒粉丝	小米粥 素焖扁豆 葱爆羊肉

目录 Contents

1 家庭常用医疗常识

2 常见急症的紧急处理

3 常见内科疾病的家庭疗法

4 常见外科疾病的家庭疗法

5 常见妇科疾病的家庭疗法

6 常见儿科疾病的家庭疗法

7 常见五官疾病的家庭疗法

8 常见皮肤科疾病的家庭疗法

9 常见骨科疾病的家庭疗法

10 常见传染病的家庭疗法

11 常见肿瘤的家庭疗法

附录

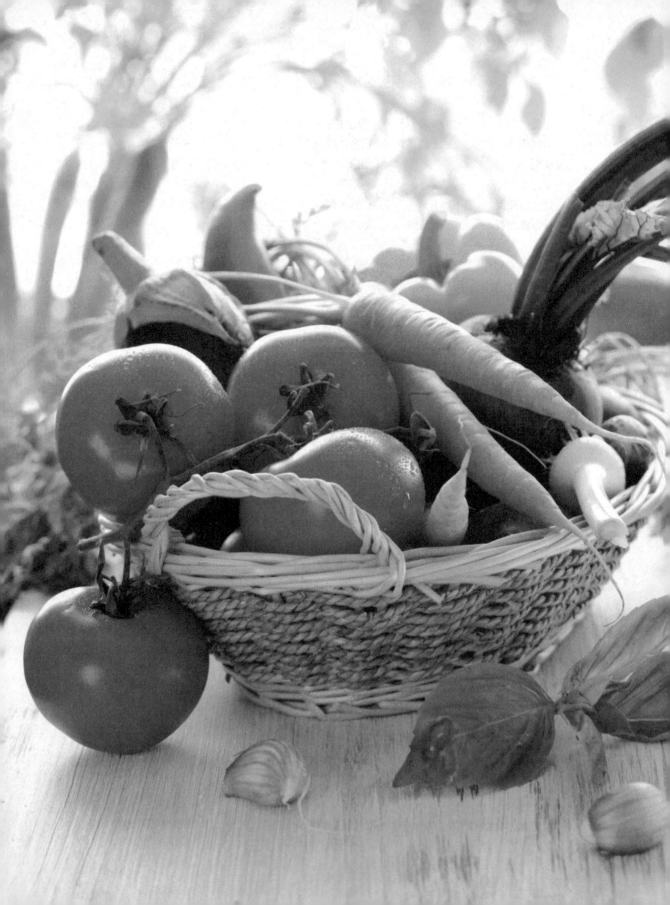

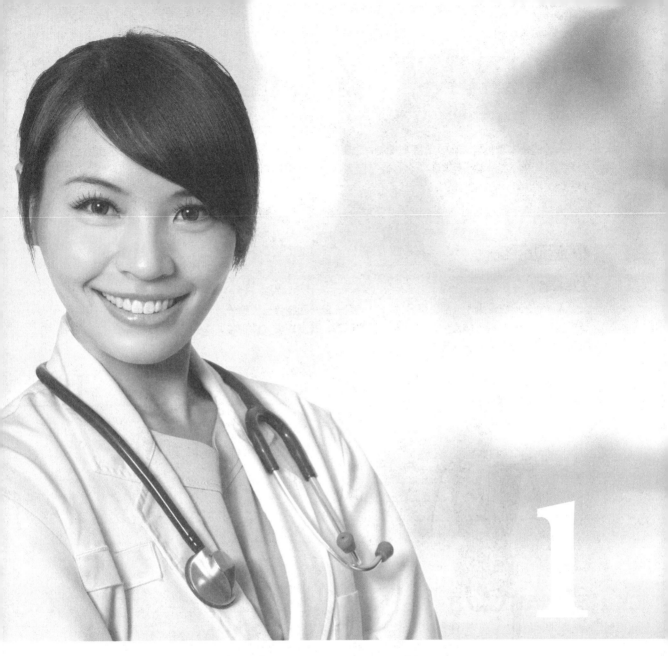

家庭常用医疗常识

　　随着生活节奏加快，工作和学习压力增大，人们经常被一些常见疾病所困扰，如慢性胃炎、高血压、糖尿病、高脂血症等，这些疾病给人们的健康带来极大的危害。如果能掌握一些保健常识，可以有效预防常见疾病；即使生病了，也能快速找到病因，有助于疾病的康复。

我们的身体结构

人体的基本单位是细胞，细胞与细胞间质共同构成组织。几种组织相互结合，具有一定形态，并共同执行某一种特定功能，就构成了器官。若干不同功能的器官联合完成某一特定连续性的生理功能，就形成了人体。

运动系统

人体骨骼

人体有206块骨头，按部位可分为颅骨、躯干骨、四肢骨三大部分。骨头与骨头之间通过关节相连为一体，构成人体支架，赋予人体基本形态，并支撑着人体重量，保护人体内部器官，同时在肌肉的协同作用下进行各种活动。

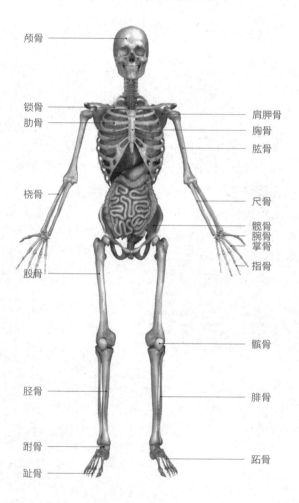

颅骨
锁骨
肋骨
桡骨
股骨
胫骨
跗骨
趾骨

肩胛骨
胸骨
肱骨
尺骨
髋骨
腕骨
掌骨
指骨
髌骨
腓骨
跖骨

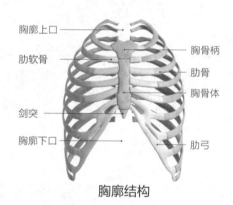

胸廓上口
肋软骨
剑突
胸廓下口

胸骨柄
肋骨
胸骨体
肋弓

胸廓结构

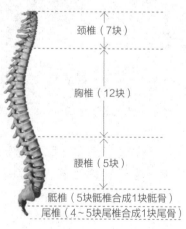

颈椎（7块）

胸椎（12块）

腰椎（5块）

骶椎（5块骶椎合成1块骶骨）
尾椎（4~5块尾椎合成1块尾骨）

脊柱结构

肌肉

　　肌肉分为骨骼肌、心肌和平滑肌三种。骨骼肌，又称随意肌，可随人的意志而收缩，主要分布在躯干和四肢；心肌是构成心壁的主要部分；平滑肌主要分布在内脏的中空性器官和血管壁。心肌和平滑肌不直接受人的意志支配，属于不随意肌。

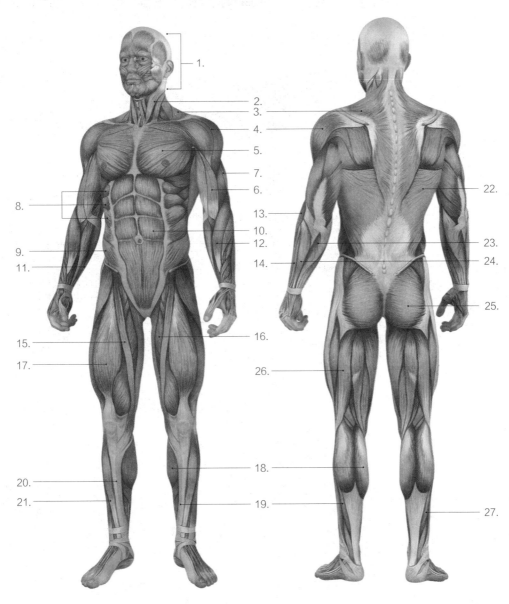

1.头面肌	7.肱三头肌	13.桡侧腕长伸肌	19.比目鱼肌	25.臀大肌
2.胸锁乳突肌	8.前锯肌	14.桡侧腕短伸肌	20.胫骨前肌	26.股二头肌
3.斜方肌	9.腹外斜肌	15.缝匠肌	21.趾长伸肌	27.腓骨长肌
4.三角肌	10.腹直肌	16.耻骨肌	22.背阔肌	
5.胸大肌	11.掌长肌	17.股直肌	23.尺侧腕屈肌	
6.肱二头肌	12.肱桡肌	18.腓肠肌	24.尺侧腕伸肌	

🔍 神经系统

　　神经系统由中枢神经系统和周围神经系统两大部分组成。脑和脊髓构成了中枢神经系统，用于调节机体与外界之间的所有反应，使人与外界保持相对平衡。周围神经系统，由脑和脊髓发出的遍及身体各个部位的神经组成，可将身体不同部位的信息传递给大脑，并将大脑发出的指令返回给身体各个部位。

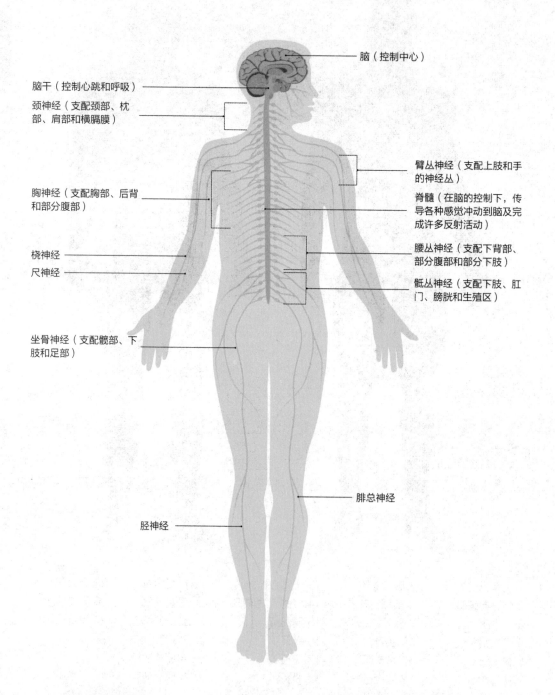

脑（控制中心）

脑干（控制心跳和呼吸）

颈神经（支配颈部、枕部、肩部和横膈膜）

臂丛神经（支配上肢和手的神经丛）

脊髓（在脑的控制下，传导各种感觉冲动到脑及完成许多反射活动）

胸神经（支配胸部、后背和部分腹部）

腰丛神经（支配下背部、部分腹部和部分下肢）

桡神经

尺神经

骶丛神经（支配下肢、肛门、膀胱和生殖区）

坐骨神经（支配髋部、下肢和足部）

腓总神经

胫神经

🔍 循环系统

　　循环系统是由心脏和血管组成的一个封闭的运输系统，主要通过血液在人体内循环流动的方式，将消化吸收的营养物质、肺吸收的氧气及激素运送到全身各组织，同时将各组织代谢的废物如二氧化碳等经肾、肺、皮肤等器官排泄出来，以保证身体新陈代谢的不断进行。

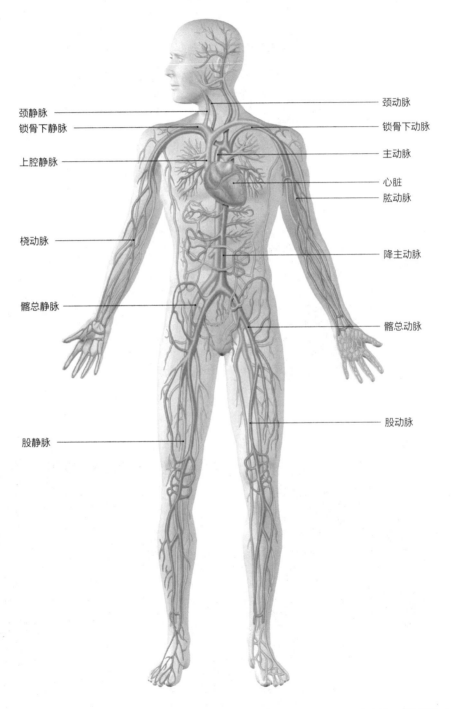

颈静脉
锁骨下静脉
上腔静脉
桡动脉
髂总静脉
股静脉

颈动脉
锁骨下动脉
主动脉
心脏
肱动脉
降主动脉
髂总动脉
股动脉

🔍 呼吸系统

　　呼吸系统由鼻、咽、喉、气管、支气管、肺等器官组成，肺为气体交换提供场所，鼻、咽、喉、气管和支气管则构成气体流通的通道，即呼吸道。呼吸系统的主要功能是进行气体交换，即吸入氧气，排出二氧化碳，完成气体吐故纳新，以保证机体各器官的氧气供给量。

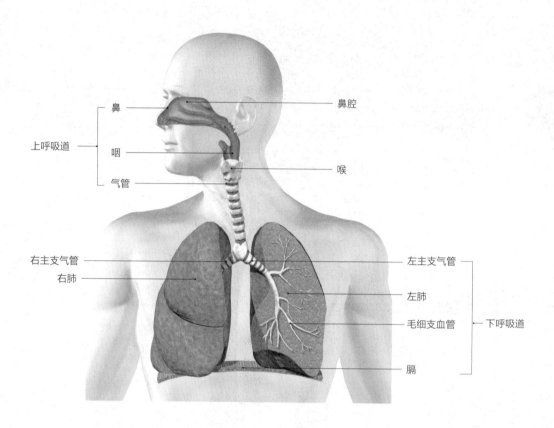

上呼吸道
鼻
咽
气管

鼻腔
喉

右主支气管
右肺
左主支气管
左肺
毛细支血管
膈

下呼吸道

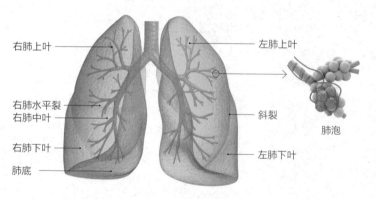

右肺上叶
左肺上叶
右肺水平裂
右肺中叶
斜裂
肺泡
右肺下叶
左肺下叶
肺底

肺部结构和形态

　　肺位于胸腔内，在膈肌上方、纵隔两侧。正常的肺为浅红色，质柔软，呈海绵状。正常情况下，成人的肺约为个人体重的1/50，男性平均为1000～1300g，女性平均为800～1000g；成年男性两肺的空气容量约为5000～6500ml，女性小于男性。

🔍 消化系统

　　人体的消化系统包括消化道和消化腺两大部分，它们担负着为身体摄取、转运、消化食物和吸收营养、排泄废物的重要任务。人体摄入食物后，在消化腺的作用下进行分解，这时消化道黏膜上皮细胞会吸收其中对人体有用的营养成分，来供给全身使用；最后食物残渣被推向直肠，形成粪便，并经肛门排出体外。

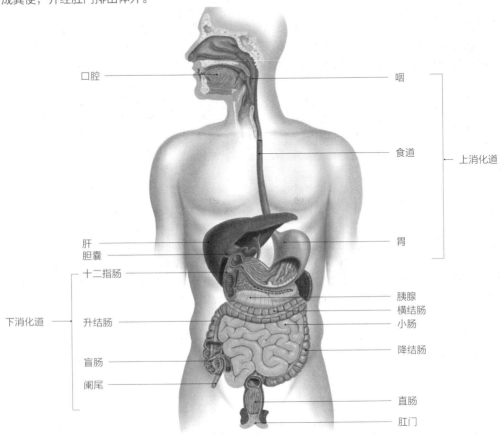

口腔 ——　　　　　　　　　　　　　　　—— 咽

食道　　　—— 上消化道

肝　——　　　　　　　　　　　　　　　—— 胃
胆囊 ——

十二指肠 ——　　　　　　　　　　　　—— 胰腺
　　　　　　　　　　　　　　　　　　—— 横结肠
下消化道 —— 升结肠　　　　　　　　　—— 小肠

　　　　　　　　　　　　　　　　　　—— 降结肠
盲肠 ——

阑尾 ——　　　　　　　　　　　　　　—— 直肠
　　　　　　　　　　　　　　　　　　—— 肛门

人体消化腺

　　人体消化腺有大消化腺和小消化腺之分。大消化腺位于消化道外，成为一个独立的器官，如肝脏、胰腺，所分泌的消化液需经导管流入消化道内，参与食物"深加工"。小消化腺分布在消化道内，位于黏膜层或黏膜下层，如胃腺等，分泌的消化液直接帮助食物分解。

肝脏

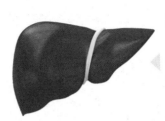

　　人体消化系统中最大消化腺，分泌胆汁帮助分解消化食物。

胰腺

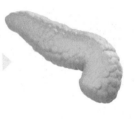

　　人体第二大消化腺，分泌的胰液中含有多种消化酶，如蛋白酶、淀粉酶、脂肪酸等。

内分泌系统

内分泌系统是机体重要的机能调节系统，与神经系统共同维持机体内环境的平衡与稳定，调节机体的生长发育和新陈代谢，调控生殖和影响行为。人体的内分泌系统由体内的各种内分泌腺组成，如松果体、垂体、甲状腺、胸腺、胰岛、肾上腺和性腺等，分泌的激素直接进入血液循环，作用于特定的靶器官。

垂体	垂体位于颅底蝶鞍垂体窝内，呈椭圆形，灰红色。垂体前叶能分泌生长激素、促甲状腺激素、促肾上腺皮质激素、促性腺激素等；垂体后叶能贮存和释放抗利尿激素及催产素
甲状腺	甲状腺位于颈前气管的前下方，分为左、右两个侧叶。甲状腺分泌甲状腺素，调节基础代谢并影响生长和发育。若甲状腺素分泌过多，会引起甲状腺功能亢进。若甲状腺素分泌不足，成人会出现皮肤水肿，智力减退；儿童则会发育矮小、智力低下
肾上腺	肾上腺位于肾的上端，腺体分为内、外两层，内层是髓质，分泌肾上腺素和去甲肾上腺素，使人体出现兴奋状态，如心跳加快、血压升高等；外层是皮质，分泌皮质素，调节体内代谢和增进身体的抵抗力
胰岛	胰岛在胰腺内，可分泌胰岛素，其作用是调节糖代谢。当胰岛素分泌过少时，人体的糖代谢速度变慢，就易患上糖尿病；当胰岛素分泌增多时，人体的糖代谢速度加快，就会引发血糖低下、饥饿等症状
性腺	性腺因性别而不同，它决定着人的性别特征，从而造成男女在形态上、生理上，甚至心理上的显著差异。男性的性腺是睾丸，女性的性腺是卵巢

警惕内分泌系统疾病

疾病名称	病因	症状	家庭疗法
单纯性甲状腺肿	由于人体缺碘而引起的代偿性甲状腺肿大，多见于离海较远的高原和山区	颈部粗大，双侧甲状腺肿大，质软；病情恶化时，可触及大小不等的结节	多食用海带、海藻等含碘食物
甲状腺功能亢进	由于人体的甲状腺素分泌过多，导致机体新陈代谢速度加快而引发的病症	神经过敏，易发脾气；双臂伸直、双手张开有快而细微的颤抖；眼球突出；甲状腺肿大、质软，并随吞咽而上下移动	要注意营养均衡，适当增加矿物质及维生素的供给量，多吃新鲜的水果与蔬菜
糖尿病	人体中促进糖代谢的胰岛素分泌过少，糖代谢速度变慢，从而使血糖上升	多饮、多食、多尿、消瘦；皮肤容易反复感染；严重时会出现酮中毒昏迷	遵循低脂少油、少盐低糖饮食原则，在两餐之间适当进食含糖量低的水果

🔍 泌尿系统

泌尿系统由肾脏、输尿管、膀胱和尿道组成，是身体过滤杂质、排泄废物的主要通道。当身体内的各种物质经代谢过程而产生许多废物时，就需要泌尿系统将这些废物排出体外，以保持内环境的平衡和稳定。泌尿系统还能调节水盐代谢和酸碱平衡，并能分泌多种活性物质，这对维持机体正常的内环境也起着重要作用。

泌尿系统结构

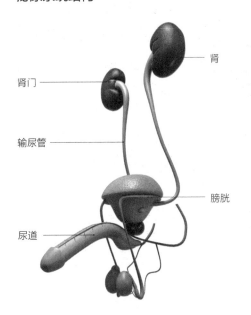

肾
肾门
输尿管
膀胱
尿道

男性泌尿系统

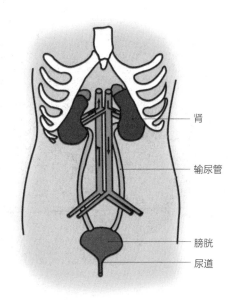

肾
输尿管
膀胱
尿道

女性泌尿系统

泌尿系统运作过程

肾动脉（将血液输送至肾脏）
↓
肾（过滤血液中的废物和过多的体液）
↓

皮质（过滤血液中的废物和过多的体液）
↓
肾盂（收集过滤出的废物，形成尿液）
↓
输尿管（将肾脏过滤血液后形成的尿液输送至膀胱）
↓
膀胱（将尿液储存起来，一般正常成年人的膀胱容量平均为350~500ml）
↓
尿道（尿液经此排出体外）

髓质（吸收过滤后血液中的营养物质和体液）
↓
肾静脉（运送已过滤的血液）
↓
心脏

🔍 生殖系统

生殖系统包括内生殖器官和外生殖器官及相关组织。内生殖器官由生殖腺、生殖管道和附属腺组成；外生殖器官以两性交媾器官为主。生殖系统的功能是产生生殖细胞、繁殖新个体、分泌性激素以及形成并保持第二性征。生殖系统有男性生殖系统和女性生殖系统之分。

女性生殖器官

女性内生殖器官包括卵巢、输卵管、子宫、阴道和前庭大腺；女性外生殖器官即女阴，包括阴阜、大阴唇、小阴唇、阴道前庭、阴蒂和前庭球。卵巢可分泌雌激素和产生卵子；输卵管是输送卵子和受精的通道；子宫是有规律地产生月经和孕育胎儿的器官；阴道是排出月经和分娩胎儿的器官；前庭大腺的分泌液帮助润滑阴道。

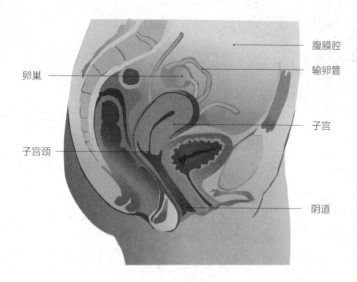

卵巢
子宫颈
腹膜腔
输卵管
子宫
阴道

男性生殖器官

男性内生殖器包括睾丸、附睾、输精管、射精管、男性尿道、精囊、前列腺、尿道球腺。男性外生殖器包括阴茎和阴囊。睾丸分泌雄性激素和产生精子；附睾是暂时储存精子的器官；精囊、前列腺和尿道球腺的分泌液参与精液的组成，并为精子供给营养。睾丸产生的精子会先贮存于附睾内，附睾分泌附睾液营养精子，并促进精子进一步成熟；当射精时，精子经输精管、射精管和尿道排出体外。

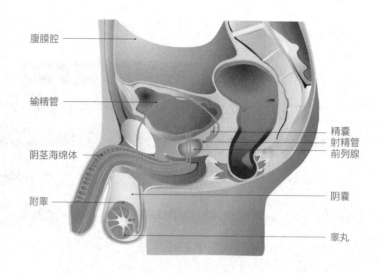

腹膜腔
输精管
阴茎海绵体
附睾
精囊
射精管
前列腺
阴囊
睾丸

🔍 免疫系统

　　免疫系统是机体保护自身的防御性结构，是机体执行免疫应答和免疫功能的重要系统。免疫系统由各器官内的淋巴组织、淋巴管道和淋巴器官（如淋巴结、胸腺、脾和扁桃体）组成。免疫系统中最重要的组织就是淋巴结，主要负责抵御外来的有潜在危害性的微生物，如病毒、细菌等。

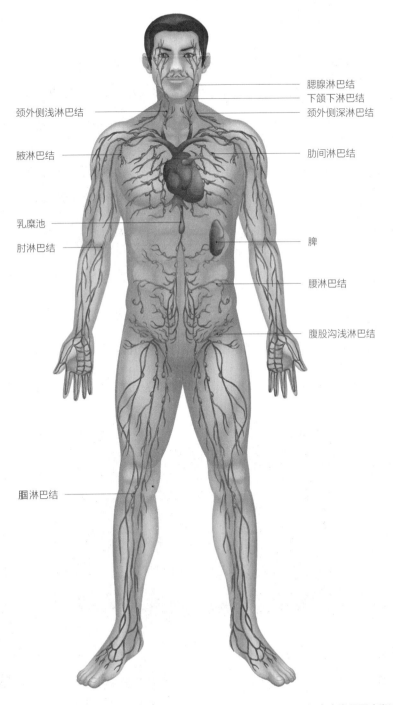

颈外侧浅淋巴结

腋淋巴结

乳糜池

肘淋巴结

腮腺淋巴结
下颌下淋巴结
颈外侧深淋巴结

肋间淋巴结

脾

腰淋巴结

腹股沟浅淋巴结

腘淋巴结

🔍 感觉器

感觉器是由感受器及其附属结构共同组成的器官，是机体接受内、外环境各种刺激的装置。感受器的功能不仅仅是感受机体内、外环境的各种不同刺激，还要将这些刺激转为神经冲动或神经兴奋，由感觉神经传入中枢，经中枢整合后产生感觉；再由高级中枢发出神经冲动，经运动神经传至效应器，对刺激做出反应。

视器

视器由眼球和眼副器组成，是人体感受光波刺激的器官。当眼球接受光波刺激后，将感受的光波刺激转变为神经冲动，经视觉传导通路传至大脑视觉中枢，从而产生视觉。眼副器位于眼球周围或附近，主要对眼球起支持、保护和运动作用。

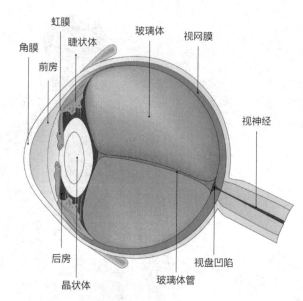

角膜　虹膜　睫状体　玻璃体　视网膜　
前房　　　　　　　　　　　　视神经　
后房　晶状体　玻璃体管　视盘凹陷　

视网膜视部结构

视网膜，也称内膜，是眼球壁最内层，自后向前可分为视网膜视部、视网膜睫状体部和视网膜虹膜部。视网膜睫状体部和视网膜虹膜部分别位于睫状体和虹膜内，无感光作用，因此称为盲部。视网膜视部自内向外可分为节细胞层、双极细胞层、视细胞层和色素上皮层。

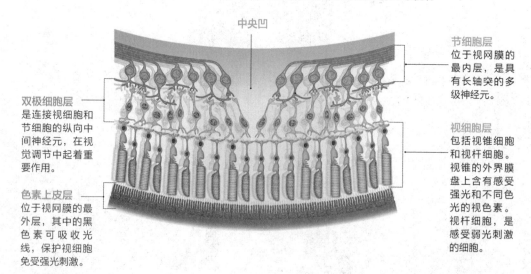

中央凹

节细胞层
位于视网膜的最内层，是具有长轴突的多级神经元。

视细胞层
包括视锥细胞和视杆细胞。视锥的外界膜盘上含有感受强光和不同色光的视色素。视杆细胞，是感受弱光刺激的细胞。

双极细胞层
是连接视细胞和节细胞的纵向中间神经元，在视觉调节中起着重要作用。

色素上皮层
位于视网膜的最外层，其中的黑色素可吸收光线，保护视细胞免受强光刺激。

前庭蜗器

　　前庭蜗器，即位听器，包括前庭器和听器。前庭器用于感受头部位置、重力和运动速度变化；听器用于感受声波刺激。前庭蜗器按部位可分为外耳、中耳和内耳。外耳和中耳用于收集和传导声波，是前庭蜗器的附属器；内耳是声波和味觉刺激的感受器。

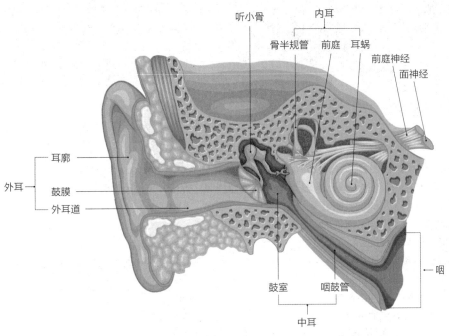

皮肤

　　皮肤是指身体表面包覆着肌肉的组织。全身各处皮肤的厚薄不等，手掌侧面和足跖侧面的皮肤最厚，缺乏毛囊，具有皮嵴，能抵抗摩擦。成年人的皮肤表面积平均为1.7㎡，是感受外部刺激如疼痛、温度、压力、摩擦等面积最大的器官。

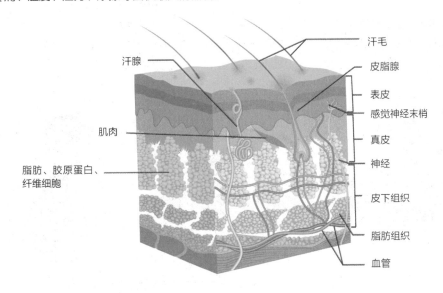

什么是健康

健康的标准是：身体发育良好，生理器官和系统完整，机体各脏腑功能正常；对自然环境和社会环境的变化有较强的适应能力，并且在各种环境中都能保持良好的心理状态，有较好的心理自控能力。

🔍 生理健康

身体健康标准

关于身体健康，世界卫生组织公布了10条标准：

① 体重正常，身材匀称，站立时头、肩、臂位置协调，行走时步伐轻松自如；

② 眼睛明亮，反应敏锐，眼睑不发炎；

③ 牙齿清洁，无空洞，无痛感，牙龈正常，无出血现象；

④ 肌肉、皮肤有弹性；

⑤ 头发有光泽，无头皮屑；

⑥ 善于休息，睡眠良好；

⑦ 适应能力强，能适应各种环境变化；

⑧ 抵抗力强，能抵抗一般性感冒和传染病；

⑨ 有充沛的精力应付日常生活和工作压力，而不感到过分紧张；

⑩ 处事乐观，生活态度积极，敢于承担责任。

生活方式影响身体健康

人们的身体健康在很大程度上取决于自己的生活方式。据世界卫生组织调查研究结果显示：人的健康和寿命60%取决于个人因素，15%取决于遗传，另25%来自于社会因素、医疗条件和气候影响。而在个人因素中，生活方式是主要因素。下图所列生活方式，会对人的身体健康产生不良影响。

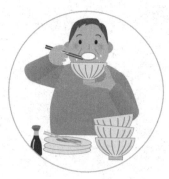 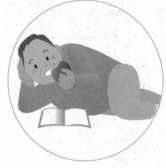 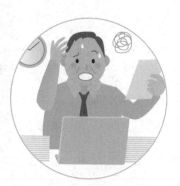

摄入的食物过咸、脂肪过多　　不爱运动，身体机能退化　　经常熬夜，睡眠不足

生理健康监测项目和标准

　　根据监测项目和标准定期对自己的身体状况进行健康监测，是我们保持身体健康的一道防线，也是预防各种疾病的有效方法。定期进行生理健康监测，做到无病预防，有病早发现、早治疗，避免小毛病变成大危害。

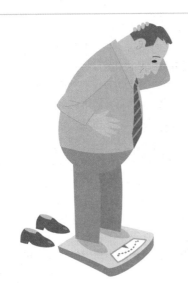

监测体重

　　体重基本稳定，一个月内体重增减不应超过4kg。

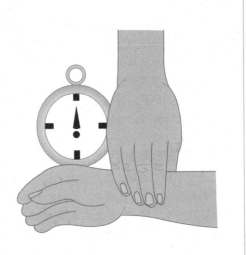

测量脉搏

　　正常人的脉搏为75次/分左右。如果脉搏跳动次数少于60次/分或多于100次/分，则为不正常。

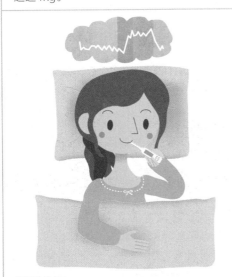

测量体温

　　正常状态下，腋下体温在36～37℃，每天的体温变化不应超过1℃。

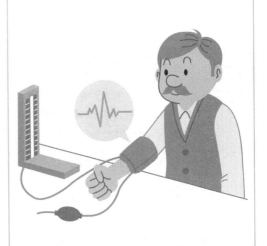

检测血压

　　健康人的血压应该为：90mmHg<收缩压<140mmHg、60mmHg<舒张压<90mmHg

🔍 心理健康

心理健康是指个人在各种环境中都能保持一种良好的心理状态。不管遇到任何困难或障碍，都会以社会上认可的行为去克服，而不会心理失衡。心理健康的人还应具有适度的情绪控制能力和表达能力，能保持良好的人际关系。

心理健康标准

心理健康主要有以下标准：智力发育正常，思维敏捷，精力充沛，注意力集中，记忆力强，可以高效率完成学习或工作；有一定的耐受力，能够正确看待生活中的困难，并积极克服，在逆境中也能奋发向上；有很强的适应能力，在各种环境中都能及时自我调节，努力适应环境，尽可能让自己与社会协调一致；有良好的控制力，可以自觉控制情绪、情感、思维，保持情绪稳定，心情愉快；行为协调，有很好的表达能力，情感表达恰如其分，举止文明得体；有一定的社交能力和良好的人际关系。

心理健康与生理健康相互作用

心理学家研究表明，心理健康与生理健康相互联系、相互作用，又相互影响。比如，一个人因患有某种疾病而郁郁寡欢，长期处于精神紧张、情绪不稳定状态，久而久之就会诱发心理疾病。反之，一个正常人如果长期高度紧张或抑郁，致使肌肉总是处于紧张状态，内分泌系统和免疫系统发生紊乱，这时人体抵抗力就会下降，使得疾病有机可乘。情绪不稳定的人容易患感染性疾病，长期处于紧张状态的人容易罹患癌症。因此，人们在日常生活中要注意调节情绪，陶冶情操，尽力避免情绪紧张。

如果感到自己的心情长时间处于抑郁状态，就要尽快进行心理治疗，以确保自己的心理和生理都健康。

如何判断自己心理是否健康

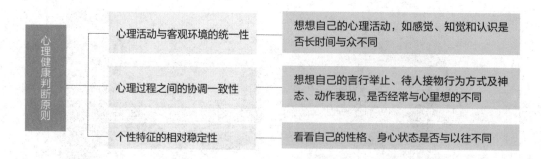

❤ 维护心理健康方法

- 学会乐于并善于与人交往，拥有良好的人际关系，互相倾诉，清除烦恼；多参加体育锻炼，调节神经系统，排出体内影响身体健康的废物，转移注意力，宣泄内心苦闷情绪；善于发现自身情绪和行为的变化，进行积极的心理暗示。

🔍 哪些因素影响心理健康

　　随着生活节奏的不断加快，工作压力逐渐增大以及生活琐事的困扰，使得很多人长期处于精神紧张、抑郁及情绪不稳定状态，时常出现注意力不集中、失眠等现象，致使精神、心理疾病的发病率急剧上升。

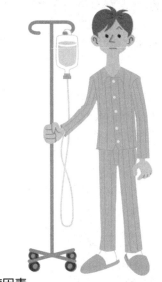

疾病因素

　　脑部外伤、代谢疾病、癌症、脑血管疾病等，易诱发器质性精神障碍。

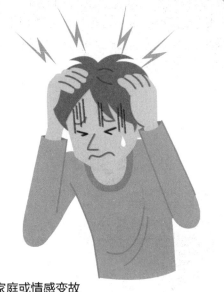

家庭或情感变故

　　因难以割舍而痛苦不堪，从而加重心理失衡的程度，产生心理障碍。

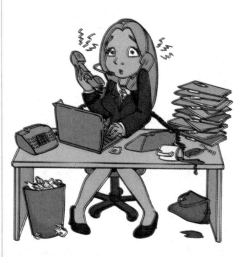

工作压力过大

　　长期处于高度紧张状态，无法及时调理，久而久之就产生焦虑不安、郁闷等不良情绪，甚至诱发心理疾病。

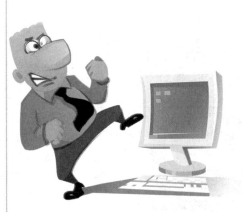

对网络的依赖

　　因长期处于虚拟的生活状态而影响人的正常认知、情感和心理定位，严重者甚至出现人格分裂。

人体必需的营养素

营养素是指食物中能够为人体提供能量、构成机体成分、促进组织修复、具有生理调节功能的成分，也是维持身体健康、促进生长发育、满足人体活动所必需的物质。人体所必需的营养素有蛋白质、脂肪、碳水化合物、维生素、矿物质、水等。

蛋白质

蛋白质由多种不同的氨基酸组成，是机体细胞和组织结构中的重要组成部分，也是生命的物质基础。具有促进人体生长发育和新陈代谢的作用，还可为机体提供热量（1g蛋白质可以提供4kcal热量）。

蛋白质可分为两类，即植物性蛋白质和动物性蛋白质。植物性食物中，豆类所含的蛋白质最为丰富，尤其是黄豆，所含蛋白质高达36%～40%。动物性食物中，新鲜肉类所含的蛋白质是人体蛋白质的主要来源，含量为15%～22%，其营养价值要优于植物性蛋白质。为了提高蛋白质的利用价值，可将植物性蛋白质和动物性蛋白质混合食用。因此营养专家建议，成人每天平均应摄入50g蛋白质，其中1/3是动物性蛋白质，2/3是植物性蛋白质。

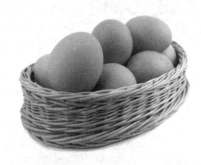

每100g鸡蛋中蛋白质含量为13.3g

脂肪

脂肪由脂肪酸和甘油构成，都是人体必需的物质。脂肪主要分布在人体皮下组织、肠系膜和肾脏周围等处，具有保持体温恒定，固定组织，保护脏腑器官免受震动损伤的作用。脂肪还是人体能量的重要来源，1g脂肪在体内氧化后可释放9kcal热量，约为等量蛋白质和碳水化合物的2倍。

脂肪中的脂肪酸可分为不饱和脂肪酸与饱和脂肪酸两类。不饱和脂肪酸存在于植物性食物中，如橄榄油、花生油、大豆油、葵花子油及坚果类食物。天然的不饱和脂肪酸含有丰富的维生素E，具有降低体内胆固醇水平，预防动脉粥样硬化和心脏病的作用。饱和脂肪酸多存在于动物性食物中，如猪油、奶油、黄油等，若过量摄入，则会使胆固醇和甘油三酯在血管壁沉积，从而危害身体健康。因此，我们要尽量限制动物性脂肪的摄入。

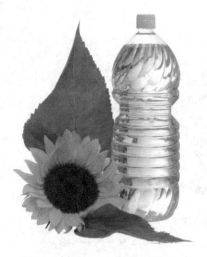

每100g葵花子油中脂肪含量为99.9g

🔍 碳水化合物

碳水化合物包括蔗糖、葡萄糖、淀粉、纤维素等，主要来源于谷类、薯类、根茎类和豆类等植物性食物。

碳水化合物是维持生命活动所需热量的主要来源，占每日所需热量的45%～65%。主要为人体供给热量的是一种叫作"糖原"的物质，储存在肌肉和肝脏中，当人体需要热量时，糖原就会分解为葡萄糖进入血液，输送给各个组织使用。不过机体中的糖原只能维持少数需求，因此需要不断从食物中补充。儿童和成人每天应摄入一定量的碳水化合物，才能获取足够的葡萄糖以维持脑细胞的正常功能。

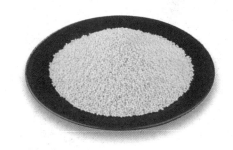

每100g小米中碳水化合物含量为75.1g

🔍 膳食纤维

膳食纤维是一种不易被消化的营养素，主要来自于植物细胞壁。膳食纤维有两种存在形式，即水溶性和非水溶性。常见食物中的大麦、燕麦、豆类、胡萝卜、柑橘等都含有丰富的水溶性膳食纤维，能够吸附、包裹肠道内的胆固醇和有毒物质，减少胆固醇的二次吸收。非水溶性膳食纤维，主要存在于麦麸、果皮及根茎类蔬菜中，具有很强的吸水性，有利于增加粪便的含水量和体积，增加排便频率，预防便秘的发生。中国营养学会建议，每人每天应摄入30g左右的膳食纤维。

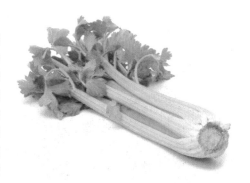

每100g西芹中膳食纤维含量为2.6g

🔍 矿物质

矿物质，又称无机盐，是对人体极为重要的营养素。由于机体每天都有一定量的矿物质消耗或流失，所以人体必须从食物中补充足量的矿物质，才能维持良好的健康状态。

矿物质根据人体每天需求量的多少可分为常量元素和微量元素。常量元素包括钙、磷、钾、钠、镁等元素，是人体必需的造体元素，人体每天的需求量在100mg以上，具有参与构成人体组织结构，保证细胞功能正常发挥，稳定与平衡体液酸碱度，以及促使多种营养素发挥的作用。微量元素包括铁、铜、锰、碘、锌等，人体每天的需求量低于100mg。虽然人体对微量元素的需求量少，但是它们对健康也很重要，因此需要均衡摄取。

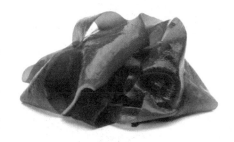

每100g海带中含钙201mg、磷27mg、钾44mg、镁46mg

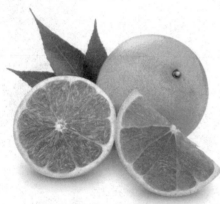

每100g葡萄柚中含有90.5g水

🔍 水

水是构成人体细胞的主要成分，占人体体重的60%～70%。人体每天需要排出2500ml水，约1500ml是尿液，还有1000ml从皮肤、肺部及粪便中排出，因此我们每天需要摄入等量的水来维持体内平衡。正常情况下，人体每天饮水约1500ml，另外1000ml需要从食物中获取。

水是一种非常重要且常被人们忽视的无机物，虽然不能为人体提供能量或热量，但在维持人体正常机能方面起着关键作用。例如，人体维持体温稳定主要由体温调节中枢决定，是经过神经和体液的共同调节，使人体产热和散热过程保持平衡来实现的。

🔍 维生素A

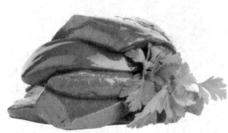

每100g猪肝中维生素A含量为6502μg

维生素A是一种脂溶性维生素，又称视黄醇。主要功能是：参与视杆细胞中视紫红质的生成，以维持暗光下的视觉功能；提高机体对蛋白质的利用率，促进骨骼和牙齿的生长；维持上皮细胞的完整性，保持细胞膜的稳定性。

膳食中的维生素A只存在于动物性食物中，以动物肝脏含量最丰富，其次是奶类，蛋类。虽然植物性食物中不含维生素A，但是素食者也不用担心身体缺乏维生素A，因为蔬菜和水果中所含的胡萝卜素，经人体消化分解后可转化为维生素A，来满足人体所需。中国营养学会推荐，我国居民维生素A膳食参考摄入量：成年人为800μg/天，最高摄入量为3000μg/天。

🔍 维生素C

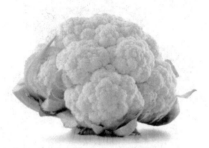

每100g菜花中维生素C含量为61mg

维生素C是一种水溶性维生素，有很强的抗氧化作用，能够保护其他抗氧化剂，如维生素A、维生素E、不饱和脂肪酸等，防止自由基对人体的伤害。维生素C在与病毒的抗争上也充当着关键性角色，因为维生素C具有活跃人体防御系统——白细胞的作用，能直接抵御入侵人体的病原体，从而提高机体抗病能力，尤其是对预防感冒具有很好的作用。此外，维生素C还是形成胶原蛋白的主要成分，有助于维持牙齿、骨骼、血管、肌肤的健康，促进伤口愈合。

🔍 维生素D

　　维生素D是一种脂溶性维生素，主要来源于动物性食物，如海产品、瘦肉、动物肝脏、蛋黄等。维生素D主要用于促进肠道对钙、磷的吸收和代谢，使得血液中钙、磷保持适当浓度。此外，维生素D还被用于调节免疫功能和预防癌症。

　　维生素D不仅可从食物中摄取，还可以由紫外线照射皮肤合成。皮肤中存在维生素D的前体——7-脱氢胆固醇，当阳光直射皮肤时即可合成维生素D，而维生素D又与甲状旁腺和降血钙素协同作用来平衡血液中钙、磷的浓度，还可增强人体对钙的吸收能力，维持骨骼强壮。但夏季紫外线过强，要注意防晒。

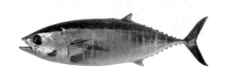

每100g金枪鱼中维生素D含量为232IU

🔍 维生素E

　　维生素是一种有助于恢复生育功能的脂溶性维生素，可促进垂体分泌性腺激素，使男性精子活力增强和数量增加，使女性雌性激素浓度增高，提高生育能力。维生素E还是一种天然的抗氧化剂，可使人体免受自由基的侵害，延缓衰老。

　　维生素E主要来自于植物性食物，如植物油、蔬菜、豆类、谷类、坚果等。成人每天对维生素E的摄入量为14mg左右。如果长期摄取过多，会引起内分泌紊乱，使血脂水平升高，形成动脉粥样硬化；如果长期摄取过少，会因红细胞溶血而引起轻度溶血性贫血，或引起生殖障碍。

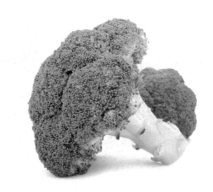

每100g西蓝花中维生素E含量为0.76mg

🔍 维生素K

　　人体内维生素K的来源主要有两方面，一方面源于食物，占40%～50%，主要是绿叶蔬菜，其次是肉类、奶类、动物内脏，水果及谷类含量最低；另一方面由肠道细菌合成，占50%～60%。

　　虽然成年人对维生素K的需求量很少，但维生素K却是促进血液正常凝固的重要物质，可防治内出血。经常流鼻血的人，应该多从天然食物中摄取维生素K，如菜花、莴笋、菠菜、紫甘蓝、豌豆、海藻等。另外，维生素K还是4种凝血蛋白（即凝血酶原、转变加速因子、司徒因子、抗血友病因子）在肝内合成必不可少的物质，如果人体内缺乏维生素K，则会延迟血液凝固。尤其是新生儿，体内极易缺乏维生素K，因此容易发生出血。

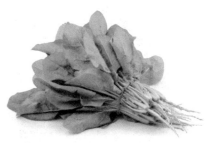

每100g菠菜中维生素K含量为0.6mg

维生素B$_1$

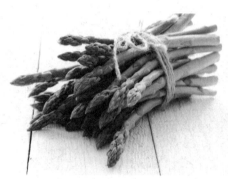

每100g豌豆苗中维生素B$_1$含量为0.11mg

维生素B$_1$，又称硫胺素，是调节糖代谢的重要物质，具有增强食欲，促进胃肠蠕动和帮助消化的作用，尤其对碳水化合物的消化具有重要作用。此外，维生素B$_1$还可促进神经系统的发育，保证心脏的正常跳动，以及改善精神状况、消除疲劳。

维生素B$_1$广泛存在天然食物中，主要来源是葵花子、花生、大豆等，其次为粗粮、米糠、燕麦等谷类食物。维生素B$_1$与其他B族维生素一样，在人体内半衰期为9~18天，多余的维生素B$_1$不会储存在体内，而是完全排出体外，因此我们需要每天持续补充维生素B$_1$。

维生素B$_2$

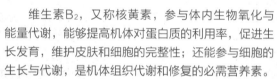

每100g芦笋中维生素B$_2$含量为0.08mg

维生素B$_2$，又称核黄素，参与体内生物氧化与能量代谢，能够提高机体对蛋白质的利用率，促进生长发育，维护皮肤和细胞的完整性；还能参与细胞的生长与代谢，是机体组织代谢和修复的必需营养素。

食物中以动物肝、肾、心等所含的维生素B$_2$较高，其次是奶类、蛋类、豆类、谷类。由于维生素B$_2$是人体每天所必需的营养素，而多余的维生素B$_2$又无法在体内储存，因此我们必须每天从食物中补充。若人体缺乏维生素B$_2$，则会影响维生素B$_6$和烟酸代谢，以及影响铁的吸收，严重者甚至会导致免疫功能低下。

维生素B$_6$

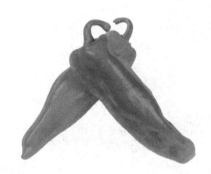

每100g青椒中维生素B$_6$含量为0.17mg

维生素B$_6$是水溶性维生素，由几种物质集合在一起所组成，是制造抗体和红细胞的必需物质。人体对维生素B$_6$的需求量与人体内蛋白质的代谢量呈正比，因此摄取蛋白质食物时，要增加维生素B$_6$的摄取量。维生素B$_6$进入体内后，还可参与辅酶代谢，并通过血液循环作用于头皮，从而防治头发脱落，减少白发的生成，从而保持头发乌黑而有光泽。

成年人每天所需的维生素B$_6$量为2~3mg。食物中就含有丰富的维生素B$_6$，如动物肝脏、瘦肉、谷类等，并且肠道菌也能合成维生素B$_6$，因此人们很少发生维生素B$_6$缺乏症。

维生素B₁₂

自然界中的维生素B_{12}都是由微生物合成的，高等动植物不能制造维生素B_{12}。维生素B_{12}是需要肠道分泌物帮助才能被吸收的唯一一种维生素，它在肠道内停留时间长，大多数水溶性维生素只需要几秒钟即可被吸收，而维生素B_{12}大约需要3小时才能被吸收。

维生素B_{12}主要参与制造骨髓红细胞，保证机体的造血机能处于正常状态，防治恶性贫血和大脑神经受到破坏。维生素B_{12}还能促进氨基酸的生物合成，尤其是蛋氨酸和谷氨酸，因此对于正在生长的婴幼儿来说，维生素B_{12}必不可少。

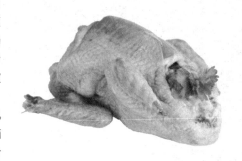

每100g乳鸽中维生素B_{12}含量为7.87μg

叶酸

叶酸是一种水溶性维生素，因最初从菠菜叶子中分离提取出来，故得名叶酸。叶酸最重要的功能就是制造红细胞和白细胞，增强免疫力。人体一旦缺乏叶酸，就会发生严重贫血，因此叶酸又被称为"造血维生素"。

叶酸是预防宝宝出生缺陷的一种重要物质，准备怀孕的女性和孕妇都需要补充一定量的叶酸，尤其是孕妇对叶酸的需求量比正常人高4倍。孕妇补充叶酸，既可以预防胎儿的神经缺陷，还可制造正常的红细胞，预防孕妇贫血。此外，孕妇服用含有叶酸的复合维生素，还可减少患先兆子痫的风险。

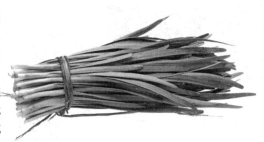

每100g韭菜中叶酸含量为61.2μg

烟酸

烟酸也称维生素B_3，在人体内转化为烟酰胺，烟酰胺是辅酶的组成部分之一，能够参与糖类、脂质和蛋白质的代谢及能量释放。烟酸具有较强的扩张周围血管的作用，常用于治疗头痛、偏头痛、高脂血症等疾病。

烟酸广泛存在于动植物中，如酵母、动物肝脏、菌菇类、谷类、豆类等，是少数存在于食物中相对稳定的维生素，即使烹调及储存也不会大量流失。成人每天对烟酸的需求量为13～19mg。若人体缺乏烟酸，会引起癞皮病，表现为皮炎、口角炎、舌炎、腹泻及烦躁、失眠、感觉异常等症状。

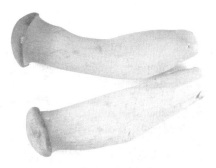

每100g杏鲍菇中烟酸含量为3.68mg

常见食物的营养成分

食物营养是维持身体健康最重要的因素，而食物营养的功用是通过食物中所含的营养成分来实现的。了解常见食材的基本营养成分，找出对人体最有益且最可口的食物搭配方法，就会达到合理膳食、祛病强身、延年益寿的目的。

🔍 水果类

苹果

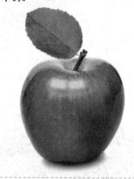

苹果是全方位的健康水果，所含的膳食纤维担负着抑制血清胆固醇升高的重任。苹果的香气成分对缓解人的精神压力也有很好的作用。

食物成分（100g苹果）

热量	54kcal
蛋白质	0.2g
脂肪	0.2g
碳水化合物	13.5 g
膳食纤维	1.2 g

维生素

维生素A	3μg
维生素B_1	0.06mg
维生素B_2	0.02mg
维生素C	4mg
维生素E	2.12mg

香蕉

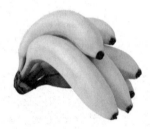

香蕉是守护健康的"能量勇士"，尤其是香蕉中的镁，具有消除疲劳的作用。此外，香蕉还能改善便秘，缓解抑郁和不安情绪。

食物成分（100g香蕉）

热量	93kcal
蛋白质	1.4g
脂肪	0.2g
碳水化合物	22 g
膳食纤维	1.8g

维生素

维生素A	10μg
维生素B_1	0.10mg
维生素B_2	0.04mg
维生素C	8mg
维生素E	0.24mg

橙子

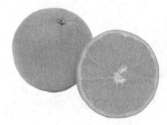

橙子营养极为丰富，果皮与果肉间的橘络具有增强毛细血管弹性，预防动脉粥样硬化的作用。此外，中医还认为橘络能通络化痰、生津止渴。

食物成分（100g橙子）

热量	48kcal
蛋白质	0.8g
脂肪	0.2g
碳水化合物	11.1 g
膳食纤维	0.6g

维生素

维生素A	27μg
维生素B_1	0.05mg
维生素B_2	0.04mg
维生素C	33mg
维生素E	0.56mg

水果不仅香甜可口，还可为人体提供必需的营养素。水果是维生素C的最佳来源，生吃可以避免维生素C遭受其他因素破坏，以便于被人体吸收。

紫葡萄

紫葡萄富含葡萄糖，能很快被人体吸收。当人体出现低血糖症状时，及时饮用葡萄汁，可快速缓解。

食物成分（100g紫葡萄）

热量 ············ 45kcal

蛋白质 ·········· 0.7g

脂肪 ············ 0.3g

碳水化合物 ···· 10.3 g

膳食纤维 ········ 1g

维生素

维生素A ·········· 10μg

维生素B$_1$ ········ 0.03mg

维生素B$_2$ ········ 0.01mg

维生素B$_6$ ········ 0.03mg

维生素C ·········· 3mg

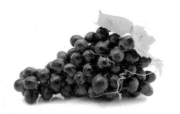

草莓

草莓中维生素C含量非常高，可阻止人体内致癌物质亚硝胺的生成，在一定程度上减少癌症的发生率。

食物成分（100g草莓）

热量 ·············· 32kcal

蛋白质 ·········· 1g

脂肪 ············ 0.2g

碳水化合物 ···· 7.1g

膳食纤维 ········ 1.1g

维生素

维生素A ·········· 5μg

维生素B$_1$ ········ 0.02mg

维生素B$_6$ ········ 0.03mg

维生素C ·········· 47mg

维生素E ·········· 0.71mg

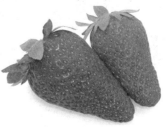

芒果

芒果中的胡萝卜素含量特别高，有益于视力，能润泽皮肤，是女士们的美容佳果。

食物成分（100g芒果）

热量 ·············· 35kcal

蛋白质 ·········· 0.6g

脂肪 ············ 0.2g

碳水化合物 ···· 8.3g

膳食纤维 ········ 1.3g

维生素

维生素A ·········· 145μg

维生素B$_2$ ········ 0.02mg

维生素B$_6$ ········ 0.03mg

维生素C ·········· 23mg

维生素E ·········· 1.21mg

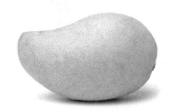

雪梨

雪梨富含碳水化合物及多种维生素、矿物质，具有润肺清燥、止咳化痰、养血生肌等功效。

食物成分（100g雪梨）

热量 ············ 79kcal

蛋白质 ·········· 0.9g

脂肪 ············ 0.1g

碳水化合物 ···· 20.2g

膳食纤维 ········ 3g

维生素

维生素B$_1$ ········ 0.03mg

维生素B$_6$ ········ 0.01mg

维生素C ·········· 1mg

维生素E ·········· 0.24mg

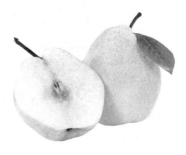

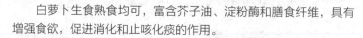

蔬菜类

白萝卜

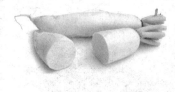

白萝卜生食熟食均可，富含芥子油、淀粉酶和膳食纤维，具有增强食欲，促进消化和止咳化痰的作用。

食物成分（100g白萝卜）

热量 ············· 23kcal
蛋白质 ·········· 0.9g
脂肪 ············· 0.1g
碳水化合物 ··· 5g
膳食纤维 ······ 1g

维生素

维生素A ········· 3μg
维生素B₁ ······· 0.02mg
维生素B₂ ······· 0.03mg
维生素C ········· 21mg
维生素E ········· 0.92mg

茄子

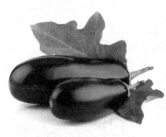

茄子富含多种维生素，能增强人体细胞间的黏着力，增强毛细血管的弹性，维持心血管的正常功能。

食物成分（100g茄子）

热量 ············· 23kcal
蛋白质 ·········· 1.1g
脂肪 ············· 0.2g
碳水化合物 ··· 54.9g
膳食纤维 ······ 1.3g

维生素

维生素A ········· 8μg
维生素B₁ ······· 0.02mg
维生素B₂ ······· 0.04mg
维生素C ········· 5mg
维生素E ········· 1.13mg

番茄

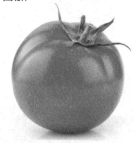

番茄是番茄红素的最佳食物来源，具有很强的抗氧化活性，也具有明显的美容抗皱的效果。

食物成分（100g番茄）

热量 ············· 20kcal
蛋白质 ·········· 0.9g
脂肪 ············· 0.2g
碳水化合物 ··· 4g
膳食纤维 ······ 0.5g

维生素

维生素A ········· 92μg
维生素B₁ ······· 0.03mg
维生素B₆ ······· 0.06mg
维生素C ········· 19mg
维生素E ········· 0.57mg

南瓜

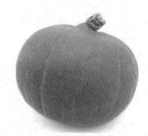

南瓜富含钴元素，是人体胰岛细胞所必需的微量元素，对辅助治疗糖尿病有特殊效果。

食物成分（100g南瓜）

热量 ············· 23kca
蛋白质 ·········· 0.7g
脂肪 ············· 0.1g
碳水化合物 ··· 5.3g
膳食纤维 ······ 0.8g

维生素

胡萝卜素 ········· 890μg
维生素B₁ ······· 0.03mg
维生素B₆ ······· 0.4mg
维生素C ········· 8mg
维生素E ········· 0.36mg

蔬菜是维生素、矿物质和膳食纤维的重要来源，其中的膳食纤维具有改善消化吸收和排泄等重要的生理功能，充分发挥着"体内清洁剂"的特殊功效。

黄瓜有"厨房里的美容剂"之称，含有丰富的维生素E，可起到滋润肌肤、抗衰老的作用。

黄瓜

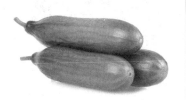

食物成分（100g黄瓜）

热量 ·············· 16kcal

蛋白质 ··········· 0.8g

脂肪 ············· 0.2g

碳水化合物 ···· 2.9g

膳食纤维 ······· 0.5g

维生素

维生素A ········· 15μg

维生素B$_1$ ······· 0.02mg

维生素B$_2$ ······· 0.03mg

维生素C ········· 9mg

维生素E ········· 0.49mg

芹菜中含有酸性降压成分，具有平肝降压的作用，是辅助治疗高血压及其并发症的首选之品。

芹菜

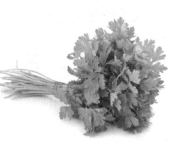

食物成分（100g芹菜）

热量 ·············· 17kcal

蛋白质 ··········· 0.8g

脂肪 ············· 0.1g

碳水化合物 ···· 3.9g

膳食纤维 ······· 1.4g

维生素

维生素A ········· 10μg

维生素B$_1$ ······· 0.08mg

维生素B$_6$ ······· 0.4mg

维生素C ········· 22mg

维生素E ········· 2.5mg

胡萝卜中的胡萝卜素，在体内能转化为维生素A，可增强机体免疫力，预防上皮细胞癌变和防治夜盲症。

胡萝卜

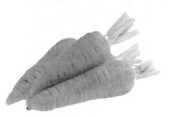

食物成分（100g胡萝卜）

热量 ·············· 46kcal

蛋白质 ··········· 1.4g

脂肪 ············· 0.2g

碳水化合物 ···· 10.2g

膳食纤维 ······· 1.3g

维生素

胡萝卜素 ········· 4110μg

维生素B$_1$ ······· 0.04mg

维生素B$_2$ ······· 0.04mg

维生素B$_6$ ······· 0.2mg

维生素C ········· 16mg

藕是素食者的理想食品，含有人体必需的营养素，生食能凉血散淤，熟食能补心益肾、滋阴养血。

藕

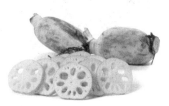

食物成分（100g藕）

热量 ·············· 73kcal

蛋白质 ··········· 1.9g

脂肪 ············· 0.2g

碳水化合物 ···· 16.4g

膳食纤维 ······· 1.2g

维生素

胡萝卜素 ········· 3μg

维生素B$_1$ ······· 0.09mg

维生素B$_2$ ······· 0.04mg

维生素B$_6$ ······· 0.3mg

维生素C ········· 44mg

🔍 豆类及制品

黄豆

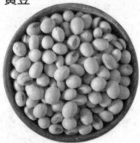

黄豆中的不饱和脂肪酸和卵磷脂，能保持血管弹性，还能健脑、利肝，保持精力充沛。

食物成分（100g黄豆）

		维生素	
热量	398kcal	维生素A	37μg
蛋白质	35g	维生素B_1	0.41mg
脂肪	16g	维生素B_2	0.2mg
碳水化合物	34.2g	维生素B_6	2.1mg
膳食纤维	15.5g	维生素E	18.9mg

绿豆

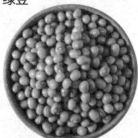

绿豆含有多种维生素，具有清热解毒、保肝护肾的功效。在高温环境中饮用绿豆汤，可清热解暑。

食物成分（100g绿豆）

		维生素	
热量	329kcal	维生素A	22μg
蛋白质	21.6g	维生素B_1	0.25mg
脂肪	0.8g	维生素B_2	0.11mg
碳水化合物	62g	维生素B_6	2mg
膳食纤维	6.4g	维生素E	10.95mg

芸豆

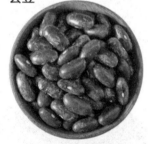

芸豆中富含B族维生素，可加速皮肤新陈代谢，促进机体排毒。但其子粒有毒，必须煮熟食用。

食物成分（100g芸豆）

		维生素	
热量	331kcal	维生素A	30μg
蛋白质	21.4g	维生素B_1	0.18mg
脂肪	1.3g	维生素B_2	0.09mg
碳水化合物	62.5g	维生素B_6	2mg
膳食纤维	8.3g	维生素E	7.74mg

蚕豆

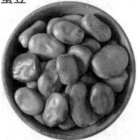

蚕豆中含有调节大脑和神经组织的重要成分钙、锌、磷脂等，具有健脑、增强记忆力等功效。

食物成分（100g蚕豆）

		维生素	
热量	338kcal	维生素B_1	0.09mg
蛋白质	21.6g	维生素B_2	0.13mg
脂肪	1g	维生素B_6	1.9mg
碳水化合物	61.5g	维生素C	2mg
膳食纤维	1.7g	维生素E	1.6mg

"每天吃豆三钱，何需服药连年"，也就是说，每天吃点豆类，可远离疾病困扰。现代营养学也证实，每天坚持食用豆类，可减少体内脂肪含量，增强免疫力。

豆腐富含优质蛋白，且不含胆固醇，有"植物肉"之称，是心脑血管疾病患者的药膳佳肴。

豆腐

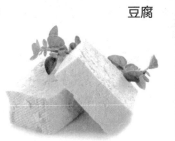

食物成分（100g豆腐）

热量 ·············· 82kcal
蛋白质 ·········· 8.1g
脂肪 ·············· 3.7g
碳水化合物 ···· 4.2g
膳食纤维 ········ 0.4g

维生素

维生素B$_1$ ········· 0.04mg
维生素B$_2$ ········· 0.03mg
维生素B$_6$ ········· 0.2mg
维生素E ·········· 2.71mg

豆浆含有丰富的植物蛋白、B族维生素，是防治高血压、高脂血症等疾病的理想食品。

豆浆

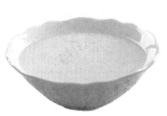

食物成分（100g豆浆）

热量 ·············· 16kcal
蛋白质 ·········· 1.8g
脂肪 ·············· 0.7g
碳水化合物 ···· 1.1g
膳食纤维 ········ 1.1g

维生素

维生素A ·········· 15μg
维生素B$_1$ ········· 0.02mg
维生素B$_2$ ········· 0.02mg
维生素B$_6$ ········· 0.1mg
维生素E ·········· 0.8mg

腐竹与其他豆制品相比，蛋白质、脂肪、维生素E含量最高。运动前后食用，可迅速补充能量。

腐竹

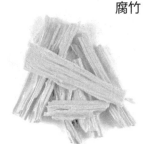

食物成分（100g腐竹）

热量 ·············· 461kcal
蛋白质 ·········· 44.6g
脂肪 ·············· 24.7g
碳水化合物 ···· 20.8g
膳食纤维 ········ 1g

维生素

维生素B$_1$ ········· 0.13mg
维生素B$_2$ ········· 0.07mg
维生素B$_6$ ········· 0.8mg
维生素E ·········· 27.84mg

豆腐皮营养丰富，儿童食用可增强机体免疫力，促进身体和智力发育；老年人食用可延年益寿。

豆腐皮

食物成分（100g豆腐皮）

热量 ·············· 410kcal
蛋白质 ·········· 44.6g
脂肪 ·············· 17.4g
碳水化合物 ···· 18.8g
膳食纤维 ········ 0.2g

维生素

维生素A ·········· 2.7μg
维生素B$_1$ ········· 0.31mg
维生素B$_2$ ········· 0.11mg
维生素B$_6$ ········· 1.5mg
维生素E ·········· 20.63mg

🔍 谷类

大米

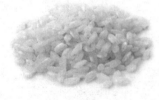

大米含有丰富的维生素、谷维素、蛋白质等营养成分，具有补中益气、健脾养胃等功效。

食物成分（100g大米）

热量 ·············· 347kcal
蛋白质 ·········· 7.4g
脂肪 ·············· 0.8g
碳水化合物 ·· 77.9g
膳食纤维 ········ 0.7g

维生素

维生素B$_1$ ········ 0.11mg
维生素B$_2$ ········ 0.05mg
维生素B$_6$ ········ 1.9mg
维生素E ·········· 0.46mg

小麦

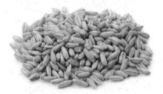

小麦营养价值很高，平时多食小麦能防治足癣，尤其是夏季出汗多的人多食小麦还可止汗。

食物成分（100g小麦）

热量 ·············· 339kcal
蛋白质 ·········· 11.9g
脂肪 ·············· 1.3g
碳水化合物 ·· 75.2g
膳食纤维 ········ 0.5g

维生素

维生素B$_1$ ········ 0.4mg
维生素B$_2$ ········ 0.1mg
维生素B$_6$ ········ 4mg
维生素E ·········· 1.82mg

玉米

玉米中富含膳食纤维，可降低血液中胆固醇浓度，进而起到预防心血管疾病的作用。鲜玉米还有健脑功效。

食物成分（100g玉米）

热量 ·············· 112kcal
蛋白质 ·········· 4g
脂肪 ·············· 1.2g
碳水化合物 ·· 22.8g
膳食纤维 ········ 2.9g

维生素

维生素B$_1$ ········ 0.16mg
维生素B$_2$ ········ 0.11mg
维生素B$_6$ ········ 1.8mg
维生素C ·········· 16mg
维生素E ·········· 0.46mg

小米

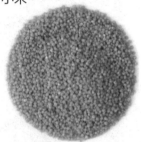

小米营养丰富，具有滋阴养血功效，对于妇女产后虚弱有很好的补养作用，可帮助恢复体力。

食物成分（100g小米）

热量 ·············· 361kcal
蛋白质 ·········· 9g
脂肪 ·············· 3.1g
碳水化合物 ·· 75.1g
膳食纤维 ········ 1.6g

维生素

维生素A ·········· 17μg
维生素B$_1$ ········ 0.33mg
维生素B$_2$ ········ 0.1mg
维生素B$_6$ ········ 1.5mg
维生素E ·········· 3.63mg

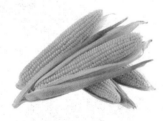

各种谷类都含有丰富的膳食纤维，可改善肠道功能，加速有害物质的排泄，降低罹患肠癌的风险。谷类食物中还含有多种矿物质，能够平衡身体营养，保持身体健康。

黑米不仅蛋白质含量高，锰、锌、铜等矿物质含量也很高，具有滋阴补肾、健脾暖肝、益气活血等功效。

黑米

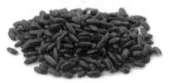

食物成分（100g黑米）

热量 ············· 341kcal
蛋白质 ··········· 9.4g
脂肪 ············· 2.5g
碳水化合物 ····· 72.2g
膳食纤维 ········· 3.9g

维生素

维生素B₂ ········ 0.08mg
维生素B₆ ········ 7.9mg
维生素E ········· 0.22mg

薏米是一种美容佳品，含有丰富的维生素E，常食可促进新陈代谢，保持皮肤光泽细腻。

薏米

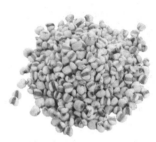

食物成分（100g薏米）

热量 ············· 361kcal
蛋白质 ··········· 11.3g
脂肪 ············· 2.4g
碳水化合物 ····· 71.1g
膳食纤维 ········· 2g

维生素

维生素B₁ ········ 0.22mg
维生素B₂ ········ 0.15mg
维生素B₆ ········ 2mg
维生素E ········· 2.08mg

高粱米有健脾益胃、消食化积等功效；所含单宁有收敛固脱作用，尤其适合慢性腹泻者食用。

高粱米

食物成分（100g高粱米）

热量 ············· 360kcal
蛋白质 ··········· 10.4g
脂肪 ············· 3.1g
碳水化合物 ····· 74.7g
膳食纤维 ········· 4.3g

维生素

维生素B₁ ········ 0.29mg
维生素B₂ ········ 0.1mg
维生素B₆ ········ 1.6mg
维生素E ········· 1.88mg

糯米含有蛋白质及多种矿物质，是女性重要的滋补食物，常食用可补养人体气血，温补脾胃。

糯米

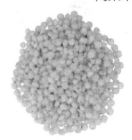

食物成分（100g糯米）

热量 ············· 350kcal
蛋白质 ··········· 7.3g
脂肪 ············· 1g
碳水化合物 ····· 78.3g
膳食纤维 ········· 0.8g

维生素

维生素B₁ ········ 0.11mg
维生素B₂ ········ 0.04mg
维生素B₆ ········ 2.3mg
维生素E ········· 1.29mg

⊙ 坚果、种子类

杏仁

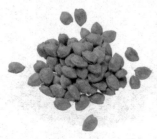

杏仁含有对人体有益的不饱和脂肪酸以及大量的膳食纤维，有润肠通便功效，可降低患肠癌、心脏病的概率。

食物成分（100g杏仁）

热量	578kcal
蛋白质	22.5g
脂肪	45.4g
碳水化合物	23.9g
膳食纤维	8g

维生素

维生素B₁	0.08mg
维生素B₂	0.56mg
维生素B₆	2.5mg
维生素C	26mg
维生素E	18.53mg

腰果

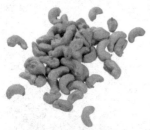

经常食用腰果可提高机体抗病能力，但腰果含有大量的油脂，不适合肥胖者、肠炎患者食用。

食物成分（100g腰果）

热量	559kcal
蛋白质	17.3g
脂肪	36.7g
碳水化合物	41.6g
膳食纤维	3.6g

维生素

维生素A	8μg
维生素B₁	0.27mg
维生素B₂	0.13mg
维生素B₆	1.3mg
维生素E	3.17mg

松子仁

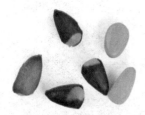

松子仁富含不饱和脂肪酸、磷脂，可促进细胞发育，加快伤口愈合，还是补脑健脑佳品。

食物成分（100g松子仁）

热量	718kcal
蛋白质	13.4g
脂肪	70.6g
碳水化合物	12.2g
膳食纤维	10g

维生素

维生素A	2μg
维生素B₁	0.19mg
维生素B₂	0.25mg
维生素B₆	4.0mg
维生素E	32.79mg

核桃

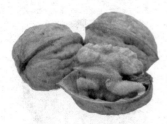

核桃中有对人体极为重要的赖氨酸，具有补脑健脑功效。每天坚持吃4～5个核桃，还可使头发乌黑亮泽。

食物成分（100g核桃）

热量	646kcal
蛋白质	14.9g
脂肪	58.8g
碳水化合物	19.1g
膳食纤维	9.5g

维生素

维生素A	5μg
维生素B₁	0.15mg
维生素B₆	0.9mg
维生素C	1mg
维生素E	43.21mg

坚果、种子都是植物的精华部分，含有植物萌发生长所需的各种营养成分，如蛋白质、脂肪、矿物质、维生素等，具有促进人体生长发育，增强体质，预防疾病等功效。

花生含有不饱和脂肪酸、胆碱、卵磷脂等成分，可增加毛细血管的弹性，预防心脑血管疾病。

花生

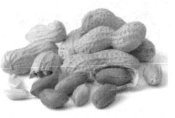

食物成分（100g花生）	维生素
热量 ············· 313kcal	维生素A ········ 2μg
蛋白质 ·········· 12g	维生素B_2 ······ 0.04mg
脂肪 ············· 25.4g	维生素B_6 ······ 14.1mg
碳水化合物 ···· 13g	维生素C ········ 14mg
膳食纤维 ········ 7.7g	维生素E ········ 2.92mg

莲子营养价值较高，具有益肾固精、养心安神等功效，可缓解虚烦、失眠症状。

莲子

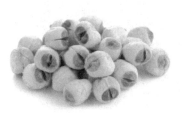

食物成分（100g莲子）	维生素
热量 ············· 350kcal	维生素B_1 ······ 0.16mg
蛋白质 ·········· 17.2g	维生素B_2 ······ 0.08mg
脂肪 ············· 2g	维生素B_6 ······ 4.2mg
碳水化合物 ···· 67.2g	维生素C ········ 5mg
膳食纤维 ········ 3g	维生素E ········ 2.71mg

黑芝麻的维生素E含量居植物性食物之首，是良好的抗氧化剂，可减少自由基的产生，延缓衰老。

黑芝麻

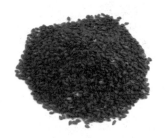

食物成分（100g黑芝麻）	维生素
热量 ············· 559kcal	维生素B_1 ······ 0.66mg
蛋白质 ·········· 19.1g	维生素B_2 ······ 0.25mg
脂肪 ············· 46.1g	维生素B_6 ······ 5.9mg
碳水化合物 ···· 24g	维生素E ········ 50.4mg
膳食纤维 ········ 14g	

芡实是食药两用食材，碳水化合物含量极为丰富，脂肪含量少，药用可治妇女带多腰酸、老人尿频等症。

芡实

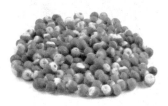

食物成分（100g芡实）	维生素
热量 ············· 353kcal	维生素B_1 ······ 0.3mg
蛋白质 ·········· 8.3g	维生素B_2 ······ 0.09mg
脂肪 ············· 0.3g	维生素B_6 ······ 0.4mg
碳水化合物 ····· 79.6g	
膳食纤维 ········ 0.9g	

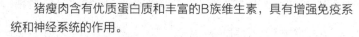
🔍 肉类及制品

猪瘦肉

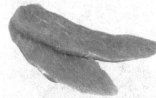

猪瘦肉含有优质蛋白质和丰富的B族维生素,具有增强免疫系统和神经系统的作用。

食物成分(100g猪瘦肉)

热量 ············· 598kcal
蛋白质 ········· 20.3g
脂肪 ············· 6.2g
碳水化合物 ····· 1.5g

维生素

维生素A ········· 44μg
维生素B_1 ········· 0.54mg
维生素B_2 ········· 0.1mg
维生素B_6 ········· 5.3mg

羊瘦肉

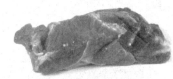

羊肉是冬季滋补佳品,常吃羊肉可益气补血,促进血液循环,增强御寒能力。

食物成分(100g羊瘦肉)

热量 ············· 494kcal
蛋白质 ········· 20.5g
脂肪 ············· 3.9g
碳水化合物 ····· 0.2g

维生素

维生素A ········· 11μg
维生素B_2 ········· 0.16mg
维生素B_6 ········· 5.2mg
维生素E ········· 0.31mg

牛肉

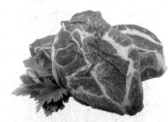

牛肉有滋养脾胃、强健筋骨、提高机体抗病能力等功效,尤其适合手术后、病后康复者食用。

食物成分(100g牛肉)

热量 ············· 123kcal
蛋白质 ········· 18.6g
脂肪 ············· 5.4g
碳水化合物 ····· 2g

维生素

维生素A ········· 7μg
维生素B_2 ········· 0.14mg
维生素B_6 ········· 5.6mg
维生素E ········· 0.65mg

鸡肉

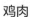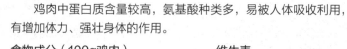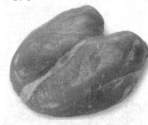

鸡肉中蛋白质含量较高,氨基酸种类多,易被人体吸收利用,有增加体力、强壮身体的作用。

食物成分(100g鸡肉)

热量 ············· 167kcal
蛋白质 ········· 19.3g
脂肪 ············· 9.4g
碳水化合物 ····· 1.3g

维生素

维生素A ········· 48μg
维生素B_1 ········· 0.05mg
维生素B_6 ········· 5.6mg
维生素E ········· 0.67mg

肉类属于高蛋白质食品，各种氨基酸比例比较恰当，易被人体吸收和利用。人体所必需的锌、铁、锰等矿物质也主要来源于肉食，并且肉中的锰元素最易被人体吸收。

鸭肉富含B族维生素，经常食用可预防足癣、神经炎等疾病。鸭肉中的烟酸还可防治心脑血管疾病。

鸭肉

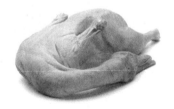

食物成分（100g鸭肉）	维生素	
热量 ············· 240kcal	维生素A ········· 52μg
蛋白质 ········· 15.5g	维生素B_2 ······· 0.22mg
脂肪 ············· 19.7g	维生素B_6 ······· 4.2mg
碳水化合物 ····· 0.2g	维生素E ········· 0.27mg

鹌鹑有"动物人参"之称，是高蛋白、低脂肪、低胆固醇食物，可补血益气，强筋健骨。

鹌鹑

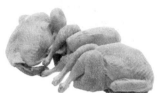

食物成分（100g鹌鹑）	维生素	
热量 ············· 110kcal	维生素B_1 ······· 0.48mg
蛋白质 ········· 20.2g	维生素B_2 ······· 0.11mg
脂肪 ············· 3.1g	维生素B_6 ······· 4.4mg
碳水化合物 ····· 0.2g	维生素E ········· 1.05mg

香肠是将肉类绞碎呈泥状，再灌入肠衣制成的，可开胃助食。但添加有防腐剂，不宜多食。

香肠

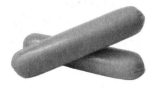

食物成分（100g香肠）	维生素	
热量 ············· 508kcal	维生素B_1 ······· 0.66mg
蛋白质 ········· 24.1g	维生素B_2 ······· 0.25mg
脂肪 ············· 40.7g	维生素B_6 ······· 5.9mg
碳水化合物 ····· 11.2g	维生素E ········· 50.4mg

午餐肉是一种罐装压缩肉糜，由猪肉或牛肉等加一定比例淀粉制成，含有高盐、高脂，不可过量食用。

午餐肉

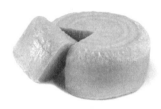

食物成分（100g午餐肉）	维生素	
热量 ············· 320kcal	维生素B_1 ······· 0.09mg
蛋白质 ········· 9g	维生素B_2 ······· 0.09mg
脂肪 ············· 30.1g	烟酸 ············· 3.54mg
碳水化合物 ····· 3.3mg	维生素E ········· 0.75mg

草鱼

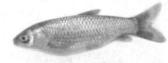

草鱼含有丰富的不饱和脂肪酸，可降低体内胆固醇水平，是心脑血管疾病患者的良好食物。

食物成分（100g草鱼）

		维生素	
热量 ┈┈┈┈ 113kcal		维生素A ┈┈┈ 12μg	
蛋白质 ┈┈┈ 16.6g		维生素B₂ ┈┈┈ 0.07mg	
脂肪 ┈┈┈┈ 5.2g		维生素B₆ ┈┈┈ 2.8mg	
		维生素E ┈┈┈ 2.03mg	

黄鳝

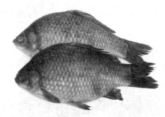

黄鳝富含维生素A，可增进视力，促进皮膜新陈代谢；还含有调节血糖的"鳝鱼素"，是糖尿病患者的理想食品。

食物成分（100g黄鳝）

		维生素	
热量 ┈┈┈┈ 89kcal		维生素A ┈┈┈ 50μg	
蛋白质 ┈┈┈ 18g		维生素B₂ ┈┈┈ 0.98mg	
脂肪 ┈┈┈┈ 1.4g		维生素B₆ ┈┈┈ 3.7mg	
碳水化合物 ┈ 1.2g		维生素E ┈┈┈ 1.34mg	

鲫鱼

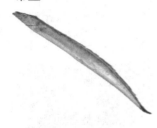

鲫鱼所含的蛋白质质优、齐全，易被人体吸收，适合慢性肾炎水肿、孕妇产后少乳、脾胃虚弱者食用。

食物成分（100g鲫鱼）

		维生素	
热量 ┈┈┈┈ 108kcal		维生素A ┈┈┈ 17μg	
蛋白质 ┈┈┈ 17.1g		维生素B₁ ┈┈┈ 0.04mg	
脂肪 ┈┈┈┈ 2.1g		维生素B₆ ┈┈┈ 2.5mg	
碳水化合物 ┈ 3.8g		维生素E ┈┈┈ 0.68mg	

带鱼

带鱼的脂肪含量高于一般鱼类，且多为不饱和脂肪酸，具有降低血清胆固醇水平的作用。

食物成分（100g带鱼）

		维生素	
热量 ┈┈┈┈ 127kcal		维生素A ┈┈┈ 29μg	
蛋白质 ┈┈┈ 17.7g		维生素B₂ ┈┈┈ 0.06mg	
脂肪 ┈┈┈┈ 4.9g		维生素B₆ ┈┈┈ 2.8mg	
碳水化合物 ┈ 3.1g		维生素E ┈┈┈ 0.82mg	

鱼、虾、蟹、贝类食物的肉多为高蛋白、低脂肪，并且氨基酸组成比例与人体接近，更容易被人体消化吸收，利用率高达87%~98%。

虾仁含有丰富的蛋白质、维生素A及多种矿物质，对身体虚弱及病后需调养的人是极好的食物。

虾仁

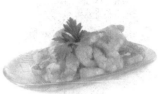

食物成分（100g虾仁）

热量 ············ 198kcal
蛋白质 ·········· 43.7g
脂肪 ············ 2.6g

维生素

维生素A ········· 21μg
维生素B$_2$ ········ 0.12mg
维生素B$_6$ ········ 5mg
维生素E ········· 1.46mg

虾皮中蛋白质和钙含量较高，老年人常吃虾皮，可促进食欲、增强体质，防治骨质疏松。

虾皮

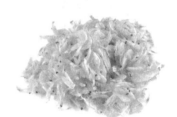

食物成分（100g虾皮）

热量 ············ 153kcal
蛋白质 ·········· 30.7g
脂肪 ············ 2.2g
碳水化合物 ····· 2.5g

维生素

维生素A ········· 19μg
维生素B$_2$ ········ 0.14mg
维生素B$_6$ ········ 3.1mg
维生素E ········· 0.92mg

海参是一种典型的高蛋白、低脂肪、低胆固醇食品，利于消化吸收，还可补肾、延缓性腺衰老。

海参

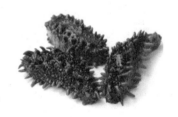

食物成分（100g海参）

热量 ············ 78kcal
蛋白质 ·········· 16.5g
脂肪 ············ 0.2g
碳水化合物 ····· 2.5g

维生素

维生素B$_1$ ········ 0.03mg
维生素B$_2$ ········ 0.04mg
维生素B$_6$ ········ 0.1mg
维生素E ········· 3.14mg

扇贝具有降低血清胆固醇、抑制胆固醇在肝脏合成和加速体内胆固醇排泄的作用，非常适合高脂血症患者食用。

扇贝

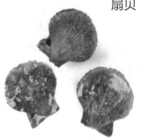

食物成分（100g扇贝）

热量 ············ 264kcal
蛋白质 ·········· 55.6g
脂肪 ············ 2.4g
碳水化合物 ····· 5.1g

维生素

维生素A ········· 11μg
维生素B$_1$ ········ 0.21mg
维生素B$_2$ ········ 0.2mg
维生素E ········· 11.85mg

🔍 菌藻类

黑木耳

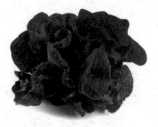

黑木耳富含膳食纤维，能促进胃肠蠕动而防治便秘。黑木耳中的胶质还可吸附人体内的灰尘及放射性物质。

食物成分（100g黑木耳）

热量 ············· 27kcal
蛋白质 ·········· 1.5g
脂肪 ············· 0.2g
碳水化合物 ····· 6g
膳食纤维 ········ 2.6g

维生素

维生素A ········· 3μg
维生素B$_2$ ······ 0.05mg
维生素B$_6$ ······ 0.2mg
维生素C ········· 1mg
维生素E ········· 7.51mg

平菇

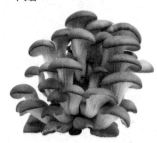

平菇含有多糖体，可抑制肿瘤细胞。经常食用还可改善人体新陈代谢，增强机体免疫力和调节神经功能。

食物成分（100g平菇）

热量 ············· 24kcal
蛋白质 ·········· 1.9g
脂肪 ············· 0.3g
碳水化合物 ····· 4.6g
膳食纤维 ········ 2.3g

维生素

维生素A ········· 2μg
维生素B$_2$ ······ 0.16mg
维生素B$_6$ ······ 3.1mg
维生素C ········· 4mg
维生素E ········· 0.79mg

金针菇

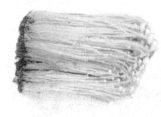

金针菇富含赖氨酸、精氨酸，经常食用可增强智力。金针菇还是一种高钾低钠食品，适合高血压者食用。

食物成分（100g金针菇）

热量 ············· 30kcal
蛋白质 ·········· 2.4g
脂肪 ············· 0.4g
碳水化合物 ····· 6g
膳食纤维 ········ 2.7g

维生素

维生素A ········· 5μg
维生素B$_1$ ······ 0.15mg
维生素B$_6$ ······ 4.1mg
维生素C ········· 2mg
维生素E ········· 1.14mg

口蘑

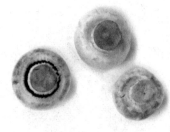

口蘑是一种减肥美容佳品，含有大量膳食纤维，可促进胃肠蠕动，加速食物残渣及毒素的排泄。

食物成分（100g口蘑）

热量 ············· 277kcal
蛋白质 ·········· 38.7g
脂肪 ············· 3.3g
碳水化合物 ····· 31.6g
膳食纤维 ········ 17.2g

维生素

维生素B$_1$ ······ 0.07mg
维生素B$_2$ ······ 0.08mg
维生素B$_6$ ······ 44.3mg
维生素E ········· 8.57mg

菌藻类食物为高蛋白、低脂肪、多膳食纤维、多维生素、多矿物质食物，可为人体提供丰富的营养。其中所含的多糖物质，还具有降血脂、抗肿瘤、增强机体免疫力的作用。

香菇

香菇中含有半纤维素、胆碱及某些核酸物质，具有预防血管硬化，降低血压等功效。

食物成分（100g香菇）

热量 ············ 108kcal
蛋白质 ············ 2.2g
脂肪 ············ 0.3g
碳水化合物 ····· 5.2g
膳食纤维 ······· 3.3g

维生素

维生素B₂ ········ 0.08mg
维生素B₆ ········ 2mg
维生素C ········ 1mg

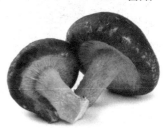

银耳

银耳被誉为"菌中之冠"，富含天然植物性胶质，有滋阴润肺等功效。女性经常食用可美容养颜。

食物成分（100g银耳）

热量 ············ 261kcal
蛋白质 ············ 10g
脂肪 ············ 1.4g
碳水化合物 ····· 67.3g
膳食纤维 ······· 30.4g

维生素

维生素A ········ 8μg
维生素B₁ ········ 0.05mg
维生素B₂ ········ 0.25mg
维生素B₆ ········ 5.3mg
维生素E ········ 1.26mg

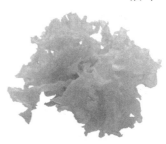

海带

海带营养丰富，尤其含碘量极高，是合成甲状腺素的重要物质，也是甲状腺机能低下者的最佳食品。

食物成分（100g海带）

热量 ············ 16kcal
蛋白质 ············ 1.1g
脂肪 ············ 0.1g
碳水化合物 ····· 3g
膳食纤维 ······· 0.9g

维生素

维生素A ········ 52μg
维生素B₁ ········ 0.02mg
维生素B₂ ········ 0.1mg
维生素B₆ ········ 0.9mg
维生素E ········ 0.08mg

紫菜

紫菜中蛋白质含量丰富，尤其是人体所必需的氨基酸含量多，具有化痰软坚、清热利水等功效。

食物成分（100g紫菜）

热量 ············ 250kcal
蛋白质 ············ 26.7g
脂肪 ············ 1.1g
碳水化合物 ····· 44.1g
膳食纤维 ······· 21.6g

维生素

维生素A ········ 228μg
维生素B₁ ········ 1.02mg
维生素B₂ ········ 7.3mg
维生素C ········ 2mg
维生素E ········ 1.82mg

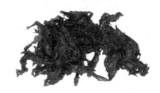

🔍 蛋类

鸡蛋

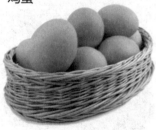

鸡蛋是人体最好的营养来源之一，含有丰富的优质蛋白质，每天吃一个鸡蛋，可保护大脑，提高记忆力。

食物成分（100g鸡蛋）

热量 ·············· 144kcal
蛋白质 ·········· 13.3g
脂肪 ·············· 8.8g
碳水化合物 ····· 2.8g

维生素

维生素A ········· 234μg
维生素B_1 ······· 0.11mg
维生素B_2 ······· 0.27mg
维生素E ········· 1.84mg

鸭蛋

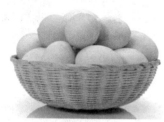

鸭蛋的营养成分与鸡蛋相似，含有丰富的维生素B_2，是补充B族维生素的理想食品之一。

食物成分（100g鸭蛋）

热量 ·············· 180kcal
蛋白质 ·········· 12.6g
脂肪 ·············· 13g
碳水化合物 ····· 3.1g

维生素

维生素A ········· 261μg
维生素B_1 ······· 0.17mg
维生素B_2 ······· 0.35mg
维生素E ········· 4.98mg

鹌鹑蛋

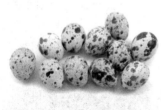

鹌鹑蛋中含丰富的卵磷脂和脑磷脂等物质，是一种很好的滋补品。但其蛋黄含高胆固醇，心脑血管疾病者不宜多食。

食物成分（100g鹌鹑蛋）

热量 ·············· 160kcal
蛋白质 ·········· 12.8g
脂肪 ·············· 11.1g
碳水化合物 ····· 2.1g

维生素

维生素A ········· 337μg
维生素B_1 ······· 0.49mg
维生素B_6 ······· 0.1mg
维生素E ········· 3.08mg

松花蛋

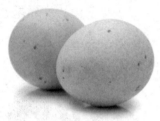

松花蛋较鸭蛋含更多矿物质，脂肪和总热量稍有下降，可刺激消化器官、增进食欲，但含铅量高，不可多食。

食物成分（100g松花蛋）

热量 ·············· 190kcal
蛋白质 ·········· 12.7g
脂肪 ·············· 12.7g
碳水化合物 ····· 6.3g

维生素

维生素A ········· 215μg
维生素B_1 ······· 0.06mg
维生素B_2 ······· 0.18mg
维生素E ········· 3.05mg

🔍 乳类及其制品

　　牛奶以高蛋白、低热量著称，含有多种维生素、钙、磷等成分，可促进儿童骨骼的生长发育。

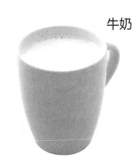

食物成分（100g牛奶）

热量 ·············· 54kcal

蛋白质 ··········· 3g

脂肪 ·············· 3.2g

碳水化合物 ····· 3.4g

维生素

维生素A ·········· 24μg

维生素B₂ ········· 0.08mg

维生素C ·········· 1mg

维生素E ·········· 0.21mg

　　酸奶中含有乳酸菌，能维持肠道菌群平衡，加强肠道蠕动和机体代谢，从而促进身体健康。

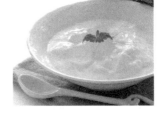

酸奶

食物成分（100g酸奶）

热量 ·············· 72kcal

蛋白质 ··········· 2.5g

脂肪 ·············· 2.7g

碳水化合物 ····· 9.3g

维生素

维生素A ·········· 26μg

维生素B₆ ········· 0.2mg

维生素C ·········· 1mg

维生素E ·········· 0.12mg

　　奶酪是牛奶经浓缩、发酵而成，保留了牛奶中的精华部分，是人体最好的补钙食品之一。

奶酪

食物成分（100g奶酪）

热量 ·············· 328kcal

蛋白质 ··········· 25.7g

脂肪 ·············· 23.5g

碳水化合物 ····· 3.5g

维生素

维生素A ·········· 152μg

维生素B₂ ········· 0.91mg

维生素B₆ ········· 0.6mg

维生素E ·········· 0.6mg

　　奶油是从牛奶、羊奶中提取的黄色或白色脂肪性半固体食品，其奶香浓郁，但脂肪含量极高，少吃为宜。

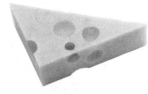

奶油

食物成分（100g奶油）

热量 ·············· 879kcal

蛋白质 ··········· 0.7g

脂肪 ·············· 97g

碳水化合物 ····· 0.9g

维生素

维生素A ·········· 297μg

维生素B₂ ········· 0.01mg

维生素E ·········· 1.99mg

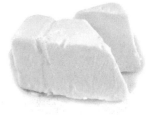

🔍 薯类

马铃薯

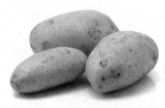

马铃薯是高钾低钠食品，能帮助维持细胞内液体和电解质平衡，并维持心脏功能和血压正常。

食物成分（100g马铃薯）

热量 ················ 77kcal

蛋白质 ············ 2g

脂肪 ················ 0.2g

碳水化合物 ····· 17.2g

膳食纤维 ········· 0.7g

维生素

维生素A ········· 5μg

维生素B$_1$ ········ 0.08mg

维生素B$_6$ ········ 1.1mg

维生素C ········· 27mg

维生素E ·········· 0.34mg

红薯

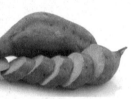

红薯不仅富含赖氨酸，还富含胡萝卜素，可促使上皮细胞正常成熟，抑制上皮细胞异常分化。

食物成分（100g红薯）

热量 ················ 102kcal

蛋白质 ············ 1.1g

脂肪 ················ 0.2g

碳水化合物 ····· 24.7g

膳食纤维 ········· 1.6g

维生素

维生素A ········· 125μg

维生素B$_2$ ········ 0.04mg

维生素B$_6$ ········ 0.6mg

维生素C ········· 26mg

维生素E ·········· 0.28mg

山药

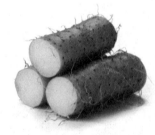

山药含有大量的黏液蛋白，有降低血糖的作用，是糖尿病患者的辅助食疗佳品。

食物成分（100g山药）

热量 ················ 57kcal

蛋白质 ············ 1.9g

脂肪 ················ 0.2g

碳水化合物 ····· 36.1g

膳食纤维 ········· 2.4g

维生素

维生素A ········· 3μg

维生素B$_1$ ········ 0.05mg

维生素B$_6$ ········ 0.3mg

维生素C ········· 5mg

维生素E ·········· 0.24mg

芋头

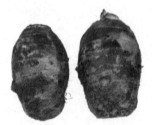

芋头中含有多种矿物质，尤其是氟的含量较高，具有洁齿防龋、保护牙齿的作用。

食物成分（100g芋头）

热量 ················ 81kcal

蛋白质 ············ 2.2g

脂肪 ················ 0.2g

碳水化合物 ····· 18.1g

膳食纤维 ········· 1g

维生素

维生素A ········· 27μg

维生素B$_1$ ········ 0.06mg

维生素B$_6$ ········ 0.7mg

维生素C ········· 6mg

维生素E ·········· 0.45mg

🔍 调味品类

酱油含有多种维生素和矿物质，可降低人体内的胆固醇水平，减少心血管疾病的发生率。

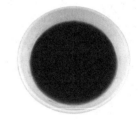

酱油

食物成分（100g酱油）

热量 ⋯⋯⋯⋯⋯ 63kcal

蛋白质 ⋯⋯⋯⋯ 5.6g

脂肪 ⋯⋯⋯⋯⋯ 0.1g

碳水化合物 ⋯⋯ 10.1g

维生素

维生素B$_1$ ⋯⋯⋯ 0.05mg

维生素B$_2$ ⋯⋯⋯ 0.13mg

维生素B$_6$ ⋯⋯⋯ 1.7mg

陈醋是烹调中去腥解腻的重要调料，所含的醋酸不仅可以抑制细菌繁殖，还能消灭食物中的部分细菌。

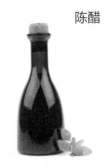

陈醋

食物成分（100g陈醋）

热量 ⋯⋯⋯⋯⋯ 114kcal

蛋白质 ⋯⋯⋯⋯ 9.8g

脂肪 ⋯⋯⋯⋯⋯ 0.3g

碳水化合物 ⋯⋯ 17.9g

维生素

维生素B$_1$ ⋯⋯⋯ 0.11mg

维生素B$_2$ ⋯⋯⋯ 0.16mg

维生素B$_6$ ⋯⋯⋯ 7.4mg

维生素E ⋯⋯⋯ 0.76mg

花椒不仅是重要的调味品，还是一味中药，具有强烈的芳香气味，可健胃、除湿、止痒、解腥。

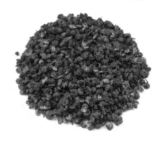

花椒

食物成分（100g花椒）

热量 ⋯⋯⋯⋯⋯ 316kcal

蛋白质 ⋯⋯⋯⋯ 6.7g

脂肪 ⋯⋯⋯⋯⋯ 8.9g

碳水化合物 ⋯⋯ 66.5g

膳食纤维 ⋯⋯⋯ 28.7g

维生素

维生素A ⋯⋯⋯ 23μg

维生素B$_1$ ⋯⋯⋯ 0.12mg

维生素B$_2$ ⋯⋯⋯ 0.43mg

维生素B$_6$ ⋯⋯⋯ 1.6mg

维生素E ⋯⋯⋯ 2.47mg

八角含有茴香油，能促进消化液分泌，刺激胃肠蠕动，具有健胃、健脾、行气、止呕、驱寒等功效。

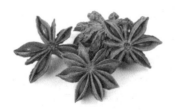

八角

食物成分（100g八角）

热量 ⋯⋯⋯⋯⋯ 281kcal

蛋白质 ⋯⋯⋯⋯ 3.8g

脂肪 ⋯⋯⋯⋯⋯ 5.6g

碳水化合物 ⋯⋯ 75.4g

膳食纤维 ⋯⋯⋯ 43g

维生素

维生素A ⋯⋯⋯ 7μg

维生素B$_1$ ⋯⋯⋯ 0.12mg

维生素B$_2$ ⋯⋯⋯ 0.28mg

维生素B$_6$ ⋯⋯⋯ 0.9mg

维生素E ⋯⋯⋯ 1.11mg

家庭常用诊疗技术

家庭常用诊疗技术具有针对性、实用性和可操作性，了解这些技术操作，不仅对诊断具有重要意义，而且有很重要的治疗作用。同时，还可提高人们日常的保健技能和对突发事件的应急处理技能。

家庭常用诊法

望诊

望诊是医生利用自己的眼睛去观察患者全身各部分出现的异常现象，包括望神、望色、望舌。望神是观察患者的精神状态，以了解病情轻重；望色是观察患者全身皮肤色泽的变化，以了解脏腑虚实、气血盛衰和病情轻重；望舌是观察患者舌苔和舌质的变化，正常情况下，舌苔较薄，呈现白色；舌质呈淡红色，湿润，舌体转动灵活。

闻诊

由于人体内发出的各种声音和气味均是在脏腑生理和病理活动中产生的，如五声（呼、笑、歌、哭、呻）、五音（宫、商、角、徵、羽）及五臭（臊臭、焦臭、香臭、腥臭、腐臭）都与脏腑相应，因而气味和声音的变化能反映内在病变。闻诊就是医生运用自己的听觉和嗅觉，对患者发出的各种声音以及体内和排泄物散发的气味进行诊察。

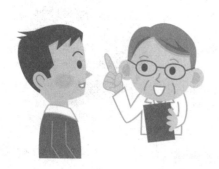

问诊

问诊是医生直接询问患者，如果患者是幼儿或已经昏迷，应向知情者进行询问。首先要问清患者的主要症状以及这些症状出现的时间和发展变化过程；其次要问清患者的病情，如问寒热，因为寒热的产生主要取决于病邪的性质和机体的阴阳盛衰；问汗，因为出汗与阳气盛衰、津液盈亏相关；问疼痛，即询问疼痛的部位及程度；问饮食，包括饮水多少、喜冷喜热、食欲与食量、口中异味等。

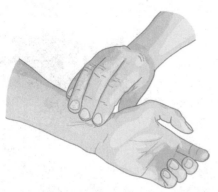

切诊

切是按和摸的意思，切诊即按脉和摸体表。切脉是中医诊断疾病的方法之一，对于诊断疾病有重要作用。切脉的具体方法是：患者手掌向上平放，医生以食指、中指和无名指轻放在患者腕部桡动脉上，探查脉象。切脉前应让患者稍微休息，这样切脉才能准确。摸体表，即摸皮肤、关节和手脚冷热情况，以及摸胸腹部情况。

测量呼吸频率

一次呼气、一次吸气合成呼吸。呼吸是维持机体新陈代谢和功能活动所必需的基本生理过程之一。正常成年人每分钟呼吸16~20次，呼吸与脉搏比1:4，老年人呼吸频率相对减慢。成人每分钟呼吸若超过24次，称为呼吸过速，多见于发热、情绪紧张、剧烈运动、过度肥胖等；每分钟呼吸少于12次，则称为呼吸过缓，常见于睡眠、屏气时。呼吸过快或过慢，以及呼吸节律不齐都是不正常现象，应当引起重视。

测量呼吸具体方法：准备一只有秒针的表，医生在患者保持安静的条件下用眼睛观察患者呼吸动作，数1分钟内呼吸的次数，并观察患者呼吸时胸部或腹部的起伏次数、呼吸深浅。

测量脉搏

脉搏是动脉血管每分钟搏动的次数，正常成年人安静时的脉搏为每分钟60~100次，节律规则。但脉率可随年龄、性别、劳动和情绪等因素而变动，一般幼儿比成年人快，老年人较慢；女性比男性稍快；运动和情绪激动时会增快。

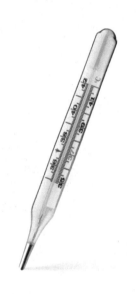

现代医学测量脉搏的方法与传统医学的切脉相同，患者掌心向上平放，检查者将食指、中指和无名指并拢放于患者腕部桡动脉上，数1分钟内脉搏跳动的次数。测量脉搏时要注意脉搏的节律和强弱。如果患者刚饮过酒或刚饮过热水、情绪激动或刚结束体育运动，应休息20分钟再测。

测量体温

测量体温是现代医学诊断疾病时常用的方法，有口腔测温、腋下测温、肛门测温3种。口腔测温，是将口表水银端斜放到患者的舌头下面，闭紧嘴唇，牙齿不可咬合，3分钟后取出擦干、读数；腋下测温，是将体温表放到患者腋窝的深处，患者屈臂过胸将体温表夹紧，10分钟后取出观察读数；肛门测温，是患者取屈膝侧卧位，将肛表的水银端涂上凡士林后插入肛门，深度约为4cm，3分钟后取出擦净、读数。

测量血压

血压是指动脉压，通常用血压计测量，最常用的是汞柱式血压计，气压表式血压计和电子血压计也常用。受测者应在测量血压前30分钟不要进食，不要吸烟，可卧床休息片刻。

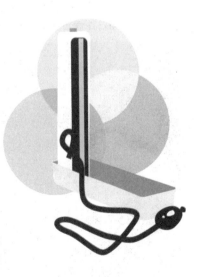

用汞柱式血压计测量前，需提前矫正血压计。测量时患者取坐位，露出右上臂，伸直肘部，掌心向上，使手臂被测部位、心脏与汞柱的0点处于同一水平位；将袖带缠在患者上臂，袖带下缘应距离肘窝2~3cm，并将听诊器胸件放于患者肘部肱动脉搏动处。测压时先关闭气门，向袖带内充气，待肱动脉搏动消失，再将水银柱升高20~30mmHg为止；然后慢慢开放气门，注意水银柱所指的刻度，听到第一声搏动时，水银柱所指的刻度就是"收缩压"，搏动音突然变弱、变调时，水银柱所指的刻度就是"舒张压"。

按摩疗法

中医按摩又称为"推拿"，是中医保健和防治疾病的一种方法。此疗法强调"以人疗人"，即医生用自己的双手在患者身体上施加不同的力量和技巧，以此刺激患者的穴位，从而达到改善人体机能、促进疾病康复的目的。按摩时使用的力度以患者感觉到酸麻为宜，每天按摩2次，每次大约花费10分钟，即可疏通经络，有效调节机体平衡，修正神经系统功能及增强各脏腑功能，

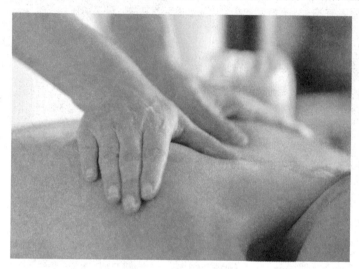

改善血液循环和新陈代谢，使人体达到气血运通。

按摩疗法不仅是一种器质性病变的治疗方法，还是一种美容和心理疗法。按摩直接作用于皮肤，能够促进皮脂腺及汗腺的分泌，清除衰亡脱落的上皮细胞，使皮肤富有光泽和弹性。轻柔的按摩手法还能使患者情绪放松，趋于稳定，减轻或消除心理上对疾病的不良反应，如抑郁、焦虑等。

拔罐疗法

拔罐也称"火罐气""吸筒疗法"，是一种中医外治法。它是以杯、罐为工具，借助于热力，把杯、罐中的空气排出去，使杯具和罐具产生负压，从而吸附在人体皮肤上，并且令皮肤出现淤血现象，使人体局部组织充血、水肿，对人体产生一系列刺激作用和生物学作用。在中国古代，大夫们通常利用拔罐法吸血排脓，帮助治疗疮痈脓肿。再后来，它又逐渐被应用到治疗肺痨、风湿等内科疾病的领域之中，并且治疗范围不断扩大，头痛、眩晕、眼肿、咳嗽、气喘等都

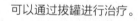

可以通过拔罐进行治疗。

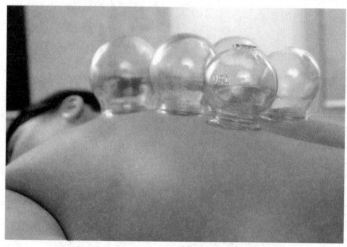

在拔罐的过程中，局部皮肤的毛细血管会破裂，产生组织淤血、放血、发生溶血等现象，使红细胞被破坏，血红蛋白释放出来，从而对机体产生良性刺激，帮助人体改善体内局部环境，促进血液循环和新陈代谢，减少或消除致痛物质对神经末梢的刺激，调节阴阳平衡，达到消除病痛、治愈疾病的目的。

艾灸疗法

　　艾灸是我国最古老的一种防治疾病的方法，作用广泛、疗效确凿，无任何毒、副作用。艾灸疗法是在中医阴阳五行、脏腑经络理论的指导下，运用辨证施治的原则，将艾绒或者某些药物放置在体表穴位上烧灼、温熨，使艾火的温和热力以及药物的功效，通过经络在机体内传导，从而发挥温经散寒、活血通络、回阳固脱、消淤散结等功能，达到防治疾病的目的。

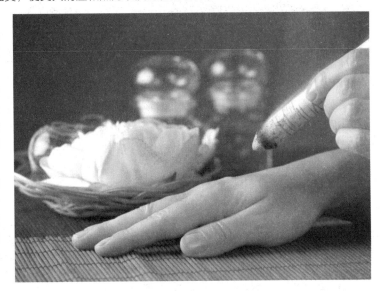

　　艾灸应以无损伤灸为标准，即以温度、灸材的化学物质等给皮肤一定量的刺激，以起到治疗效果的一种方法。这种方法其实对于皮肤的角质层和透明层有一定的破坏作用，但是这种破坏程度比较弱，肉眼也不易看清，所以称为无损伤灸法。

刮痧疗法

　　刮痧就是用手指或各种边缘光滑的工具，蘸上具有一定治疗作用的刮痧介质，在人体表面特定部位反复进行刮拭，使皮肤表面出现淤血点、淤血斑或点状出血，也就是所谓"出痧"的一种治疗方法。即用刮痧器具刮拭经络穴位，通过良性刺激使营卫之气得到充分发挥，经络穴位处充血，局部微循环得到改善，从而发挥出刮痧祛邪扶正、舒筋活络、祛风散寒、清热除湿、活血化淤、消肿止痛、增强抗病能力和免疫机能的作用。

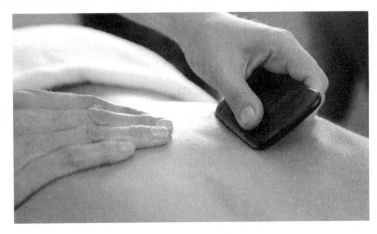

　　从现代医学的角度讲，刮痧是通过刮拭一定部位来刺激皮下毛细血管和神经末梢，促使中枢神经系统产生兴奋，以此来发挥神经的调节功能。刮痧还可通过刺激局部毛细血管扩张，以加强血循环流量，增强人体的抗病能力。

热敷疗法

热敷是用热的物体置于患部，使局部的毛细血管扩张，加强血液循环，从而达到消炎、消肿、祛寒湿、消除疲劳、缓解疼痛的目的。由于此方法简便易行，收效迅速，因此成为人们日常生活中自我防病治病的常用疗法之一。

热敷疗法一般可分为药物热敷疗法、水热敷疗法、盐热敷疗法、沙热敷疗法、蒸饼热敷疗法等。最简单的方法是用普通的热水袋敷在患处，水温在60℃左右，不能太烫，对于小儿、老人、昏迷、麻醉未清醒或感觉迟钝者，水温不得超过50℃，以免造成烫伤。其次是热毛巾敷法，将干净的毛巾放在60～70℃的热水中浸泡，拧干后敷于患处，接触皮肤应以没有灼痛感为宜。一般每5分钟更换一次毛巾，最好交替使用。每次热敷15～20分钟，每天敷3～4次。

冷敷疗法

冷敷疗法是用冷的物体放置在人身体的某个部位上，使局部毛细血管收缩，起到散热、降温、止血、止痛及防治肿胀等作用。家庭冷敷多在外伤后24小时内应用，常使用冰袋或冷毛巾。

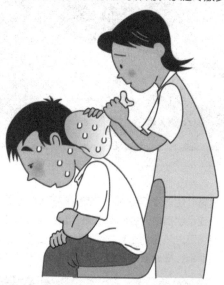

使用冰袋时，应先检查冰袋是否有破损、漏水，将冰砸成核桃大小，装入冰袋中，达到冰袋容积的1/2，再加适量水达到冰袋容积的2/3，彻底排出空气，拧紧盖子，擦干外边的水，裹上一层干布，敷于患处。一般冷敷不在肢体的末端进行，以免引起循环障碍而发生组织缺血缺氧。另外，每次冷敷时间不宜过长，一般以20分钟为宜，在冷敷过程中当敷料的温度接近体温时，应当及时更换。如果需要长时间冷敷，应在冷敷20分钟后，停敷1小时左右再进行，以使人体局部有恢复的时间。

♥ 冷敷和热敷注意事项

- ➡ 热敷时注意防止烫伤，尤其是小孩、老年人、昏迷患者以及糖尿病、肾炎等血液循环差或感觉不灵敏者，应随时检查局部皮肤的变化；急性损伤者绝不能使用热敷，因为当热量顺着人体内的流动介质进入人体组织时，会加重肿胀和炎症。
- ➡ 大面积组织受损、感染性休克、皮肤青紫时，不宜用冰敷，以防组织坏死。枕后、耳廓、阴囊等处忌用冷敷，以防冻伤；腹部不宜冰敷，以防引起肠痉挛或腹泻；冠心病伴有高热者应避免足底冰敷，以防一过性冠状动脉收缩引起心绞痛。

止血

出血可分为内出血和外出血两种，外出血是指身体由于受到损伤导致血管破裂，血液从伤口流出的现象；内出血是由于身体内在原因，致使人的器官或组织破裂出血，血液向体内流动的现象。外出血又包括毛细血管、静脉和动脉出血。毛细血管出血是少量血液从毛细血管渗出，可自行止血；静脉出血是从血管流出暗红色血液；动脉出血是从血管喷出鲜红色血液。了解了出血的类型，才能进行正确止血。

止血方法

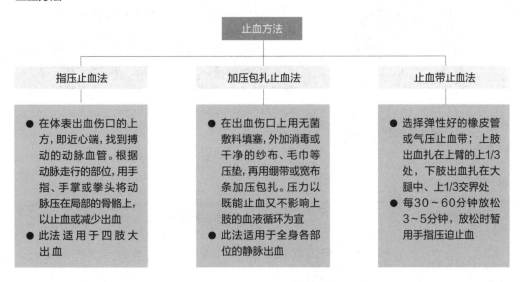

止血方法		
指压止血法	**加压包扎止血法**	**止血带止血法**
● 在体表出血伤口的上方，即近心端，找到搏动的动脉血管。根据动脉走行的部位，用手指、手掌或拳头将动脉压在局部的骨骼上，以止血或减少出血 ● 此法适用于四肢大出血	● 在出血伤口上用无菌敷料填塞，外加消毒或干净的纱布、毛巾等压垫，再用绷带或宽布条加压包扎。压力以既能止血又不影响上肢的血液循环为宜 ● 此法适用于全身各部位的静脉出血	● 选择弹性好的橡皮管或气压止血带；上肢出血扎在上臂的上1/3处，下肢出血扎在大腿中、上1/3交界处 ● 每30~60分钟放松3~5分钟，放松时暂用手指压迫止血

全身压迫止血点

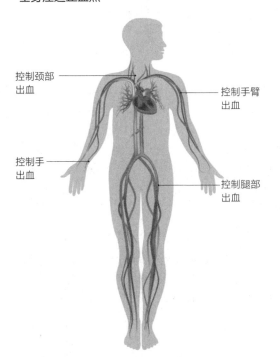

控制颈部出血

控制手臂出血

控制手出血

控制腿部出血

头部压迫止血点

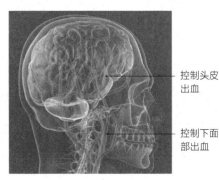

控制头皮出血

控制下面部出血

需要注意的是，头皮损伤时常会大量出血，这主要是因为头皮有丰富的血液供应。在止血时，如果头部伤口较浅，需要平稳施加压力；如果能看见骨折、露骨碎片或其他杂质，就不要压迫伤口，以免将碎片或杂质压进脑中。

包扎

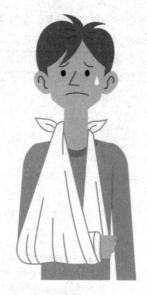

为了保护伤口，减少伤口感染的机会，也为了减轻患者的疼痛，当身体出现伤口时，要立即用无菌纱布、三角巾、绷带等进行包扎；如果情况紧急也可以用干净的衣服或毛巾来代替。伤口内的异物、血凝块暂时不要随意取出，以免发生不必要的再度出血。包扎时应充分遮盖伤口和伤部周围皮肤5～10cm范围。包扎好后应立即送医，进行进一步处理。

悬臂带包扎法：大悬臂带包扎，是将三角巾平放在胸部，顶角向伤臂的肘尖，屈肘呈90°，将前臂放在三角巾上，然后提起三角巾下端，兜住前臂，并将两底角越过头部，在颈后打结，使顶角包住肘部；小悬臂带包扎，是将三角巾折成带子，在前臂的下部兜起，并在颈后打结。

绷带包扎法

类型	具体包扎方法
螺旋形包扎	先将绷带环形绕扎2～3圈，再将绷带向上卷，每卷一圈都要覆盖前一圈的1/3～2/3
环叠形包扎	将绷带作环形重叠缠绕。为了使绷带固定，可将第一圈稍斜，第二圈、第三圈环形；结尾时可用别针、胶布，或将尾部剪开打结等方式固定
"人"字形包扎	先将绷带按"8"字形缠绕，再按"8"字形一圈大一圈地绕下去，成为重叠的"人"字形
扇形包扎	主要用于关节部位的包扎，常用离心性包扎法，即从关节开始，向关节上下包扎
四头带包扎	将绷带的两头分别剪成两条，做成四头带包扎。前额、鼻部、下颌部、枕骨等受伤常用此方法

包扎注意事项

包扎时，如遇大面积或较深的伤口时，不要直接使用碘酒、酒精消毒，以免引起疼痛性休克；包扎时，骨折的断端及躯体外露的内容物（如肠子外溢）不能回纳；断肢、断指等要用干净的物品包好，外面套上塑料袋，放入装有冰块的容器中暂时保存，随患者一起带回医院进行接合。

固定

出现骨折时，为了使受伤部位不再移动，断骨不再加重对周围组织的伤害，如刺伤肌肉、神经和血管，同时也为了减轻患者的疼痛，在运送患者去医院的途中，应在骨折处用夹板进行必要的固定。固定骨折时所用的夹板可因地制宜，选用替代物，如纸板、木棍、竹竿等。固定夹板的绷带可用破旧衣服、床单撕成条状代替。

骨折固定原则

夹板的长短和宽窄要适合，一般其长度要超过折断的骨头。如果没有夹板，可用纸板、竹竿、木棍等代替

发现骨折后应立即固定，注意夹板勿压伤皮肤肌肉，扎敷要松紧适宜，一般应扎敷在断骨的上下两头

开放性骨折，要注意伤口止血，并用消毒纱布包住，再上夹板

骨折固定方法

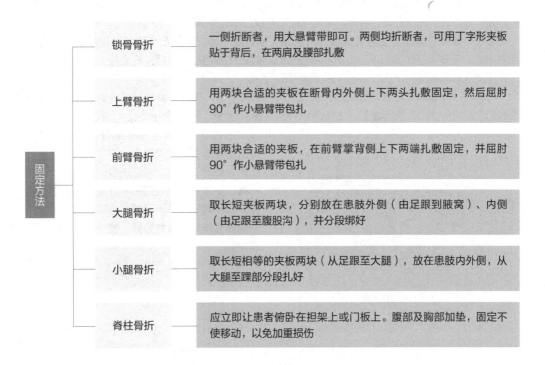

固定方法

锁骨骨折：一侧折断者，用大悬臂带即可。两侧均折断者，可用丁字形夹板贴于背后，在两肩及腰部扎敷

上臂骨折：用两块合适的夹板在断骨内外侧上下两头扎敷固定，然后屈肘90°作小悬臂带包扎

前臂骨折：用两块合适的夹板，在前臂掌背侧上下两端扎敷固定，并屈肘90°作小悬臂带包扎

大腿骨折：取长短夹板两块，分别放在患肢外侧（由足跟到腋窝）、内侧（由足跟至腹股沟），并分段绑好

小腿骨折：取长短相等的夹板两块（从足跟至大腿），放在患肢内外侧，从大腿至踝部分段扎好

脊柱骨折：应立即让患者俯卧在担架上或门板上。腹部及胸部加垫，固定不使移动，以免加重损伤

骨折患者在手术后2个月以内，下肢通常不主张负重行走，上肢不主张持重物练习，主要是因为手术后2个月内，骨质尚未形成稳定结构，早期负重或持重训练容易导致内固定物断裂。

耳内异物

当昆虫飞入耳内时，可向耳内滴几滴液体石蜡或植物油，让昆虫窒息而死，然后将头转向患侧向下，使油和昆虫一起流出来；或者是用手电筒照射外耳道，让昆虫随着光线爬出来。千万不要试图用镊子取出，以免昆虫向内爬而穿破鼓膜。如果豆类误入耳内，可滴入酒精，使豆子收缩，然后用镊子取出；切勿用水冲洗，因为豆子浸水会胀大，这样就更难取出了。

滴耳药：要求患者侧卧，患耳向上，用棉花棒擦净耳内分泌物，再向后上方牵引患者耳廓，拉直外耳道，将药水滴于耳道后壁，使药水沿外耳道流入耳道深部。

鼻腔异物

鼻腔异物多见于小儿，最常见的是小孩将豆粒、衣扣、纸团等塞入鼻腔，或是因鼻腔出血，将脱脂棉、纱条等塞入鼻腔而导致异物遗留在鼻腔内。当异物塞入鼻腔时，患者应暂时用口呼吸，对于小的异物，可向患者鼻腔喷适量胡椒粉，设法使其打喷嚏，使异物喷出，或用镊子取出；对于光滑的异物，如豆粒等，需要用曲别针伸在异物上方，向鼻孔方向拉出，然后涂药。如仍无效，应及时去医院处理。

眼内异物

灰尘、铁屑或小虫等进入眼睛后，立即会引起不适感，这时千万不可揉眼睛，以免异物嵌入角膜。患者应先闭上眼睛，不要转眼，让眼泪自动将异物冲至眼角，然后用棉球将异物轻轻拭出。如果眼睛不能自动冲洗，可以用生理盐水冲洗几次。如果眼内有异物嵌入角膜，要用干净手帕遮住伤眼，立即就医处理。另外，处理完后需滴眼药水或涂眼药膏，闭目休息片刻。

眼部冲洗：要求患者坐好，头微微向后仰，手持收水器，紧贴颊部和鼻下相平部位。医生面对患者，用右手持冲眼壶适当抬高，冲洗眼睑外部；然后用左手两指分开眼睑，令患者转动眼球，冲洗结膜囊各部；冲洗后用棉球擦干眼外部皮肤。

滴眼药水：要求患者坐位或站立，头向后仰，眼向上看，用左手将眼睑轻轻向下牵引，右手拿眼药水，将药水滴入下穹窿部，每次滴1~2滴。滴眼药水时不可碰到眼睑，以免污染。

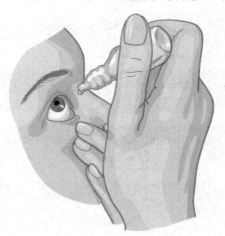

涂眼药膏：要求患者坐好，头向后仰，眼向上看。医生面对患者，用左手拇指将患者眼睑轻轻向下牵引，用玻璃棒的一端蘸少许眼药膏，呈水平方向轻压在下穹窿部，让患者闭眼，轻轻转动玻璃棒，并从水平方向抽出。然后用棉球按摩眼睑数分钟，使药膏散布在结膜囊内。

食管异物处理

幼儿误吞异物，一般不会引起大的危险。这些吞进去的异物如硬币、枣核等，大多可自行排出。当家长遇到孩子误吞异物时，应详细询问异物性质，如果已经咽下，即通过了食管，且也没有损伤，则不需要治疗，每次大便后检查异物是否排出即可。如果异物卡在食管，幼儿会突然哭闹、颜面青紫、精神烦躁，这时应立即送医做胸部X线透视，以确定所在部位，并由医生用食管镜取出。

气管异物处理

气管异物在任何年龄阶段都可发生，成年人的发生率并不比婴幼儿期低。婴幼儿因经常将异物放入口内而误入气管，表现为面色青紫、翻白眼、四肢挣扎，如果是完全堵死气管的异物，必须立即取出，否则来不及上医院，十几分钟后就会因心跳停止而死亡。而老年人，尤其是高龄老年人因牙齿缺失，咀嚼力弱，在吞咽大块硬质食物如排骨、鸡块时，不能充分嚼碎，加之吞咽功能减弱，或吞咽时注意力不集中，容易造成食物卡在喉部导致呼吸不畅。

幼儿气管异物处理方法	❶ 当幼儿发生气管堵塞时，如果异物较小而无损伤，又在气管上部，急救者可以引导幼儿试着将异物咳出；或将幼儿倒提，用另一只手猛击其背部两三下，以咳出异物 ❷ 如果仍然不成功，急救者应立即将幼儿倒着抱起，使幼儿面部朝向前方，背部紧靠着急救者的胸部，双手环抱婴儿腹部，用力向怀里紧压两三下，直到将异物挤出 ❸ 如果上述两种方法都不成功，急救者还可以尝试用手或汤勺抠出幼儿气管内的异物。如果此方法仍然不成功，就需要立即送往医院救治
成人气管异物处理方法	❶ 如果患者神志清醒并能站立，救护人员可从背后抱住患者腹部，一手握拳，将拇指一侧放在患者肚脐稍上部位，另一只手握住握拳的手，用冲击式的力量，急速向内上方压迫患者腹部，反复多次、用力并有节奏地进行，以产生向上的压力，压迫两肺下部，迫使肺部残留的空气形成一股气流，将堵在咽喉部的异物冲出体外 ❷ 如果患者陷入昏迷，不能站立，应将患者平卧。救护人员两腿分开，跪在患者大腿外侧的地面上，双手叠放，用掌根顶在肚脐稍上部位，快速向上方冲击压迫，然后打开下颌，迅速清理被冲出的异物

♥ 自救冲击法

➡ 在紧急情况下，如果患者清醒，但周围无人在场，则可采取自救法。自己用手握空心掌，掌眼置于脐上二横指，另一手紧握此掌快速向内向上有节奏地冲击6~10次；或将自己脐上二横指处压在椅背、桌边、床栏杆等硬物处，快速而猛烈地向内向上冲击6~10次。

家庭常用急救常识

人们在日常生活中突然发病或遇到意外伤害的可能性经常存在，如处理得当，可化险为夷；反之，则会导致更大的危险。在意外发生、医护人员尚未赶到的情况下，掌握一定的现场自救和互救知识，能帮助我们降低危害的发生率。

🔍 现场常用急救技术

人工呼吸

人类的呼吸、心跳完全停止4分钟以上，生命就会有危险；若超过10分钟，就很难挽救了。因此当发现一个人心跳、呼吸不规则或停止时，应立即采取人工呼吸进行急救。人工呼吸的方法有3种，即口对口吹气法、仰卧压胸法和俯卧压背法。

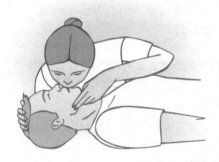

口对口吹气法

口对口吹气法：患者仰卧，并使其头部尽量后仰，口张开，盖上手帕或数层纱布，用手捏紧患者鼻孔，对准其口用力吹气。患者胸部扩张起来后，停止吹气并放松鼻孔，使其胸部自然缩回去。一般成人5秒一次，儿童4秒一次，幼儿3秒一次。

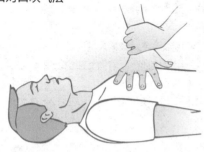

仰卧压胸法

仰卧压胸法：患者仰卧，急救者将手平放在患者胸部两侧乳头之下，大拇指向内，靠近胸骨下端，用力压迫患者胸部，挤出肺内空气；然后急救者身体后仰，使患者胸部自然扩张，空气进入肺内。这样反复进行，每分钟16～20次。

俯卧压背法：患者俯卧，腹部用枕头垫高，急救者跪在患者大腿两侧，两手平放在患者背部，拇指靠近脊柱，身体前倾，用力压迫，挤出肺内空气；然后身体后仰，使患者胸部自然扩张，空气进入肺内。这样重复操作，每分钟16～20次。

胸外心脏按压

　　心脏是一个强壮的、不知疲倦努力工作的强力泵。心脏之于身体如同发动机之于汽车。如果按一个人心率70次/分钟、寿命70岁计算，一个人一生中，心脏就要跳动近26亿次。一旦心脏停止跳动，且通过急救不能复跳，那就意味着一个人的生命终止了。若通过胸外心脏按压能起到预期作用，可扪及患者的颈动脉，并且瞳孔缩小，自主性呼吸恢复，患者肤色也逐渐恢复正常。

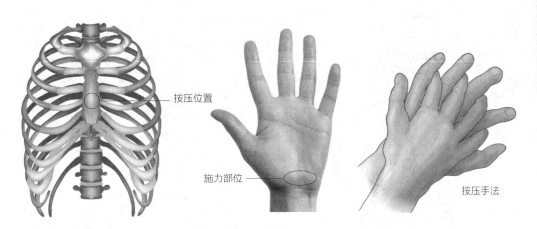

按压位置

施力部位

按压手法

　　心脏按压部位：按压前应先找到心脏按压位置，即胸骨中下1/3交界处的正中线上或剑突上2.5~5cm处。

　　心脏按压手法：一手掌根部紧贴于胸部按压部位，另一手掌放在此手背上，两手平行重叠、手指交叉互握稍抬起，使手指脱离胸壁。

　　心脏按压方法：将患者平放于木板床上，头部稍低；急救者跪在患者一侧，将一只手的掌根放在胸骨下段，另一手覆于其上；借急救者的体重，向胸骨下段用力垂直下压，使其下陷至少5cm，随即放松，让胸廓自行弹起，频率至少100次/分钟。在心脏按压时不要用力太猛，以免伤及肋骨或内脏。

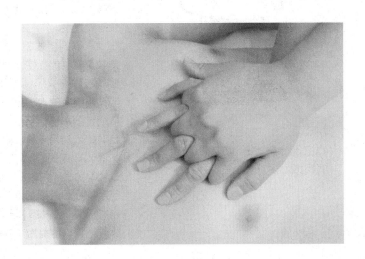

♥ 胸外心脏按压注意事项

➡ 压力要合适，切勿过猛，以免造成患者肋骨骨折、肝破裂；用力过小则达不到抢救目的。

➡ 按压与放松时间应大致相等，可以与人工呼吸交替进行。

➡ 在自动心搏未恢复前，如必须暂停心脏按压，时间越短越好，切勿超过10~15秒钟。

🔍 家庭火灾

在火灾初起阶段，使用家庭备用的灭火器对准着火点进行喷射，不费吹灰之力就能及时将火扑灭。如果火势较大，家用灭火器起不了作用时，应立即逃生。逃生时要保持镇定，并用湿毛巾或湿布捂住口鼻。

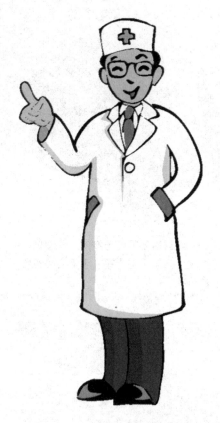

提醒：火灾发生时要向起火点的逆风或下层方向逃生，切勿向起火点的顺风或上层方向逃生。

家庭火灾逃生原则

原则一：身处险境，应尽快撤离，不要因顾及贵重物品，而把逃生时间浪费在寻找、搬离贵重物品上。开门逃生前，应先用手背触摸门板，判断屋外的火是否会挡住通道，如果烫手，不要开门；如果不觉得烫手，可打开门缝，并用脚抵住门的下方，观察是否可以逃生。千万不可将门大开，以免火和浓烟顺势涌进屋内。

原则二：如果火势不是很大，可通过楼梯逃生，但不可乘坐电梯。火灾发生时应该先关闭一切电源，并用湿毛巾或手帕等捂住口鼻，关好房门迅速撤离。关好房门是为了尽可能延缓火势蔓延至屋内。

原则三：如果人还没来得及逃出，房间内已有大量浓烟时，要用湿毛巾等捂住口鼻，尽可能地贴近地面爬行至门口逃生。由于大气压力作用，在离地面7cm的空间是没有烟的。爬行时须紧闭双眼，通过手来感觉温度。

原则四：发生火灾时，要根据情况选择进入相对较为安全的楼梯通道。切勿乘坐电梯。如果是在高楼，被困在火场，可挥动鲜艳且大块的床单、窗帘等，向街上的人求救。当迫不得已必须往下跳时，可以通过落水管、阳台、广告招牌等作为缓冲点，逃生自救，或利用床单、窗帘连接成长绳，再顺着绳滑到地面。

原则五：如果发现身上着火，千万不可惊跑或用手拍打。应赶紧设法脱掉衣服或就地打滚，压灭火苗；条件允许的，能及时跳进水中或让人向身上浇水、喷灭火剂更为有效。

💙 火灾逃生：注意防烟，切莫哭叫

🔴 烟气是火场上的第一杀手。实验证明，烟气的蔓延速度远远快于火焰的蔓延速度。因此当火灾发生时，在已准确判断火情的前提下，必须冷静、机智地运用各种防烟手段进行防护，如用湿的毛巾、口罩、手帕等捂住口鼻，想尽办法冲出烟火区。逃生时要保持冷静，不要慌张，积极寻找逃生出口，切莫哭叫，否则会增加有毒气体的吸入量，增大中毒的危险性。

🔍 家庭避震

地震发生时，至关重要的是要头脑清醒，镇定自若。因为地震目前是人类无法避免和控制的，只有保持镇静，才可能有效运用平时学到的防震知识进行避震，以及判断出地震的大小和远近。震时要就近躲避，震后要迅速撤离到安全地方。

家庭避震原则

原则一：抓紧时间紧急避险。

如果感觉晃动很轻，说明震源比较远，只需躲在安全三角地带就可以了，如坚实的家具旁边、墙角等地。大地震从开始到震动过程结束，时间不过十几秒到几十秒，因此抓紧时间进行避震最为关键，不要耽误时间。

原则二：选择合适避震空间。

室内较安全的避震空间有：承重墙墙根、墙角，坚实的家具旁，有水管和暖气管道等处。屋内最不利避震的场所是：没有支撑物的床上；吊顶、吊灯下；周围无支撑的地板上；玻璃（包括镜子）和大窗户旁。

原则三：做好自我保护。

选择好躲避处后应立即蹲下或坐下，脸朝下，额头枕在两臂上，或抓住桌腿等牢固物体，以免震时摔倒或因身体失控移位而受伤；保护头颈部，低头，用手护住头部或后颈；保护眼睛，低头，闭眼，以防异物伤害；保护口、鼻，有条件时可用湿毛巾等捂住口、鼻，以防灰土、毒气。

震后自救

方法一：保持呼吸畅通。

首先要挪开头部、胸部的杂物，以保持呼吸顺畅，闻到煤气、毒气时，用湿衣服等捂住口、鼻；避开身体上方不结实的倒塌物和其他容易引起掉落的物体；用砖块、木棍等支撑残垣断壁，以防余震发生后所处环境进一步恶化。

方法二：设法脱离险境。

如果找不到脱离险境的通道，要尽量保存体力，可以用石块敲击能发出声响的物体，向外发出呼救信号，不要哭喊或盲目行动，以免大量消耗精力和体力，尽可能控制自己的情绪或闭目休息，等待救援人员到来。

方法三：维持生命。

如果被埋在废墟下的时间比较长，救援人员未到，或者没有听到呼救信号，就要想办法维持自己的生命。首先要保持呼吸畅通，挪开头部、胸部的杂物；其次是防震包的水和食品一定要节约，尽量寻找食品和饮用水，必要时自己的尿液也能起到解渴作用。

♡ 地震须知

- ➜ 发生摇晃时应立即关火，失火时应立即灭火，必须将灾害控制在最低程度。
- ➜ 第一时间将门打开，确保出口，因为钢筋水泥结构的房屋，地震的晃动会造成门窗错位，打不开门，而无法及时逃离。
- ➜ 汽车靠路边停车，管制区域禁止行驶。发生大地震时，汽车会像轮胎泄了气似的，无法把握方向盘，难以驾驶，应避开十字路口将车子靠路边停下。
- ➜ 避难时要徒步，携带物品应在最少限度。绝对不能利用汽车、自行车避难。
- ➜ 务必注意山崩、断崖落石或海啸。在山边、陡峭的倾斜地段，或在海岸边，要迅速到安全的场所避难。

🔍 断手指或脚趾

当一个人断了手指或脚趾时，应先拨打120或当地急救电话，立即将患者及其断离的手指或脚趾送往医院救治。在送医时，患者断离的手指或脚趾应妥善保存，以便送到医院后接合。只要处理得好，在6小时内接合成功的可能性很大。

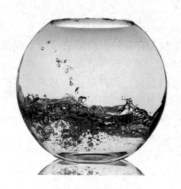

用冰水保存断指

妥善保管断指

离开身体的组织失去血液供给的时间越长，被成功接合到身体上的机会就越小，因此要设法妥善保存断离的手指或脚趾。

❶ 用盐水冲洗，清理断离的手指或脚趾，但不可用力擦洗或用肥皂洗。

❷ 将断离的手指或脚趾放在一个清洁、干燥、密封的塑料袋中。

❸ 将袋子放在冰水里，以保持断离的手指或脚趾尽可能冷却，但不可冷冻，也不可直接与冰接触，以免因温度太低而造成皮肤组织损伤。

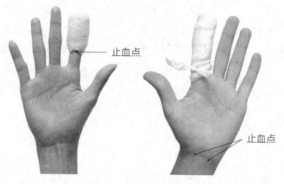

止血点

止血点

按压受伤指头　　　按压受伤手指所在的手腕

断指止血点

切菜若不小心切断了手指，不要惊慌，应立即用纱布盖在指头上，用力按压止血，并用绷带包扎好。按压时，可按压受伤指头，也可按压受伤手指所在的手腕。

🔍 热衰竭

热衰竭是指在高温环境下劳动或运动，导致血液循环功能衰竭，出现血压下降、脉搏呼吸加快、大量出汗、皮肤变凉、眩晕、虚脱等症状，严重者还会导致中暑。

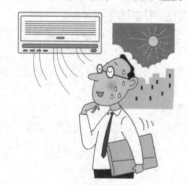

急救措施

❶ 热衰竭发生后，症状较轻者应立即移到阴凉地方，进行降温处理，如扇风，或移至室内开启空调降温。

❷ 症状较重但保持清醒的患者，可给他饮水或含电解质的饮品，用来补充身体水分和盐分。

❸ 替患者去除衣物，用冷水浸湿毛巾或海绵擦拭身体。但是若患者出现颤抖，应立即进行保暖。

🔍 烫伤

在生活中，我们经常会遇见皮肤烫伤的情况，如烧水时被热水烫伤，做饭时被油烫伤等。尤其在夏天，衣着单薄，烫伤更容易发生。烫伤后不要慌张，应根据烫伤严重程度，合理选择处理方式。

烫伤程度

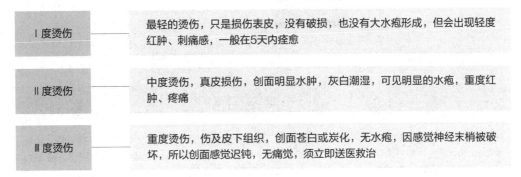

Ⅰ度烫伤	最轻的烫伤，只是损伤表皮，没有破损，也没有大水疱形成，但会出现轻度红肿、刺痛感，一般在5天内痊愈
Ⅱ度烫伤	中度烫伤，真皮损伤，创面明显水肿，灰白潮湿，可见明显的水疱，重度红肿、疼痛
Ⅲ度烫伤	重度烫伤，伤及皮下组织，创面苍白或炭化，无水疱，因感觉神经末梢被破坏，所以创面感觉迟钝，无痛觉，须立即送医救治

急救措施

无论是开水烫伤还是蒸汽烫伤，应尽快降低烫伤处皮肤的温度，控制组织损伤，可减少疼痛。一旦发生烫伤，如果伤口没有破开，可直接用自来水冲洗或用冷水浸泡10分钟左右，切忌用冰水，以免冻伤；如果伤口处已经破开，就不可以冲洗或浸泡了，以免发生感染。如果烫伤面积较大，可把整个身体浸泡在浴缸里；如果是面部等不能冲洗或浸浴的部位，也可使用毛巾浸水后冷敷。冷水处理后冲洗把创面拭干，然后薄薄地涂抹烫伤药膏，并用干净的纱布或绷带松松地缠绕在烫伤处，以保护伤口。但面部只能暴露，不必包扎。

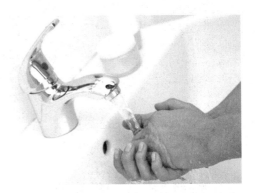

伤口没破开，可用自来水冲洗降温

正确处理水疱

❶ 如果烫伤处有水疱，一般不要弄破，否则容易留下疤痕。
❷ 如果水疱较大或者是处在关节处较易破损的水疱，需用消毒针扎破。
❸ 如果水疱已经破掉，就需用消毒棉签将水疱周围流出的液体擦拭干净。

烫伤急救绝对禁止事项

❶ 如果烫伤处有衣服覆盖，先不要着急脱掉衣服，以免撕裂烫伤后的水疱。可以先用自来水直接冲洗降温，然后小心脱掉衣服。
❷ 不可采用冰敷的方式治疗烫伤，以免进一步损伤已破损的皮肤，导致伤口恶化；更不要随便将抗生素药膏或油脂涂抹在伤口处，以免这些黏性的物质沾染脏东西而引发感染。

🔍 冻伤

冻伤是人体遭受极端低温而引起的皮肤损伤或其他组织损伤。冻伤除了与气候寒冷有关外，还与潮湿、局部血液循环不良等有关，多见于脸颊、耳朵、鼻子、手和手指、脚和脚趾冻伤。冻伤一般可分为冻疮、局部冻伤、冻僵3种。

冻伤类型

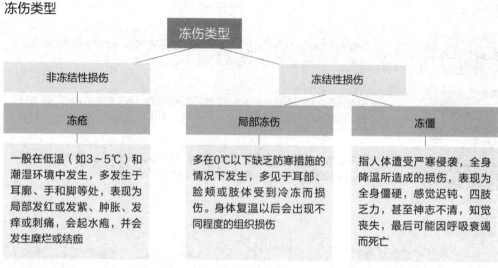

冻伤类型		
非冻结性损伤	**冻结性损伤**	
冻疮	**局部冻伤**	**冻僵**
一般在低温（如3~5℃）和潮湿环境中发生，多发生于耳廓、手和脚等处，表现为局部发红或发紫、肿胀、发痒或刺痛，会起水疱，并会发生糜烂或结痂	多在0℃以下缺乏防寒措施的情况下发生，多见于耳部、脸颊或肢体受到冷冻而损伤。身体复温以后会出现不同程度的组织损伤	指人体遭受严寒侵袭，全身降温所造成的损伤，表现为全身僵硬，感觉迟钝、四肢乏力，甚至神志不清，知觉丧失，最后可能因呼吸衰竭而死亡

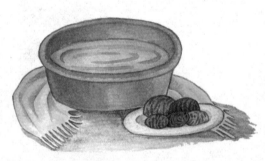

局部冻伤者可将冻伤部位放在38~40℃的热水中浸泡15~20分钟

冻伤急救

患者发生冻疮后，可在局部涂抹冻疮膏，一般一周左右即可痊愈。局部冻伤者，应立即进入温暖的房间，饮用热水、热茶或热饮，尽快使体温恢复。还可将冻伤部位放在38~40℃的热水中浸泡15~20分钟，使冻伤部位迅速恢复血液循环。但不可将冻伤部位用雪涂擦或用火烤。

若冻僵的伤员已无力自救，救助者应将患者轻轻搬运到温暖的室内，并迅速脱掉患者潮湿的衣服和鞋袜，然后将患者放置在38~40℃的热水中浸浴。若衣服已冻结在患者身体上，这时不能强行脱下，否则会损伤皮肤，可直接将患者放入热水中浸浴，待解冻后脱下衣服即可。

💗 冻伤急救注意事项

➡ 如果周围一时无法找到热水，施救者可以将患者的冻伤部位放在自己腋下复温；如果是孩子冻伤，施救者可把孩子抱在怀里复温。对于已经复温的患者，就不能再用热水浸泡，否则会加重组织损伤和坏死。

🔍 电击伤

电击伤俗称触电，是因一定量的电流通过人体而引起的组织损伤或功能障碍。轻度者可出现面色苍白、呆滞、对周围失去反应、自觉精神紧张、四肢软弱、全身无力，严重者会出现心跳骤停和呼吸停止。高压电、雷电还可引起电热灼伤。

急救措施

❷ 斩断电路：
如果在野外郊游、施工时因碰触被刮断在地的电线而触电，可用木柄干燥的大刀、斧头、铁锹等斩断电线，中断电流

❶ 关闭电源：
如果触电发生在家中，应该迅速采取拔去电源插座、关闭电源开关、拉开电源总闸刀的办法切断电流

❸ 挑开电线：
如果电线与人的躯体紧密连接，救助者可站在干燥的木板或塑料等绝缘物体上，用不导电物体如木棍、扁担、竹竿等将接触人体的电线挑开

❹ 拉开触电者：
触电者的手部如果与电线连接紧密，无法挑开，可用大的干燥木棒将触电者剥离触电处

触电者脱离电源后往往神志不清，救助者应立即进行下一步的抢救。为了使触电者保持呼吸畅通，应迅速将其移至通风处，松解影响呼吸的上衣领口和腰带，并使其呈仰卧位，头向后仰，清除口腔中的异物。如果发现触电者呼吸停止、颈动脉触及不到搏动，应立即进行口对口人工呼吸和胸外心脏按压，直至触电者自主呼吸恢复或确认死亡为止。有条件者应进行气管插管，加压氧气人工呼吸，不能轻易放弃抢救。

雷雨天野外避雷常识

❶ 当在外作业或游玩遇到突然的雷电时，要蹲下以降低自己的高度，同时要将双脚并拢，减少跨步电压带来的危害。因为雷击落地时，会沿着地表逐渐向四周释放能量，此时行走之中的人，前脚和后脚之间就可能因电位差不同，而在两步间产生一定的电压。

❷ 不要在大树底下避雨，因为大树潮湿的枝干相当于一个引雷装置，下雨时用手扶大树，就相当于用手扶避雷针。在打雷时离大树的距离要大于5m。

❸ 不要拿着金属物品在雷雨中停留，因为金属物品属于导电物质，在雷雨天气中有时能够起到引雷的作用。

🔍 割伤、擦伤

滑倒或跌倒时容易擦伤，或被玻璃等锐利物品割伤。如果伤口浅小、出血量少，通常在几分钟内可自行止血。如果伤口较深，血液从伤口喷出，用手指压上几分钟也不能止血，就说明情况严重，需立即进行医护处理。

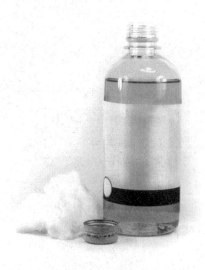

急救措施

处理擦伤或割伤前应先洗手。若伤口浅小，需先将伤口周围清洗干净，挤出污血，然后用干净纱布或棉花球蘸取碘酒消毒创面，再换取新的纱布或棉花球蘸取75%的酒精脱碘，注意消毒时应从伤口向外清洗。最后贴上无菌纱布。

若伤口大且出血严重，必须立即就医。在送医之前要进行止血处理，即在伤口上放上纱布，用手于患处上方用力按住以减少出血，然后用绷带包扎好。若大量出血，就需要用止血带止血，绑止血带的位置：上臂和大腿都应绑在上1/3部位。上臂的中1/3禁止绑止血带。绑上止血带后每半小时至一小时放松3~5分钟，防止肢体缺血过久引起坏死。

🔍 扭伤和劳损

扭伤和劳损都是软组织的损伤，主要包括肌肉、肌腱、韧带和关节囊等的损伤。韧带或关节囊的撕裂称为扭伤，肌肉或肌腱的损伤称为劳损，二者都是因组织过度牵引而超过其承受程度所引起的，通常都会出现疼痛、肿胀和淤紫症状。

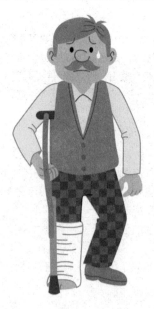

急救措施

❶ 在扭伤或劳损发生后的24小时内，应尽量做到每隔20分钟用冰袋冷敷受伤区域，以减少肿胀，同时要将受伤部位垫高。

❷ 如果是手腕、肘部或肩损伤，可以用夹板固定损伤部位；如果是膝盖、踝关节、脚损伤，应停止行走或减少受伤关节的活动，以减少受伤部位的承重；如果是踝关节扭伤，应在受伤处用弹性压缩绷带包好。

❸ 24小时后，开始给扭伤或劳损部位热敷，以促进受伤部位的血液循环。如果经过几天的自我治疗和休息之后，患处仍疼痛且行动不便，那么有可能是骨折或者韧带断裂，须立即到医院就医。

🔍 胸部损伤

　　胸部损伤通常是直接暴力撞击胸部，造成胸部开放伤或闭合伤，多因刀伤、钝器、火器伤、车祸所致，其中以发生肋骨骨折、气胸和血胸等多见。胸腔内容纳了许多重要器官，一旦发生创伤，就可能威胁生命，因此紧急处理后应立即送医院救治。

急救措施

❶ 胸部开放伤要立即包扎封闭，但不可用敷料填塞胸腔伤口，以防敷料滑入胸腔内。

❷ 清除呼吸道中的血液和黏液，保证患者呼吸顺畅。

❸ 多根肋骨骨折有明显的胸壁反常呼吸运动时，用厚敷料或急救包压在伤处，并用胶布、绷带固定。

❹ 在送医急救时，应取30°半卧位，并用衣被将伤员上身垫高，已休克者可同时将下肢适当抬高，但不可取头低脚高位。

🔍 鼻出血

　　鼻出血可由许多原因引起，多为天气干燥，鼻痂损伤鼻床的毛细血管所致，也可能是鼻外伤、鼻中隔抓伤、鼻腔异物或感染引起。鼻出血多为单侧出血，也可双侧出血；可间歇反复出血，也可持续性出血；轻者仅涕中带血，重者可引起失血性休克。

急救措施

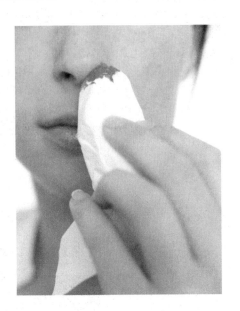

　　指压止血法：患者坐下并将头向前倾，用口呼吸，同时用拇指和食指将两侧鼻翼向中间捏紧，约5～10分钟，促使血管形成和封闭破损的血管。然后用冷水浸湿毛巾敷在前额部，促使血管收缩。

　　压迫填塞法：若出血不停止，应立即将干净的纱布或脱脂棉卷起来塞进出血的鼻孔，但不可填塞过深，以确保止血后能将填塞物取出。止血后至少12小时内避免拍打、移动或触摸鼻子。若外伤引起的鼻出血伤势较重，应立即去医院诊治。

　　如果是高血压引起的鼻出血，可危及生命，须慎重处理。应先让患者侧卧把头垫高，捏紧鼻子用嘴呼吸，同时在鼻根部冷敷；止不住血时，可用棉花或纱布塞鼻，同时在鼻外加压止血。然后立即送医救治。

♥ 鼻出血急救小知识

● 流鼻血时头切勿后仰。

● 出血后至少12小时内应避免拍打、触摸患者的鼻子。

● 若经处理后，仍流血不止，应快速去医院诊治。经常流鼻血的人应及时去医院检查。

常用中医疗法

中医疗法有按摩、拔罐、刮痧、艾灸等，这些是我国历代劳动人民及医学家在长期与疾病斗争中创造和发展起来的最早的医学，具有适应证广、疗效明显，操作简便、无药害、不良反应少等优点。

循经络认穴位

气血运行的通道——经络

经络是运行气血、联系脏腑和体表及全身各部的通道。经络系统的主体是经脉，主要包括与脏腑相关联的十二经脉，以及纵贯人体内外中央部分的"任脉"和"督脉"，共计十四经。与六脏六腑相对应的十二经脉按其流注次序可分为手太阴肺经、手阳明大肠经、足阳明胃经、足太阴脾经、手少阴心经、手太阳小肠经、足太阳膀胱经、足少阴肾经、手厥阴心包经、手少阳三焦经、足少阳胆经和足厥阴肝经。而任脉和督脉则分别负责统括六阴经和六阳经。经络遍布全身，负责对全身器官进行调节，每一条经脉所主病症，是我们进行中医治疗时取穴的依据，寻找穴位也多从这些经脉中来，因此有"循经取穴"的说法。

人体经络系统组成与结构

人体经络系统总体上由经脉和络脉组成，其中又可以细分为若干种，具体如下：

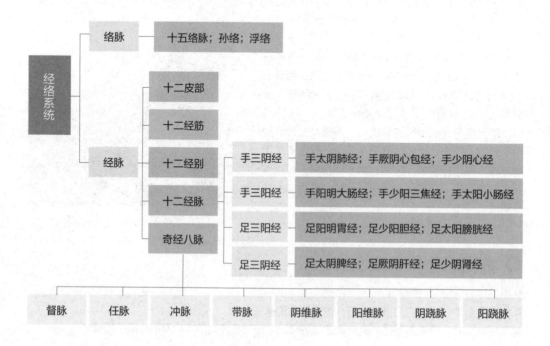

位于"气"通道上的穴位——腧穴

穴位是腧穴的别称，是脏腑经络气血输注于躯体外部的特殊部位。人体的经络是气血运行的通道，而经络上的一些特殊部位，在按压时易产生酸、麻、胀、痛等感觉，那就是穴位。如果将经络比作铁路，那么穴位就是铁路上的车站。人体内的十四条经脉之上，共分布着361个常用穴位。穴位又分为经穴、奇穴和阿是穴。经穴是分布在十二经脉和任督二脉上的腧穴，有具体的穴名和固定的位置，以及明确的针灸主治病症，针灸治疗疾病就是根据这些穴位以及它们的主治病症来实施治疗的。奇穴的分布比较分散，对某些病症有特异性治疗作用。阿是穴则是以压痛点为反应穴位的，无固定位置。

腧穴还有其独一无二的特定疗效。首先，近治作用是一切腧穴主治作用所具有的共同特点。所有腧穴均能治疗该穴所在部位及邻近组织、器官的局部病症。其次，腧穴的远治作用是十四经穴主治作用的基本规律。在十四经穴中，尤其是十二经脉在四肢肘、膝关节以下的腧穴，不仅能治疗局部病症，还可治疗本经循行所及的远隔部位的病症，有的甚至可影响全身的功能。

十二经脉主要穴位一览表

名称	穴位	主治病症	名称	穴位	主治病症
手太阴肺经	云门穴、中府穴、孔最穴、经渠穴	咳嗽、气喘、气短、咯血、咽痛	足太阳膀胱经	天柱穴、胃俞穴、肾俞穴、三焦俞穴、委中穴	小便不通、遗尿、目痛、见风流泪
手阳明大肠经	迎香穴、曲池穴、阳溪穴、合谷穴	腹痛、肠鸣、泄泻、便秘	足少阴肾经	幽门穴、肓俞穴、气穴、涌泉穴	咯血、气喘、舌干、咽喉肿痛、水肿、大便秘结
足阳明胃经	天枢穴、归来穴、足三里穴、解溪穴	肠鸣腹胀、水肿、胃痛、呕吐	手厥阴心包经	天池穴、内关穴、劳宫穴、中冲穴	心痛、胸闷、心悸、心烦
足太阴脾经	大横穴、血海穴、阴陵泉穴、三阴交穴	胃脘痛、食则呕、嗳气、身重无力	手少阳三焦经	丝竹空穴、肩髎穴、天井穴、阳池穴	腹胀、水肿、遗尿、小便不利
手少阴心经	少海穴、神门穴、少府穴、少冲穴	心痛、咽干、口渴、目黄	足少阳胆经	阳白穴、风池穴、肩井穴、环跳穴	目眩、疟疾、头痛、颌痛
手太阳小肠经	听宫穴、天宗穴、后溪穴、少泽穴	耳聋、目黄、颊肿、咽喉肿痛	足厥阴肝经	章门穴、行间穴、膝关穴、太冲穴	腰痛、胸满、呃逆、遗尿、小便不利

🔍 四种快速取穴方法

手指同身寸取穴法

手指同身寸定位法，又叫"指寸法"，就是用被取穴者的手指为标准单位进行穴位的测量定位。

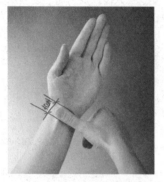

拇指同身寸

以拇指第一关节的横度为1寸。此方法适用于四肢部取穴的直寸。

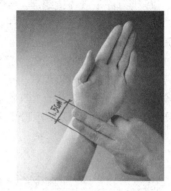

两指同身寸

在取穴时，使用并拢的食指和中指，指幅横宽约为1.5寸。

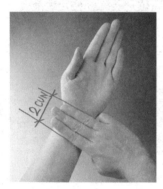

三指同身寸

以食指、中指、无名指并拢，按中指第二关节横纹为准，定三指宽度为2寸。

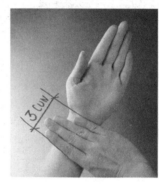

横指同身寸

食指、中指、无名指、小指并拢时，以中指第二关节横纹为准，其四指的宽度当作3寸。此法又叫"一夫法"。

体表标志法

固定标志，人体眉毛、脚踝、手指或趾甲、乳头、肚脐等，都是常见的判别穴位的标志，如印堂穴位于双眉正中央。动作标志，是必须采取相应的动作姿势才能出现的标志，如张口取耳屏前凹陷处即为听宫穴。

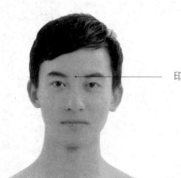

印堂穴

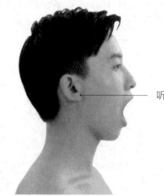

听宫穴

骨度分寸法

骨度分寸法，也叫"骨度法"，是以骨节为主要标志测量人身体各部位的长短、大小，按比例折算尺寸以确定穴位的方法。

常用骨度分寸表

部位	起止	折算分寸	说明
头面部	前发际正中至后发际正中	12寸	若前发际不明，从眉心至大椎穴作18寸，眉心至前发际作3寸，大椎穴至后发际作3寸
	前额两发角之间	9寸	用于测量头部的横寸
	耳后两完骨(乳突)之间	9寸	
胸腹部	天突至岐骨(胸剑联合)	9寸	胸腹部取穴一般根据肋骨计算，每一肋骨折作1寸6分，其中天突穴至璇玑穴按1寸算，璇玑穴至中庭穴间各穴作1.6寸算
	岐骨至脐中	8寸	无
	脐中至耻骨联合上缘	5寸	无
	两乳头之间	8寸	胸腹部取穴横寸可根据两乳头之间的距离折算，女性可用锁骨中线代替
背腰部	大椎以下至尾骶	21椎	背腰部俞穴以脊椎棘突标志为定位
	两肩胛骨内缘之间	6寸	
上肢部	腋前、后纹至肘横纹	9寸	用于手三阴经、手三阳经的骨度分寸
	肘横纹至腕横纹	12寸	
下肢部	耻骨联合上缘至股骨内上髁上缘	18寸	用于足三阴经的骨度分寸
	胫骨内侧髁下缘至内踝高点	13寸	
	臀横纹至膝中	14寸	
	股骨大转子至膝中	19寸	用于足三阳经的骨度分寸
	膝中至外踝高点	16寸	
	外踝高点至足底	3寸	

🔍 按摩疗法

中医按摩又称"推拿"，在中医的各类疗法中属于最古老的一种。按摩穴位的时间整体上以15～20分钟为宜，就能够有效调节体内平衡，修正神经系统功能，增强各脏腑功能，改善血液循环和新陈代谢，使人体达到气血运通。

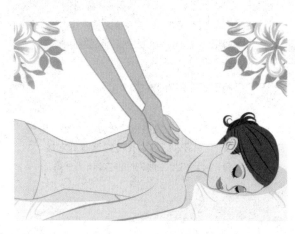

按摩时应保持安静、精神放松

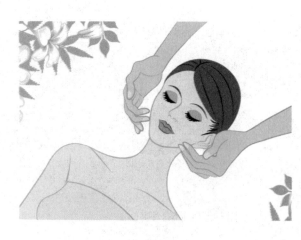

头面部的按摩，力道要轻

按摩前要做哪些准备

用按摩手法进行治疗时，应保持室内干净明亮、空气流通、温度适宜，最好保持安静。按摩前还可以通过欣赏舒缓的音乐来促进放松。按摩后，体内的新陈代谢变得活跃起来，废弃物也容易被排出体外，此时应进行适量水分补给，既能补充身体流失的水分，还能促进废弃物的排泄。

按摩前要充分了解病情症状，在具体操作过程中，应注意先轻后重、由浅入深、轻重适度，严禁使用蛮力，以免擦伤皮肤或损伤筋骨。中医按摩并非力度越大越好，如果自身无法承受按摩强度，则必然引起身体不适。因此按摩力度以患者感觉轻微酸痛，但完全可以承受为宜。

不同身体部位怎样按摩

穴位部位不同，按摩方法也不同。对于头、面部、后脑的穴位按摩，用力要轻，力量要集中；对颈部按摩力道要更轻，并应间断性地按摩，不可持续长时间按摩；指压胸部穴位时，适合用中指折叠法，适当通过中指的力量加压，会有感觉传导至背部，对心肺功能障碍者极有帮助；对腹部穴位按摩，要在空腹或饱餐两个小时后进行；对臀部或大腿内肉厚处按摩时，按摩力道可以适当加强；腋窝、股沟、人迎都是动脉浅层处，这几处的血管最接近人体体表，按摩时要注意不要伤害到动脉血管。

什么情况下不宜按摩

按摩前不宜饮酒或喝刺激性的饮料。空腹、饱食、醉酒及剧烈运动后不宜按摩。在大怒、大喜、大恐、大悲等情绪激动的情况下，不要立即按摩。久病在床者、女性月经期间和妊娠期也不宜按摩。体质虚弱经不起轻微手法作用者和久病、年老体弱经受不住按摩的人，应慎用按摩，以免造成昏迷或休克。

按摩过程中如果因用力过猛或动作不当引起头晕、心慌、恶心、面色苍白，甚至出冷汗、虚脱等不良症状时，应按人中穴或十宣穴、内关穴等进行急救，还可让患者饮热茶、糖水来缓解不适。

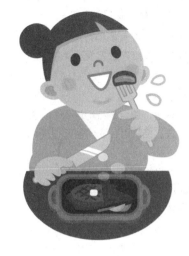

饱食后严禁立即按摩

怎样按摩才有效

按摩时操作者要先修整指甲，双手应保持清洁、温暖，同时应将戒指等妨碍操作的物品摘掉，以免损伤被按摩部位的皮肤。

接受按摩时，精神和身体都要放松，呼吸自然，刺激穴位最好是在呼气时。另外，做腰部和下腹部按摩时，应先排空大小便。在餐后2小时左右按摩比较妥当。沐浴后休息1小时再按摩，才能起到放松、保健功效。

在脱衣按摩的情况下，有些受术者有可能睡着，因此需取毛巾盖好，注意室温以防着凉；当风之处，不要按摩。

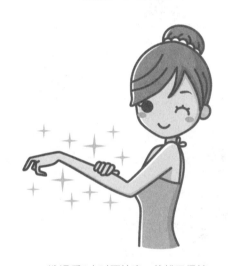

洗澡后1小时再按摩，放松又保健

如何把握按摩时间

在人体毛孔张开时按摩效果最好，因此按摩最好在沐浴休息后进行，或者按摩前先用热毛巾敷一下相关部位和穴位。

按摩时要沿着肌肉的生长方向进行，按摩的时间长短可以区分为一个穴位或部位按摩所需要的时间和一次系统的按摩所需要的时间。一般情况下，按摩时长控制在15～20分钟，对单个穴位的按摩时长应控制在3～5分钟。若施加强刺激，时间以3分钟为限；若施加温和刺激，时间以5分钟左右为佳。一般每个穴位可按200～300下，大约1～2秒一下。在按摩时，操作者要心中计数，不仅能控制时间，还能掌握对穴位刺激的频繁程度。

刺激穴位的10种按摩方法

刺激穴位有多种方法，可以根据部位和目的来选择最优效果的刺激方法，正确的手法以及熟练程度对按摩疗效起着至关重要的作用。

推法

以指、掌、拳或肘部着力于身体体表的一穴位上，进行单方向的直线或弧形推动的方法，称为推法。推法可在人体各部位使用，具有行气活血、疏通经络、舒筋理肌的作用。

直推法：用拇指桡侧缘或食指、中指螺纹面在按摩部位做直线单方向动作，称为直推法。直推法要求动作轻快、连续。

平推法：平推法是推法中用力较重的一种方法，动作要求用力要稳，速度放缓。根据治疗部位和病情的不同，有不同推法，其中以拇指平推法（又称一指禅推法）最为常用。

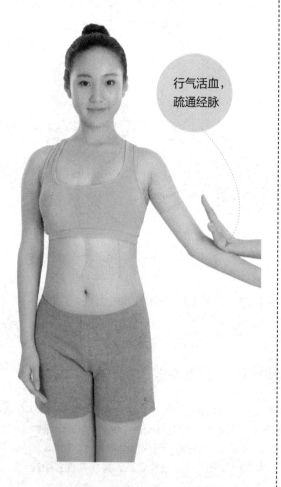

行气活血，
疏通经脉

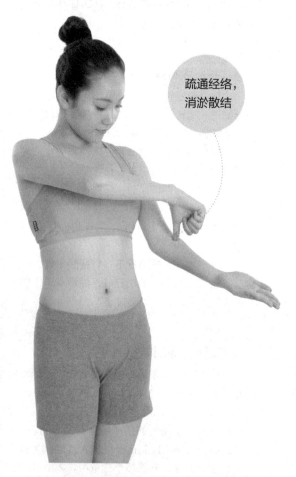

疏通经络，
消淤散结

直推法刺激缓和，接触面积较大，常用于治疗腰腿痛、肩背酸痛、伤筋、肩周炎、颈椎病、胸腹胀痛。

平推法轻柔和缓，刺激量中等，常用于治疗风湿痹痛、肢体酸痛、扭伤、软组织损伤、腰肌劳损。

点法

用指端或屈曲的指间关节部着力，持续点压，刺激患者的某些穴位，称为点法。点法作用面积小，刺激大，用于全身穴位，具有疏通经络、活血止痛、开通闭塞、调理脏腑等作用。

屈指点法：包括屈拇指点法和屈食指点法。即弯曲手指时，用拇指指关节桡侧或食指近侧指间关节点压施术部位。

拇指端点法：用手握空拳，拇指伸直并紧贴于食指中节的桡侧面，以拇指端为力按体表穴位，逐渐垂直用力向下按压。

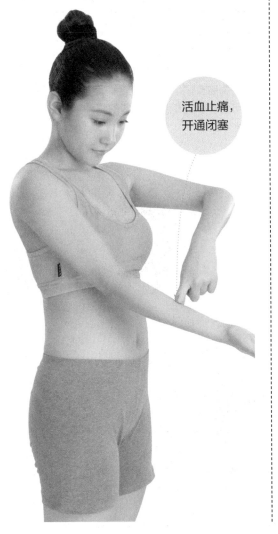

活血止痛，
开通闭塞

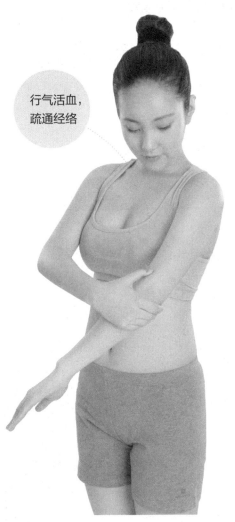

行气活血，
疏通经络

点法刺激大、着力点小、用力集中，按压应深沉，逐渐施力，再逐渐减力；适用于全身各部位，尤其适用于四肢远端小关节的压痛点。

点法适用于各种痹证、痛证，腰腿痛等均可应用。例如，胃脘痛，可点压胃俞穴；腹痛，可点压足三里穴或内关穴；颈项强痛，可点压列缺穴或后溪穴；牙痛，可点压合谷穴；痛经，可点压三阴交穴等。

揉法

揉法是常用按摩手法，是用手掌大鱼际或掌根、全掌、手指螺纹面部分，着力于体表施术部位，做轻柔和缓的回旋揉动。揉法轻柔缓和，刺激量小，适用于全身各部位，具有宽胸理气、消积导滞、活血化淤、消肿止痛、祛风散寒、舒筋活络等作用。

指揉法：用拇指、食指、中指的指端或螺纹面着力，垂直向特定部位按压，并做轻柔环转活动。

指揉法适用范围较广，头面、胸肋部均可应用，常用于治疗头痛、脘腹痛及软组织损伤。

掌揉法：用手掌大鱼际或掌根着力。手腕放松，以腕关节连同前臂做小幅度回旋活动，动作轻柔缓和。

掌揉法和缓舒适，老幼均可，脘腹部、头面部及四肢等部均可应用。可治疗脘腹胀痛、胸肋支满、腹泻、便秘、头痛、失眠。也可治疗软组织损伤引起的红肿疼痛、肢体麻木。

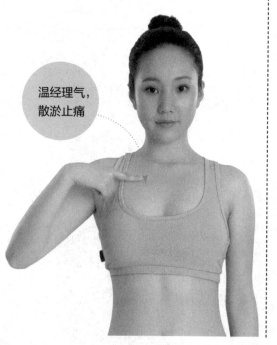

温经理气，散淤止痛

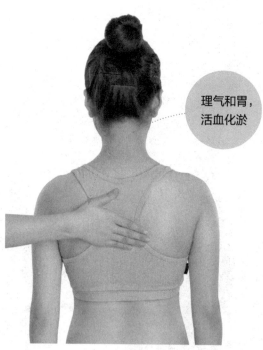

理气和胃，活血化淤

揉法动作要领：揉法操作时，整个动作要柔和，揉转的幅度要由小而大，用力应先轻渐重；术手要吸定在操作部位上带动着力处皮肤一起回旋运动，不能在皮肤表面摩擦或滑动；按揉的频率一般为100~160次/分。

按法

用手指、手掌置于体表之上，先轻后重，逐渐用力向下压某个部位或穴位。按法常与揉法结合，组成按揉复合手法。指按法适用于全身各部腧穴；掌按法常用于背腰、下肢；肘按法常用于背腰、臀部、大腿等肌肉丰厚部位。

指按法：用拇指、食指、中指的指端或螺纹面垂直向特定部位按压，具有解痉止痛，温经散寒的功效。

指按法适用于全身各经穴，常用于治疗疼痛、各种退行性病变。

掌按法：用手掌根部着力向下按压，可用单掌按或双掌按，亦可双手重叠按压。

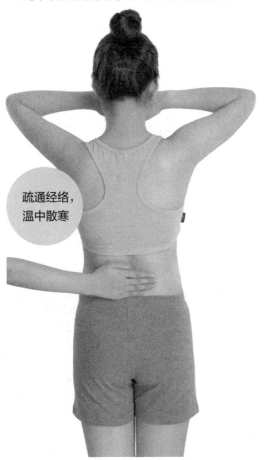

疏通经络，温中散寒

掌按法适用于腰背部、腹部等体表面积大且较为平坦的部位；常用于治疗腰背疼痛、脊柱侧弯、脘腹疼痛。

肘按法：将肘关节弯曲，用突出的尺骨鹰嘴着力按压特定部位。

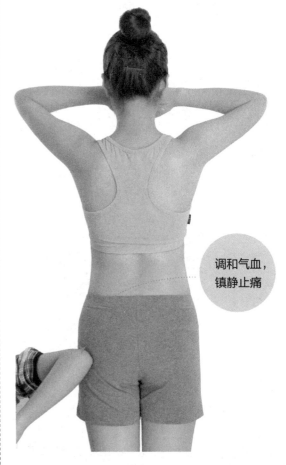

调和气血，镇静止痛

肘按法适用于腰背部、腹部等体表面积大且较为平坦的部位，常用于治疗腰背酸痛、肌肉酸痛。

捏法

用拇指和其他手指对合用力，均匀地捏拿皮肉，称为捏法。在做相对用力挤压动作时要循序渐进，均匀而有节律性。捏法常用于头颈、项背、腰背及四肢，具有舒筋活络、行气活血、消积化淤、调理脾胃等作用。

两指捏法：手握空拳状，用食指中节和拇指指腹相对，挟提皮肤，双手交替捻动，向前推进。

三指捏法：用拇指和食指、中指相对，挟提皮肤，双手交替捻动，向前推进。

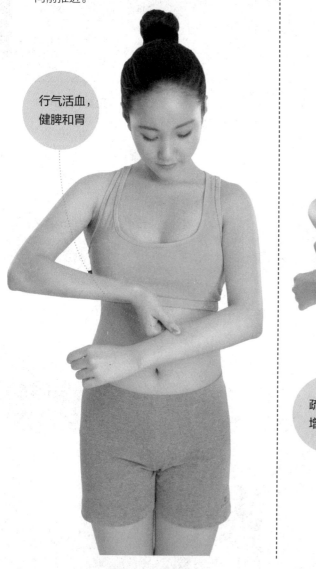

行气活血，健脾和胃

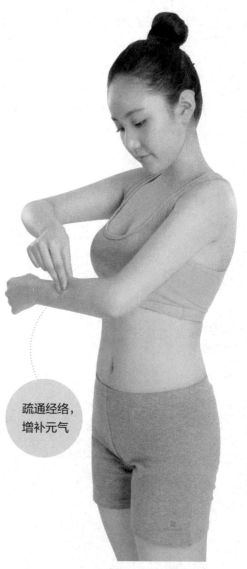

疏通经络，增补元气

捏法适用于头部、颈项部、四肢及背脊，常用于治疗食欲不振、消化不良、腹泻、失眠及小儿疳积。

捏法动作要领：以腕关节用力为主，指关节做连续不断、灵活轻巧地挤捏，双手同时操作要协调；用力均匀柔和，速度可快可慢，快者每分钟100~120次，慢者每分钟30~60次。

擦法

擦法是按摩常用手法之一。用手指或手掌着力于一定部位，做前后或左右直线往返摩擦，使患者体表产生一定热度。擦法可用于身体各部，具有行气活血、疏通经络、消肿止痛、健脾和胃、温阳散寒等作用。

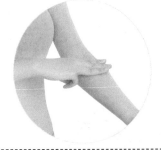

指擦法：以食指、中指和无名指的指面为着力部位，以肘关节为支点，前臂主动用力擦动，往返的距离小，具有温经通络，除湿散寒等功效。

指擦法适用于面积较小的颈项和肋间部位，常用于治疗体虚乏力、颈项强直、腰背风湿痹痛等症。

掌擦法：以手掌面为着力部位，腕关节伸直，使前臂与手接近相平，以上臂带动手掌做上下、左右往返摩擦。

鱼际擦法：以鱼际为着力部位，腕关节伸直，使前臂与手接近相平，以上臂带动大鱼际或小鱼际做上下、左右直线擦动。

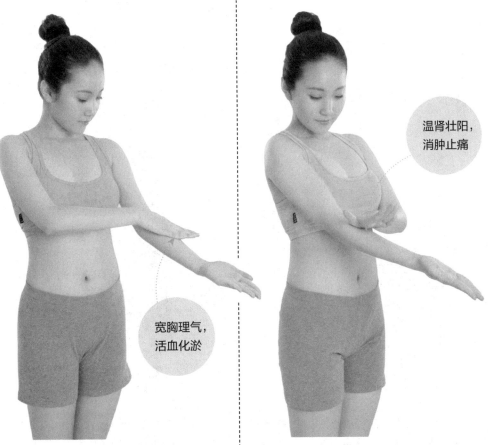

温肾壮阳，消肿止痛

宽胸理气，活血化淤

掌擦法适用于胸胁、腹部、肩背部等面积大且较平坦的部位，常用于治疗脘腹胀痛、月经不调。

鱼际擦法适用于四肢、胸腹及腰背部，常用于治疗肾阳虚所致的腰腿痛、小腹冷痛及外伤肿痛。

拿法

拿法是以大拇指与食指、中指或与其他4指相对用力，呈钳形，持续而有节奏地提捏或捏揉肌肤的按摩手法。

拿法刺激较强，多作用于较厚的肌肉筋腱，适用于颈项部、肩背部及四肢部，常用于治疗头痛、项强、四肢关节和肌肉酸痛。

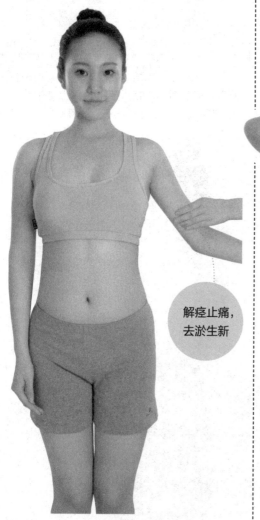

解痉止痛，
去淤生新

拿法动作要领：肩臂放松，以腕关节和掌指关节活动为主，以指面为着力点；动作柔和连贯；拿捏部位要准。

拍法

拍法是以拇指腹或手掌腹面着力，五指自然并拢，掌指关节微屈，使掌心空虚，然后以虚掌进行节律地拍击治疗部位的按摩手法。

拍法适用于肩背、腰骶、股外侧、小腿外侧等处，常用于治疗风湿酸痛、麻木、肌肉痉挛，也用于保健放松。

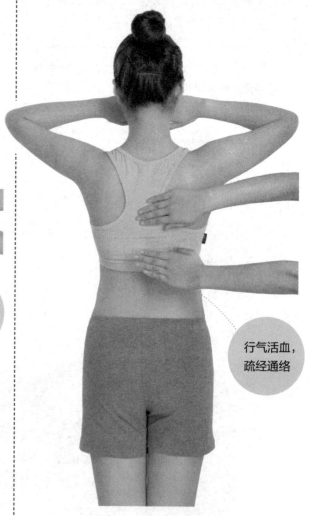

行气活血，
疏经通络

拍法动作要领：指实掌虚，以腕力为主，拍击声清脆而不疼痛；拍打3~5次即可，对肌肤感觉迟钝者，以拍至表皮微红充血为度。

掐法

掐法以拇指的指甲为着力点，按压穴位，用力较重而刺激面积较小，为开窍解痉的强刺激手法。

在操作时要逐渐用力，用拇指或食指指端甲缘重按穴位，而不刺破治疗部位皮肤。适用于中风不语、昏厥、抽搐、高热急症，常通过掐人中来进行救治。

搓法

搓法是用双手掌面着力，对称地挟住或托抱住肢体的一定部位，双手交替或同时相对用力进行相反方向来回快速搓揉的按摩手法。

搓上肢体时，双手挟持住患侧上臂做一前一后的交替搓揉。适用于四肢、胸胁、肩部等部位，常用于治疗四肢痹痛、腰背酸痛、肝气郁结、胸胁进伤。

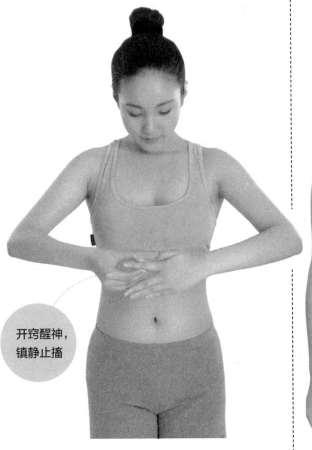

开窍醒神，
镇静止搐

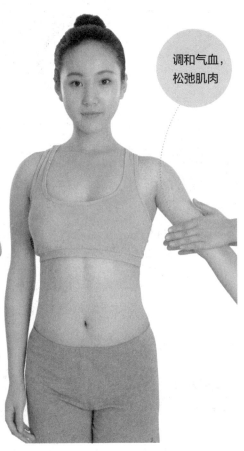

调和气血，
松弛肌肉

掐法动作要领：要垂直向下用力，不可抠动，以免损伤皮肤；重掐局部后可用拇指螺纹面轻揉以缓解疼痛。

搓法动作要领：搓动时双手动作幅度要均等，用力要对称；搓揉时双手来回搓动的频率可快，但在体表移动要缓慢。

🔍 拔罐疗法

拔罐疗法，是一种以杯罐作为工具，借助热力排去空气，使罐体吸着于病变部位或特定经络、穴位的治疗方法，以此达到通经络、行气血、调整人体阴阳平衡、提高人体免疫力和治愈疾病的目的。

根据需要准备拔罐器具

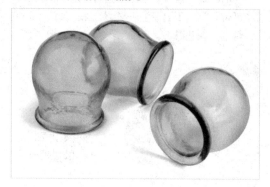

玻璃罐：用耐热、质硬的透明玻璃制成，肚大口小，口边稍厚并略朝外翻，有大、中、小三种型号，罐身透明，能直接观察患者局部皮肤的变化，便于掌握时间。此罐使用较普遍，但易破裂。

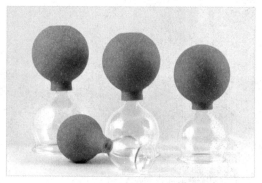

塑胶罐：吸力大，无火烧烫之虞。使用挤压法将罐具置于特定部位，用力在罐底下压，排出罐内的空气，松手后即可吸拔在体表，缺点是不易控制压力以及会走罐。

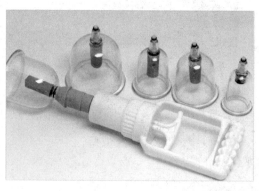

抽气罐：吸力大，容易调节负压。借助工具将罐内的空气抽走，让罐子牢牢吸附在皮肤之上即可。使用时，先将抽气罐紧扣于需要拔罐的部位上，抽出罐内空气，使其产生负压，即能吸住。

竹罐：用坚固的细毛竹截成，长6~9cm，有竹节的一端是罐底，无竹节的一端是罐口，口径大小不一。轻巧、价廉、不易摔碎，比重轻，吸得稳，能吸收药液，但容易爆裂漏气。

陶罐：用陶土制成，两端较小，中间稍微朝外凸，底部平坦，罐口径有多种。此罐吸力较大，但质地较重，容易摔碎。

代用罐：如果家中没有拔罐器，也可以用玻璃罐头瓶、玻璃杯或小口碗等常见的器具替代。

选罐要谨慎

在为患者拔罐之前，先要对患者进行详细的检查，看看患者是否适合拔罐，在拔罐时有没有什么禁忌证，并根据患者的具体病情和身体条件，决定拔罐的穴位和方法。然后，根据所选穴位和拔罐方法，选择合适的拔罐用具。一般来说，罐具的口径越小，容积越大，吸力就越大；反之，如果口径越大，容积越小，那么吸力就越小。因此，如果患者是身强力壮的成年人，并且拔罐的部位在胸、背、腰、臀、大腿部位，通常用大罐；如果患者体弱或者是老人，拔罐的部位在颈、肩、上肢、小腿，或者是儿童的胸、腹、腰、背、大腿部位，比较适合用中罐；如果患者的身体非常弱，拔罐的部位在头面部、关节、掌背、足背，或者儿童的腹部、前臂、小腿、颈、肩等部位，要用小罐。

准备工作要充分

除了罐具，拔罐前还需要准备燃料、消毒用品、毛巾、镊子等。燃料一般是酒精和纸片。可以用浓度在75%～95%之间的酒精，也可以用高度白酒。纸片要质地薄、易燃，以免燃烧不完全，影响排气；如果纸片太厚，还容易造成炭灰落下灼伤皮肤。另外，如果用竹罐，要准备用来煮罐的锅、火炉或电炉；如果用药罐，要准备相应的药物；如果用走罐，要准备润滑油等；如果用针罐、刺络罐，要准备无菌的针灸针、三棱针等。还有，在进行拔罐准备的同时，医生要帮助患者消除紧张情绪，增强患者对治疗的信心，并帮助患者采用正确的俯卧位、仰卧位、侧卧位、俯伏坐位、坐位等姿势。

拔罐前要消毒，拔罐后别洗澡

在拔罐前应先用热毛巾帮患者把将要拔罐的部位擦拭干净，再用干净、干燥的纱布擦干。为了防止烫伤，一般不用酒精或碘酒消毒。如果需要在有毛发的部位上拔罐，或者在毛发附近拔罐，要先为患者剃毛，以防引火烧伤皮肤或造成感染。罐具也需要消毒，因为患者体内的血液和汗液会被罐子吸出来，如果使用过的罐子没有严格消毒清洗，可能传染血液传播类疾病和皮肤病。天气寒冷时，可以先把罐具放在火上烘，或者放入温水中捂暖，使罐子的温度和皮肤温度一样，

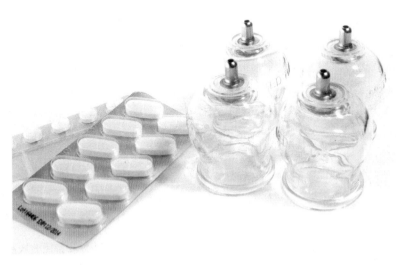

或者罐子温度比皮肤温度稍高一点就可以了。

刚拔完罐不可以立即洗澡，因为此时的皮肤处于被伤害的状态下，非常脆弱，若这时洗澡，很容易导致皮肤破损、发炎。

如何让火罐紧紧吸附于皮肤上

　　利用燃烧时的火焰热力，排去罐内部分空气，使罐内形成负压，将罐吸着在皮肤上。负压使得皮肤毛细血管通透性变强和毛细血管破裂，少量血液进入组织间隙，从而产生淤血，红细胞受到破坏，血红蛋白释出。

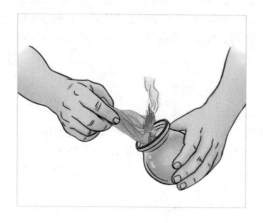

　　投火法：用镊子夹住酒精棉球，点燃以后将酒精棉球投入罐内，然后迅速将罐子扣在要拔的位置上。其中酒精棉球可以用软质纸替代。为防止灼伤皮肤，此种方法最好取侧位，罐子取水平横拔。

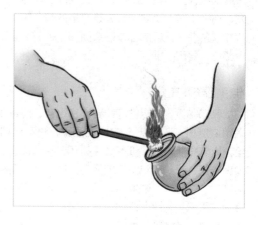

　　闪火法：用镊子夹住燃烧的软质纸或者酒精棉球，伸入罐中旋转片刻，迅速抽出后，立刻将罐子扣在要拔的位置上。这种方法因为罐内没有燃烧物，可以避免烫伤。

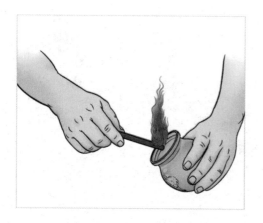

　　贴棉法：取一块大约1cm²的贴片，用酒精浸湿，贴在罐子的内壁中段，用火点燃后迅速将罐子扣在要拔的位置上。

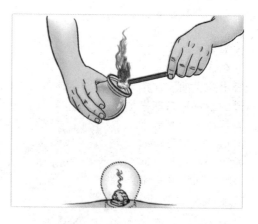

　　架火法：用一块直径2~3cm的不容易燃烧及传热的块状物，放在要拔的部位上，上面放置小块酒精棉球，点燃后将罐扣上，会产生较大的吸力，就可以把罐子吸住。

选择最合适的拔罐方法

在火罐共性的基础上，不同的拔罐法各有其特殊的作用，如走罐具有与按摩疗法、保健刮痧疗法相似的效应，可改善皮肤的呼吸和营养，促进汗腺和皮脂腺的分泌。手法的轻重也各有不同作用，如缓慢而轻的手法对神经系统具有镇静作用；急速而重的手法对神经系统具有一定的兴奋作用。

单罐法：适用于病变范围比较小，或者有明显压痛点的情况。罐具的口径大小可以根据病变或压痛点的范围大小进行相应选择。比如胸肋部挫伤，可以取大号或中号罐，在压痛明显处吸拔一罐。

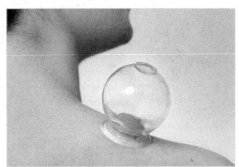

多罐法：多个罐具同时使用，适用于病变范围比较大的，患者敏感反应点比较多的情况。可以同时使用两三个罐具，也可以同时使用十几个罐具。排罐法就是其中的一种。一些慢性陈旧性疾病、神经肌肉疼痛等病症，都适合用这种方法。

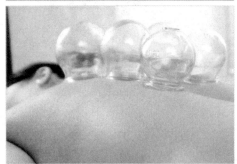

闪罐法：吸拔后又马上起罐，需要多次重复。即把罐具吸住后迅速取下，再吸住，再取下，反复多次，直到皮肤潮红。如局部皮肤麻木、局部皮肤机能减退等，都适用于这种方法。

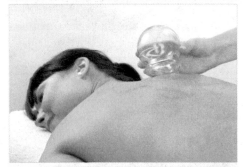

刺络拔罐法：刺络拔罐法也称"血罐法"。先用三棱针、梅花针等按照病变部位的大小和出血量要求，针刺穴位或治疗部位，然后拔罐并留罐。留罐时间根据不同部位和病症需要的出血量来决定。一般来说，出血量在数滴血与数十毫升之间。最好用透明的玻璃罐，并且要求施术的人手法快捷准确，刺入也不宜过深，出血量通常控制在20ml左右。此方法适用于各种急慢性软组织损伤、高热、神经痛、神经性皮炎、丹毒等。不过，出血性疾病和瘢痕体质的人忌用这种方法。

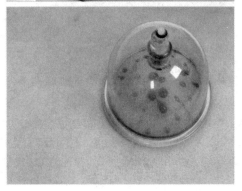

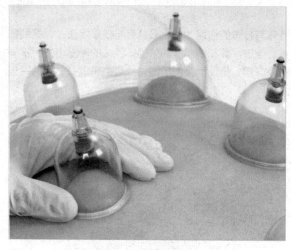

针罐法： 针罐法是将针刺和拔罐结合使用的一种综合拔罐法。针罐法有两种情况，一种是留针拔罐，另一种是不留针拔罐。留针拔罐是在选定穴位后，用针刺得气，再运用一定的手法，把针留在穴位上进行拔罐，再留罐10～20分钟，最后起罐并取针。不留针拔罐法是先将针刺入穴位，然后马上取出，或者稍微留针5～10分钟后再取针，然后拔罐。病程比较长的慢性疾病患者，或者在拔罐时稍微移动体位，对穴位的影响不大的，都可以用这种方法。

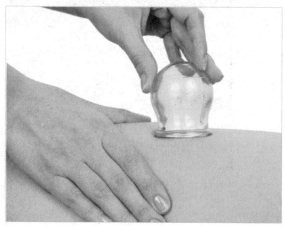

走罐法： 走罐法又称推罐法、行罐法。操作前，将罐口或者要吸拔的位置抹上一层薄薄的润滑剂，如润肤油、风油精等。吸拔后用右手按住罐具前部的皮肤，左手则握住罐底平推或者稍微斜推，使罐子循着肌肉骨骼走行或经络循行路线移动。当走罐部位出现皮肤潮红、深红或者丹痧点时，即可视为治疗结束。在走罐时，应该选用罐口较大、罐口壁较厚并且光滑的玻璃罐，此法多适用于胸背、腰骶、腹部等面积大、肌肉较丰厚的部位。

留罐法： 将罐具吸拔在皮肤上后留置一段时间，通常是5～15分钟。拔罐时，罐大、吸拔力较强的要适当减少留罐时间，如需要拔淤血罐，时间可以适当延长。

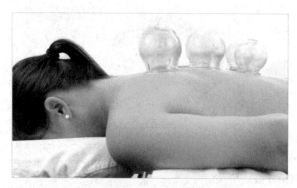

♥ 拔罐时间需灵活多变

➡ 大罐的吸力比较强，一次可以拔5～10分钟；小罐的吸力弱，一次可以拔10～15分钟。另外，每次拔罐时间的长短，还需要根据患者的年龄、体质、病情、病程以及拔罐的具体部位来决定。如闪罐、走罐、刮罐，时间通常以治疗部位的皮肤出现潮红或者出现花红豆点的丹痧、痧块、痧斑、淤斑等为限。其他的拔罐法由于方法不一样，要求治疗部位出现潮红、紫斑、肿胀，甚至局部灼热疼痛感等。初次拔罐的人，留罐时间通常在5分钟左右。

❤ 从拔罐后的罐象观察病情

由皮肤颜色观病情

拔罐后，由于真空负压的作用，皮肤会有一定程度的隆起和充血、淤血。如果充血、淤血的颜色呈鲜红色，皮肤隆起的程度也不明显，那么患者的疾病属于实证、热证。如果皮肤充血、淤血的颜色倾向于暗红发紫，皮肤隆起的程度也很明显，那么患者的疾病属于虚证、寒证。如果出血呈鲜红色，也不容易结块，说明患者的病情比较轻。但是，如果出血的颜色呈黑紫色，而且血液会结块，还很黏腻，说明患者体内的淤阻情况比较严重。如果在拔罐部位出的水分比较多，说明体内湿重；水呈黄色，属于湿热；水清亮透明，则属于寒湿。

由水疱观病情

有的患者拔罐后，拔罐部位会出现大小不一的水疱。这是由于人体内部的痰、饮、水、湿等病理产物以及水分会在罐具内部负压的作用下，透过皮下组织，进入并停留在皮肤之中。在很大程度上，水疱的大小和数量能够反映出患者体内的痰饮、水湿情况。如果水疱多而明显，颜色呈白色，周围皮肤的温度也不高，那么患者属于寒湿证。如果水疱不是很明显，数量也比较少，颜色微微发黄，看起来显得浑浊，周围皮肤的温度比较高，那么患者属于湿热证；质地稀薄为虚热证；质地黏稠为实热证。

由皮肤温度观病情

患者在拔罐以后，拔罐部位的皮肤温度通常都会比其他部位的皮肤温度高。如果皮肤温度适当，说明患者体内的正气比较充足，抵抗力比较好。如果患者的皮肤温度明显升高，说明机体感受阳邪、实邪，其疾病属于实证、热证。也有的时候，治疗部位的皮肤温度不仅没有明显升高，甚至还会出现降低的现象，说明机体感受到了风、寒、湿邪，疾病属于虚证、寒证。

❤ 不适宜拔罐的人群

- 皮肤有过敏、溃疡、水肿及大血管分布部位，不宜拔罐。患者在过于饥饿、吃得过饱、过度劳累、极度口渴、高热抽搐、高度水肿、高度神经质、皮肤过敏、皮肤破损、皮肤弹性极差、严重皮肤病、肿瘤、血友病、活动性肺结核等情况下，拔罐都需要慎重。心脏和大血管分布部位忌拔罐。月经期和孕期女性拔罐也要慎重，尤其注意孕妇的腰骶部位和腹部都禁止拔罐。
- 有肺部基础病的患者，如慢阻肺、肺结核、肺脓肿、支气管扩张等，不适用拔火罐。由于肺部有炎症时，经常会伴随肺泡的损伤或肺部有体液潴留，如果用拔火罐进行治疗，会使胸腔内压力发生急剧变化，导致肺表面肺大泡破裂，从而发生自发性气胸。

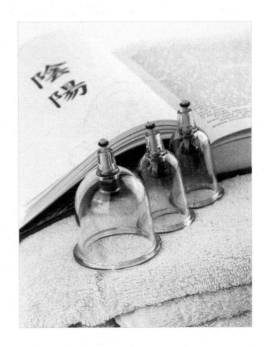

🔍 刮痧疗法

刮痧疗法是一种简易治疗方法，是中国医学的重要组成部分。由于其具有易懂易学、取材方便、操作简单、安全无副作用、疗效显著等特点，因此在民间广为流传，深受大众喜爱。

刮痧的历史与发展

刮痧是砭石疗法中的一种，一直在民间流传。据说原始人类发明火的时候，发现用火取暖时，身体被火烤到的部位很舒服，后来又发现用被烤热的石头刺激身体，能治疗风湿、肿痛等病症。接着人们将砭石烤热用来刺破身体脓肿部位，这就是刮痧的雏形。以后民间逐渐地开始流传用铜钱、汤匙、玉器、纽扣等在皮肤表面相关经络部位反复刮动，直到皮下出现红色或紫色淤斑，以此帮助治疗疾病。这种治疗手段经过历朝历代的发展，最后被总结成为中医刮痧疗法。

刮痧功效知多少

刮痧能够帮助调节人体肌肉的收缩和舒张，促进刮痧部位皮肤组织的血液循环，有助于活血化淤；刮痧能够帮助调理内脏功能，调节体内的阴阳平衡，舒筋通络。在刮痧的过程中，身体局部组织形成高度充血，血管神经受到刺激使血管扩张，从而令血液和淋巴液的循环流动速度加快，促使体内的废物、毒素尽快排除，帮助人体组织细胞及时获得营养，以此净化血液，增强身体的抵抗力，并达到缓解病情，加快康复的目的。

刮痧取穴原则

刮痧取穴有四大原则，即局部取穴、远部取穴、对症取穴、痛点取穴。局部取穴是指在病患部位，就近选取腧穴刮痧，即在刮痧时可以取单一穴位，也可以同时取多穴位，取穴目的是为了调理病患处的经络，使气血通畅、阴阳平衡。远部取穴是在距离病患部位较远的位置取穴。对症取穴是针对某些具体症状的调理措施，通常只能缓解该疾病的某种症状，治标不治本，无法根治疾病、但它也是刮痧治疗中必不可少的环节。痛点选穴即在具体疼病处刮痧，对扭伤、摔伤、痹证等引起的疼痛，通常有良好疗效。

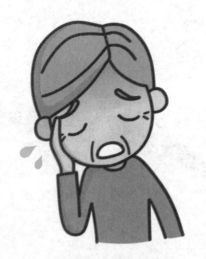

年老体弱者不宜刮痧

♥ 刮痧禁忌

- 禁刮病症：白血病、血小板减少、严重贫血、皮肤高度过敏、破伤风、狂犬病、心脑血管病急性期、肝肾功能不全。
- 禁刮人群：久病年老的人、极度虚弱的人、极度消瘦的人。
- 禁刮部位：皮肤破损溃疡、疮头、未愈合的伤口；韧带及肌腱急性损伤部位；孕妇的腹部和腰骶部；妇女乳头、孕妇和经期妇女的三阴交、合谷、足三里等穴位。
- 禁刮情况：醉酒、过饥、过饱、过渴、过度疲劳等。

选择最适合的刮痧疗法

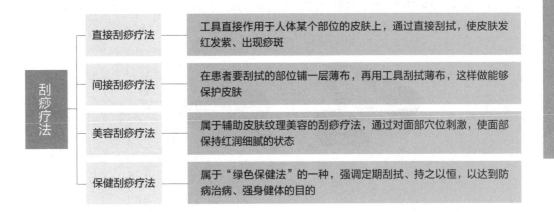

刮痧疗法	直接刮痧疗法	工具直接作用于人体某个部位的皮肤上，通过直接刮拭，使皮肤发红发紫、出现痧斑
	间接刮痧疗法	在患者要刮拭的部位铺一层薄布，再用工具刮拭薄布，这样做能够保护皮肤
	美容刮痧疗法	属于辅助皮肤纹理美容的刮痧疗法，通过对面部穴位刺激，使面部保持红润细腻的状态
	保健刮痧疗法	属于"绿色保健法"的一种，强调定期刮拭、持之以恒，以达到防病治病、强身健体的目的

遵循科学的刮痧步骤

❶ 选择合适的工具及介质。

　　购买刮痧板时应选择边缘光滑、四角圆钝、薄厚适中的刮痧板。选择介质时则应该考虑具体实施刮拭的部位，一般面部会选择具有杀菌消炎、不油腻的刮痧油或乳液作为润滑剂。

❷ 选择刮痧穴位。

　　患者应根据自身病情与医生商讨具体的治疗方案，但是因为刮痧不似针灸疗法，刮痧治疗时接触面积较大，所以综合来看，刮痧选取穴位时应该遵循"宁失其穴，勿失其经"的原则。

❸ 患者选择正确体位。

　　常见的体位有坐式、卧式、俯式、仰式、侧式、屈曲式等。体位选取原则应根据刮拭穴位不同而不同。

❹ 具体操作。

　　一般情况下，刮痧前要对刮痧板及刮痧部位的皮肤进行充分的消毒；然后在刮痧部位涂抹一些润滑剂，如刮痧油、香油、白酒、鸡蛋清等；最后使用刮痧板，多数时以45°角为宜，依照由上而下、由内而外的顺序依次进行刮拭，每个刮拭的部位一般刮3~5分钟为宜，尽量别超过15分钟。

❺ 刮痧后的休整。

　　刮痧结束后，患者应先休息片刻，并饮用些温开水，不仅可以补充身体在治疗时流失的体液，还能促进新陈代谢，将刮拭部位残留的介质清理干净。3小时之内患者不宜用冷水洗脸、洗澡。

◎ 刮痧后的洗浴时间

◔ 刮痧后，由于皮肤局部汗孔开泄，如果立即洗澡，会使身体遭受风寒之邪，不但影响刮痧疗效，还会引起新的病症。因此，刮痧后，应待皮肤毛孔闭合恢复原状后，才可洗浴，一般约3小时左右。如果是在洗完澡，水渍未干时，可以刮痧。因洗浴时毛孔微微舒张，此时刮痧用时少，效果显著。但带水刮痧时须注意保暖，否则也会影响刮痧效果。

轻松掌握多种刮痧手法

　　以刮痧板的薄边、厚边和棱角在人体皮肤上进行直行或横行反复地刮拭，称为刮痧手法。针对身体部位变化不断调节刮痧时的手法，才能更好地刮拭到全身每个部位。常见的刮痧手法有面刮法、平刮法、点按法、角刮法、推刮法、厉刮法、垂直按揉法。

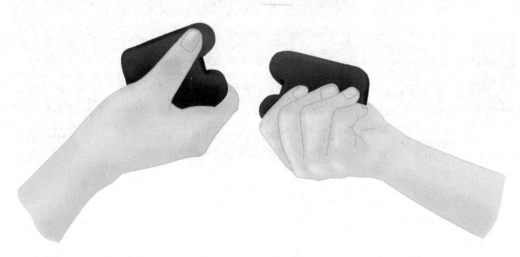

　　正确握板法：刮痧板的长边横靠在手掌心，大拇指和其他四个手指分别握住刮痧板的两边，刮痧时用手掌心的部位向下按压。

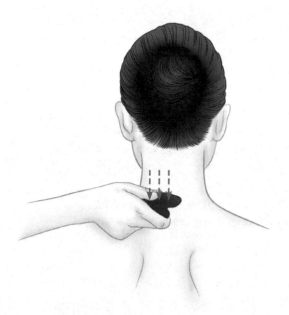

　　面刮法：刮痧板的长边横靠在手掌心，大拇指和其他四个手指分别握住刮痧板的两边，刮痧时用手掌心的部位向下按压。

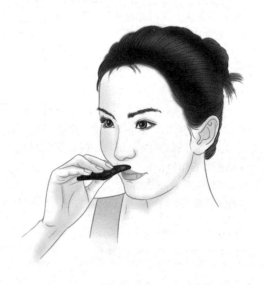

　　点按法：将刮痧板角部与要刮拭部位成90°，向下按压，由轻到重，逐渐加力，片刻后快速抬起，使肌肉复原，多次反复。这种方法适用于无骨骼的软组织处和骨骼缝隙、凹陷部位。

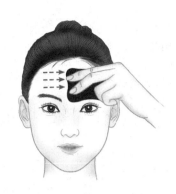

平刮法：手法与面刮法相似，只是刮痧板向刮拭的方向倾斜角度小于15°，而且向下的渗透力度也较大，刮拭速度缓慢。平刮法是诊断和刮拭疼痛区域的常用方法。

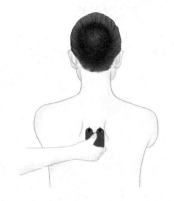

角刮法：使用刮板的角部在穴位处自上而下进行刮拭，刮板面与皮肤成45°方向，适用于肩部、胸部等部位或具体穴位的刮痧。刮拭时要注意不宜过于生硬。

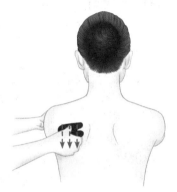

推刮法：推刮法的操作手法与面刮法大致相似，但刮痧板向刮拭的方向倾斜的角度小于45°，压力大于平刮法，速度也比平刮法慢一点。

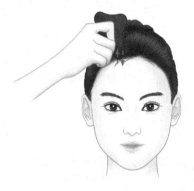

厉刮法：刮痧板角部与刮拭部位成90°，刮痧板始终不离皮肤，并施以一定的压力，在约1寸的皮肤上做短间隔的前后或左右的摩擦刮拭。

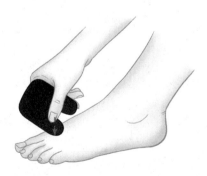

垂直按揉法：垂直按揉法是将刮痧板的边沿以90°按压在穴区上，刮痧板与所接触的皮肤始终不分开，做柔和的慢速按揉。垂直按揉法适用于骨缝部等穴位。

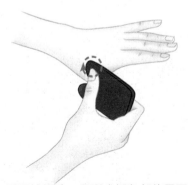

平面按揉法：用刮痧板角部的平面以小于20°的方向按压在穴位上，做柔和迟缓的旋转，刮痧板角部平面与所接触的皮肤始终不分开，按揉压力应渗透到皮下组织。

刮痧疗法常用部位及顺序

刮痧顺序	人体部位	刮痧位置	具体方法	养生功效	防治疾病	注意事项
1	头部	头部两侧、前头部、后头部、全头部	用刮板薄面边缘或刮板角部刮拭	改善头部血液循环，疏通全身阳气	中风、头痛、脱发、失眠、感冒	每个部位刮30次左右
2	面部	前额部、两颧部、下颌部	补法，刮拭方向由内向外	养颜祛斑	眼病、鼻病、耳病、面瘫、雀斑、痤疮	手法轻柔，以不出痧为度
3	颈部	颈部后面正中线、颈部两侧到肩部	平补平泻	育阴潜阳、补益正气	颈椎病、肩周炎	用力轻柔，一气呵成，中间不停顿
4	背部	背部正中线、背部两侧	补法	预防脏腑疾病	黄疸、胆囊炎、肝炎、肠鸣、泄泻、便秘、脱肛、痢疾、肠痈	用力轻柔，中间不停顿
5	胸部	胸部正中线、胸部两侧	从上向下、从内向外、平补平泻	预防脏腑疾病	冠心病、慢性支气管炎、支气管哮喘、乳腺炎、乳腺癌	用力轻柔，乳头处禁刮
6	腹部	腹部正中线、腹部两侧	从上往下	预防脏腑疾病	胆囊炎、慢性肝炎、胃及十二指肠溃疡、慢性肾炎、前列腺炎、便秘、泄泻	空腹或饱餐后禁刮，急腹症忌刮
7	四肢	上肢内侧、上肢外侧、下肢内侧、下肢外侧等	从上往下	通经活络	全身疾病	关节部位不可重刮，感染、破溃、痣瘤等处刮拭时应避开
8	膝关节	膝眼、膝关节前部、膝关节内侧、膝关节外侧、膝关节后部	用刮板棱角刮拭	舒筋理气	膝关节的病变、腰背部疾病、胃肠疾病	刮拭关节时动作应轻柔

刮痧疗法常用辅助材料

症状	用途及功效
冬青膏	是把冬青油（水杨酸甲酯）和凡士林按1：5 的比例来调成的。多用于一切跌打损伤的肿胀、疼痛以及陈旧性损伤和寒性病症的刮痧治疗
白酒	刮痧时可选用浓度较高的粮食白酒或药酒。多用于损伤疼痛、手足痉挛、腰膝酸软等病症的刮痧治疗，值得一提的是，白酒作润滑剂对发热患者还具有降温的功效
麻油	是从胡麻科植物——芝麻种子榨取的脂肪油，也叫作"胡麻油""香油"。多用于久病劳损、年老体弱者及婴幼儿等人群的刮痧治疗
鸡蛋清	把生鸡蛋一头磕开一个小口，将蛋清倒出。多用于热病、手足心热、烦躁失眠、嗳气吐酸等病症的刮痧治疗
刮痧活血剂	以天然植物油为原料，经提炼、浓缩调配而成，具有活血化淤、促进血液循环、扩张毛细血管、促进出痧等作用。主要成分是当归、川芎、赤芍、红花、桃仁、乳香、穿山甲等。可用于针对痛证的刮痧治疗
扶他林	是一种比较常用的镇痛抗炎乳胶剂，此药的强效镇痛抗炎药物双氯芬酸二乙胺含量丰富。多用于运动性损伤、腰酸背痛、肩周炎、类风湿性关节炎、骨关节炎等疾病的刮痧治疗。值得一提的是，扶他林也可以单独使用，具有抗炎镇痛的功效
刮痧油	由芳香药物的挥发油与植物油提炼浓缩而成，具有行气开窍、祛风除湿的作用
止痛灵	用天然中药丹参、桃仁、血竭、蜈蚣、三七、麝香、酒精提炼而成，具有消毒杀菌、活血止痛的作用

◯ 刮痧后的注意事项

◉ 刮痧后饮一杯热水，不仅可以补充刮痧过程中消耗的体液，还能促进新陈代谢，加速身体代谢产物的排出。

◉ 刮痧后，为避免风寒之邪，须待皮肤毛孔闭合恢复原状后方可洗浴，一般约3小时左右。

◉ 保持室内空气新鲜、流通，注意保暖，要避免直接吹风。

🔍 艾灸疗法

艾灸在中医里属于较为温和的治疗手段，对患者身体能够起到平肝潜阳、祛痰化浊的良好作用。在艾灸治疗过程中患者需要保持舒畅的心情、充足的休息。艾灸疗法男女均可使用，亦可用于着肤灸。

艾灸的历史与发展

当人类开始懂得利用火后，就逐渐发现，把树木等植物点燃后用来灸病患处，能祛除寒邪、缓解痛苦。后来，人们又逐渐在实践中发现，在所有植物材料中，用艾叶灸疗的效果最好，于是，艾叶就日渐取代了其他灸治材料。艾灸发展的最初，人们大多采用艾炷直接灸的形式，还推崇用化脓灸帮助保健和预防疾病。到了今天，不仅有艾灸盒、艾灸器等工具，也有了艾条灸、艾炷灸、隔姜灸、隔盐灸、隔蒜灸等多种灸法，使艾灸疗法得到了极大的普及和发展。

艾灸功效知多少

人体正常的生命活动离不开气血的作用，气血的循环在极大程度上又受温度影响。艾灸通过对人体进行温热的刺激，帮助人体温经通络，祛除邪寒，达到治病的目的。艾灸不但可以治疗疾病，还能够帮助预防疾病，有很好的养生保健作用。因为艾灸能够使人胃气盛、阳气足、精血充，增强身体的抵抗力，所以有防病保健的效果。另外，艾灸还有助于调理亚健康，例如腰膝酸软、失眠健忘、颈肩疼痛、月经不调等都能通过艾灸得到不同程度的改善。艾灸更有助于调理阴阳，补充身体阳气和能力。

艾灸取穴与配穴

艾灸疗法主要是通过作用于穴位来治疗各种疾病，因此，取穴配穴得当与否直接关系到治疗效果的好坏。取穴的原则一般包括局部取穴、远部取穴和循证取穴。配穴方法主要包括本经配穴、表里经配穴、上下配穴、前后配穴和左右配穴等。配穴时要突出主要腧穴的作用，适当配伍次要腧穴。施灸时，只要认准经穴，对症正确施治，就可以达到祛病止痛的效果，因此特别适合家庭运用。

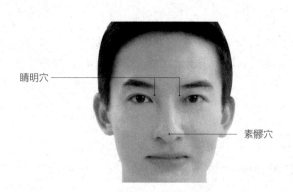

睛明穴

素髎穴

❤ 禁灸穴

◉凡是不可施灸的穴位称之为禁灸穴。古籍中记载的禁灸穴共有47个，随着医学进步，艾灸方法的改进，这些禁灸穴都成为可灸穴。现代医学认为只有睛明穴、素髎穴、人迎穴、委中穴这4个穴位为禁灸穴。不过妇女妊娠期小腹部、腰骶部、乳头、阴部等均不宜施灸。

施灸材料

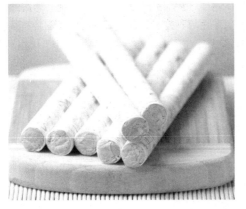

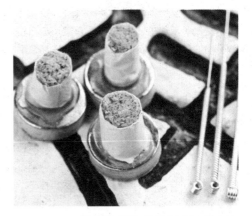

艾条：是用桑皮纸或柔软而坚韧的细棉纸包裹艾绒卷成圆柱形长卷，也称艾卷。将其一端点燃，对准穴位或者患处即可施灸。还可以在艾条内加入药物，再用纸卷成条状施灸。

艾炷：是将纯净的艾绒捏成规格大小不同的锥形或者圆柱形。小的如麦粒大，中等的如半截枣核大，大的如半个橄榄大。艾炷灸是将艾炷直接或间接置于穴位上施灸的方法。

施灸器具

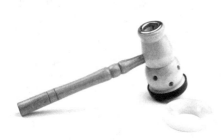

温灸筒：温灸筒是一种特制的筒状金属灸具，艾条燃烧时，温灸筒能形成药物气流向病灶部位、穴位深层冲透。大多数温灸筒底部有数十个小孔，筒壁也有许多圆孔；上部有盖，可以随时取下。筒壁上安有一长柄，便于手持。内部有一小筒，可装置艾绒和药物。温筒灸器有多种，常用的有平面式和圆锥式两种，平面式适用于较大面积的施灸，圆锥式用于小面积的施灸。

温灸盒：温灸盒是一种特制的盒形木制或竹制灸具，利用艾绒在燃烧中产生艾火的穿透力和辐射作用对穴位进行温热刺激。施灸时，把温灸盒放在施灸部位的中央，将点燃的艾条放在铁纱窗上，对准穴位，盖上盒盖灸15～30分钟。温度可用盒盖进行调节。

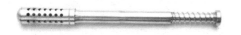

温灸管：温灸管是一种特制的施灸器具，可以用于脸部。施灸时取专用的艾灸条放入温灸管内，以施受者感受到温热感为度。

选择最适合的艾灸方法

在选择艾灸方法和艾灸器具时，要结合患者疾病的性质、病情的轻重、体质的强弱、年龄的大小及施灸部位的不同，全面考虑，全方位衡量。不管采用哪种方法，都应在保证施灸安全、不被烫伤的前提下进行。

艾炷灸

间接灸

艾炷隔姜灸

选用新鲜的生姜，将其切成直径为2~3cm，厚为0.2~0.3cm的薄片，中间用针穿刺数孔；将艾炷置于生姜之上，放至应灸的部位，点燃后施灸即可

Tips：在施灸过程中，如果患者感觉灼热不可忍受时，可将姜片向上提起，或缓慢移动姜片

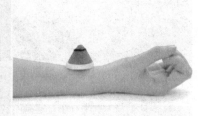

艾炷隔盐灸

艾炷隔盐灸又叫神阙灸。选用纯净干燥的食盐填敷于脐部，使其与肚脐相平。将艾炷放于食盐之上开始施灸。如果患者稍感灼痛，应立即更换艾炷

Tips：此方法也可以在食盐上放置姜片后再开始施灸，以防止食盐受火爆起导致烫伤

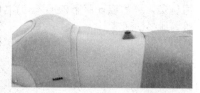

艾炷隔蒜灸

将新鲜大蒜切成0.2~0.3cm的薄片，并用针穿刺数孔；将艾炷放在蒜片上，放至应灸部位，点燃后施灸即可。艾炷燃尽后可易炷再灸，一般灸5~7次

Tips：因为大蒜液对皮肤有刺激性，灸后容易起疱。若不使皮肤起疱，可将蒜片向上提起

直接灸

直接灸又称明灸，即将艾炷直接置放在皮肤上施灸的一种方法。根据灸后对皮肤的刺激不同，又分为瘢痕灸和着肤灸。施灸时先在施术部位涂以少量凡士林或大蒜液，以增加黏附性和刺激作用，再在皮肤上放置艾炷，从上端点燃。当患者感到烫时（瘢痕灸以患者感受到灼痛感为度），用艾炷夹夹去或压灭，换炷再灸。只是瘢痕灸一般要等到艾炷燃尽后才移除，燃烧近皮肤时，如果患者有灼痛感，可以用手在穴位四周拍打以减轻疼痛

Tips：直接灸因为跟皮肤直接接触，尤其是瘢痕灸更是会化脓，留下灸疮

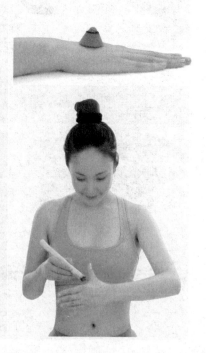

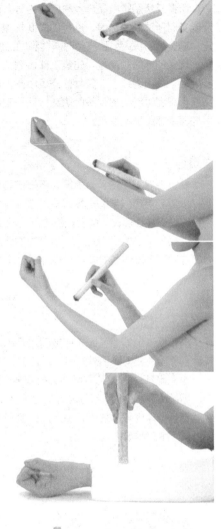

悬起灸

温和灸

将艾条一端点燃，对准艾灸处，距离皮肤2~3cm处进行熏烤，使患者局部有温热感而无灼痛感为度

Tips：温和灸适用于各种病症，还可以用其他器具来代替灸，十分方便

雀啄灸

艾条点燃后，将艾条对准穴位，像鸟雀啄食一样，一上一下地施灸

Tips：雀啄灸适用于治疗小儿疾病或急救晕厥

回旋灸

点燃艾条，与施灸部位的皮肤保持一定距离，但不固定，艾条向左右方向移动或反复旋转地施灸

Tips：回旋灸适用于风湿痛、神经性麻痹及广泛性皮炎

实按灸

❶ 在施灸的腧穴部位垫上布或者数层纸
❷ 将艾条点燃，趁热按到施灸部位，使热力透达深部
❸ 如果艾火熄灭，再点再按，每穴可以按灸5~7次

Tips：实按灸常用于风湿痹证

艾条灸

温灸器灸

灸器灸是通过专门制作的施灸器具进行施灸的一种方法。比较常用的有艾条器灸和温盒灸。艾条器灸内装点燃的艾条，通过橡皮筋与灸具上的固定钩将灸具固定于施灸部位，还可以调节灸条高度，一般灸10~20分钟，以局部皮肤出现红晕，患者感到舒适为度。凡适用于艾条悬起灸者均可用此方法施灸，尤其适用于老年保健灸。温灸盒内装艾绒或者艾条，与艾条器灸原理差不多。

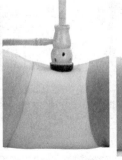
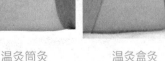

温灸筒灸　　　　温灸盒灸

艾灸用量和施灸顺序

所谓艾灸用量就是施灸时向体内导入的热量，这主要取决于施灸时间长短、施灸的面积大小及施灸时所达到的热度。施灸的时间长短主要由疾病种类、病情轻重、患者体质等多方面因素决定；施灸的面积大小和施灸时所达到的热度，主要由施灸时所用艾炷的大小，壮数的多少决定。

施灸的一般顺序是：先灸上部，后灸下部；先灸背部，后灸腹部；先灸头身，后灸四肢；先灸阳经，后灸阴经；施灸壮数先少后多，施受艾炷先小后大。如不按顺序施灸，先灸下部，后灸头面，患者可能会出现头面烘热、口干咽燥等不适感觉。在施灸时还需结合病情，因病制宜，不可拘泥于施灸顺序不变。

艾灸标准

艾灸应以无损伤灸为标准。无损伤灸是以温度及灸材的化学物质、光线等给皮肤一定量的刺激，以起到治疗效果的一种方法。这种方法其实对于皮肤的角质层和透明层有一定的破坏作用，但是这种破坏程度比较弱，肉眼也不易看清，所以称为无损伤灸法。

无损伤灸法的优点是没有明显的灼痛感，灸后也不起疱、不留瘢痕，患者比较容易接受。那么怎样观察无损伤灸的度呢？一般以皮肤潮红为准。皮肤潮红与皮肤的敏感性及部位关系较大。

艾灸后的护理

施灸后当天须避风寒，保持情绪平稳，饮食素淡为宜，忌生冷厚味。施灸后不要立即用冷水洗手或洗澡；要喝比平常量多的温开水（不能喝冰水），以帮助身体排毒。

如使用艾炷直接灸后可能会损伤皮肤组织，产生化脓、水疱现象。此时，应当注意疮面护理。局部出现水疱时，若水疱小，切记不必挑破，5～8天即可自然吸收。如水疱较大可用注射器或消毒针将疱内液体抽出，涂上龙胆紫药水或消炎膏、烫伤膏，然后用消毒纱布覆盖固定加以保护，直至水疱吸收愈合。

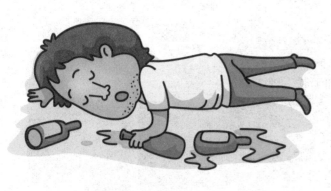

酒醉者禁止施灸

♥ 艾灸禁忌

- 禁灸情况：极度疲劳、过饥、过饱、酒醉、大汗淋漓、情绪不稳或妇女经期等。
- 禁灸人群：无自制能力的人、身体极度虚弱的人、极度消瘦的人等。
- 禁灸部位：皮薄、肌肉少、筋肉结聚部位；孕妇的腰骶部、下腹部；男性和女性的乳头、阴部等。关节部位不可直接灸。
- 禁灸病症：某些传染病、高热、昏迷、抽搐等。

九种体质艾灸法

体质类型	体质特点	艾灸说明
平和体质	体态适中、面色红润、精力充沛、脏腑功能状态强健壮实	当工作繁重,连日加班熬夜,超出身体承受范围时,不妨来一次艾灸,可以大大缓解疲劳,让你更有精力投入紧张的工作中
阳虚体质	平素畏冷,手足不温,易出汗;喜热饮食,精神不振,睡眠偏多	阳虚体质的人遇到艾灸,就好比是如鱼得水,妙不可言。艾灸是扶阳第一大法,想要改善体质,使身体像晒太阳那样暖暖的,那艾灸就是不苦口的良药
阴虚体质	人形多瘦小,面色多偏红或有颧红,常有灼热感,手足心热,口咽干燥,多喜饮冷	阴虚的人做艾灸需要慎重选择穴位,做到滋阴而不上火,所以不是所有穴位都适合你
气虚体质	形体消瘦或偏胖,体倦乏力,面色苍白,语声低怯,常自汗出	气虚体质,气不够用,易累。艾灸可补阳气,自然也包括气,所以气虚者艾灸,效果是非常明显的
痰湿体质	体形肥胖面色淡黄而暗,面部皮肤油脂较多,多汗、胸闷	古人云:痰湿非温不化。若是想化痰祛湿,身轻如燕,那么艾灸这种温法可以让你梦想成真
湿热体质	面部和鼻尖总是油光发亮,易长痘,常感到口苦、口臭或嘴里有异味	湿热体质做艾灸时,选穴和艾灸手法尤其重要,要能清热利湿
血淤体质	体型偏瘦居多,面色晦暗、皮肤干燥,容易生斑,口唇发暗	要活血化淤,有气的推动,血才能很好地运动起来,所以补气很重要。艾灸补气的功效是无可厚非的
气郁体质	形体消瘦或偏胖,面色萎黄或苍暗,平素性情急躁易怒	这种体质做艾灸需要疏肝理气,不然容易上火
特禀体质	由于遗传因素和先天因素所造成的特殊状态的体质	这种体质需要中医大夫做出具体的判断再行艾灸

常用中草药

中草药是中医使用的独特药物，其性质和滋味可以用"四气五味"来概括。"四气"指的是寒、热、温、凉，用以说明药物作用的性质；"五味"指的是辛、甘、酸、苦、咸，是药物真实滋味的表达。中草药的性味不同，疗效也各异。

🔍 解表药

麻黄（发散风寒药）

别名： 龙沙、狗骨、卑相、卑盐。
科目： 麻黄科。
性味： 辛、微苦，温。归肺、膀胱经。
宜忌： 表虚自汗、阴虚盗汗及肺肾虚喘者慎用。
药用部位： 全草。

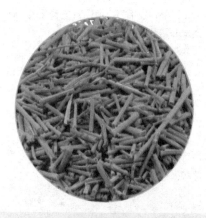

成品选鉴： 本品表面黄绿色，触之微有粗糙感。体轻，质脆，易折断，断面略呈纤维性，髓部红棕色，近圆形。气微香，味涩、微苦。

主产地： 河北、山西、内蒙古、甘肃。
采集： 秋季采割绿色的草质茎晒干，除去木质茎、残根及杂质，切断，生用、蜜炙或捣绒用。
功能主治： 发汗解表，宣肺平喘，利水消肿。用于风寒感冒，咳嗽气喘，风水浮肿。
用法用量： 煎服，3~9g。发汗解表宜生用，止咳平喘多炙用。

紫苏（发散风寒药）

别名： 白苏、红苏、赤苏、桂荏。
科目： 唇形科。
性味： 辛，温。归肺、脾经。
宜忌： 气弱表虚者忌服。
药用部位： 茎、叶。

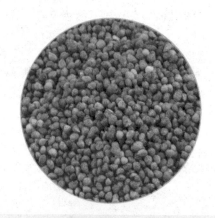

成品选鉴： 紫苏呈方柱形，有四棱，有稀疏白毛，节明显。叶片多皱缩卷曲，易破碎。以叶片大茎叶完整、色紫、不带枝梗、香气浓者为佳。

主产地： 我国南北均产。
采集： 夏秋季开花前分次采收。除去杂质，晒干，生用。
功能主治： 解表散寒，行气宽中，解郁止呕。用于风寒感冒，脾胃气滞，胸闷呕吐。
用法用量： 煎服，5~9g，不宜久煎。

生姜（发散风寒药）

别名：姜皮、姜、姜根、百辣云。

科目：姜科。

性味：辛，温。归肺、脾、胃经。

宜忌：热盛及阴虚内热者忌服。

药用部位：新鲜根茎。

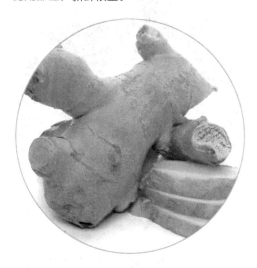

成品选鉴：本品呈不规则块状，略扁，有指状分枝，表面黄褐色，有环节，分枝顶端有茎痕。质脆，易折断，断面浅黄色，气香特异，味辛辣。

主产地：我国各地均有。

采集：秋冬二季采挖，除去须根和泥沙，切片生用。

功能主治：解表散寒，温中止呕，温肺止咳。用于风寒感冒，脾胃寒证，胃寒呕吐，肺寒咳嗽。

用法用量：煎服，3～9g，或捣汁服用。外用：捣敷，擦患处或炒热熨。

千金秘方：桂枝汤

药方：桂枝9g、芍药9g、甘草6g、生姜9g、大枣3g。

制法：水煎服。

功用：解肌发表，调和营卫。

细辛（发散风寒药）

别名：细草、少辛、独叶草。

科目：马兜铃科。

性味：辛，温。有小毒。归肺、肾、心经。

宜忌：阳虚阳亢头痛、肺燥伤阴干咳者忌用。

药用部位：全草。

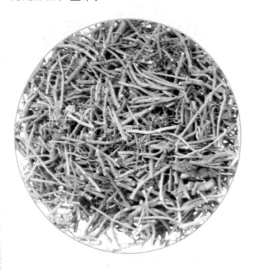

成品选鉴：本品表面灰黄色，平滑或有纵皱纹，质脆，易折断，断面黄白色。有的可见花果，花钟形，暗紫色，果实半球形。气辛香，味辛辣、麻舌。

主产地：东北地区以及山西、河南、山东等地。

采集：夏季果熟期或初秋采挖，除去泥沙阴干，切断生用。

功能主治：解表散寒，祛风止痛，通窍，温肺化饮。用于风寒感冒；头痛，牙痛，风湿痹痛；鼻渊；肺寒喘咳。

用法用量：煎服，1～3g；散剂每次服0.5～1g。

千金秘方：麻黄细辛附子汤

药方：麻黄6g、附子9g、细辛3g。

制法：水煎服。

功用：助阳解表。

菊花（发散风热药）

别名：甘菊、药菊、甜菊花、真菊。

科目：菊科。

性味：辛、甘、苦，微寒。归肺、肝经。

宜忌：气虚胃寒、食少泄泻者宜少用。

药用部位：干燥的头状花序。

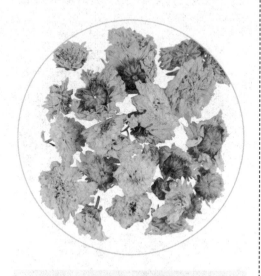

成品选鉴：本品总苞由4～5层苞片组成，外表面无毛。黄色舌状花，皱缩卷曲；管状花多数，深黄色。干燥后体轻，气芳香，味苦。

主产地：我国大部分地区均有栽培。

采集：9～11月花盛开时分批采收，阴干或焙干，或熏蒸后晒干生用。

功能主治：疏散风热，平抑肝阳，清肝明目，清热解毒。用于风热感冒，温病初起；肝阳上亢；目赤昏花；疮痈肿毒等。

用法用量：煎服，5～9g。疏散风热宜用黄菊花，平肝、清肝明目宜用白菊花。

千金秘方：羚角钩藤汤

药方：生甘草3g、双钩藤9g、霜桑叶6g、菊花9g、鲜生地15g、生白芍9g、川贝母12g、淡竹茹15g（鲜刮）、茯神9g、羚角4.5g。

制法：水煎服。

功用：凉肝息风，增液舒筋。

升麻（发散风热药）

别名：龙眼根、窟窿牙根。

科目：毛茛科。

性味：辛、微甘、微寒。归肺、脾、胃、大肠经。

宜忌：麻疹已发透、阴虚火旺和阴虚阳亢者谨慎食用。

药用部位：干燥的根茎。

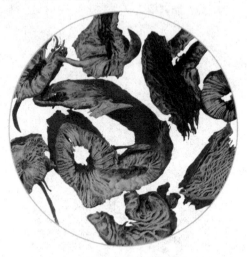

成品选鉴：本品表面黑褐色或棕褐色，粗糙不平，有须根痕。体轻，质坚硬，不易折断，断面黄绿色或淡黄白色，纤维性，有裂隙。气微，味微苦而涩。

主产地：辽宁、吉林、黑龙江、河北。

采集：秋季采挖，除去泥沙，晒至须根干时用火燎去，或除去须根，晒干后切片，生的用火或蜜炙用。

功能主治：解表透疹，清热解毒，升举阳气。用于外感表证；麻疹不透；齿痛口疮，咽喉肿痛，温毒发斑；气虚下陷，脏器脱垂，崩漏下血。

用法用量：煎服3～9g。发表透疹、清热解毒适宜生用，升阳举陷适宜外用炙法。

千金秘方：升麻葛根汤

药方：升麻300g、芍药300g、甘草300g、葛根450g。

制法：研磨后每服取9g，水煎服。

功用：解肌透疹。

葛根（发散风热药）

别名：甘葛、葛子根、粉葛、黄葛根。

科目：豆科。

性味：甘、辛，凉。归脾、胃经。

宜忌：胃寒者慎用。

药用部位：干燥的根。

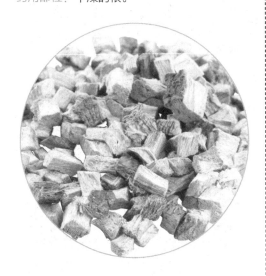

成品选鉴：本品呈纵切的长方形厚片或小方块，外皮淡棕色，有纵皱纹，粗糙。切面黄白色，纹理不明显。质韧，纤维性强。无臭，味微甜。

主产地：湖南、河南、广东、浙江、四川。

采集：秋冬二季采挖，用硫黄熏后，稍干后截段或再纵切两半，干燥后用火煨用。

功能主治：解肌退热，透疹，生津止渴，升阳止泻。用于表证发热，项背强痛；麻疹不透；热病口渴；热泻热痢，脾虚泄泻。

用法用量：煎服，9～15g。解肌退热、透疹、生津宜生用，升阳止泻宜煨用。

千金秘方：柴葛解肌汤

药方：柴胡6g、葛根6g、黄芩6g、赤芍6g、贝母6g、甘草3g、知母5g、生地9g、丹皮3g。

制法：水煎服。

功用：解肌清热。

薄荷（发散风热药）

别名：银丹草、生阳莱、夜息花。

科目：唇形科。

性味：辛，凉。归肺、肝经。

宜忌：体虚多汗者不宜使用。

药用部位：干燥的地上部分。

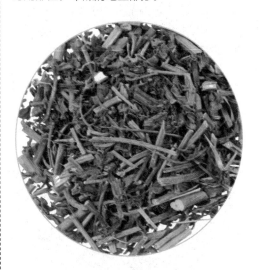

成品选鉴：干燥全草，茎呈方柱形，黄褐色带紫，或绿色，质脆，易折断，断面类白色，中空；叶有白色绒毛。以身干、无根、叶多、色绿、气味浓者为佳。

主产地：江苏、浙江、湖南。

采集：夏秋二季茎叶茂盛或花开至三轮时晴天采割，晒干或阴干，切断生用。

功能主治：疏风散热，清利头目，利咽透疹，疏肝行气。用于风热感冒，温病初起，头痛眩晕，目赤多泪，咽喉肿痛；麻疹不透；肝郁气滞。

用法用量：煎服，3～6g；宜后下。薄荷叶长于发汗解表，薄荷梗偏于行气和中。

千金秘方：银翘散

药方：连翘30g、金银花30g、桔梗18g、薄荷18g、竹叶12g、生甘草15g、介穗12g、淡豆豉15g、牛蒡子18g。

制法：水煎服。

功用：辛凉透表，清热解毒。

夏枯草（清热泻火药）

别名：地牯牛、麦夏枯、铁色草、灯笼头、六月干、白花草。

科目：唇形科。

性味：辛、苦，寒。归肝、胆经。

宜忌：脾胃寒弱者慎用。

药用部位：干燥的果穗。

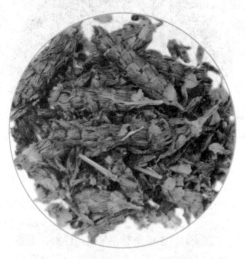

成品选鉴：本品呈棕色至棕红色，干燥果穗呈长圆柱形或宝塔形。全穗由数轮苞片组成，外表面有白毛。果实呈棕色，卵圆形，尖端有白色突起。体轻质脆，微有清香气，味淡。

主产地：江苏、浙江、安徽、河南。

采集：夏季果穗呈棕红色时采收，除去杂质晒干，生用。

功能主治：清热泻火，明目，散结消肿。用于目赤肿痛，头痛眩晕；瘰疬，瘿瘤；乳痈肿痛。

用法用量：煎服，9～15g；或熬膏服。

千金秘方：夏枯草汤

药方：夏枯草9～30g。

制法：水煎服。

功用：清热泻火。

决明子（清热泻火药）

别名：草决明、野青豆、羊角豆、狗尿豆、猪屎蓝豆。

科目：豆科。

性味：甘、苦、咸，微寒。归肝、大肠经。

宜忌：气虚便溏者不宜用。

药用部位：干燥成熟的种子。

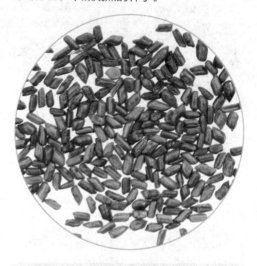

成品选鉴：本品两端平行倾斜，形似马蹄。表面绿棕色或暗棕色，平滑有光泽，背腹两侧各有一条突起的线性凹纹。质坚硬，味微苦。小决明子为短圆柱形，两端平行倾斜。

主产地：安徽、广西、四川、浙江、广东。

采集：秋季采收成熟果实晒干，打下种子，除去杂质，生用或炒用。

功能主治：清热明目，润肠通便。用于目赤肿痛，畏光多泪，目暗不明；头痛，眩晕；肠燥便秘。

用法用量：煎服，10～15g。用于润肠通便，不宜久煎。

千金秘方：杞菊决明子茶

药方：枸杞子10g、菊花3g、决明子20g。

制法：沸水泡开后服用。

功用：清肝泻火，滋阴明目，降压降脂。

竹叶（清热泻火药）

科目：禾本科。

性味：甘、辛、淡、寒。归心、胃、小肠经。

宜忌：阴虚火旺、骨蒸潮热者忌用。

药用部位：其卷而未放的幼叶，称竹叶卷心。

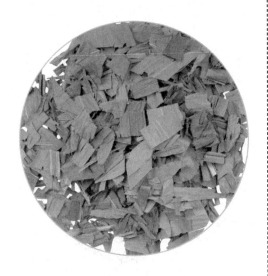

成品选鉴：竹叶呈狭披针形，先端渐尖，基部钝形，叶面深绿色，无毛，背面色较淡，基部有微毛；质薄而较脆。气弱，味淡。以色绿、完整、无枝梗者为佳。

主产地：长江流域各省。

采集：随时可采，宜用鲜品。

功能主治：清热泻火，除烦，生津，利尿。用于热病烦渴，咳逆吐衄，面赤，小便短赤，口糜舌疮。

用法用量：煎服，6～15g；鲜品15～30g。

千金秘方：竹叶石膏汤

药方：竹叶6g、石膏50g、半夏9g、粳米10g、人参6g、甘草6g、麦冬20g。

制法：煮米熟汤成，去米，每天3次。

功用：清热生津，益气和胃。

天花粉（清热泻火药）

别名：花粉、屎瓜根、栝楼根、蒌粉。

科目：葫芦科。

性味：甘、微苦、微寒。归肺、胃经。

宜忌：不宜与乌头类药材同用。

药用部位：干燥的根。

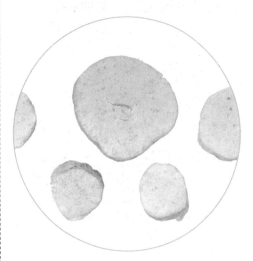

成品选鉴：本品呈纺锤形或瓣块状，表面黄白色或淡棕黄色；质坚实，断面白色或淡黄色，富粉性，可见黄色条纹状木质部。无臭，味微苦。

主产地：全国各地均产，河南安阳一带质量较好。

采集：秋冬二季采挖，洗净后除去外皮，切厚片，可鲜用或干燥用。

功能主治：清热泻火，生津止渴，消肿排脓。用于热病烦渴，肺热燥咳，内热消渴，疮疡肿毒。

用法用量：煎服，10～15g。

千金秘方：鲜方活命饮

药方：白芷3g、贝母6g、防风6g、赤芍6g、当归6g、甘草6g、皂角6g、陈皮9g、天花粉6g、乳香6g、没药6g、金银花9g、穿山甲6g。

制法：水煎服。

功用：清热解毒，消肿溃坚，活血止痛。

金银花（清热解毒药）

别名：金银藤、通灵草、银花秧、右旋藤、千金藤、忍寒草。

科目：忍冬科。

性味：甘，寒。归肺、心、胃经。

宜忌：脾胃虚寒及气虚者忌用。

药用部位：干燥的花蕾或带初开的花。

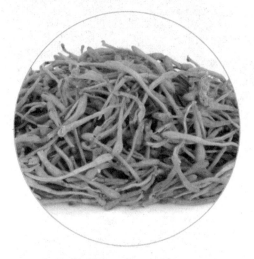

成品选鉴：本品呈棒状，上粗下细，略弯曲，表面黄白色或绿白色，密被短柔毛。偶见叶状苞片，花萼绿色，开放者呈花冠筒状，子房无毛，气清香，味淡微苦。

主产地：河南、山东等地。

采集：夏初花开放前采摘，阴干，生用、炒用或制成露剂使用，清热解毒，疏散风热。

功能主治：用于痈肿疔疮，外感风热，温病初起，热毒血痢。

用法用量：煎服，6～15g。疏风散热、清泄里热以生品为佳；炒炭宜用于热毒血痢；露剂多用于暑热烦渴。

千金秘方：银翘散。

药方：连翘50g、金银花50g、苦桔梗30g、薄荷30g、竹叶20g、生甘草25g、荆芥穗20g、淡豆豉25g、牛蒡子30g。

制法：上杵为散，每服30g，鲜苇根汤煎服。

功用：辛凉透表，温病初起，但热不恶寒而渴者。

蒲公英（清热解毒药）

别名：蒲公草、食用蒲公英、尿床草、西洋蒲。

科目：菊科。

性味：苦、甘，寒。归肝、胃经。

宜忌：用量过大，可致腹泻。

药用部位：干燥的全草。

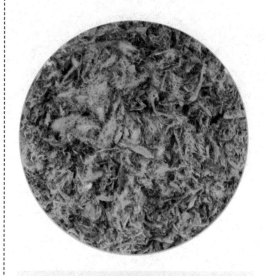

成品选鉴：本品呈皱缩卷曲的团块。叶多皱缩破碎，绿褐色或暗灰色；花冠黄褐色或淡黄白色；有的可见具有白色冠毛的长椭圆形瘦果。气微，味微苦。

主产地：全国各地均有分布。

采集：夏至秋季花初开时采挖，除去杂质洗净，切断晒干，鲜用或生用。

功能主治：清热解毒，消肿散结，利湿通淋。用于痈肿疔毒，乳痈内痈；热淋涩痛，湿热黄疸。

用法用量：煎服，9～15g。外用鲜品适量捣敷或煎汤熏洗患处。

千金秘方：蒲公英桔梗汤

药方：蒲公英60g、桔梗10g。

制法：水煎服。

功用：清热解毒，消散痈肿。

黄连（清热燥湿药）

别名：王连、支连。

科目：毛茛科。

性味：苦寒。归心、脾、胃、胆、大肠经。

宜忌：脾胃虚寒者忌用；阴虚津伤者慎用。

药用部位：干燥的根茎。

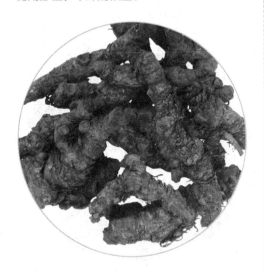

成品选鉴：本品常弯曲，表面灰黄色或黄褐色，粗糙；质硬，断面不整齐，皮部橙红色或暗棕色，木剖鲜黄色或橙黄色，呈放射状排列。气微，味极苦。

主产地：四川、云南、湖北。

采集：秋季采挖，除去须根及泥沙，干燥后生用或清炒、姜汁炙、酒炙、吴茱萸水炙用。

功能主治：清热燥湿，泻火解毒。用于湿热痞满，呕吐吞酸；湿热泻痢；高热神昏，心烦不寐，血热吐衄；目赤牙痛，消渴；外治湿疹，湿疮，耳道流脓。

用法用量：煎服，3～5g。外用适量。

千金秘方：黄连解毒汤

药方：黄连9g、黄芩6g、黄柏6g、栀子9g。

制法：水煎服。

功用：泻火解毒。

龙胆草（清热燥湿药）

别名：水龙胆、地胆草、草龙胆、四叶胆。

科目：龙胆科。

性味：苦，寒。归肝、胆经。

宜忌：脾胃寒者不宜用，阴虚津伤者慎用。

药用部位：干燥的根及根茎。

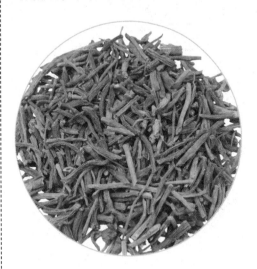

成品选鉴：本品呈不规则的段，黄白色或淡黄棕色，切面中心有隐现的经脉点，有裂隙。质脆，易折断，断面略平坦。气微，味甚苦。

主产地：各地均有分布，以东北产量最大。

采集：春秋二季采挖，洗净晒干，切段生用。

功能主治：清热燥湿，泻肝胆火。用于湿热黄疸，阴肿阴痒，带下，筋痿阴汗，湿疹瘙痒，小便淋浊；肝火头痛，目赤耳聋，胁痛口苦；惊风抽搐。

用法用量：煎服，3～6g。

千金秘方：龙胆泻肝汤

药方：龙胆草6g、黄芩9g、栀子9g、泽泻12g、木通6g、当归9g、生地黄9g、柴胡6g、生甘草6g、车前子9g。

制法：水煎服。

功用：清泻肝胆实火，清利肝经湿热。

紫草（清热凉血药）

别名：硬紫草、紫丹、地血、红条紫草蓢、大紫草。

科目：紫草科。

性味：甘、咸，寒。归心、肝经。

宜忌：本品性寒而滑腻，脾虚便溏者忌服。

药用部位：干燥的根。

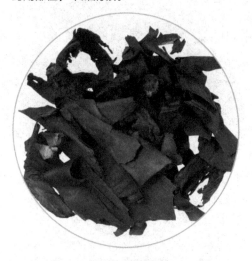

成品选鉴：本品表面紫红色或紫褐色，皮部疏松易剥落。体软，质松软，易折断，断面呈黄色或黄白色。气特异，味苦涩。以条粗长、肥大、色紫、皮厚、木心小者为佳。

主产地：辽宁、湖南、河北、新疆。

采集：春秋二季采挖，除去泥沙，干燥，生用。

功能主治：清热凉血，活血，解毒透疹。用于温病血热毒盛，斑疹紫黑，麻疹不透；疮疡，湿疹，水火烫伤。

用法用量：煎服，5～10g。外用适量，熬膏或用植物油浸泡涂搽。

千金秘方：治血淋

药方：紫草、连翘、车前子各等份。

制法：水煎服。

功用：清热，滋阴补血。

玄参（清热凉血药）

别名：逐马、野脂麻、元参、重台、正马、玄台。

科目：玄参科。

性味：甘、苦、咸，微寒。归肺、胃、肾经。

宜忌：脾胃虚寒、食少便溏者不宜服用，反藜芦。

药用部位：干燥的根。

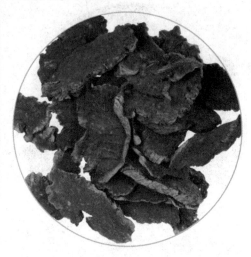

成品选鉴：根类圆柱形，表面灰黄色或灰褐色，有不规则的纹路。质坚实，不易折断，断面黑色，微有光泽。闻起来像焦糖。

主产地：长江流域及广西、福建等地。

采集：冬季茎叶枯萎时采挖，除去根茎、幼芽、须根及泥沙，晒或烘至半干，堆放3～6天，反复数次至干燥后生用。

功能主治：清热凉血，泻火解毒，滋阴。用于温邪入营，内陷心包，温毒发斑；热病上瘾，津伤便秘；目赤咽痛，瘰疬，白喉，痈肿疮毒。

用法用量：煎服，10～15g。

千金秘方：清营汤

药方：玄参9g、竹叶心3g、麦冬9g、丹参6g、黄连5g、金银花9g、连翘6g、水牛角30g、生地黄15g。

制法：作汤剂，水牛角片先煎，后下余药。

功用：清营解毒，透热养阴。

赤芍（清热凉血药）

别名：红芍药、木芍药、臭牡丹根、川赤药、草芍药。

科目：毛茛科。

性味：苦，寒。归肺经。

宜忌：脾虚泄泻者及孕妇忌用。

药用部位：干燥的根。

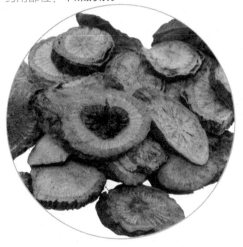

成品选鉴：本品近圆形或椭圆形的薄片，类白色或淡红棕色，片面平滑，有明显的环纹和放射状纹理，周边淡棕红色或类白色，有皱纹，质坚脆，气微，味微苦、微酸。

主产地：以东北、华北产量大，质量好。

采集：秋季果实成熟、宿萼呈红色或橙红色时采收，干燥。

功能主治：清热解毒，利咽化痰，利尿通淋。用于咽痛音哑，痰热咳嗽；小便不利，热淋涩痛。

用法用量：煎服，5~9g。外用适量，捣敷患处。

千金秘方：芍药汤

药方：芍药30g、当归15g、黄连15g、槟榔6g、木香6g、甘草6g、大黄9g、黄芩15g、官桂5g。

制法：水煎服。

功用：清热燥湿，调气和血。

青蒿（清虚热药）

别名：草蒿、茵陈蒿、邪蒿、香蒿。

科目：菊科。

性味：苦、辛，寒。归肝、胆经。

宜忌：脾胃虚弱、肠滑泄泻者忌服。

药用部位：干燥的地上部分。

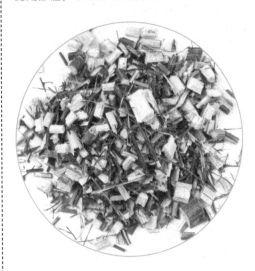

成品选鉴：本品表面黄绿色或棕黄色，有纵棱线；质略硬，易折断，断面中部有髓。叶暗绿色或棕绿色，卷缩，两面被短毛。气香特异，味微苦。以色绿、叶多、香气浓者为佳。

主产地：全国大部分地区均有分布。

采集：夏秋季花将开时采割，除去老茎，鲜用或阴干后切段生用。

功能主治：清透虚热，凉血除蒸，解暑，截疟。用于温邪伤阴，夜热早凉，阴虚发热，痨热骨蒸；暑热外感，发热口渴；疟疾寒热。

用法用量：煎服，6~13g，不宜久煎，或用鲜的绞汁服。

千金秘方：青蒿鳖甲汤

药方：青蒿6g、鳖甲15g、细生地12g、知母6g、丹皮9g。

制法：水煎服。

功用：养阴透热。

🔍 补虚健体药

人参（补气药）

别名：棒槌、百尺杆、地精、血精、黄参。

科目：五加科。

性味：甘、微苦，平。归肺、脾、心经。

宜忌：不宜与藜芦同用。

药用部位：根。

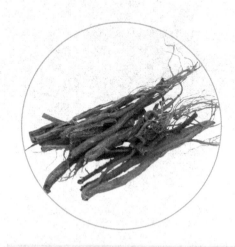

成品选鉴：主根呈纺锤形或圆柱形，表面灰黄色，有疏浅断续的粗横纹及明显的纵皱，下部有支根2～3条，并有多数细长的须根，质较硬，香气特异，味微苦、甘。

主产地：吉林、辽宁、黑龙江等地。

采集：园参一般应栽培6～7年后收获。鲜参洗净后干燥者称"生晒参"；蒸制后干燥者称"红参"；加工断下的细根称"参须"。山参经晒干称"生晒山参"。切片或粉碎用。

功能主治：大补元气，补脾益肺，生津安神。用于元气虚脱证；肺脾心肾气虚证等。

用法用量：煎服3～19g；虚脱证可用15～30g。宜文火另煎，分次兑服。野山参研末吞服，每次2g，日服2次。

干金秘方：四君子汤

药方：人参9g、白术9g、茯苓9g、甘草6g。

制法：水煎服。

功用：益气健脾。

黄芪（补气药）

别名：棉芪、黄耆、百本、百药棉、蜀脂、独椹。

科目：豆科。

性味：甘，微温。归脾、肺经。

宜忌：表实邪盛、气滞湿阻、食积停滞患者忌服。

药用部位：根。

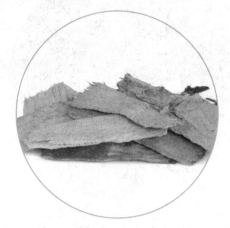

成品选鉴：本品类圆形或椭圆形厚片，表面黄白色，气微，味苦，嚼之有豆腥气味。炙黄芪表面深黄色，质较脆，略带黏性，有蜜香气，味甜。

主产地：内蒙古、山西、黑龙江等地。

采集：春秋二季采挖，除去须根及根头，晒干，切片，生用或蜜炙用。

功能主治：健脾补中，升阳举陷，益卫固表，利尿，托毒生肌。用于脾气虚证；肺气虚证；气虚自汗证；气血亏虚，疮疡难溃难腐或溃久难敛。

用法用量：煎服，9～30g。蜜炙可增强补中益气作用。

干金秘方：保元汤

药方：黄芪9g、人参3g、炙甘草3、肉桂1.5g。

制法：加一片生姜，水煎服。

功用：益气补阳。

白术（补气药）

别名：于术、冬白术、浙术、吴术、桴蓟、杨桴。

科目：菊科。

性味：甘、苦，温。归脾、胃经。

宜忌：本品性偏温燥，热病伤津及阴虚燥渴者不宜。

药用部位：根茎。

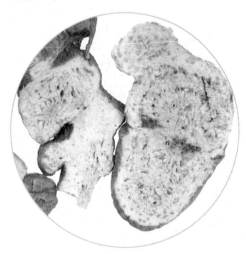

成品选鉴：本品呈不规则厚片，表面黄白色或淡黄棕色，粗糙不平，中间颜色较深。质坚实，气清香，味甘、微辛，嚼之略带黏性。

主产地：浙江、湖北、湖南等地。

采集：冬季采收，烘干或晒干，除去须根，切厚片，生用或土炒、麸炒用。

功能主治：健脾益气，燥湿利尿，止汗，安胎。用于脾气虚证，气虚自汗，胎动不安。

用法用量：6～12g。炒用可增强补气、健脾、止泻作用。

千金秘方：参苓白术散

药方：莲子肉500g、薏苡仁500g、缩砂仁500g、白扁豆750g、白茯苓1000g、人参1000g、甘草1000g、白术1000g、山药1000g。

制法：研为细末，每服6g，枣汤服下。

功用：益气健脾，渗湿止泻。

甘草（补气药）

别名：甜草、美草、甜根子、棒草、灵通。

科目：豆科。

性味：甘，平。归心、肺、脾、胃经。

宜忌：湿渗胀满、水肿者不宜用。

药用部位：根及根茎。

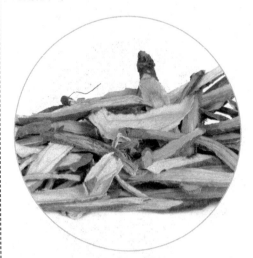

成品选鉴：根呈圆柱形，有的有分枝，上端较粗，略扭曲，表面淡棕黄色至淡棕褐色，栓皮易剥落而露出黄白色皮部，有的可见网状纤维束。气微，味微甜，有豆腥味。

主产地：内蒙古、新疆、甘肃等地。

采集：春秋二季采挖，以秋采者为佳。除去须根，晒干，切厚片，生用或蜜炙用。

功能主治：补脾益气，祛痰止咳，缓急止痛，清热解毒。用于心气不足，脉结代，心动悸；脾气虚证；咳喘；脘腹，四肢挛急疼痛；热毒疮疡，咽喉肿痛及药物、食物中毒。

用法用量：煎服，1.5～9g。生用性微寒，可清热解毒；蜜炙药性微温，补益心脾，润肺止咳。

千金秘方：补中益气汤

药方：黄芪18g、甘草9g、人参6g、当归3g、橘皮6g、升麻6g、柴胡6g、白术9g。

制法：水煎服。

功用：补中益气，升阳举陷。

巴戟天（补阳药）

别名：巴戟、兔子肠。

科目：茜草科。

性味：辛、甘、微温。归肾、肝经。

宜忌：阴虚火旺及有热者不宜服。

药用部位：根。

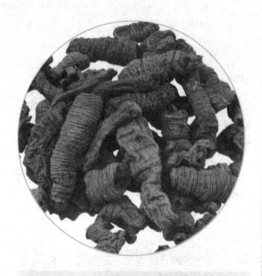

成品选鉴：本品呈扁圆柱形或圆柱形，表面灰黄色或灰黄棕色，有的微带紫色，有纵皱及深陷的横纹，质坚韧，折断面不平，淡紫色，气微，味苦，略涩。

主产地：广东、广西、福建、江西、四川。

采集：全年均可采挖。除去须根，略晒，压扁晒干。用时润透或蒸过，除去木质心，切片或盐水炒用。

功能主治：补肾助阳，祛风除湿。用于肾阳虚阳痿，宫冷不孕，小便频数；风湿腰膝疼痛及肾虚腰膝酸软无力。

用法用量：水煎服，5～15g。

千金秘方：地黄饮

药方：远志15g、巴戟天15g、山茱萸15g、石斛15g、肉苁蓉15g、附子15g、五味子15g、官桂15g、白茯苓15g、麦冬15g、菖蒲15g、熟干地黄12g。

制法：加姜、枣，水煎服。

功用：滋肾阴，补肾阳，开窍化痰。

杜仲（补阳药）

别名：扯丝皮、丝绵皮、木棉、石思仙、丝楝树皮。

科目：杜仲科。

性味：甘，温。归肝、肾经。

宜忌：炒用效果好，阴虚火旺者慎用。

药用部位：树皮。

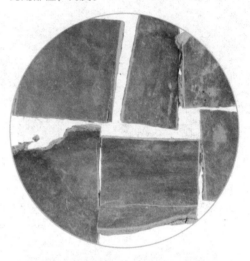

成品选鉴：本品呈小方块或丝状，外表淡棕色或淡灰褐色，粗糙，易折断，断面有细密银白色富弹性的橡胶丝相连，气微，味略苦。

主产地：四川、云南、贵州、湖北。

采集：4～6月采收，去粗皮堆置"发汗"至内皮呈紫褐色，晒干。生用或盐水炒用。

功能主治：补肝肾，强筋骨，安胎。用于肾虚腰痛及各种腰痛，筋骨无力；妊娠漏血，胎动不安或习惯堕胎。

用法用量：煎服，10～15g。

千金秘方：左归丸

药方：熟地黄240g、山药120g、山茱萸90g、枸杞30g、菟丝子120g、鹿角胶120g、杜仲120g、肉桂60g、当归90g、制附子60～180g。

制法：炼蜜为丸，如梧桐子大，每服6～9g。

功用：温补肾阳，填精益髓。

续断（补阳药）

别名：川断、龙豆、属折、接骨。
科目：川续断科。
性味：苦、辛，微温。归肝、肾经。
宜忌：风湿热痹者忌服。
药用部位：干燥根。

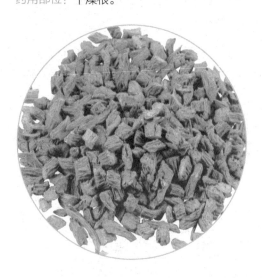

成品选鉴：为类圆形或椭圆形薄片，皮部墨绿色或棕色，木部灰黄色或黄褐色，气微，味苦、微甜而后涩。

主产地：四川、湖北、湖南、贵州、云南、陕西。
采集：秋季采挖，除去根头及须根，用微火烘至半干堆置"发汗"后再烘干，切片用。
功能主治：补益肝肾，强筋健骨，止血安胎，疗伤续折。用于阳痿不举，遗精遗尿，腰膝酸痛，寒湿痹痛，崩漏下血，胎动不安；跌打损伤，筋伤骨折。
用法用量：煎服，9～15g；或入丸、散。外用适量研末敷；崩漏下血宜炒用。

千金秘方：泰山磐石散
药方：人参3g、黄芪6g、白术6g、炙甘草2g、当归3g、川芎2g、白芍3g、熟地黄3g、川续断3g、糯米6g、黄芩3g、砂仁1.5g。
制法：水煎服。
功用：益气健脾，养血安胎。

补骨脂（补阳药）

别名：胡故子、胡韭子、破故纸、吉故子。
科目：豆科。
性味：苦、辛，温。归肾、脾经。
宜忌：阴虚火旺、大便燥结者忌服。
药用部位：成熟果实。

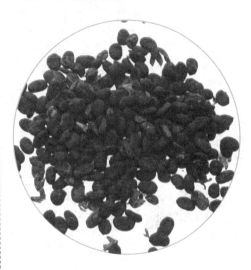

成品选鉴：本品呈肾形、略扁，表面黑褐色或灰褐色，质坚硬，种仁显油性，气味特异，味辛、微苦。

主产地：陕西、河南、山西、江西、安徽等地。
采集：秋季果实成熟时采收，晒干。生用或盐水炙用。
功能主治：补肾壮阳，固精缩尿，温脾止泻，纳气平喘。用于肾虚阳痿，腰膝冷痛；肾虚遗精，遗尿，尿频；脾肾阳虚，五更泄泻；肾不纳气，虚寒喘咳。
用法用量：煎服，5～15g。

千金秘方：七宝美髯丹
药方：赤/白何首乌各500g、赤/白茯苓各500g、当归250g、枸杞250g、牛膝250g、菟丝子250g、补骨脂120g。
制法：碾末，炼蜜为丸，每丸10g，淡盐水服用，早晚各1丸。
功用：补益肝肾，乌发壮骨。

当归（补血药）

别名：干归、文无、白蕲。

科目：伞形科。

性味：甘、辛，温。归肝、心、脾经。

宜忌：湿阻中满及大便溏泄者慎服。

药用部位：根。

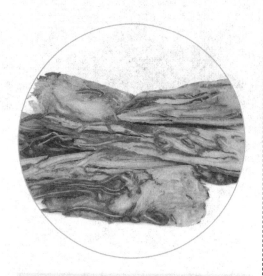

成品选鉴：根头及主根粗短，略呈圆柱形，多弯曲，长短不等，表面黄棕色或棕褐色，质坚硬，香气浓郁，味甜、辛，微苦。以主根粗长、油润、外皮棕褐色、肉质饱满、断面黄白色、香气浓者为佳。

主产地：甘肃、山西、四川、云南、湖北。

采集：秋末采挖，除尽芦头、须根，待水分稍行蒸发后，按大小粗细分别捆成小把，用微火缓缓熏干或用硫黄烟熏。

功能主治：补血调经，活血止痛，润肠通便。用于血虚诸证；血虚血淤之月经不调、闭经、痛经；虚寒性腹痛，跌打损伤；血虚肠燥便秘。

用法用量：煎服5～15g。

千金秘方：当归补血汤

药方：黄芪30g、当归6g。

制法：水煎服。

功用：补气生血。

熟地黄（补血药）

别名：原生地、干生地。

科目：玄参科。

性味：甘，微温。归肝、肾经。

宜忌：气滞痰多、脘腹疼痛、食少便溏者忌服。

药用部位：块根，经加工炮制而成。

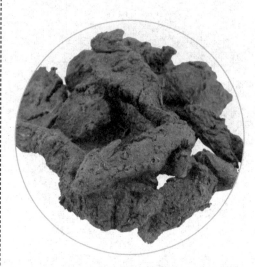

成品选鉴：本品呈不规则的块状，内外均呈漆黑色，有光泽，外表皱缩不平。断面滋润，中心部可见光亮的油脂状块，黏性大，质柔软，味甜，以块根肥大、软润、内外乌黑有光泽者为佳。

主产地：湖南、湖北、四川、安徽、山东等地。

采集：通常以酒、砂仁、陈皮为辅料经反复蒸晒，至内外色黑油润，质地柔软黏腻。切片用，或炒炭用。

功能主治：补血养阴，填精益髓。用于血虚诸证；肝肾阴虚诸证。

用法用量：煎服，10～30g。

千金秘方：四物汤

药方：当归9g、川芎6g、白芍6g、熟地黄12g。

制法：水煎服。

功用：补血调血。

百合（补阴药）

别名：白百合、蒜脑、中庭、中逢花、夜合花。
科目：百合科。
性味：甘，微寒。归肺、心、胃经。
宜忌：风寒咳嗽、虚寒出血、脾胃不佳者忌食。
药用部位：肉质鳞叶。

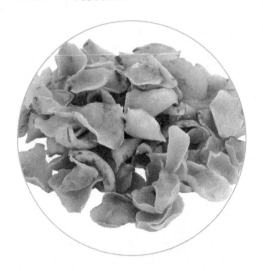

成品选鉴：鳞叶呈长椭圆形，顶端尖，基部较宽，微波状，向内卷曲。表面白色或淡黄色，光滑半透明，质硬而脆，易折断，断面平坦，角质样，无臭，味微苦。

主产地：湖南、浙江产者为多。
采集：秋季采挖。洗净，剥去鳞叶，置沸水中略烫，干燥，生用或蜜炙用。
功能主治：养阴润肺，清心安神。用于肺阴虚证；阴虚有热之失眠，心悸，百合病，心肺阴虚内热证。
用法用量：煎服，6～12g。蜜炙可增加润肺作用。

千金秘方：百合固金汤
药方：熟地9g、生地9g、当归9g、白芍6g、甘草3g、桔梗6g、玄参3g、贝母6g、麦冬9g、百合12g。
制法：水煎服。
功用：滋养肺肾，止咳化痰。

麦冬（补阴药）

别名：麦门冬、沿阶草、书带草。
科目：百合科。
性味：甘、微苦，微寒。归胃、肺、心经。
宜忌：脾胃虚寒泄泻、胃有痰饮湿浊及暴感风寒、咳嗽者忌服。
药用部位：块根。

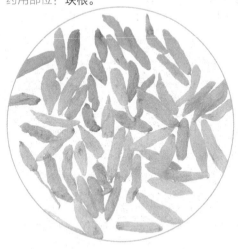

成品选鉴：本品呈纺锤形，两头钝尖，半透明，有不规则的纵皱纹。未干透时，质较柔韧，干后质坚硬。折断面黄白色，角质状。气微香，味微甜。

主产地：四川、浙江、江苏等地。
采集：夏季采挖，反复暴晒、堆置，至七八成干，除去须根，干燥，打破生用。
功能主治：养阴生津，润肺清心。用于阴虚肺燥，干咳、燥咳，劳热咳血；胃阴虚证之口干舌燥，纳呆；阴虚肠燥，大便秘结；心阴虚证。
用法用量：煎服，6～12g。

千金秘方：生脉饮
药方：人参9g、麦冬9g、五味子6g。
制法：水煎服。
功用：益气生津，敛阴止汗。

家庭常用医疗常识

枸杞

别名：枸茄茄、枸地芽、甜菜子、狗奶子、枸杞果。

科目：茄科。

性味：甘，平。归肝、肾经。

宜忌：外邪实热、脾虚有湿及泄泻者忌服。

药用部位：成熟果实。

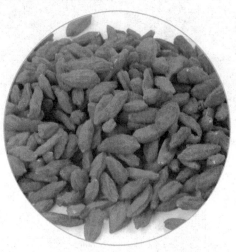

成品选鉴：本品呈长卵形或椭圆形、略扁，表面鲜红色或暗红色，微有光泽，果皮柔韧，皱缩，果肉厚，柔润而有黏性，气微，味甜、微酸。以粒大、色红、肉厚、质柔润、籽少、味甜者为佳。

主产地：宁夏、甘肃、新疆等地。

采集：夏秋二季果实呈橙红色时采收，晾至皮皱后，再晒至外皮干硬，果肉柔软，生用。

功能主治：滋补肝肾，益精明目。用于肝肾阴虚及早衰证。

用法用量：煎服6～12g。

千金秘方：暖肝煎

药方：当归6g、枸杞9g、小茴香6g、肉桂3g、乌药6g、沉香3g、茯苓6g。

制法：生姜三、五片，水煎服。

功用：温补肝肾，行气止痛。

玉竹（补阴药）

别名：山包米、尾参、萎香、连竹。

科目：百合科。

性味：甘，微寒。归肺、胃经。

宜忌：痰湿气滞者忌服；脾虚便溏者慎服。

药用部位：根茎。

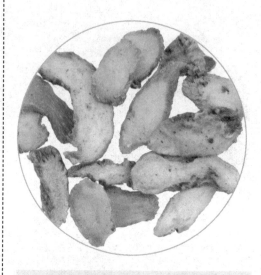

成品选鉴：本品呈圆柱形，有的有分枝，表面黄白色至土黄色，有细纵皱纹。质柔韧，有时干脆，易折断，断面黄白色，颗粒状。气微，味甜，有黏性。

主产地：湖南、河南、江苏等地。

采集：秋季采挖，洗净，晒至柔软后，反复揉搓，晾晒至无硬心，晒干；或蒸透后，揉至半透明，晒干，切厚片或段用。

功能主治：养阴润燥，生津止渴。用于肺阴虚证，胃阴虚证。

用法用量：煎服，6～12g。

千金秘方：益胃汤

药方：沙参9g、麦冬15g、玉竹15g、细生地15g、冰糖3g。

制法：水煎两次分服。

功用：养阴益胃。

黄精（补阴药）

别名：老虎姜、鸡头参。

科目：百合科。

性味：甘，平。归脾、肺、肾经。

宜忌：痰湿痞满气滞者忌服。

药用部位：根茎。

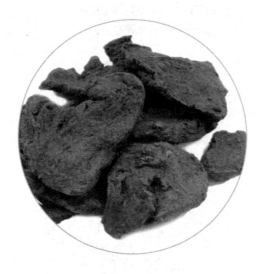

成品选鉴：本品呈结节状，一端粗，类圆盘状；一端渐细，类圆柱状，常有短分枝，表面黄棕色，有的半透明，有皱纹。质硬脆或稍柔韧，易折断，断面黄白色，颗粒状。气微，味微甜。

主产地：河北、山西、云南、贵州、广西。

采集：春秋二季采挖，洗净，置沸水中略烫或蒸至透心，干燥，切厚片用。

功能主治：补气养阴，健脾，润肺，益肾。用于阴虚肺燥，干咳少痰及肺肾阴虚的劳咳久咳；脾虚阴伤证；肾精亏虚。

用法用量：煎服9～15g。

千金秘方：黄精膏

药方：黄精适量。

制法：熬制膏，温水冲调后服用。

功用：补益肾精，延缓衰老。

黑芝麻（补阴药）

别名：胡麻、油麻、巨胜、脂麻。

科目：芝麻科。

性味：甘，平。归肝、肾、大肠经。

宜忌：慢性肠炎、便溏腹泻者忌食。

药用部位：成熟种子。

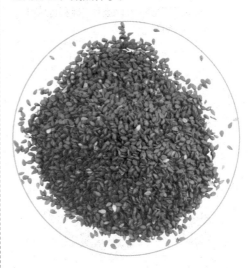

成品选鉴：本品呈扁卵圆形，一端钝圆，另端尖，表面黑色，有网状皱纹或不明显，边缘平滑或有凸起的棱线，尖端有圆点状棕色的种脐，种皮膜质。胚乳白色，肉质。气微弱，味淡，压碎后有麻油香气。

主产地：我国各地有栽培。

采集：秋季果实成熟时采收种子，晒干，生用或炒用。

功能主治：补肝肾，润肠燥。用于肾精肝血亏虚所致的早衰诸证；肠燥便秘。

用法用量：煎服，9～15g；或入丸、散剂。

千金秘方：桑麻丸

药方：桑叶、芝麻适量。

制法：炼蜜为丸。

功用：明目养血，清热补虚。

独活（祛风寒湿药）

别名：胡王使者、独摇草、香独活、玉活。

科目：伞形科。

性味：辛、苦，微温。归肾、膀胱经。

宜忌：气血虚而遍身痛及阴虚下体痿弱者禁用。

药用部位：干燥的根。

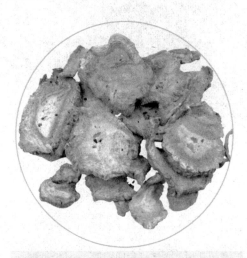

成品选鉴：本品表面粗糙，灰棕色，具有不规则纵皱纹及横纹；质坚硬，断面灰黄白色。香气特异，味苦、辛，微麻舌，以条粗壮、油润、香气浓者为佳。

主产地：四川、湖北、安徽等地。

采集：春初或秋末采挖，除去须根及泥沙后炕至半干，堆置2~3天，发软后再炕至全干，切片生用。

功能主治：祛风湿，止痛，解表。用于风寒湿痹，风寒邪湿表证，少阴头痛。

用法用量：煎服，3~9g。外用，适量。

千金秘方：独活汤

药方：炙甘草6g、羌活9g、防风9g、独活9g、大黄9g、泽泻9g、肉桂9g、当归15g、连翘15g、防己30g、黄柏30g、桃仁30g。

制法：水煎服。

功用：祛风湿，止痹痛。

木瓜（祛风寒湿药）

别名：木瓜实、铁脚梨。

科目：蔷薇科。

性味：酸，温。归肝、脾经。

宜忌：内有郁热、小便短赤者忌服。

药用部位：干燥的近成熟果实。

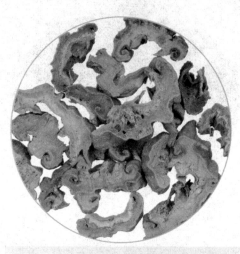

成品选鉴：果实呈长椭圆形或瓠形，表面黄棕色或深黄色，果皮肉质，有白色浆汁。种子多数，椭圆形，外包有多浆、淡黄色的假种皮。

主产地：安徽、四川、湖北、浙江、江西、广东、广西等地。

采集：夏秋二季果实绿黄时采收，置沸水中烫至外皮灰白色，对半纵剖晒干，切片生用。

功能主治：舒筋活络，和胃化湿。用于风湿痹证，脚气水肿，吐泻转筋。

用法用量：煎服，6~9g。

千金秘方：木瓜煎

药方：吴茱萸7.5g、生姜7.5g、木瓜45g。

制法：水煎服。

功用：温香入脾，化湿和胃。

秦艽（祛风湿热药）

别名：大艽、左宁根、秦胶、秦爪。
科目：龙胆科。
性味：辛、苦，平。归胃、肝、胆经。
宜忌：久痛虚羸，溲多、便滑者忌服。
药用部位：干燥的根。

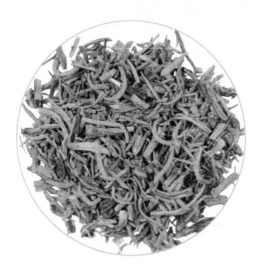

成品选鉴：本品表面灰黄色至棕黄色，有纵向扭曲的沟纹。皮部黄色或黄棕色，木部土黄色至黄色，质硬脆，易折断，断面柔润，味苦涩。

主产地：山西、甘肃、内蒙古、四川。
采集：春、秋二季采挖，除去泥沙，晒软，堆置"发汗"至表面呈红黄色或灰黄色时，摊开晒干，或不经"发汗"直接晒干；小秦艽趁鲜时搓去黑皮，晒干。
功能主治：通络止痛，退虚热，清湿热。用于风湿痹证；骨蒸潮热，疳积发热，湿热黄疸。
用法用量：煎服，3～9g。

千金秘方：秦艽天麻汤
药方：秦艽10～15g、天麻10g、羌活10g、陈皮10g、当归10g、桑枝10～30g、川芎10g、生姜3片、炙甘草5g。
制法：水煎服。
功用：扶正祛邪，通痹止痛。

苍术（化湿药）

别名：青术、仙术、赤术。
科目：菊科。
性味：辛、苦，温。归脾、胃、肝经。
宜忌：阴虚内热、气虚多汗者忌服。
药用部位：干燥的根茎。

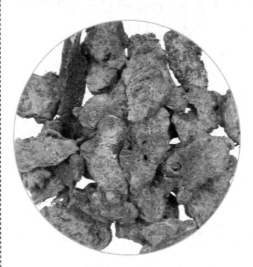

成品选鉴：本品表面灰棕色，有皱纹、横曲纹。质坚实，断面黄白色或灰白色，散有多数橙黄色或棕红色油点。香气特异，味微甘、辛、苦。

主产地：江苏、湖北、河南、山西、辽宁、内蒙古。
采集：春秋二季采挖，晒干切片，生用、麸炒或米泔水炒用。
功能主治：燥湿健脾，祛风散寒。用于湿阻中焦证，风湿痹证，风寒邪湿表证。
用法用量：煎服，5～10g。

千金秘方：白虎加苍术汤
药方：知母18g、甘草6g、石膏50g、苍术9g、粳米9g。
制法：水煎服。
功用：清热祛湿。

利水渗湿药

泽泻（利水消肿药）

别名：水泻、芒芋。

科目：泽泻科。

性味：甘，寒。归肾、膀胱经。

宜忌：肾虚精滑无湿热者禁服。

药用部位：干燥的块茎。

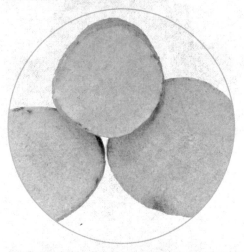

成品选鉴：本品表面黄白色或淡黄棕色，质坚实，断面呈黄白色，有多数细孔。气微，味微苦。以块大、黄白色、光滑、质充实、粉性足者为佳。

主产地：福建、四川、江西等地。

采集：冬季茎叶开始枯萎时采挖，洗净后干燥，除去须根及粗皮，以水润透切片，晒干。麸炒或盐水炒用。

功能主治：利水消肿，渗湿，泄热。用于水肿，小便不利；淋证；遗精。

用法用量：煎服，5~10g。

千金秘方：六味地黄丸

药方：熟地黄24g、山茱萸肉12g、干山药12g、泽泻9g、牡丹皮9g、茯苓9g。

制法：研末，炼蜜为丸，梧桐子大，每服一丸，也可水煎服。

功用：滋补肝肾。

薏苡仁（利水消肿药）

别名：药玉米、水玉米、晚念珠。

科目：禾本科。

性味：甘、淡，凉。归脾、胃、肺经。

宜忌：津液不足者慎用。

药用部位：干燥的成熟种仁。

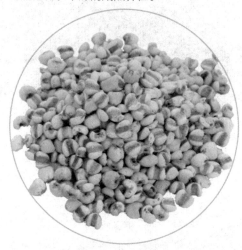

成品选鉴：种仁呈宽卵形或长椭圆形，表面乳白色，气微，味微甜。以粒大充实、色白、无皮碎者为佳。

主产地：福建、河北、辽宁等地。

采集：秋季果实成熟时采割植株晒干，打下果实再次晒干，除去外壳、黄褐色种皮及杂质，收集种仁，生用或炒用。

功能主治：健脾渗湿，除痹止泻。用于水肿，小便不利，脚气；脾虚泄泻；湿痹拘挛。

用法用量：煎服，9~30g。清利湿热宜生用，健脾止泻宜炒用。

千金秘方：三仁汤

药方：杏仁15g、飞滑石18g、厚朴6g、半夏15g、薏苡仁18g、白蔻仁6g、竹叶6g、白通草6g。

制法：水煎服。

功用：宣畅气机，清利湿热。

车前子（利尿通淋药）

别名：车前实、猪耳朵穗子、凤眼前仁。

科目：车前科。

性味：甘，微寒。归肝、肾、肺、小肠经。

宜忌：肾虚遗滑者慎用。

药用部位：干燥的成熟种子。

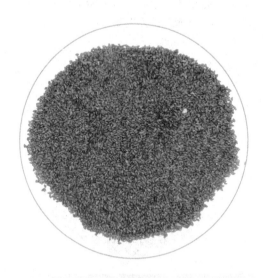

成品选鉴：本品为椭圆形、不规则长圆形或三角状长圆形而扁的细小种子，表面呈黑褐色或黄棕色，遇水有黏滑感，气微，味淡。

主产地：全国各地均有栽培。

采集：夏秋二季种子成熟时采收果穗。晒干后搓出种子，除去杂质，生用或盐水炙用。

功能主治：利尿通淋，渗湿止泻，明目，祛痰。用于淋证，水肿，泄泻；目赤肿痛，目暗昏花，翳障；痰热咳嗽。

用法用量：煎服，9～15g。宜包煎。

千金秘方：易黄汤

药方：山药30g、芡实30g、黄柏6g、白果12g、车前子3g。

制法：水煎服。

功用：固肾止带，清热祛湿。

瞿麦（利尿通淋药）

别名：野麦、石柱花、十样景花。

科目：石竹科。

性味：苦，寒。归心、小肠经。

宜忌：孕妇忌服。

药用部位：干燥的地上部分。

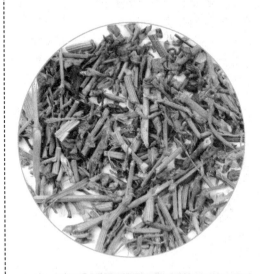

成品选鉴：本品茎中空，质脆易断。气微，味微甜。以青绿色、干燥、无杂草、无根及花未开放者为佳。

主产地：河北、河南、辽宁、江苏。

采集：夏秋二季花果期采割，除去杂质后晒干，切断生用。

功能主治：利尿通淋，破血通经。用于淋证之热淋、血淋、石淋，小便不通、淋漓涩痛；经闭，月经不调。

用法用量：煎服9～15g。

千金秘方：立效散

药方：山栀子15g、瞿麦穗30g、甘草22g。

制法：水煎服。

功用：导热下行，利尿通淋。

温里理气药

附子（温里药）

别名：黑附子、明附片、刁附、川附子。

科目：毛茛科。

性味：辛、甘，大热，有毒。归心、肾、脾经。

宜忌：孕妇及阴虚阳亢者忌用。

药用部位：加工后的子根。

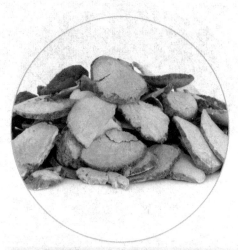

成品选鉴：黑顺片为纵切片，外皮黑褐色，切面暗黄色，油润具有光泽，质硬而脆。气微，味淡。白附片为纵切片，无外皮，黄白色，半透明。

主产地：四川、湖北、湖南等地。

采集：6月下旬至8月上旬采挖，除去母根、须根及泥沙后，加工炮制成盐附子、黑附片、白附片、炮附片。

功能主治：回阳救逆，补火助阳，散寒止痛。用于亡阳证，阳虚证，寒痹证。

用法用量：煎服，3～15g。本品有毒，宜先煎30～60分钟，至口尝无麻感为度。

千金秘方：附子理中丸

药方：附子90g、人参90g、干姜90g、甘草90g、白术90g。

制法：上述五味研末，炼蜜为丸，重6g，每次一丸。

功用：温阳驱寒，补气健脾。

花椒（温里药）

别名：川椒、蜀椒、汉椒、点椒、南椒。

科目：芸香科。

性味：辛，温。归脾、胃、肾经。

宜忌：阴虚火旺者忌服；孕妇慎服。

药用部位：干燥的成熟果皮。

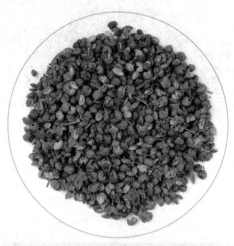

成品选鉴：本品外表面紫红色或棕红色，散有多数疣状突起的油点，里面淡黄色。香气浓，味麻辣而持久。

主产地：我国大部分地区均有，以四川产者为佳。

采集：秋季采收成熟果实，晒干，除去种子及杂质，生用或炒用。

功能主治：温中止痛，杀虫止痒。用于中寒腹痛，寒湿吐泻；虫积腹痛，湿疹，阴痒。

用法用量：煎服，3～6g。外用适量，煎汤熏洗。

千金秘方：大建中汤

药方：花椒6g、干姜12g、人参6g。

制法：水煎后放入饴糖70ml小火煎成，分两次温服。

功用：温中补虚，降逆止痛。

茴香（温里药）

别名：野茴香、小茴香、土茴香、香子、小香。
科目：伞形科。
性味：辛，温。归肝、肾、脾、胃经。
宜忌：阴虚火旺者慎用。
药用部位：干燥的成熟果实。

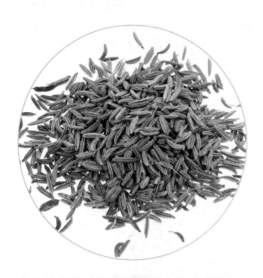

成品选鉴：干燥果实呈长椭圆形，断面呈五边形。气芳香，味甘、微辛，以颗粒均匀饱满、黄绿色、香浓味甜者为佳。

主产地：全国各地均有栽培。
采集：秋季果实成熟时采割植株后晒干，打下果实，除去杂质，生用或盐水炙用。
功能主治：散寒止痛，理气和胃。用于寒疝腹痛，睾丸偏坠胀痛，少腹冷痛，痛经；中焦虚寒气滞证。
用法用量：煎服，3～6g。外用适量。

千金秘方：乌药散。
药方：巴豆12g、木香15g、茴香15g、川楝子12g、槟榔9g、高良姜15g、青皮15g、熟天台乌药15g。
制法：巴豆与川楝子炒黑，去巴豆，水煎取汁，冲入适量黄酒服用。
功用：行气疏肝，散寒止痛。

枳实（理气药）

别名：鹅眼枳实。
科目：芸香科。
性味：苦、辛、酸，温。归脾、胃、大肠经。
宜忌：孕妇慎用。
药用部位：干燥的幼果。

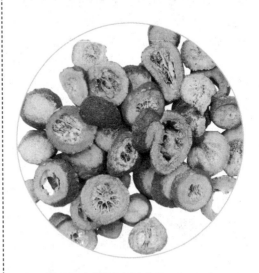

成品选鉴：本品呈半球形，外果皮呈暗棕绿色，具有颗粒状突起和皱纹，切面中果皮略隆起，黄白色或黄褐色。质坚硬，气清香，味苦、微酸。

主产地：四川、江西、福建、江苏等地。
采集：5～6月间采集自落的果实，自中部横切为两半，晒干或低温干燥，较小者直接干燥。用时洗净、闷透，切薄片，干燥后生用或麸炒用。
功能主治：破气除痞，化痰消积。用于胃肠积滞，湿热泻痢；胸痹，结胸；气滞胸胁疼痛；产后腹痛。
用法用量：煎服，3～9g，大量可用至30g。炒后性较平和。

千金秘方：枳实薤白桂枝汤
药方：枳实12g、厚朴12g、薤白9g、桂枝6g、瓜蒌12g。
制法：水煎服。
功用：通阳散结，祛痰下气。

山楂（消食药）

别名：赤枣子、山里红果、映山红果。
科目：蔷薇科。
性味：酸、甘，微温。归脾、胃、肝经。
宜忌：脾胃虚弱而无积滞者或胃酸分泌过多者慎用。
药用部位：成熟果实。

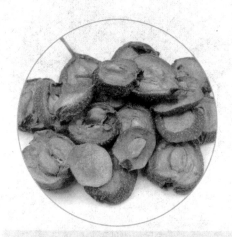

成品选鉴：本品为圆形片，皱缩不平。外皮红色，具有皱纹，有灰白色小斑点。果肉深黄色至浅棕色。气味清香，味酸、甜。

主产地：河南、山东、河北等地。
采集：秋季果实成熟时采收，切片、干燥；生用或炒用。
功能主治：消食化积，活血化淤。用于饮食积滞证；泻痢腹痛，疝气痛；淤阻胸腹痛，痛经。
用法用量：煎服，10～15g，大剂量30g。生山楂、炒山楂多用于消食散淤，焦山楂、山楂炭多用于止泻痢。

千金秘方：保和丸
药方：山楂180g、神曲60g、半夏90g、茯苓90g、陈皮30g、连翘30g、莱菔子30g。
制法：可做丸药，亦可水煎服。
功用：消食和胃。

大黄（攻下药）

别名：黄良、火参、蜀大黄、川军、锦纹。
科目：蓼科。
性味：苦，寒。归脾、胃、大肠、肝、心包经。
宜忌：脾胃虚弱者慎用；孕妇、经期、哺乳期慎用。
药用部位：干燥根及根茎。

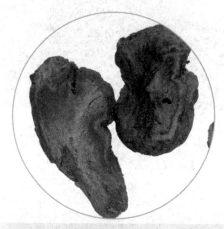

成品选鉴：本品外表面黄棕色，质坚实，有的中心稍松软，断面淡红棕色或黄棕色，显颗粒性。气味清香，味苦而微涩，嚼至粘牙，有砂粒感。

主产地：青海、甘肃、四川等地。
采集：秋末茎叶枯萎或次春发芽前采挖，除去须根，刮去外皮，切块干燥，生用，或酒炒、酒蒸、炒炭用。
功能主治：泻下攻积，清热泻火，凉血解毒，逐淤通经。用于积滞便秘，血热吐衄，目赤咽肿；热毒疮疡，烧烫伤；淤血证；湿热痢疾，黄疸，淋证。
用法用量：煎服，5～15g。入汤剂应后下，或用开水泡服；外用适量。

千金秘方：大承气汤
药方：大黄12g、厚朴24g、枳实12g、芒硝9g。
制法：水煎服。
功用：峻下热结。

郁李仁（润下药）

别名：爵梅、秧李。

科目：蔷薇科。

性味：辛、苦、甘，平。归脾、大肠、小肠经。

宜忌：孕妇慎用。

药用部位：干燥的成熟种子。

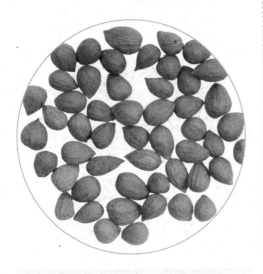

成品选鉴：种子呈卵形或圆球形，种皮淡黄色至浅棕色。先端尖，基部钝圆。气微，味微苦。

主产地：内蒙古、河北、辽宁等地。

采集：夏秋二季采收成熟果实，除去果肉及核壳，取出种子，干燥。生用，去皮捣碎用。

功能主治：润肠通便，利水消肿。用于肠燥便秘，水肿胀满及脚气水肿。

用法用量：煎服，6~12g。

千金秘方：郁李仁汤

药方：郁李仁150g、桑根白皮150g、赤小豆150g、陈橘皮100g、紫苏75g、茅根200g。

制法：水煎服，用量随病情酌定。

功用：利水消肿。

松子仁（润下药）

别名：松子、海松子、红松果、罗松子。

科目：松科。

性味：甘，温。归肺、肝、大肠经。

宜忌：脾虚便溏者、湿痰者禁用。

药用部位：种仁。

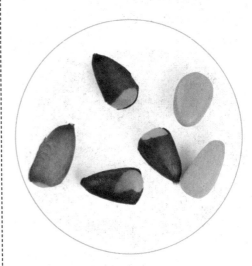

成品选鉴：松子仁以颗粒丰满、大而均匀、色泽光亮、干燥者佳。闻起来无油脂腐败的异味，而有干果的香甜味。

主产地：东北三省。

采集：在果实成熟后采收，晒干，去硬壳取出种子。

功能主治：润肠通便，润肺止咳。用于肠燥便秘，肺燥干咳。

用法用量：煎服，5~10g；或入膏，丸。

千金秘方：五仁丸

药方：桃仁30g、杏仁30g、松子仁15g、柏子仁15g、郁李仁3g。

制法：五仁研为膏，陈皮为末，炼蜜为丸，梧桐子大，每服9g，每日1~2次温开水服用。

功用：润肠通便。

🔍 活血止血药

大蓟（凉血止血药）

别名：虎蓟、刺蓟、山萝卜。

科目：菊科。

性味：甘、苦，凉。归心、肝经。

宜忌：气虚体质的人慎用。

药用部位：地上部分或根。

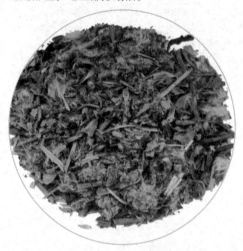

成品选鉴：叶、茎、花混合的小段，呈绿褐色，质略硬而脆。断面棕黑色，髓部疏松或中空。叶皱缩，多破碎，绿褐色，气微味淡。

主产地：全国大部分地区均产。

采集：夏秋季花期采集。除去杂质，晒干，生用或炒炭用。

功能主治：凉血止血，散淤解毒消痈。用于血热出血证，热毒痈肿。

用法用量：煎服，10~15g，鲜品加倍。外用适量，捣敷患处。

千金秘方：十灰散

药方：大蓟9g、小蓟9g、荷叶9g、大黄9g、茅根9g、牡丹皮9g、山栀子9g、侧柏叶9g、茜根9g、棕榈皮9g。

制法：可作汤剂，水煎服。

功用：凉血止血。

艾叶（温经止血药）

别名：炙草叶、香艾叶、甜艾叶。

科目：菊科。

性味：辛、苦，温；有小毒。归肝、脾、肾经。

宜忌：阴虚血热者慎用。

药用部位：叶。

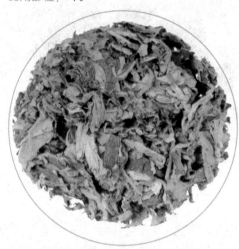

成品选鉴：干燥的叶片，多皱缩破碎，上面灰绿色，下面密生灰白色绒毛。质柔软，气味清香，味微苦、辛。以下面灰白色、绒毛多、香气浓郁者为佳。

主产地：全国大部分地区均产，以湖北蕲州产者为佳。

采集：夏季花未开时采摘，除去杂质，晒干或阴干，生用、捣绒或制炭用。

功能主治：温经止血，散寒调经，安胎。用于出血证，月经不调，痛经，胎动不安。

用法用量：煎服。3~10g。外用适量，温经止血宜炒炭用，余生用。

千金秘方：胶艾汤

药方：川芎6g、阿胶6g、甘草6g、艾叶9g、当归9g、芍药12g、干地黄15g。

制法：水煎服。

功用：养血止血，调经安胎。

红花（活血调经药）

别名：草红、刺红花、杜红花、红蓝花。

科目：菊科。

性味：辛，温。归心、肝经。

宜忌：孕妇忌用；有出血倾向者慎用。

药用部位：筒状花冠。

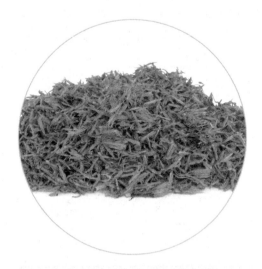

成品选鉴：筒状花缩弯曲，成团或散开，质柔软。气微香，味微苦。以花冠长、色红、鲜艳、质柔软、无枝刺者为佳。

主产地：河南、湖北、四川、云南、浙江。

采集：夏收开花，花色由黄转为鲜红时采摘。阴干或微火烘干。

功能主治：活血通经，祛淤止痛。用于血滞经闭，痛经，产后淤滞腹痛；胸痹心痛，血淤腹痛，胁痛；跌打损伤，淤滞肿痛；淤滞斑疹。

用法用量：煎服，3~10g。外用适量。

千金秘方：红花散

药方：干荷叶、牡丹皮、当归、红花、蒲黄各等份。

制法：研为细末。

功用：活血祛淤，通经止痛。

川芎（活血止痛药）

别名：山鞠穷、香果、马衔、京芎、贯芎。

科目：伞形科。

性味：辛，温。归肝、胆、心包经。

宜忌：阴虚火旺、多汗、热盛、无淤之出血症和孕妇慎用。

药用部位：根茎。

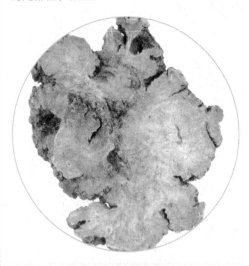

成品选鉴：本品表面呈黄褐色至黄棕色，粗糙皱缩，质坚实，不易折断，断面黄白色或灰黄，有波状环纹形成层，有黄棕色油点。香气浓郁而特殊。

主产地：四川、贵州、云南，以四川产者质优。

采集：5月采挖，除去泥沙，晒后烘干，再去须根。用时切片，生用或酒炙。

功能主治：活血行气，祛风止痛。用于气滞血淤痛证；头痛，风湿痹痛。

用法用量：煎服，3~9g。

千金秘方：八珍汤

药方：人参30g、白术30g、川芎30g、当归30g、白茯苓30g、白芍药30g、熟地黄30g、炙甘草30g。

制法：加生姜片3片、大枣5枚，水煎服，用量据病情酌定。

功用：益气补血。

家庭常用医疗常识

🔍 止咳化痰平喘药

天南星（温化寒痰药）

别名：南星、白南星、山苞米、蛇苞谷、山棒子。
科目：天南星科。
性味：苦、辛，温；有毒。归肺、肝、脾经。
宜忌：阴虚燥痰者及孕妇忌用。
药用部位：块茎。

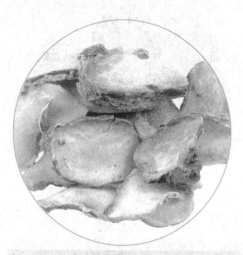

成品选鉴：本品呈扁平而不规则的类圆形，表面呈淡黄色或淡棕色，每一块茎中心都有一茎痕，周围有点状须根痕。质坚实而重，断面不平坦，色白，粉性。气微，微辣，有麻舌感。

主产地：河南、河北、四川、江苏、浙江、辽宁、吉林。
采集：秋冬二季采挖，除去须根及外皮，晒干，即生南星；用姜汁、明矾制过用，为制南星。
功能主治：燥湿化痰，祛风解痉；外用散结消肿。用于湿痰，寒痰证；风痰眩晕，中风，癫痫，破伤风；痈疽肿痛，蛇虫咬伤。
用法用量：煎服，3～10g，多制用。外用适量。

千金秘方：导痰汤
药方：半夏120g、天南星30g、枳实30g、橘红30g、赤茯苓30g。
制法：加生姜4片，水煎服。
功用：燥湿化痰，行气开郁。

旋覆花（温化寒痰药）

别名：金盏花、金钱花、艾菊、夏菊、复花。
科目：菊科。
性味：苦、辛、咸，微温。归肺、胃经。
宜忌：阴虚劳嗽、津伤燥咳者忌用。
药用部位：头状花序。

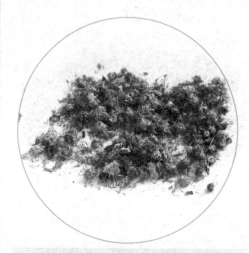

成品选鉴：本品呈扁球形，有破碎，黄色或黄棕色，花蒂浅绿色，质地酥，气微，味微苦。蜜旋覆花深黄色，多破碎，略带黏性，有蜜香气，味微甜。

主产地：河南、河北、江苏、浙江、安徽。
采集：夏秋二季花开时采收，除去杂质，阴干或晒干。生用或蜜炙用。
功能主治：降气行水化痰，降逆止呕。用于咳喘痰多，痰饮蓄结，胸膈痞满，痰浊中阻，噫气，呕吐。
用法用量：煎服，3～10g；须布包入煎。

千金秘方：旋覆代赭汤
药方：旋覆花9g、人参6g、生姜15g、代赭石6g、甘草9g、半夏9g、大枣4枚。
制法：水煎服。
功用：降逆化痰，益气和胃。

桔梗（清化热痰药）

别名：梗草、苦梗、苦桔梗、白药、利如。

科目：桔梗科。

性味：苦、辛，平。归肺经。

宜忌：阴虚久嗽、气逆及咳血者忌服。

药用部位：根。

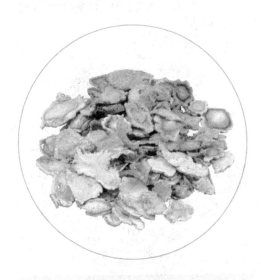

成品选鉴：本品外表面黄棕色，有纵扭皱沟。质脆，断面不平坦，木部淡黄白色。无臭，味微甜后苦。

主产地：全国大部分地区均有。

采集：秋季采挖，除去须根，刮去外皮，放清水中浸泡2～3小时，切片，晒干生用或炒用。

功能主治：宣肺，祛痰，利咽，排脓。用于咳嗽痰多，胸闷不畅；咽喉肿痛，失音；肺痈吐脓。

用法用量：煎服3～10g；或入丸、散剂。

千金秘方：杏苏散

药方：苏叶9g、半夏9g、茯苓9g、前胡9g、苦桔梗6g、枳壳6g、甘草3g、生姜片3片、大枣3枚、杏仁9g、橘皮6g。

制法：水煎温服。

功用：清宣凉燥，理肺化痰。

款冬花（止咳平喘药）

别名：冬花、蜂斗菜。

科目：菊科。

性味：辛、味苦，温。归肺经。

宜忌：阴虚劳嗽者禁用。

药用部位：花蕾。

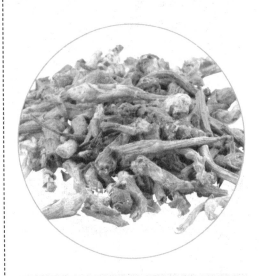

成品选鉴：本品呈长圆棒状，外被紫红色或淡红色鱼鳞状苞片，内为白色絮状茸毛。体轻，气香，味微苦而辛。

主产地：河南、甘肃、山西、陕西。

采集：12月或地冻前当花尚未出土时采挖，除去花梗，阴干，生用，或蜜炙用。

功能主治：润肺下气，止咳化痰。用于咳喘。

用法用量：煎服，5～10g。外感暴咳宜生用，内伤久咳宜炙用。

千金秘方：款冬煎

药方：干姜90g、款冬花90g、紫菀90g、五味子60g、菱花30g。

制法：水煎服。

功用：润肺止咳。

🔍 收涩驱虫药

浮小麦（固表止汗药）

别名：麸麦、浮麦、麦、空空麦。

科目：禾本科。

性味：甘，凉。归心经。

宜忌：表邪汗出者忌服。

药用部位：未成熟的颖果。

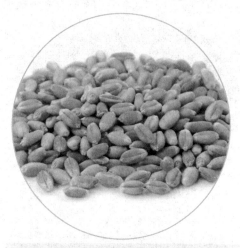

成品选鉴：本品呈长圆形，两端略尖，表面浅黄棕色或黄色，稍皱缩，腹面中央有一纵行深沟，顶端具有黄白色柔毛。质硬，断面白色，粉性；气弱，味淡。

主产地：全国各地均产。

采集：收获时，扬起时取其轻浮干瘪者，或以水淘之，浮起者为佳，晒干。生用或炒用。

功能主治：养心安神，固表止汗，益气，除热。用于心神不宁，失眠，妇女脏躁，烦躁不安，精神抑郁；自汗，盗汗，骨蒸劳热。

用法用量：煎服，15～30g；研末服，3～5g。

千金秘方：甘麦大枣汤

药方：甘草9g，小麦15g，大枣10枚。

制法：水煎服。

功用：养心安神，和中缓急。

五味子（敛肺涩肠药）

别名：玄及、五梅子。

科目：木兰科。

性味：酸、甘，温。归肺、心、肾经。

宜忌：表邪未解、内有实热、咳嗽初起、麻疹初期者不宜用。

药用部位：成熟果实。

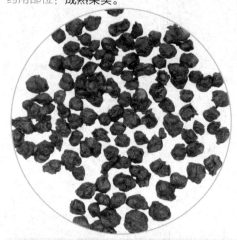

成品选鉴：本品呈不规则的球形或扁球形，表面红色、紫红色或暗红色，皱缩，显油润，果肉柔软。种子呈肾形，表面棕黄色，有光泽，种皮薄而脆。果肉气微，味酸；种子破碎后，有香气，味辛、微苦。

主产地：西南及长江流域以南各省。

采集：秋季果实成熟时采取，晒干。生用或经醋、蜜拌匀蒸后晒干用。

功能主治：收敛固涩，益气生津，补肾宁心。用于久咳虚喘；自汗，盗汗；遗精，滑精；久泻不止；津伤口渴，消渴；心悸，失眠，多梦。

用法用量：煎服，3～6g；研末服，1～3g。

千金秘方：四神丸

药方：肉豆蔻60g，补骨脂120g，五味子60g，吴茱萸30g。

制法：加姜、枣，水煎，睡前温服。

功用：温肾暖脾，固肠止涩。

莲子（固精缩尿止带药）

别名：藕实、莲蓬子、莲实、水芝丹。
科目：睡莲科。
性味：甘、涩，平。归脾、肾、心经。
宜忌：中满痞胀及大便燥结者忌服。
药用部位：成熟种子。

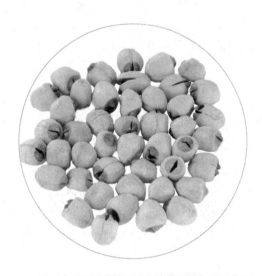

成品选鉴：本品呈椭圆形或类球形，表面浅黄棕色至红棕色，有细纵纹和较宽的脉纹，常有裂口，质硬，有绿色莲子心。气无，味甘、涩，莲子心极苦，以个大饱满者为佳。

主产地：湖北、湖南、福建、江苏、浙江。
采集：秋季采收，晒干，生用。
功能主治：固精止带，补脾止泻，益肾养心。用于遗精，滑精，带下，子宫出血；脾虚泄泻；心悸，失眠。
用法用量：煎服10～15g。去心打碎用。

千金秘方：金锁固精丸
药方：沙苑蒺藜60g、芡实60g、莲须60g、莲肉60g、龙骨30g、煅牡蛎30g。
制法：炼蜜为丸。
功用：益肾固精。

槟榔（驱虫药）

别名：槟榔仁、白槟榔、大腹子。
科目：棕榈科。
性味：苦、辛，温。归胃、大肠经。
宜忌：脾虚便溏者或气虚下陷者忌用；孕妇慎用。
药用部位：干燥成熟种子。

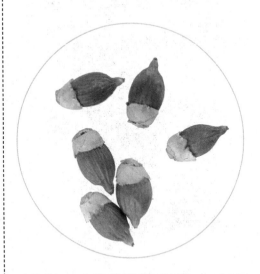

成品选鉴：本品果皮呈半圆形或不规则块片，大小不一，外表面黄棕色、暗红色或棕红色，稍具光泽，粗糙，有棕色小点，内表面黄色或红棕色，质硬而脆，断面黄色，气微，味苦涩。以皮厚、棕红色者为佳。

主产地：海南、福建、云南、广西、台湾。
采集：春末至秋初采收成熟果实，用水煮后，干燥，除去果皮，取出种子，晒干。浸透切片或捣碎用。
功能主治：杀虫消积，行气，利水，截疟。用于多种肠道寄生虫病；食积气滞；水肿；疟疾。
用法用量：煎服，3～10g。去绦虫、姜片虫，30～60g。生用力佳，炒用力缓；鲜者优于陈久者。

千金秘方：达原饮
药方：槟榔6g、厚朴3g、草果仁1.5g、知母3g、芍药3g、黄芩3g、甘草1.5g。
制法：水煎服。
功用：开达膜原，辟秽化浊。

🔍 开窍安神药

石菖蒲（开窍药）

别名：山菖蒲、药菖蒲、金钱蒲。

科目：天南星科。

性味：辛、苦，温。归心、胃经。

宜忌：阴虚阳亢、烦躁汗多、咳嗽、吐血、滑精者慎服。

药用部位：干燥的根茎。

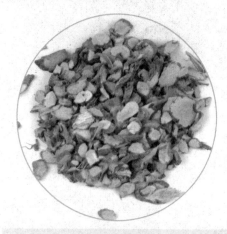

成品选鉴：本品表面类白色至棕红色，有细纵纹。质硬，断面呈海绵样，类白色或淡棕色。气味较浓烈而特异，味苦、辛。

主产地：四川、浙江、江苏等地。

采集：秋冬二季采挖，除去须根及泥沙，晒干后生用。

功能主治：开窍醒神，化湿和胃，宁神益志。用于痰蒙清窍，神志昏迷；湿阻中焦，脘腹痞满，胀闷疼痛；健忘，失眠，耳鸣，耳聋。

用法用量：煎服，3～9g；鲜品加倍。

千金秘方：连朴饮

药方：制厚朴6g、川连3g、芦根60g、制半夏3g、香豉9g、焦栀9g、石菖蒲3g。

制法：水煎温服。

功用：清热化湿，理气和中。

远志（养心安神药）

别名：细草、小鸡腿、小鸡眼、棘菀。

科目：远志科。

性味：苦、辛，温。归心、肾、肺经。

宜忌：实热或痰火内盛者，以及有胃溃疡或胃炎者慎用。

药用部位：干燥的根。

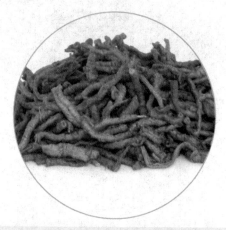

成品选鉴：本品表面灰黄色至灰棕色，有皱纹及裂纹。质硬而脆，易折断，断面皮棕黄色，木部黄白色。气微，味苦、微辛。

产地：山西、陕西、吉林、河南、河北。

采集：春季出苗前或秋季地上部分枯萎后挖取根部，除去须根及泥沙后晒干，生用或炙用。

功能主治：安神益智，祛痰开窍，消散痈肿。用于失眠多梦，心悸怔忡，健忘，癫痫惊狂；咳嗽痰多，痈疽疮毒，乳房痈肿，喉痹。

用法用量：煎服，3～9g。外用适量；化痰止咳宜炙用。

千金秘方：远志丸

药方：远志180g、山药180g、熟地黄180g、天门冬180g、龙齿180g、麦门冬150g、五味子150g、车前子150g、白茯苓150g、茯神150g、地骨皮150g、桂心150g。

制法：研末，炼蜜为丸，如梧桐子大，每服30～50丸，空腹时温服，用酒或米汤送下。

功用：安定神志，益智强识。

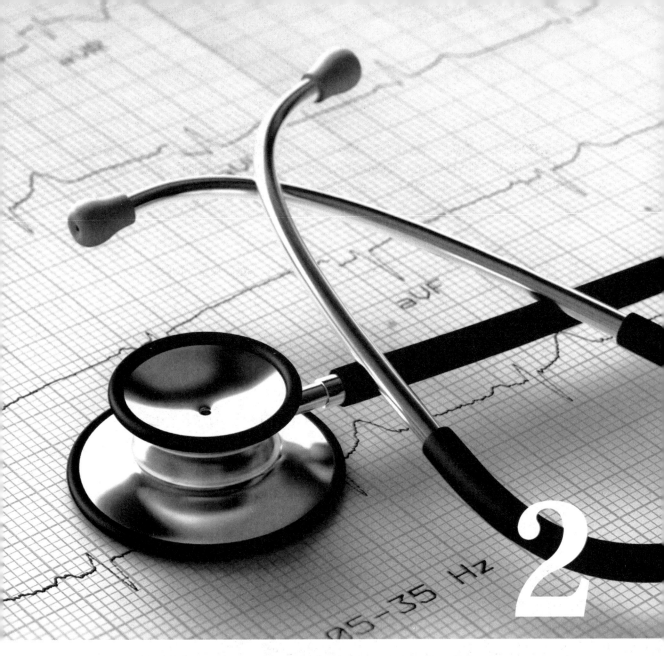

常见急症的紧急处理

急症，顾名思义，发病很急，并且来势汹汹，如果处理不当，很可能在短时间内引发死亡。因此，我们要学会在治疗设备和技术均不具备的条件下，面对急症事件，就地取材，采取简单易行的措施，做出最有效的处理，从而赢得宝贵的救治时间，减少对患者健康和生命的威胁。

高热

体温在39～41℃为高热，超过41℃为超高热。高热可伴发畏寒、恶心、呕吐、抽搐等症状；超高热超过42℃则可导致死亡，即使抢救成功，也可有失聪、失忆等后遗症。因此，患者一旦出现发热症状，应立即采取降温措施，避免出现高热或过高热。

症状	头痛、畏寒、全身不适、食欲不振、恶心、呕吐、腹泻、腹痛；小儿高热常可发生抽搐
体征	1 咽部水肿充血，扁桃体充血，颌下淋巴结肿大和压痛 2 心脏瓣膜区有杂音，肺部有干、湿啰音等
病因	1 各种病毒和细菌感染，如流行性感冒、细菌性痢疾、流行性乙型脑炎、流行性脑脊髓膜炎、白喉、病毒性肝炎等 2 病灶感染及炎症，如上呼吸道感染、肺炎、急性扁桃体炎、肾盂肾炎、急性乳腺炎、产褥热等 3 其他因素，如恶性肿瘤、风湿热和中暑等
治疗	1 物理降温：用冰袋或凉毛巾敷于头部，5～10分钟更换一次；或用温水、酒精以离心方向擦拭四肢及背部。每天给患者测量4次体温，测量时间可选在早饭前、午饭前、下午3点和晚上 2 药物降温：物理降温效果不显著者，可口服阿司匹林；必需迅速降温者，可口服安乃近
护理	1 患者要卧床休息，大量饮水，必要时或不能口服者可在医生的指导下进行静脉补液 2 患者应进食一些易消化且富含蛋白质和维生素的流质食物，如豆浆、蛋花汤等。若高热且不能进食者，应在医生的指导下进行鼻饲

❤ 高热患者要补充足够的营养

➡ 高热患者由于迷走神经的兴奋性降低，胃肠蠕动减弱，消化液分泌减少，从而影响食物的消化和吸收；加之机体分解代谢增加，蛋白质、糖、脂肪和维生素被大量消耗，导致机体衰弱。因此需要及时补充营养，维持机体各器官正常运作。

高热及时降温处理

对于高热患者应及时给予适当降温，以防惊厥及其他不良后果；对有高热病史或烦躁不安者，在降温的同时需给予镇静药。此外，高热时水分丢失增多，加之食欲减退，应及时补充水分和电解质。

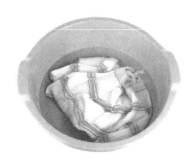

温水擦浴：用32～34℃的温水浸透毛巾，以离心方向擦拭患者四肢及背部，每个肢体擦拭3分钟。

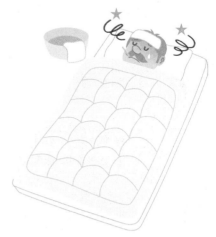

头部冷敷：用布包裹冰袋，或用冷水浸湿毛巾，敷于患者额头，5～10分钟更换一次。

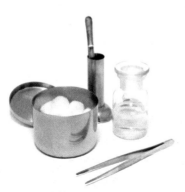

酒精擦浴：取25%～30%酒精100～200ml，以离心方向擦拭患者四肢及背部，每个肢体擦拭3分钟。有皮肤损害或出血倾向者禁用酒精擦浴。

擦拭顺序：上肢：颈外侧→上肢外侧→手背；侧胸→腋窝→上肢内侧→手掌（同法擦拭另一侧上肢）。

背腰部：患者侧卧，擦拭3分钟。

下肢：髂骨→下肢外侧→足背；腹股沟→下肢内侧→内踝；股下→腘窝→足跟（同法擦拭另一侧下肢）。

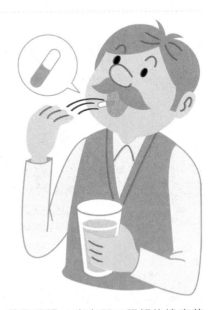

药物降温：患者可口服解热镇痛药物。但对未成熟儿，小婴儿与体弱儿一般不用解热剂降温。

晕厥

晕厥是大脑一时供血不足、缺氧而引起的短暂性意识丧失现象，主要表现为突发性的肌肉无力，突然晕倒、意识不清，甚至发生抽搐。正常人也可能发生晕厥，其发作多为间断性。

症状	面色苍白、头晕耳鸣、乏力、出冷汗、恶心、视物模糊、抽搐
体征	1 肌肉无力，姿势性肌张力丧失，不能直立，意识丧失 2 脉搏细弱，血压下降；呼吸变浅，呈叹息样；瞳孔散大，对光反射消失
病因	1 精神和心理因素导致晕厥，如过度悲伤、恐惧、焦虑等导致情绪过分激动 2 血液成分改变导致晕厥，如长时间站立或下蹲稍久骤然起立，使血压显著下降；或是低血糖、贫血、高原性缺氧所致 3 心源性晕厥，如心律失常、心力衰竭、冠心病等，致使心脏排血受阻，心肌缺血或心输出量减少，导致脑缺血而引起晕厥
治疗	1 紧急处理：将晕厥患者置于平卧位，抬高下肢；患者所在场所保持通风，解开患者的衣领，保持呼吸畅通。必要时按压人中穴、内关穴、百会穴 2 药物治疗：由于晕厥的发生具有突然性，频繁发生晕厥的患者，可口服谷维素，起到预防作用
护理	1 有晕厥病史者要注意保持情绪稳定，维持有规律的生活，避免接受各种诱发因素刺激 2 直立性低血压患者，卧位坐起或站立时动作要缓慢；有头晕等晕厥先兆时，应立即下蹲或平卧，以防摔伤

♥ 晕厥处理原则：保护脑功能

● 一旦发生晕厥，应将患者置于平卧位，并将下肢调高，呈头低脚高位；患者所在的场所应保持通风，以最大限度地保持脑组织的血液供应和氧供应，避免因脑组织缺血过度而导致脑功能受损。

晕厥紧急处理

　　发生晕厥的主要因素包括心输出量下降或心脏停搏，突然剧烈的血压下降或脑血管普遍性暂时闭塞。患者一旦晕厥，应立即进行现场急救。若是大出血或心脏病引起的晕厥，应立即送医救治。

1 将患者置于平卧位，将下肢调高，呈头低脚高位，松开患者紧身衣物，尤其是衣领。如果患者清醒，让患者坐下，并缓慢向前弯腰，使头放在双膝之间。用冷开水浸湿毛巾，冷敷患者的面部和颈部。如果患者几分钟后仍然昏迷不醒，应立即拨打120急救电话，以及送医救治。

2 必要时用大拇指指尖按压人中穴、内关穴或百会穴；或给患者细嗅精油、清凉油等刺激性强的物品，以帮助患者苏醒。

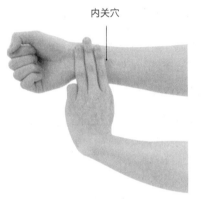

内关穴

内关穴，位于前臂正中，
腕横纹上2寸。

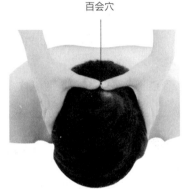

百会穴

百会穴，位于头顶正中线
与两耳尖连线的交点处。

3 在患者完全清醒后，可饮用少量水或果汁。若因低血糖引发的晕厥者，苏醒后应补充含糖较多的食物，如巧克力、甜面包。

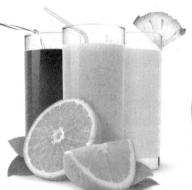

因脱水引起的晕厥患者，
需要补充水分。

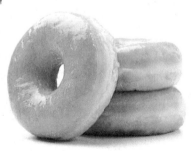

因低血糖引起的昏厥患者，
可以进食含糖较多的食物。

昏迷

昏迷是一种严重的意识障碍，也是病情危急的警报，是由于内在或外在的各种原因，致使机体中枢神经系统受到严重抑制，使得人体对外界事物或强烈的刺激失去反应，呈现意识丧失的状态。

类型	**浅昏迷** 对强烈刺激有反应，表情痛苦，呻吟，各种生理反射均存在 **中昏迷** 对外界各种刺激均无反应，但对强刺激或可出现防御反射 **深昏迷** 对外界的各种刺激，包括强刺激均无反射
症状	发热、剧烈头痛、眩晕、眼前发黑、谵妄、躁动、大小便潴留或失禁
体征	意识丧失，对各种刺激的反应减弱或消失，角膜反射、瞳孔反射减弱或消失，呼吸不规则、脉搏细弱、血压下降
病因	1 脑部疾患，如流行性乙型脑炎、流行性脑脊髓膜炎、脑溢血、脑血栓、脑肿瘤等疾病，以及脑震荡、脑挫伤、颅底骨折等头颅外伤 2 全身感染，如中毒性细菌性疟疾、败血症、中毒性肺炎等 3 其他因素，如中暑、农药中毒、煤气中毒等
治疗	1 紧急处理：发现昏迷患者后，应立即将患者仰卧，头部偏向一侧，以免舌往后缩；解开衣领，清除口鼻分泌物、呕吐物以及假牙，保持呼吸道通畅 2 药物治疗：对于不明原因的昏迷患者，应严格根据医嘱通过静脉滴注5%葡萄糖；对于肝昏迷患者可使用谷氨酸钾、谷氨酸钠、精氨酸等药物
护理	1 护理人员要注意保持患者的口腔清洁和皮肤清洁，可用高锰酸钾稀释液擦拭口腔，以去除异物；定期帮患者吸痰，保持呼吸通畅 2 必要时可通过静脉滴注营养和水分，或通过鼻饲为患者补给足够的营养

♥ 昏迷急救注意事项

⊃ 护理人员或家属不要摇晃或拍打昏迷者的头部，也不要试图唤醒患者，尤其是对于脑部疾患者，更不能使其头部摇晃或震动。在将昏迷者送往医院的途中，要小心搬动，尽量避免运送途中的震动。

昏迷紧急处理

昏迷是呼吸停止、心跳停搏的前兆，也是临床上极其严重的一种现象，必须予以高度重视，并及时进行抢救。昏迷患者的早期应急处理原则是：维护生命中枢的功能，为进一步抢救赢得时间。

🔍 昏迷的易发人群

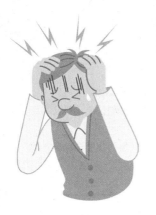

以剧烈头痛为首发症状者

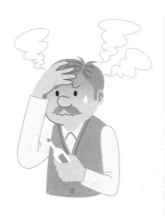

以高热起病者

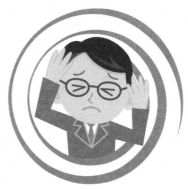

以眩晕或头晕为首发症状者

🔍 昏迷的诊断与急救

观察患者的意识状态：
- 意识丧失
- 对各种刺激的反应减弱或消失
- 生命体征存在

快速评估
- 有无呼吸，呼吸的频率和程度 → 呼吸异常 →
- 有无呼吸困难，呼吸道是否阻塞 → 气道阻塞 →
- 神志是否清楚
- 有无脉搏，心律是否失常 → 呼叫无反应，无脉搏 →

- 将患者仰卧在平整的硬板上，松解患者的衣服
- 将患者头向后仰并偏向一侧，以免舌往后缩；清除口腔异物，如假牙等，清除呼吸道痰液
- 拨打120，紧急送医救治

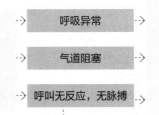

立即进行心肺复苏：心脏按压和人工呼吸配合的比例是30:2
- 心脏按压：施救者跪在患者一侧，将一只手的掌根放在胸骨下端，另一手覆于其上；在胸骨中下1/3交界处用力下压5cm左右，1分钟按压100次以上
- 人工呼吸：患者仰卧，头部后仰，口张开，用手捏紧患者鼻孔，对准其口用力吹气。患者胸部扩张起来后，停止吹气并放松鼻孔，使其胸部自然缩回去

鼻出血

鼻出血是指鼻涕中带血或鼻中流血，是鼻腔疾病的常见症状之一。鼻出血，多为单侧出血，或双侧出血。主要表现为间歇性反复出血，或持续性出血。轻度患者仅鼻涕中带血，而严重者可大量出血，甚至导致贫血或失血性休克。

症状	鼻涕中带血或鼻中流血
体征	① 鼻腔出血部位多为鼻中隔的前下方，有时可见喷射性或搏动性小动脉出血，儿童和青少年鼻出血多发生于此处 ② 少数严重出血在鼻腔后部，中老年人鼻出血多发生于此处，主要与动脉粥样硬化、高血压等疾病有关 ③ 局部检查，可见出血处黏膜糜烂、血管扩张
病因	① 外伤，如挖鼻不当、剧烈咳嗽，或鼻腔受到严重撞击而导致出血 ② 鼻腔、鼻窦邻近结构病变，如萎缩性鼻炎、鼻腔肿瘤、鼻中隔病变等 ③ 全身性疾病，如血液病、高血压、再生障碍性贫血、肝硬化、尿毒症等
治疗	① 紧急处理：患者坐位，用手捏住两侧鼻翼10～15分钟，同时用冷水袋或湿毛巾敷前额和后颈，以促进血管收缩；或用1%麻黄碱滴鼻液浸湿棉花球，塞入鼻腔，压迫止血 ② 药物治疗：少量出血而情绪紧张者，可口服地西泮，以帮助稳定情绪；初步止血效果不理想者，可使用止血药，如止血敏、止血芳酸等；反复出血者应立即就医
护理	① 较大量出血患者往往情绪较紧张，护理人员要及时对患者进行心理疏导，消除患者的顾虑，稳定其情绪 ② 鼻出血患者应采取坐位或半卧位安静休息；室内保持空气清新，适当开窗通风换气，空气湿度应大于60%；同时要保持口腔清洁，防止口唇干裂而诱发感染

♥ 红枣补血养气

◉ 鼻出血势必会造成身体虚弱，血液流失严重，而红枣具有补血养气的功效，还可保护、改善胃肠道功能，促进消化吸收。因此鼻出血患者可食用红枣，以补充自己身体流失的血液。

鼻出血紧急处理

每逢气候干燥或者早、晚和中午温差大的时候，鼻子内的毛细血管为适应外界气温骤冷骤热的变化，会出现一时扩张、一时收缩的状态，毛细血管很容易受伤，就会流鼻血。此外，鼻外伤、鼻腔异物、高血压等也可引起鼻出血。一旦出现鼻出血，患者应立即进行止血处理。

🔎 鼻出血急救三步骤

1 坐下并将头向前倾，嘴保持张开，同时用拇指和食指将两侧的鼻翼向中间捏紧10～15分钟。

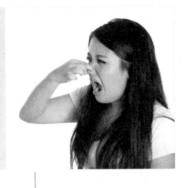

2 将冷水装入洗鼻壶冲洗鼻腔，或将冰袋、浸湿的毛巾放置在鼻梁和脸部上方，5～10分钟更换一次。

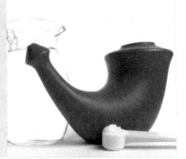

3 经过上述处理后，如仍出血不止，可用干净的棉球或将脱脂棉卷成条状，塞入鼻腔，压迫止血。

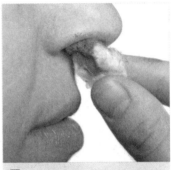

🔎 止鼻血：同按孔最穴和迎香穴

孔最穴：
位于前臂掌面桡侧，腕横纹向上7寸处；按摩此穴可清热止血，润肺理气。

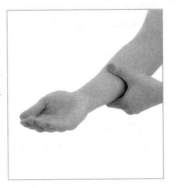

迎香穴：
位于人体面部，鼻翼旁开约1cm皱纹中；按摩此穴可祛风通窍，理气止痛。

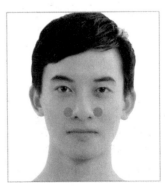

咯血

咯血是指喉以及喉以下呼吸道的任何部位（如气管、支气管、肺组织）出血，并经口腔排出。咯血量的多少，要视病因或病变性质而异，小量咯血时，仅痰中带血；大量咯血时，血液自口鼻涌出，常可阻塞呼吸道，造成窒息或严重失血危及生命。

症状	咯血前常有咽喉发痒、血腥感、胸闷感；咳出的血液为鲜红色、泡沫状，常混有痰；咯血停止后有持续性痰血
体征	1 肺部可听见湿啰音，或呼吸音减低 2 X线检查可见肺部结核病灶，或肺部有充血、肺水肿，或肺纹增粗增深
病因	1 呼吸系统疾病，如肺结核、支气管扩张、肺脓肿、支气管肺炎、肺真菌病、肺恶性肿瘤等 2 心血管系统疾病，如风湿性心脏病、二尖瓣狭窄、肺动脉高压、肺栓塞、肺动静脉瘘等 3 全身性疾病，如白血病、再生障碍性贫血、弥散性血管内凝、慢性肾衰竭、尿毒症、肾炎综合征、肺出血等
治疗	1 紧急处理：若因咯血过多而引起气道阻塞，应让患者取侧卧位，头低脚高，护理人员轻拍患者背部，使患者咳出血液，并及时清除口腔血块，保持呼吸道畅通 2 药物治疗：痰中带血或少量咯血者，可口服云南白药胶囊或云南白药粉剂；咯血严重者应立即送医救治
护理	1 护理人员应及时给予患者精神安慰，帮助患者消除恐惧和忧虑，必要时可给予镇静剂，如地西泮、吗啡等 2 患者应卧床休息，同时要防止血块堵塞呼吸道，以免造成窒息死亡 3 患者应多吃富含维生素C的食物，如柚子、番茄及绿叶蔬菜等，促使结缔组织成熟，使得毛细血管壁结构完整，防止出血。大量咯血者应禁食或小心进食流质食物

♥ 咯血患者要补充维生素

➥ 咯血患者要多吃富含维生素C、维生素K的食物，如橘子、柚子、柠檬、番茄以及绿叶蔬菜等。维生素C可促使结缔组织成熟，使得毛细血管壁结构完整，从而防止出血；维生素K可促使血凝酶原合成，防止出血。

咯血紧急处理

　　咯血量的多少因病因或病变性质而异，但并不一定与疾病的严重程度完全一致，如小量咯血，尤其是持续痰中带血，可能是肺癌的一种临床表现。因此对于小量咯血也应积极查明原因，进行有效止血。

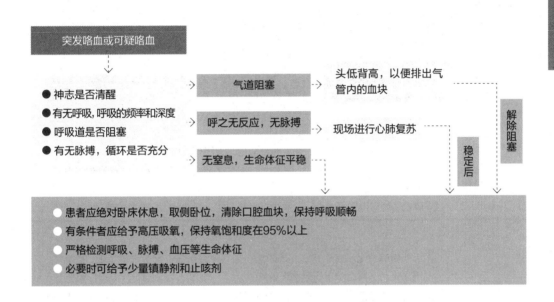

突发咯血或可疑咯血

- 神志是否清醒
- 有无呼吸，呼吸的频率和深度
- 呼吸道是否阻塞
- 有无脉搏，循环是否充分

气道阻塞 → 头低背高，以便排出气管内的血块

呼之无反应，无脉搏 → 现场进行心肺复苏

无窒息，生命体征平稳

稳定后　解除阻塞

- 患者应绝对卧床休息，取侧卧位，清除口腔血块，保持呼吸顺畅
- 有条件者应给予高压吸氧，保持氧饱和度在95%以上
- 严格检测呼吸、脉搏、血压等生命体征
- 必要时可给予少量镇静剂和止咳剂

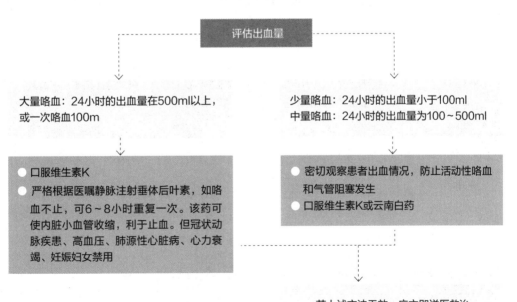

评估出血量

大量咯血：24小时的出血量在500ml以上，或一次咯血100m

少量咯血：24小时的出血量小于100ml
中量咯血：24小时的出血量为100～500ml

- 口服维生素K
- 严格根据医嘱静脉注射垂体后叶素，如咯血不止，可6～8小时重复一次。该药可使内脏小血管收缩，利于止血。但冠状动脉疾患、高血压、肺源性心脏病、心力衰竭、妊娠妇女禁用

- 密切观察患者出血情况，防止活动性咯血和气管阻塞发生
- 口服维生素K或云南白药

若上述方法无效，应立即送医救治

呕血

呕血为上消化道出血的表现，包括食管、胃、十二指肠、胆道、胰腺出血，大多是溃疡病和肝硬化的并发症。如果出血速度慢，血液在胃中停留较久，呕吐的血则为深棕色；如果出血量较大且出血速度快，则呕出的血呈鲜红色。

症状	呕出的血液为暗红色或鲜红色，并伴随头晕、眼花、心悸、气促、腹痛、出冷汗、食欲不振等症状
体征	1 消化性溃疡引发的呕血，患者有反酸史，上腹部有压痛感 2 肝病引发的呕血，患者肝脾肿大，腹壁静脉曲张，腹水，食管及胃底静脉曲张 3 消化道肿瘤引发的呕血，上腹痛节律性改变，胃纳减少、体重下降
病因	1 近期内有消化不良、胃纳差等现象，或有严重创伤、大手术等病史，或有口服消炎药、肾上腺皮质激素现象 2 全身性疾病，如消化性溃疡、食管静脉曲张破裂、急性胃黏膜病变、肝硬化、胆结石、胃癌、食管癌、胆囊癌等
治疗	1 一般治疗：静脉输液、补血，维持血液循环，保持水、电解质平衡 2 药物治疗：呕血患者可口服维生素K或去甲肾上腺素；呕血停止后可口服氢氧化铝凝胶。有反复发作的上腹部节律性疼痛史者，可给予解痉药
护理	1 呕血患者要保持心情舒畅，避免过度劳累和受凉；少量多餐，饮食清淡，保持大便通畅 2 呕血量较少时，给予流质饮食即可；呕血量较多时应禁食，通过静脉滴注葡萄糖溶液或生理盐水

❤ 呕血患者禁食木耳

➥ 木耳虽然是中医传统的扶正强壮药，但是对咯血、呕血、便血患者有副作用。木耳中含有一种嘌呤核苷物质，与血浆中的血小板结合，则会使血小板失去凝聚作用，从而引发出血。因此，呕血、咯血、便血及其他部位出血患者要禁食木耳。

呕血常见诱因和紧急处理

呕血是指因上消化道出血而从口腔呕出的血，是常见急症之一，病死率高达10%。因此，当发生呕血时，应立即采取措施阻止失血，防止继续出血和再出血。否则一旦发生休克，很可能会危及生命。

🔍 诱发呕血的常见因素

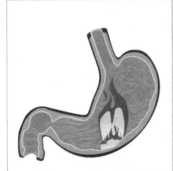 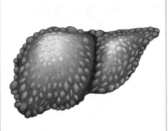 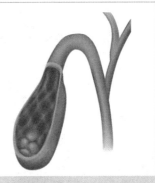

胃溃疡，容易导致胃穿孔，从而引发轻微出血或大量出血。	肝硬化，致使食管和胃底静脉曲张破裂而发生出血。	胆结石，引发出血，大量血液流入十二指肠而造成呕血。

🔍 呕血紧急处理流程

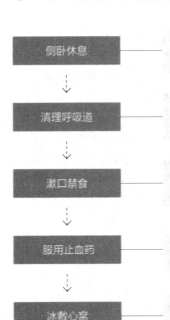

侧卧休息 — 患者应绝对卧床休息，头偏向一侧，或抬起其下颌，或保持侧卧姿势，呈头低脚高位；松解患者衣领、腰带，同时注意保暖

清理呼吸道 — 用手帕或者纱布缠在食指上及时清除患者口腔内的异物，有假牙者应取下；有条件者应给予吸氧。同时立即拨打120急救电话

漱口禁食 — 给予漱口、禁食，并嘱咐患者不可将血液下咽，以免刺激胃肠道

服用止血药 — 立即服用止血药，如维生素K、云南白药、去甲肾上腺素等。呕血缓解后，可用冰水调服云南白药或饮用冰盐水

冰敷心窝 — 将冰袋放在患者心窝处冷敷，以减少出血

便血

便血主要是指粪便带血从肛门排出。便血的颜色取决于出血部位、出血量和血液在肠道内停留的时间长短。出血位置低，出血量大，排出较快，粪便呈鲜红色；出血位置较高，排出较慢，血液长时间停留在肠道，粪便则呈黑色。

症状	粪便带血，同时可伴有呕吐、腹痛、里急后重等症状
体征	1 上消化道出血引起的便血，患者肝脾肿大，上腹部有压痛感，甚至有腹水、溃疡 2 肠道疾病引起的便血，患者腹部可触及肿块，有阵发性腹痛和呕吐 3 伤寒引发的便血，患者面色苍白，肝脾肿大，质地柔软，可有压痛感，出血后血压下降
病因	1 上消化道出血，如胃及十二指肠溃疡并发出血、食管静脉破裂出血等 2 肠道疾病，如急性细菌性痢疾、溃疡性结肠炎、直肠息肉、肠套叠、结肠癌、直肠癌等 3 肛门疾病，如痔疮、肛裂、脱肛等 4 其他疾病，如各种血液病、流行性出血热、伤寒、维生素缺乏症、钩虫病等
治疗	1 紧急处理：有失血性休克者，要及时卧床休息，去枕平卧，给予吸氧；严重者要及时送医救治 2 药物治疗：小量便血者，可使用垂体后叶素或生长抑素；因痔疮而便血者，可口服血得康；大量便血或癌症出血者立即送医救治
护理	1 便血患者应适当卧床休息，饮食以营养丰富、清淡、易消化的食物为主，适量吃些含膳食纤维较多的蔬菜，如韭菜、芹菜、白菜、菠菜等，以促进肠蠕动；忌烟酒、刺激性食物，否则会加重肠黏膜水肿，使便血加重 2 生活有规律，每日定时排便，保持肛门周围清洁，排便时不要久蹲不起或过分用力

♥ 便血预防和保健方法

➡ 适当参加一些体力活动，促进胃肠蠕动和血液循环；生活有规律，每日定时排便，保持肛门周围清洁，排便时不要久蹲不起或过分用力；适量吃些含纤维素较多的蔬菜，以促进肠蠕动。

便血常见病因和紧急处理

　　血液从肛门排出，大便带血，或全为血便，颜色呈鲜红、暗红或柏油样，均称为便血。便血一般见于下消化道出血，尤其是结肠和直肠出血，但偶尔也可见上消化道出血。便血的原因有很多，甚至有因严重疾病引起的便血，因此必须十分重视，及时明确诊断，抓紧治疗。

🔍 看血识疾病

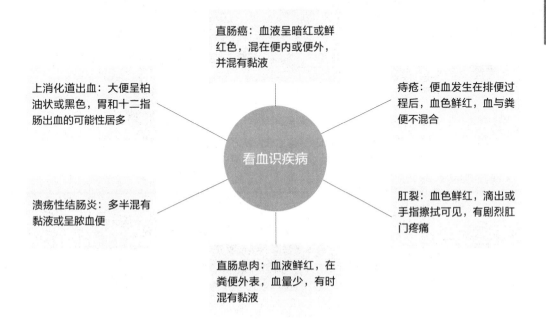

直肠癌：血液呈暗红或鲜红色，混在便内或便外，并混有黏液

上消化道出血：大便呈柏油状或黑色，胃和十二指肠出血的可能性居多

溃疡性结肠炎：多半混有黏液或呈脓血便

看血识疾病

痔疮：便血发生在排便过程后，血色鲜红，血与粪便不混合

肛裂：血色鲜红，滴出或手指擦拭可见，有剧烈肛门疼痛

直肠息肉：血液鲜红，在粪便外表，血量少，有时混有黏液

🔍 便血紧急处理

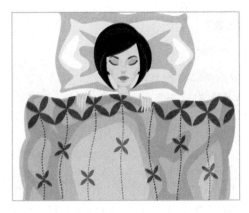

便后立即洗澡或坐浴，将臀部处理干净，然后找一块干净的纱布垫在臀下，平躺一会儿，有利于止血。

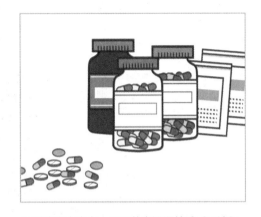

肛裂或痔疮患者，可用盐水浸湿棉球后压迫肛门止血；原因不明者可口服维生素K、云南白药等。

过敏性休克

过敏性休克是因外界某些抗原性物质进入致敏机体后，通过免疫机制在短时间发生的一种强烈的多脏器累及证候群。过敏性休克的表现与程度，因机体反应性、抗原物进入量及途径而有很大差别。通常发病急，若不及时抢救，易造成死亡。

症状	面色苍白、青紫、出虚汗、胸闷、心悸、烦躁不安、呼吸困难，严重者出现抽搐、大小便失禁等症状
体征	1 喉头水肿、气管痉挛、肺水肿 2 严重者心跳减慢，脉搏细弱或触及不到，血压迅速下降、体温降低 3 有些患者同时伴有风疹、荨麻疹等过敏反应
病因	1 食物过敏，如鸡蛋、牛奶、海鲜、巧克力等所致 2 花粉浸液过敏，如杨树、柳树、梧桐、木麻黄等花粉所致 3 药物过敏，如抗生素（青霉素、头孢霉素等）、解热镇痛剂（阿司匹林、安乃近、复方阿司匹林）、局部麻醉药（普鲁卡因、利多卡因等）、维生素（硫氨酸、叶酸）以及职业性接触的化学剂（乙烯氧化物）所致
治疗	1 紧急处理：切断过敏源，如药物过敏，应立即停止有关用药；患者平卧，取头低脚高位，给予吸氧，注意保暖。立即拨打120，送医救治 2 药物治疗：一旦发生过敏性休克，应严格根据医嘱皮下注射0.1%肾上腺素，必要时可重复注射，然后紧急送医救治
护理	1 患者所处的环境要保持安静、清洁，室内保持空气清新 2 护理人员要做好患者的口腔清洁和皮肤清洁，并给予一定的营养支持；同时要及时告知患者过敏源，避免危险再次发生

♥ 警惕生豆浆导致过敏性休克

➡ 当豆浆加热到80℃时会出现大量的泡沫，有人误认为豆浆煮开了，其实这是豆浆受热后产生的泡沫，豆浆并未真正煮开。生豆浆中含有一种皂毒素，会使人产生恶心、胸闷、腹痛等症状，严重者可导致过敏性休克，因此要警惕食用。

过敏性休克常见诱因和急救

过敏性休克是因人体对某些药物、生物制品、食物、花粉等过敏而引起的。发病突然，病情凶险，如果不及时抢救，可很快死亡。死亡者常发生在接触过敏源后15～120分钟，死亡原因主要是窒息与循环衰竭。

诱发过敏性休克的常见因素

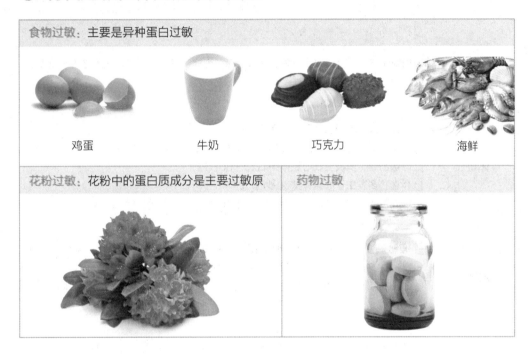

食物过敏：主要是异种蛋白过敏

鸡蛋　　　　　牛奶　　　　　巧克力　　　　　海鲜

花粉过敏：花粉中的蛋白质成分是主要过敏原	药物过敏

过敏性休克急救流程

观察患者意识状态：
- 体温下降
- 脉搏细弱或触及不到
- 血压迅速下降

- - - - → 立即拨打120急救电话

- 切断过敏源：立即停止接触或使用可疑过敏物质
- 将患者平卧，尽量不要移动患者，垫高患者的下肢，保证脑部血液供应
- 给患者盖好被子，保持体温，但不可过热

- 每2～3分钟检查一次患者的呼吸、脉搏等生命体征，并做好记录
- 若呼吸受到抑制，可采用人工呼吸
- 若心脏骤停，应立即进行胸外心脏按压

待救护人员到达，立即报告患者具体情况

心脏骤停

心脏骤停是指心脏射血功能突然终止，导致脑部血流突发中断，出现大动脉搏动和心音消失，意识丧失。虽可自发恢复，但通常会导致死亡，如予以及时的抢救措施，则有可能逆转而免于死亡。

症状	发病前无典型症状；发病时患者有心绞痛、胸痛、气短、心悸、头晕目眩、抽搐等症状，但症状不典型
体征	1 心音消失，脉搏触及不到、血压测不出 2 意识突然丧失或伴有短暂抽搐，多发生于心脏停搏后10秒内 3 呼吸断续，多发生在心脏停搏后20~30秒内 4 昏迷，多发生于心脏停搏30秒后 5 瞳孔散大，多在心脏停搏后30~60秒出现
病因	1 心脏病变：如有冠心病、心肌梗死、心肌冠状动脉先天性异常、急性心肌炎、急性肺源性心脏病、肥厚性心脏病等病史 2 非心脏病变：如急性缺氧、中暑、电击伤、溺水、药物中毒、急性颅脑损伤等所致
治疗	1 紧急处理：清理患者呼吸道，保证呼吸畅通；立即进行胸外心脏按压和人工呼吸；同时拨打120急救电话，送医救治 2 药物治疗：心脏骤停时，应严格按照医嘱静脉注射阿托品，建立静脉通路。必要时5分钟后重复一次
护理	1 将冰袋或湿毛巾敷于患者头部、腹股沟处，使患者体温维持在32~35℃，降低颅内压，预防脑水肿 2 密切观察患者的心率变化，心率应维持在80~120次/分，若心律过缓或过快、心律不齐等应及时采取防治措施

♥ 心脏骤停急救：黄金4分钟

➡ 心脏骤停抢救成功的关键在于抢救及时。一般1分钟内复苏成功率接近100%，4分钟内复苏成功率约为63%，4~6分钟内复苏成功率约为10%，超过6分钟存活率非常小。因此抢救心脏骤停患者的最佳时间是0~4分钟。

心脏病变和急救

　　心脏是人体的重要器官，犹如一个永远不停工作的泵，随着心脏的每次收缩，将携带氧气和营养物质的血液经主动脉输送到全身各处，维持机体各组织细胞的正常代谢。一旦发生心脏骤停，血液循环停止，大脑等生命器官将发生不可逆的损害。

🔍 心脏病变解析

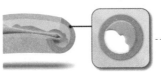

冠状动脉疾病 ----> 脂质沉积于动脉内膜并形成斑块，造成动脉狭窄，血流受阻 ----> ● 冠状动脉粥样硬化性心脏病　● 冠状动脉痉挛

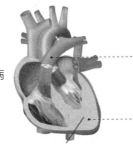

非冠状动脉疾病 ----> 风湿性内膜炎造成瓣膜间发粘连、增厚、变硬，并发生钙化至瓣膜口狭窄 ----> ● 心瓣膜病

----> 心室结构改变和心肌壁功能受损，导致心脏功能进行性障碍病变 ----> ● 心肌病

🔍 心脏骤停急救原则

快速判断（必须在10秒之内完成）：
● 首先掐患者人中，看是否有意识
● 然后摸患者的颈动脉（在喉结两边距离2~3cm的地方），看是否有搏动

----> 立即拨打120急救电话

----> 如果触摸不到颈动脉搏动，患者又无意识，可以判定心跳已停止，应立即进行胸外心脏按压（胸外心脏按压法参见P70）

胸外心脏按压必须在硬板或地上进行：将患者头稍稍抬起，快速在背后垫一块硬板，硬板比患者稍宽一些，以便于在心脏按压时背后有个支撑。因为胸外心脏按压的目的是通过按压胸廓来挤压心脏，让心脏向外排血，人工恢复心脏血液循环。如果在软的地方按压时，完全起不到挤压心脏的目的

开放患者气道：使患者平躺于硬板上，头向后仰，下颌向上抬，用手指清除患者嘴里一些可能阻碍呼吸的东西，比如假牙等，才能保证患者呼吸道通畅。因为一旦心跳停止，很快就会出现呼吸停止。呼吸道不通畅，即便心跳短暂恢复，如果氧气进不来，心脏也很难继续维持正常跳动

按压有规律：按压时要让胸骨下陷到一定程度：至少5cm，5~13岁的孩子下陷3cm，婴幼儿下陷2cm。因为小孩的胸壁薄，太用劲会导致胸骨骨折和心包破裂。按压的频率要快，基本上每分钟60~80次

食物中毒

　　食物中毒是指人因食用了含天然毒素的食物，或误食变质食物、被细菌或化学物质污染的食物而引起的胃肠和全身中毒。食物中毒潜伏期短，通常会突然地和集体地暴发，多数表现为肠胃炎的症状，并与食用某种食物有明显关系。

类型	**胃肠型食物中毒** 主要发生于气温较高、细菌易在食物中生长繁殖的夏秋季节，潜伏期短，发病较急 **神经型食物中毒** 因进食被肉毒杆菌外毒素所污染的食物而引发，进食后发病，短则2小时，长则10天，潜伏期越短，病情越重
症状	1 胃肠型食物中毒有腹痛、呕吐、腹泻等症状，同时伴有发热、寒战、脱水症状 2 神经性食物中毒有头晕、头痛、视物模糊、乏力、吞咽困难等症状
体征	1 胃肠型食物中毒患者腹部柔软，有轻度压痛，血压降低 2 神经型食物中毒患者出现复视、瞳孔散大、眼肌瘫痪等体征
病因	1 胃肠型食物中毒主要因饮食或饮水不洁所致 2 神经性食物中毒主要因患者进食了受肉毒杆菌外毒素污染的火腿、腊肠、罐头等所致
治疗	1 紧急处理：患者出现食物中毒症状后，可饮用浓盐水，然后要及时用筷子或手指伸向喉咙深处，刺激咽喉壁和舌根进行催吐；神志清醒者可服用泻药进行导泻 2 药物治疗：食物中毒伴随高热及毒血症患者，可口服氧氟沙星或左氧氟沙星；呕吐、腹痛明显，可口服普鲁本辛。同时拨打120急救电话，将患者送医治疗
护理	1 食物中毒者最初要禁食，呕吐停止后应进食易消化的流质或半流质食物 2 食物中毒者应卧床休息，且保持臀部清洁干燥，腹泻后要用温水洗净臀部并擦拭干净

❤ 进食流质食物，减少肠道刺激

⊙ 食物中毒患者在恢复饮食后，要先进食一些容易消化、营养丰富的流质食物，如米汤、菜汤、面汤、蔬果汁等，减少对肠道的刺激，促进肠道黏膜自行修复。但食物中毒患者不可进食牛奶、豆浆，否则会导致腹胀，甚至加重腹泻。

食物中毒家庭急救方法

　　食物中毒是因健康人进食了被毒素污染的食物，或进食了本身含有自然毒素的食物，如烧煮不透的豆角、发芽的土豆等而引起的急性感染和中毒。若不及时排出毒物，会严重危害身体健康。

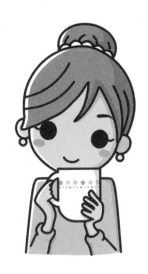

催吐

若进食污染食物的时间在1～2小时，可饮用浓盐水，并用干净的手指或筷子刺激咽喉部位。

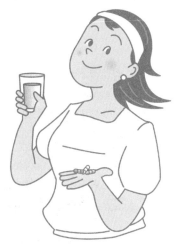

导泻

若进食污染食物的时间在2～3小时，但精神较好者，可服用泻药，促使毒物尽快排出。

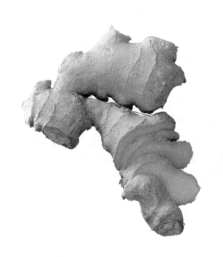

解毒

若食用了变质的鱼、虾、蟹等引起的食物中毒，可取生姜捣汁，用沸水冲服。

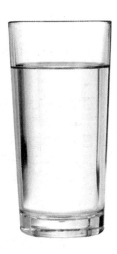

解毒

立即喝大量干净的水，以便对毒素进行稀释。

农药中毒

农药中毒是因人体接触或误食农药而引起的中毒。农药经过消化道、呼吸道、皮肤和黏膜进入人体，分布于各器官，其中以肝脏含量最大。农药进入体内，可通过抑制胆碱酯酶的活性而危害人体健康。

症状	1 轻度中毒者患有头昏、头痛、恶心、呕吐、乏力、腹痛、视力模糊等症状 2 中度中毒患者在轻度中毒的基础上还有流涎、腹泻、抽搐等症状 3 重度中毒患者主要有昏迷、呼吸麻痹等症状
体征	1 瞳孔缩小、心动过缓、脑水肿、肺水肿、肌肉震颤 2 呼吸和循环中枢受到抑制 3 从患者身上还可以闻到特殊的蒜臭味
病因	1 生产中职业中毒，主要是因人体皮肤被农药广泛污染所引起的 2 生活性中毒，多因人们误食农药而引起的，病情较为严重
治疗	1 紧急处理：接触中毒者应立即脱离现场并脱去被污染的衣物，尽可能用肥皂洗净被污染的皮肤；口服中毒者，可用2%碳酸氢钠溶液洗胃，直到洗出物无蒜臭味为止。有条件者要立即吸氧，注意保暖 2 立即拨打120急救电话，将患者送医救治
护理	1 护理人员要每天帮助患者清洁口腔1～2次，清除口腔异味，防止感染；还可用棉签蘸温开水擦拭嘴唇，防止嘴唇干裂 2 农药中毒患者多汗，因此护理人员要及时帮助患者清洁皮肤，适时擦去汗液，及时更换床单被套。对于卧床时间较长的人，要时常按摩受压部位，防止褥疮

⬤ 膳食纤维促进残毒排泄

⬤ 膳食纤维广泛存在于蔬菜、谷类等食物中，农药中毒患者在恢复饮食后，可适当增加膳食纤维的摄取量，从而使胃内容积增大、胃排空速度加快；膳食纤维随食物残渣进入肠道后，可促进肠道蠕动，使毒素随粪便排出体外。

农药中毒途径和急救

接触农药，对人体就可能产生不良影响，当接触农药的量超过人体可忍受的限度时就会产生中毒现象。一旦发生农药中毒，应立即进行现场急救，目的是将中毒者救出现场，防止继续吸收毒物，并给予紧急处理，为送往医院进一步治疗赢得时间。

🔍 人体吸收农药的途径

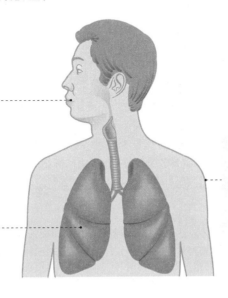

经口进入人体：
● 接触农药后不洗手就进餐
● 用盛放过农药的容器盛放食物
● 摄入被农药污染的食物或水
● 误将农药当作水或其他饮料饮用

经皮肤进入人体：
对接触和使用农药的农民、技术人员、农药生产和经营人员来说，农药经过皮肤被吸收是最常见的吸收途径

经肺进入人体：
微细的农药粉尘悬浮在空气中，可随人呼吸的空气进入肺内，并迅速被人体吸收

🔍 农药中毒现场急救方法

现场急救

接触性中毒者	口服中毒者	中毒严重者
● 迅速将患者脱离中毒现场，脱去被污染的衣物 ● 用清水冲洗被污染的皮肤、头面部等，注意保暖 ● 用生理盐水冲洗眼睛，禁用热水或酒精冲洗	● 让患者饮用浓盐水，然后用干净的手指或筷子刺激咽喉部位进行引吐 ● 保留部分呕吐物，以便化验检查	● 若呼吸、心跳停止者，要立即进行心肺复苏 ● 呼吸急促、脉搏细弱者，应进行人工呼吸或给予吸氧 ● 针刺人中穴、内关穴、足三里穴等穴位

立即送医，进行进一步抢救治疗 - - - - -> 催吐、洗胃、导泻；吸氧、输液、血液净化

灭鼠药中毒

灭鼠药中毒是指由于误食灭鼠药或被投毒而引起的全身性中毒。一般灭鼠药对鼠类毒性巨大，对人类毒性较小，但若大量误食则会引起中毒，严重者甚至导致死亡。灭鼠药种类很多，大致可分为抗凝血剂、痉挛剂、取代脲类等。

症状	恶心、呕吐、食欲不振、腹痛、关节疼痛、低热、癫痫、抽搐，以及鼻出血、牙龈出血、咯血、尿血、便血等全身性出血症状
体征	1 抗凝血灭鼠剂中毒主要表现为毛细血管损坏、全身性不同程度出血 2 痉挛剂中毒主要表现为阵挛性惊厥，突然晕倒 3 取代脲类中毒主要表现为自主神经功能紊乱、中枢神经和周围神经系统障碍、肺水肿、胸腔积液
病因	生产性接触中毒，或者因误食灭鼠药，或食用被灭鼠药污染的食物所致，药物进入体内会抑制维生素K，影响凝血酶原和部分凝血因子的合成，导致凝血时间延长
治疗	1 紧急处理：接触中毒者要立即脱离现场，脱去被污染的衣物，用清水彻底冲洗身体。口服中毒者应立即进行催吐，并用高锰酸钾溶液洗胃，用硫酸镁或硫酸钠导泻 2 立即拨打120急救电话，将患者送医救治
护理	1 灭鼠药中毒而导致昏迷者，护理人员要加强患者皮肤、口腔、眼睛等的护理，避免感染 2 对于自杀服毒者，护理人员要详细了解患者自杀的原因，并有针对性地进行谈心，帮助患者转变消极的人生态度，让其积极配合治疗

♥ 灭鼠药中毒注意事项

● 加强灭鼠药中毒危害的宣传，并指导灭鼠药的正确管理和投放，避免误食。如果发现中毒，应紧急送医救治，同时带去药瓶、药物说明，以协助治疗。灭鼠药中毒应以催吐、洗胃、导泻治疗为主，药物治疗为辅。

灭鼠药中毒急救

　　灭鼠药中毒多为食用灭鼠药后发生的中毒，小儿误食导致中毒情况较为多见。小儿误食通常是因放置不妥，被自取吞服，或因误食沾染灭鼠药的粮食及毒死的禽畜所致。中毒严重者会发生出血性休克或脑出血，甚至危及生命。

灭鼠药类型	主要症状	急救措施	注意事项
取代脲类： 安妥、捕灭鼠、抗鼠灵	腹烧灼感、恶心、呕吐、口渴、咳嗽、嗜睡、严重者呼吸困难、青紫、昏迷，甚至出现肝大、黄疸	催吐：用干净的手指或筷子刺激咽喉部位 洗胃：用1:2000高锰酸钾溶液反复洗胃 导泻：服用硫酸镁或硫酸钠30～50g导泻	禁食脂类食物和碱性食物，减少药物吸收
痉挛剂： 氟乙酰胺、氟乙酸钠、氟乙醇、甘氟、毒鼠硅、毒鼠强	口腔和咽喉疼痛、糜烂、上腹灼痛、肝区痛、呕吐并有大蒜样味、呕血，头晕、心慌、惊厥甚至昏迷	催吐：用干净的手指或筷子刺激咽喉部位 洗胃：用0.5%硫酸铜液反复洗胃，直至洗出物无蒜臭味；然后用1:2000高锰酸钾溶液洗胃，直至洗出清水样液 导泻：胃内注入或喂食100～200ml液状石蜡油，使残药溶解，同时服用硫酸镁30～50g导泻	禁食脂类食物，以免促进体内残留药物的溶解以及人体对药物的吸收
抗凝血剂： 敌鼠、氯鼠酮、杀鼠酮、杀鼠醚、敌拿鼠	恶心、呕吐、鼻出血、牙龈出血、咯血、尿血、便血	催吐：用干净的手指或筷子刺激咽喉部位 洗胃：用1:2000高锰酸钾溶液反复洗胃 导泻：服用硫酸镁或硫酸钠30～50g导泻	必要时可肌内注射维生素K；失血过多者应及时输血

♥ 灭鼠药中毒预防措施

➡ 灭鼠药要通过防疫站等途径购买，不可与食物混放，要存放在幼儿不能接触到的地方。

➡ 毒饵的放置要严加管理，以免误食。

➡ 灭鼠结束后要及时将剩余的灭鼠药妥善处理，家庭不要存放灭鼠药。

煤气中毒

煤气中毒，即一氧化碳中毒，是因接触和过量吸入一氧化碳而引起的中毒。一氧化碳经呼吸道进入体内，极易与血红蛋白结合，形成碳氧血红蛋白，从而使血红蛋白丧失携带氧气的能力，造成组织缺氧。人体短时间内过量吸入一氧化碳，可迅速造成死亡。

症状	1 轻度中毒者有头晕、头痛、眼花、耳鸣、心悸、四肢无力等症状
	2 中度中毒者有严重头痛、恶心、视力模糊、烦躁不安，以及面色潮红，口唇呈樱桃红色等症状
	3 重度中毒者面色呈桃红色，可出现昏迷或惊厥，大小便失禁
体征	1 轻度中毒者呼吸困难、意识模糊，脱离现场后数小时可恢复
	2 中度中毒者心跳加快、血压下降、神志不清、判断及记忆力失常
	3 重度中毒者呼吸浅快、血压下降、瞳孔缩小或放大，甚至因呼吸、心跳停止而死亡
病因	1 家庭用火、取暖、洗浴时，因煤气泄漏，且室内通风不良导致煤气中毒
	2 缺乏安全知识，在一氧化碳超标区域（如制造光气、甲醇、合成氨的工厂）作业时，未采取防护措施，或未戴防毒面具而导致中毒
治疗	1 紧急处理：迅速将患者移到空气新鲜处，保持呼吸道畅通，立即给予高压吸氧；物理降温，体温维持在32℃左右。若呼吸停止应立即进行人工呼吸
	2 立即拨打120急救电话，及时送医治疗
护理	1 对于昏迷者，护理人员要帮其做好口腔清洁，防止舌后坠，保持呼吸道通畅，防止肺部感染；定时翻身拍背，防止褥疮和肺部感染
	2 鼻饲者要给予高热量、高维生素的流质饮食

♥ 白萝卜汁解毒

➡ 将白萝卜捣碎，取汁服用，可解煤气中毒。白萝卜含有丰富的维生素和多种微量元素，可促进人体细胞正常代谢，增加血液中的白细胞和血小板，从而增强人体免疫力，达到恢复健康的目的。

煤气中毒常见诱因和家庭急救

　　煤气中毒通常指一氧化碳中毒。一氧化碳无色无味，常在睡眠中不知不觉侵入呼吸道，通过肺泡的气体交换进入血液，并随血液循环散布全身，造成中毒。煤气中毒除了导致脑缺氧外，严重者还会出现其他脏器的缺氧性改变，甚至死亡。

🔍 诱发煤气中毒的常见因素

诱发煤气中毒的常见因素	在密闭的居室中使用煤炉取暖、做饭或用木炭炉烧烤，且门窗紧闭，无通风措施
	平房烟囱安装不合理，筒口正对风口或遇刮风、阴天、下雨等低压天气，室内积蓄的煤气无法及时排出
	城区居民使用的管道煤气发生管道漏气、开关不紧或烧煮中火焰被扑灭后，煤气大量溢出
	使用燃气热水器时通风不良，洗浴时间过长，或发动汽车、开动车内空调后在车内睡着

🔍 煤气中毒急救方法

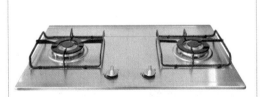

迅速关闭煤气开关或炉门，开窗通风，立即将患者移至空气新鲜处。

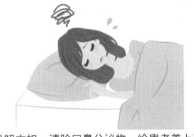

松解衣扣，清除口鼻分泌物，给患者盖上毛毯或棉被，保暖。

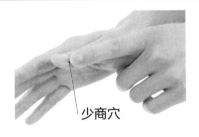

少商穴

对于轻度、中度中毒者可针刺太阳穴、少商穴等急救穴位。

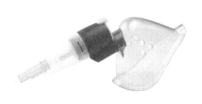

给予吸氧，有条件应立即送往医院进行高压氧治疗。

急性酒精中毒

急性酒精中毒是指一次饮酒过量，超出个人的承受能力而引发的中毒现象。急性酒精中毒可分为三期：兴奋期，血液浓度为0.5~1.5g/L；共济失调期，血液浓度为1.5~2.5g/L；昏睡期，血液浓度大于等于2.5g/L。

症状	1 兴奋期，患者面色潮红或苍白、头晕、欣快、语言增多，或哭或笑 2 共济失调期，患者恶心、呕吐、反应迟钝、语无伦次、动作笨拙 3 昏睡期，患者皮肤湿冷、呕吐，躁动后转入昏睡、昏迷
体征	1 兴奋期主要表现为眼结膜充血 2 共济失调期主要表现为心跳加快、脉搏洪大、血压升高 3 昏睡期主要表现为口唇紫绀、瞳孔散大或正常、呼吸缓慢、心率加快、血压下降，甚至因呼吸、循环衰竭而死亡
病因	1 每个人身体内氧化酶的量、活力及肝肾功能不同，对酒的耐受力也不同，若饮酒过多，超出个人耐受力，则会导致酒精中毒 2 心理因素，因心情压抑、郁闷而借酒消愁，过量饮酒或长期酗酒，导致酒精中毒
治疗	1 紧急处理：用筷子刺激患者舌根部，使患者吐出胃内残存的酒，减少身体对乙醇的吸收，缓解不适感 2 重度昏睡或昏迷者需送医院进行对症治疗和解酒治疗
护理	1 轻度酒精中毒者，可以喝一杯浓的鲜果汁，以促进体内乙醇的排泄；卧床休息后，中毒症状就会得到缓解 2 对于昏睡者，护理人员要定时仔细观察患者生命体征。如果出现呼吸变缓或不规则、抽搐、大小便失禁等危险症状，应及时送医治疗

♥ 绿豆解酒毒

➡ 绿豆含有丰富的B族维生素、淀粉酶、氧化酶、铁、钙、磷等多种成分，可促进机体恢复正常的新陈代谢，加快乙醇分解。用绿豆熬汤，或捣碎煎服，既能为患者补充水分，还可促使体内乙醇随尿液排出体外，缓解中毒症状。

食物解酒法

　　酒的主要成分是乙醇，过量饮酒后，乙醇进入血液会对中枢神经系统产生先兴奋后抑制的作用，最后抑制人体呼吸、心跳，严重者可导致死亡。轻度酒精中毒者可以通过食物来解酒，重度昏睡或昏迷着应立即送医救治。

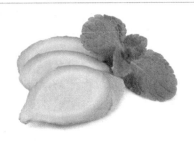

生姜解酒法：酒醉后有恶心呕吐者，取一小块生姜含于口内，可止呕吐。

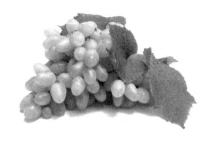

葡萄解酒法：葡萄中含有酒石酸，能与乙醇相互作用形成酯类物质，达到解酒目的。

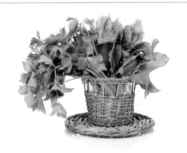

芹菜解酒法：芹菜中含有丰富的B族维生素，能分解酒精。

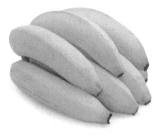

香蕉解酒法：食用香蕉能增加血糖浓度，降低酒精在血液中的比例。

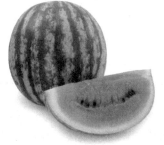

西瓜解酒法：西瓜具有清热去火、利尿功效，能使酒精快速随尿液排出。

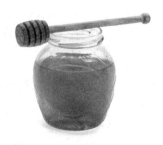

蜂蜜解酒法：能促进酒精的分解吸收，减轻饮酒带来的头痛症状。

Tips: 上述方法只适合轻、中度酒精中毒者，重度酒精中毒者要立即送往医院抢救治疗。

中暑

中暑是指人长时间在日光下暴晒，或长时间受到高温和热辐射的作用，造成机体体温调节障碍，水、电解质代谢紊乱及神经系统受损。中暑是一种威胁生命的急症，如果不立即治疗，则会引起抽搐和死亡。

症状	中暑发病急，起病前有口渴、尿频、多汗、眼花、心慌、四肢乏力等症状，发病后有头昏、头晕、胸闷、心慌、恶心、呕吐、发热、抽搐等症状
体征	1 轻度中暑表现为肌肉痉挛、心律失常、血压下降 2 重度中暑表现为心力衰竭、脑水肿、肺水肿、呼吸表浅、脉搏细弱、意识不清
病因	1 在高温车间作业者，由于室内通风性差，极易发生中暑 2 农业及露天作业者，受到阳光直接暴晒，加之大地受到阳光暴晒，使大气温度再度升高，致使人的脑膜充血，大脑皮层缺血而引起中暑 3 公共场所，人群拥挤集中，产热集中，但是散热困难，极易引发中暑
治疗	1 紧急处理：迅速将患者移到阴凉通风处，立即进行物理降温；按摩患者四肢及皮肤，促进血液循环，增加散热能力。神志清醒者要少量多次饮用清凉的糖水、盐水或苏打水 2 药物治疗：轻度中暑者可口服补液盐、藿香正气水、十滴水软胶囊；重度中暑者，可电话联系医生，在医生的指导下静脉滴注5%葡萄糖盐液
护理	1 中暑患者要卧床休息，所处的居室温度以20～25℃为宜，室内保持良好通风性 2 护理人员要严密观察患者生命体征，降温过程中应10～15分钟测量一次体温，热衰竭应15～30分钟测量一次血压，并做好口腔和皮肤清洁，以防感染。

♥ 苦瓜解暑热

➡ 苦瓜所含的生物碱类物质奎宁，具有清心明目、利尿活血的功效，可除烦消渴。苦瓜中还含有一种独特的苦味成分，即金鸡纳霜，能够抑制兴奋过度的体温中枢，起到消暑解热的作用。

中暑家庭急救法

　　在烈日或高温环境里，人的体内热量不能及时散发，引起机体体温调节发生障碍，就是中暑。盛夏酷暑在高温和热辐射的长时间作用下工作、行走、站立，或在锅炉和高温环境下长时间工作，再加上疲劳、空气流通不畅、饮水不足、饥饿等原因，都容易发生中暑。

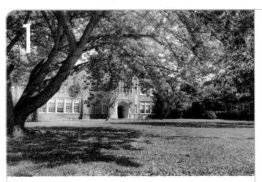

1 立即将患者移到通风、阴凉、干燥处，如走廊、树荫下，解开衣领，并让其仰卧。

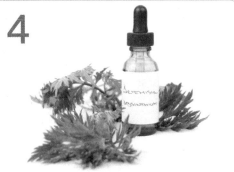

2 用湿毛巾冷敷头部、腋下及腹股沟等处，有条件可开风扇或空调（避免直接吹风）。

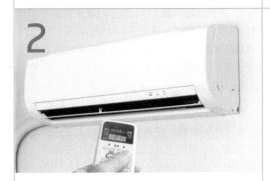

3 按摩患者四肢、躯干，加快血液循环，促进散热。

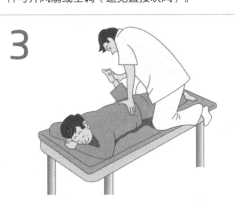

4 意识清醒的患者或经降温清醒的患者，可服用藿香正气水、人丹或十滴水。

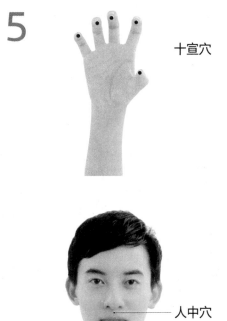

十宣穴

人中穴

5 对于虚脱昏迷者，可按压或针刺人中穴、十宣穴等穴位。

溺水

溺水是常见意外，因人落水或投水自杀，致使大量的水经过口、鼻灌入肺内，或者大量的冷水刺激使喉头痉挛，造成的特殊形式的窒息和缺氧。如果抢救不及时，可迅速导致死亡。

症状	溺水者常有皮肤苍白、厥冷、腹部膨胀等症状，同时口腔、鼻腔充满泡沫、污泥、杂草
体征	1 溺水时间短者，主要表现为四肢末端以及口唇紫绀、结膜充血、四肢紧张或痉挛 2 溺水时间较长者，主要表现为意识不清、呼吸衰竭、脉搏细弱、血压下降、瞳孔散大、肺水肿
病因	1 不熟悉水性而意外落水，意外事故如洪水、船只翻沉以及投水自杀等情况下，由于水、泥沙等阻塞呼吸道或喉头痉挛，而导致人体窒息、缺氧、死亡 2 熟悉水性而遇到意外情况，比如手足抽筋，由于下水前准备不充分、水温偏冷或长时间游泳过于疲劳，致使手足发生痉挛性疼痛；心脏病发或潜入浅水区而造成头部损伤，导致意识丧失而发生溺水
治疗	1 紧急处理：立即清除患者口腔、鼻腔内的异物，将患者置于施救者屈膝的大腿上，头朝下，按压背部，迫使气管、肺和胃内的积水倒出，有条件者应立即吸氧；对于呼吸、心跳停止者，要尽快进行胸外心脏按压，并配合口对口人工呼吸 2 药物治疗：昏迷者可应用辅酶A、细胞色素C，促使脑细胞功能恢复；脑水肿者，可应用甘露醇、地塞米松、呋塞米等药物
护理	1 若患者体温在32~35℃，可用棉被包裹患者身体，实现自行复温；若患者体温低于32℃，可用热风直吹身体或用热水袋热敷身体，或用40℃的热水浸浴，使身体复温 2 护理人员要帮助患者做好口腔、鼻腔、耳朵等部位的清洁，以免发生感染

♡ 食盐帮助排水

● 将食盐研成末后，从患者头顶开始摩擦至腹背处、四肢及足底，约10分钟即可。因为盐具有促进排汗的作用，摩擦既能促进体内水分的排泄，还能促进血液循环，温暖身体。

溺水家庭急救

当人坠落水中身体被淹没时，口腔、鼻腔被水充满，氧气不能进入，加之冷水的刺激引起反射性咽喉痉挛，因此发生窒息。由于溺水者不断挣扎，使窒息越来越严重，进而发生缺氧和昏迷。如果水继续被吸入肺内，则会因缺氧而死亡。

🔍 夏季戏水救生设备不可少

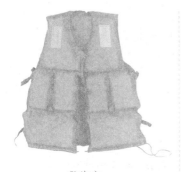 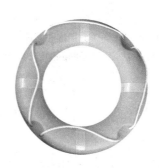 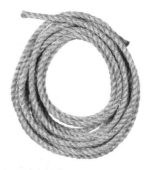

救生衣　　　　　　　　　　救生圈　　　　　　　　　　绳索

🔍 溺水急救流程

下水迅速将溺水者救上岸：
施救者可以将绳索、救生圈抛给溺水者，或从背部将溺水者的头部托起，将其拖上岸

岸上急救

清除口鼻内的堵塞物：
使患者头朝下，立刻撬开牙齿，用手指清除口腔和鼻腔内的污物；再用手掌迅速连续击打其肩后部，同时要防止舌头后坠堵塞呼吸道

清除呼吸道积水：
将患者置于施救者屈膝的大腿上，头朝下，按压背部，将患者肺内尤其是上呼吸道以及胃内的积水倒出，使呼吸道畅通

心肺复苏：
对于呼吸及心跳微弱或心跳刚刚停止者，要迅速进行口对口人工呼吸，并配合胸外心脏按压

经抢救，心跳、呼吸逐渐恢复正常者，可给予热茶水或营养汤汁，使患者静卧

若岸上急救无效，应立即送往医院抢救治疗

自缢

自缢是指自行将绳索等物套在颈部悬吊，致使颈部血管、神经、食管和呼吸道受到压迫，继而出现呼吸障碍、大动脉供血中断、脑部缺血缺氧而导致窒息死亡。一般脑部供血供氧中断超过10秒则可出现神志不清，超过4分钟则会导致脑细胞死亡。

症状	自缢症状与自缢时间长短有关。自缢时间短者，主要有双眼上翻、舌微外吐、小便失禁、全身软瘫等症状。随着时间的延长，患者大小便失禁，四肢逐渐变凉
体征	面色紫绀、呼吸停止、心脏停搏、瞳孔散大等
病因	1 心理原因：因生活、工作、学习压力过大，家庭变故，疾病长期困扰而治愈无望等，致使患者对生活绝望而出现抑郁症、精神分裂症等 2 精神病性症状：幻觉、妄想、睡眠障碍等 3 对酒精、药物依赖所致
治疗	1 紧急处理：施救者迅速抱住自缢者下垂的身体并向上托起，解除身体重量的下压力，并唤他人来割断吊绳。平放自缢者后立即进行胸外心脏按压和口对口人工呼吸，可持续2~3小时。同时拨打120急救电话，及时送医救治 2 对于自缢后还有微弱呼吸或急救后出现微弱呼吸者，应立即电话联系医生，在医生的指导下肌内注射尼可刹米，以使神经中枢兴奋。必要时1~2小时后重复1次
护理	1 护理人员要密切监测患者的生命体征，如果患者意识模糊、躁动不安，应适当加强保护性约束，防止坠床 2 患者清醒后，护理人员应积极劝慰患者，严密观察患者的言行举止及心理变化，谨防再次自杀

♥ 自缢抢救原则

➥ 如果自缢者呼吸心跳停止，抢救者在进行口对口人工呼吸与胸外心脏按压时，无论有无反应出现都应坚持至救护人员赶到，或瞳孔散大以及一切反射消失为止。抢救过程中应及时与自缢者家属沟通，说明其严重性，并加强生命体征监测。

自缢家庭急救

自缢是常见的自杀方式之一，主要是通过绳索压迫颈静脉而引起窒息、颈动脉窦减压反射及大动脉供血中断，后果十分严重，4~5分钟即可导致脑死亡。因此一旦发现自缢者，应立即进行急救。

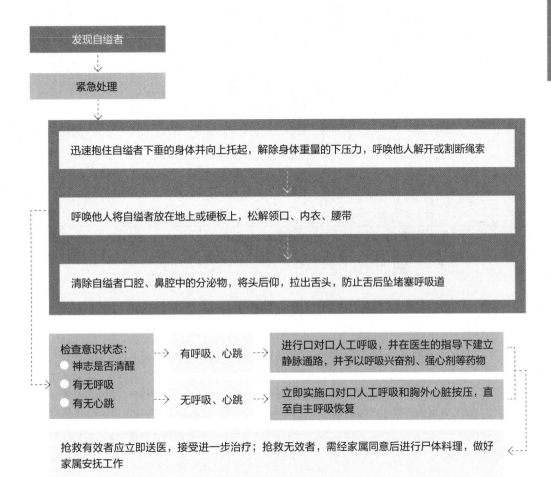

据世界卫生组织统计：在自杀者中，有94%的人有过精神病史。目前，大多数精神疾病患者由家庭成员负责照顾。因此，家人要多关心患者的生活，尊重患者的人格，使其感到自己是正常人，但不要过分呵护，可以分配他们做力所能及的事。如果患者经治疗康复后，得不到关心和支持，或受人冷落歧视，他们就会觉得自己成了家庭的累赘，而悲观失望，情绪抑郁，甚至产生自杀念头。因此，家人的支持可以使其倍感家庭的温暖、社会的关怀，认识到自身的价值。恢复自信心是减少自杀的有效保证。

毒蛇咬伤

毒蛇咬伤一般发生在春、夏、秋季节，咬伤部位多见于四肢，尤其以下肢最为常见。人被毒蛇咬伤后，毒液由毒蛇口中的毒牙侵入人体，引起中枢神经系统和循环系统中毒，进而使延髓麻痹、呼吸肌麻痹，最终导致呼吸停止而死亡。

症状	1 局部症状：伤处红、肿、热、痛，可见明显的水疱、血疱、溃烂 2 全身症状：早期出现发热、怕冷、关节酸痛、头昏、眼花、耳鸣；然后出现恶心、呕吐、鼻出血、便血、皮肤淤点或淤斑、复视；晚期出现低头嗜睡、牙关紧闭、呼吸及吞咽困难、四肢抽搐
体征	1 腋下和腹股沟处淋巴结肿大 2 角弓反张、舌苔紫黑、呼吸微弱、血压下降、瞳孔放大 3 严重者可因呼吸中枢麻痹和心力衰竭而死亡；也可因血液不凝，发生循环衰竭而死亡
病因	因在野外工作或行走而被毒蛇咬伤，在我国南方山区或农村较为常见
治疗	1 紧急处理：伤者应立即用手帕或柔软的绳带，在伤口上方5cm处进行扎敷，阻断静脉血和淋巴液回流，防止毒液吸收与扩散；然后用冷开水、矿泉水或高锰酸钾溶液彻底冲洗伤口及周围皮肤，洗掉伤口外表毒素。若伤口有毒牙残留，须立即取出 2 药物治疗：病情轻者，可口服南通蛇药片。同时要判断是被哪种蛇咬伤，然后立即送医对症治疗
护理	1 患者要保持伤口创面清洁、干净 2 护理人员要及时给予患者心理安慰，使患者保持精神稳定，积极配合治疗

♥ 东风菜可解蛇毒

- 东风菜含有丰富的蛋白质、膳食纤维、胡萝卜素、维生素和烟酸，具有清热解毒、活血消肿、镇痛作用，适用于跌打损伤、毒蛇咬伤等病症。因此，被毒蛇咬伤患者在恢复饮食后可适当食用东风菜。

毒蛇鉴定及咬伤急救

毒蛇咬伤后，不可紧张、乱奔跑求救，需认清毒蛇外表特征，以鉴别是哪种毒蛇咬伤，区分是有毒蛇还是无毒蛇。同时要立即原地采取各种应急处理措施，迅速排出毒素，防止毒液的吸收与扩散。

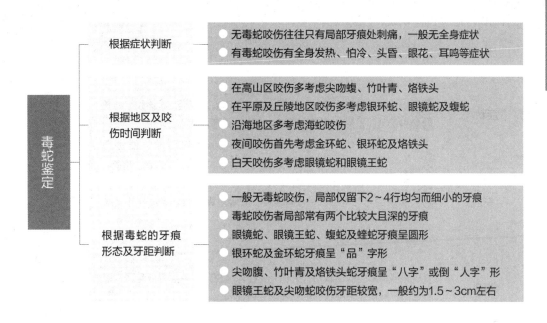

毒蛇鉴定

根据症状判断
- 无毒蛇咬伤往往只有局部牙痕处刺痛，一般无全身症状
- 有毒蛇咬伤有全身发热、怕冷、头昏、眼花、耳鸣等症状

根据地区及咬伤时间判断
- 在高山区咬伤多考虑尖吻蝮、竹叶青、烙铁头
- 在平原及丘陵地区咬伤多考虑银环蛇、眼镜蛇及蝮蛇
- 沿海地区多考虑海蛇咬伤
- 夜间咬伤首先考虑金环蛇、银环蛇及烙铁头
- 白天咬伤多考虑眼镜蛇和眼镜王蛇

根据毒蛇的牙痕形态及牙距判断
- 一般无毒蛇咬伤，局部仅留下2~4行均匀而细小的牙痕
- 毒蛇咬伤者局部常有两个比较大且深的牙痕
- 眼镜蛇、眼镜王蛇、蝮蛇及蝰蛇牙痕呈圆形
- 银环蛇及金环蛇牙痕呈"品"字形
- 尖吻腹、竹叶青及烙铁头蛇牙痕呈"八字"或倒"人字"形
- 眼镜王蛇及尖吻蛇咬伤牙距较宽，一般约为1.5~3cm左右

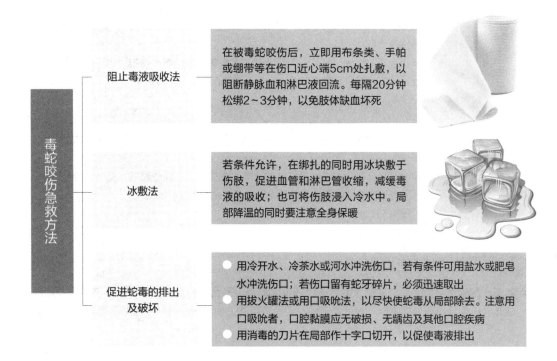

毒蛇咬伤急救方法

阻止毒液吸收法

在被毒蛇咬伤后，立即用布条类、手帕或绷带等在伤口近心端5cm处扎敷，以阻断静脉血和淋巴液回流。每隔20分钟松绑2~3分钟，以免肢体缺血坏死

冰敷法

若条件允许，在绑扎的同时用冰块敷于伤肢，促进血管和淋巴管收缩，减缓毒液的吸收；也可将伤肢浸入冷水中。局部降温的同时要注意全身保暖

促进蛇毒的排出及破坏
- 用冷开水、冷茶水或河水冲洗伤口，若有条件可用盐水或肥皂水冲洗伤口；若伤口留有蛇牙碎片，必须迅速取出
- 用拔火罐法或用口吸吮法，以尽快使蛇毒从局部除去。注意用口吸吮者，口腔黏膜应无破损、无龋齿及其他口腔疾病
- 用消毒的刀片在局部作十字口切开，以促使毒液排出

毒虫咬伤

毒虫咬伤主要是指人体被蜜蜂蜇伤、蜈蚣咬伤、毒蜘蛛咬伤而引起的急症。毒虫的毒液中含有多种胺类物质，如多肽类物质和酶类物质等，可产生细胞毒性、神经性毒性和血液毒性，引起患者伤口剧痛、红肿、淤斑，甚至坏死。

症状	1 局部症状：红肿、疼痛、灼热、瘙痒、麻木，甚至出现淤斑、水疱 2 全身症状：发热、头痛、头晕、腹痛、心悸、恶心、呕吐
体征	1 呼吸急促、心率加快、血压降低 2 严重者会出现溶血、急性肾衰竭、呼吸衰竭、循环衰竭等并发症，可于数小时内死亡
病因	夏日是各种毒虫的活跃期，人们无论在家休息，或是到野外游玩、探险，由于衣着单薄，肢体在外暴露，极易被毒虫咬伤
治疗	1 紧急处理：常规清洗伤口，并剔除毒虫的尾刺或毒囊，然后用5%碳酸氢钠溶液涂擦伤口 2 药物治疗：毒虫咬伤后，可用新鲜的半枝莲捣烂后敷于伤口，也可用新鲜的丝瓜去皮、捣烂后敷于伤口；蜂类蜇伤者，可口服南通蛇药片
护理	1 患者要进食富含维生素、蛋白质，且易于消化的食物，多食用新鲜蔬菜和瓜果 2 患者可在卧室内放置一盒打开的清凉油或精油，或摆放菖蒲、艾叶、薄荷、茉莉等气味浓郁的植物，以驱除蚊虫，防止再次被叮咬

♥ 芦荟可治蚊虫叮咬

➥ 芦荟含黄酮类物质，具有消炎杀菌效果，还可促进伤口愈合。将芦荟洗净去刺，连皮一起捣碎成汁，再用纱布或者棉棒蘸汁液涂擦患处；或者将芦荟去皮，切成薄片直接贴于患处也可。

毒虫咬伤急救

夏季气温不断升高，人们衣着逐渐单薄起来，四肢和身体其他部位较多暴露在阳光下，如去野外游玩或探险，外露的皮肤容易被一些毒虫叮咬，这时要尽快进行正确处置，避免不良后果产生。

毒虫类型	咬伤急救法
蜜蜂蜇伤	1 仔细检查伤口，若伤口处有螫针，应先将它拔出 2 用弱碱性液体，如3%氨水、5%碳酸氢钠溶液、肥皂水、淡石灰水等冲洗伤口，以中和酸性毒素 3 将大蒜、生姜捣烂取汁涂敷伤口
蜈蚣咬伤	1 立即用肥皂水、3%氨水或5%碳酸氢钠溶液冲洗伤口 2 可用等量的雄黄、枯矾研末，以浓茶或烧酒调匀外敷伤口，也可用鲜桑叶、鲜蒲公英或鲜鱼腥草捣烂外敷
蝎蜇伤	1 先将残留的毒刺迅速拔出，立即用细绳进行近心端绑扎，每15分钟放松1~2分钟 2 用拔火罐法吸出含有毒素的血液 3 用3%氨水或1:5000高锰酸钾溶液清洗伤口
毒蜘蛛咬伤	1 立即用细绳或止血带进行近心端绑扎，每15分钟放松1~2分钟 2 用消毒过的刀片对伤口作"十"字形切口，然后用力将毒液挤出，或用拔火罐法将毒液吸出 3 用1:5000高锰酸钾溶液清洗伤口
蚂蟥咬伤	1 在蚂蟥叮咬部位的上方轻轻拍打，使其松开吸盘而掉落；也可将食盐、食醋、酒精等洒在虫体上，使其自行脱落 2 若虫体脱落后，出血不止，可用纱布压迫止血1~2分钟 3 止血后用5%碳酸氢钠溶液冲洗伤口；若伤口再次出血，可涂抹云南白药粉止血
毛毛虫蜇伤	1 先在放大镜观察下，用刀片顺着毒毛方向刮除毒毛，并在伤口处涂抹3%氨水 2 用鲜马齿苋或七叶一枝花捣烂外敷 3 若伤口溃烂，可涂擦红霉素软膏
壁虱伤	1 对叮咬在皮肤上的壁虱，不宜强行拔除，以免毒刺断于皮内，可向虫体滴一滴酒精或碘酊，使壁虱自行脱落 2 用肥皂水清洗伤口，可以消肿、止痛 3 若有神经症状出现，应及时送往医院治疗

附：家庭常用医疗用品

在家庭中准备一个小药箱，集中存放常用的医疗用品以便平时使用，是自我保健的一项重要措施。一旦家中有人发生小伤、小病或急症，这些备用医疗用品可以帮助解决燃眉之急。

体温计

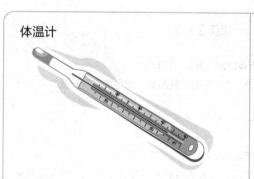

体温计是最常用的检查器械，所以家庭中一般都要常备一只。

血压计

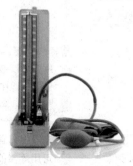

血压计是测量血压的医疗器械，若家中有老年人或心脑血管疾病患者，为了测量方便，应自备一个血压计。

听诊器

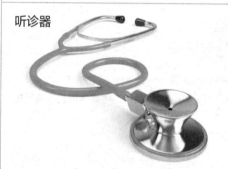

听诊器是医生检查患者时用来听诊的工具，家中如果有水银柱式血压计，就必须同时备有听诊器。

镊子

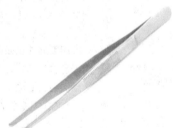

镊子是家庭常用的医疗器械，尤其是换药时，更离不开镊子。一般家庭至少需备有两把镊子。

脱脂纱布

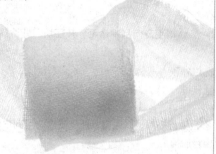

医疗中使用的是一种柔软、吸水性能好的脱脂纱布，可清洗、消毒后回收使用。

绷带

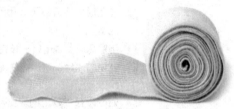

绷带是包扎伤口不可缺少的卫生用品，可清洗、消毒后回收使用。

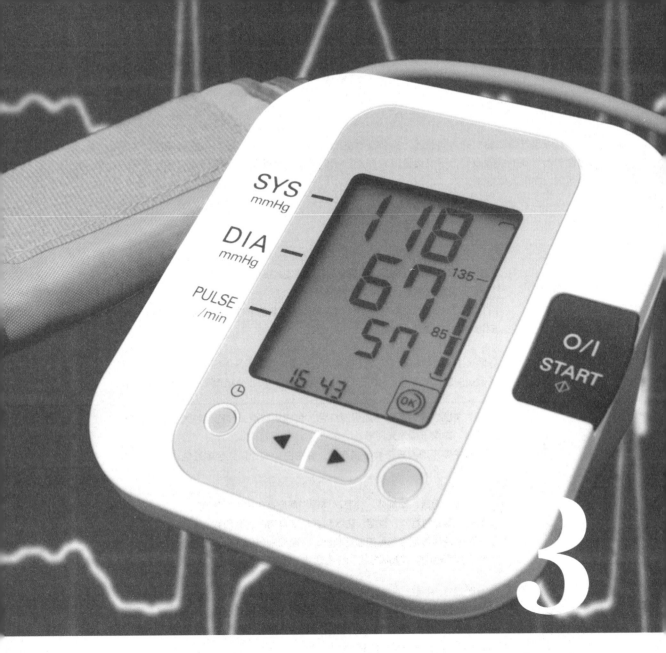

常见内科疾病的家庭疗法

内科疾病范围很广，包括呼吸系统、消化系统、循环系统、内分泌系统、神经系统疾病等。本章详细讲解了内科疾病的症状、体征、病因、治疗及护理方法，以便于读者了解疾病的病因并采取相应的预防措施；了解疾病的症状和体征，进而做到早发现、早治疗、早康复。

咽喉炎

咽喉是气体和食物的共同通道，具有重要的防御、呼吸、吞咽、发声共鸣等功能。咽的急、慢性炎症导致的病理改变，不仅会造成咽局部的机能障碍，还可波及邻近器官，甚至影响全身其他系统，损害人体健康。

类型	**急性咽炎** 因病毒或细菌感染所引起的咽黏膜、黏膜下组织和淋巴组织的急性炎症 **慢性咽炎** 多由急性咽炎迁延而来，是指咽部黏膜局部或弥漫性炎症 **急性喉炎** 是指喉黏膜及声带的急性非特异性炎症 **慢性喉炎** 是指喉部黏膜的一般性病菌感染所引起的慢性炎症，常因急性喉炎反复发作或未彻底治愈迁延而成
症状	1 咽炎主要有咽喉不适、发干或刺痒、吞咽疼痛、干咳等症状 2 喉炎主要有声音粗糙、嘶哑、断断续续，喉部有紧缩感和异物感、咳嗽等症状
体征	1 咽炎主要表现为咽部充血呈深红色、有白色脓点、淋巴结肿大、咽后壁血管扩张、黏膜干燥无光泽等 2 喉炎主要表现为声带肿胀或充血，并由白色变为粉红色或红色，喉黏膜弥漫充血等
病因	1 由细菌、病毒、螺旋体、立克次体等由病原微生物感染所致 2 咽喉长期受到酒精、香烟、热饮料或辛辣食物的刺激所致 3 气候寒冷导致咽喉部黏膜血管收缩、吞噬细胞数目减少，局部抵抗力下降；气候干燥影响咽喉部黏液分泌和纤毛蠕动，增加了黏膜的黏性，易吸附过敏源
治疗	1 一般治疗：用温热的生理盐水或复方硼砂溶液漱口,同时还可以口含西瓜霜含片、薄荷喉片、草珊瑚含片等，以缓解咽喉炎症;使用加湿器或雾化器湿润空气 2 药物治疗：病毒性咽喉炎，可口服利巴韦林含片。咽喉炎患者还可口服维生素A，促进黏膜生长和修复
护理	1 多喝水，食用稀软食物，禁烟禁酒，避免进食刺激性食物 2 充分卧床休息，正确用嗓，尽量低声少语，避免声带损伤 3 如果出现呼吸困难情况，应给予患者吸氧

♡ 补充维生素A促进咽喉黏膜修复

➥ 维生素A具有维持细胞正常生长和分裂，保护呼吸道、消化道和尿道黏膜的功能。咽喉炎患者要多摄取富含维生素A的食物，如鱼类、全脂乳制品、蛋类等，有利于促进咽喉黏膜修复，消除咽喉炎症。

咽喉炎要避免各种刺激

　　咽喉炎是指发生在咽喉部的呼吸道黏膜的炎症，由病毒引起的约占90%，少数为细菌感染所致，是一种常见的传染性疾病。咽喉炎还可引起较重的并发症，如中耳炎、支气管炎、肺炎、心肌炎等，应积极防治。

咽喉炎病理解析

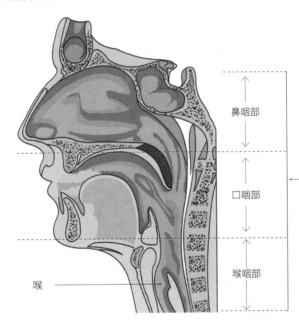

鼻咽部

口咽部

喉咽部

喉

各种因素刺激咽喉部，致使咽喉部黏膜受损、充血、水肿，黏膜及黏膜下结缔组织增生，黏液腺肥大，腺体分泌功能亢进，黏液分泌增多且较黏稠。

咽喉炎家庭治疗原则

咽喉炎家庭治疗原则		
	减少说话	发生咽喉炎后，最要紧的是让声带休息一段时间，甚至连低声细语都应避免
	使用空气加湿器	使用空气加湿器，有助于覆于咽喉表面的黏膜保持湿润。若咽喉黏膜干燥，会成为过敏源（或刺激物）的极佳吸附剂
	多喝水	专家建议每天8～10杯水，最好喝温水，也可喝低糖果汁及柠檬水
	戒烟戒酒	烟、酒是引起喉咙干燥的主要原因
	避免辛辣刺激的食物	辛辣刺激食物会给肿痛的喉咙火上浇油。油腻的食物也不利于疾病的恢复

气管炎

气管炎是由细菌、病毒感染，或化学、物理刺激，或过敏所引起的气管、支气管黏膜性炎症。主要是指气管黏液分泌过多，因缺乏负离子而使气管黏膜上皮绒毛内呼吸酶的活性降低，从而影响肺泡的分泌功能，以及肺的通气和换气功能。

类型	急性气管和支气管炎 因感染、刺激或过敏反应等所引起的气管、支气管黏膜的急性炎症
	慢性支气管炎 由感染或刺激所引起的气管、支气管黏膜以及周围组织的慢性炎症
症状	1 急性气管和支气管炎主要有咽痛、咳嗽、咳痰，可有发热等症状 2 慢性支气管炎主要有咳嗽、咳痰等症状，每年发作3个月以上，连续两年或以上
体征	1 急性气管和支气管炎可无阳性表现，也可在两肺间及散在的干湿啰音部位不固定，胸片多次肺纹理增强 2 慢性支气管炎多无异常体征
病因	1 急性气管和支气管炎主要是由病毒或细菌感染所致，如肺炎球菌、葡萄球菌、流感嗜血杆菌等；或是冷空气的刺激，吸入烟尘微粒、刺激性气体导致发病；或是花粉、粉尘过敏引起气管和支气管过敏炎症 2 慢性支气管炎主要是病毒感染、吸烟、烟雾和粉尘的刺激以及过敏反应等因素，长期相互作用的结果
治疗	1 控制感染治疗：患者可以口服阿莫西林 2 祛痰镇咳治疗：口服盐酸氨溴索口服液、复方甘草合剂、蛇胆川贝液、复方枇杷膏、复方川贝片等药物，同时采用雾化或湿化治疗
护理	1 气管炎患者要适当补充营养，进食含有优质蛋白、维生素A、维生素C、易消化的食物，如牛奶、蛋类、豆类、蔬菜、水果；鼓励患者多喝水 2 室内要经常开窗通风，保持空气清新；冬季应采用取暖设备，以防患者着凉感冒 3 护理人员要严密观察患者的体温及病情变化，鼓励患者有效地咳嗽、咳痰，或使用雾化吸入

♥ 慢性支气管炎患者要戒烟、多饮茶

由于吸烟会引起呼吸道分泌物增加，导致反射性支气管痉挛、排痰困难，而有利于病毒、细菌的生长繁殖，使得慢性支气管炎进一步恶化。多饮茶是因为茶叶中含有茶碱，具有兴奋交感神经的作用，可促使支气管扩张而减轻咳喘症状。

警惕气管炎影响肺功能

　　气管炎多发于寒冷的季节或气候突然变化时，是由生物、物理、化学刺激或过敏等引起的气管、支气管黏膜炎症，也可由急性上呼吸道感染迁延而来。是一种多发病，多为散发性，无流行倾向。

🔍 气管炎病理解析

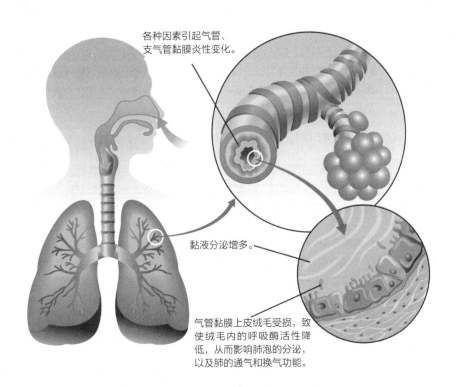

各种因素引起气管、支气管黏膜炎性变化。

黏液分泌增多。

气管黏膜上皮绒毛受损，致使绒毛内的呼吸酶活性降低，从而影响肺泡的分泌，以及肺的通气和换气功能。

🔍 慢性支气管炎家庭饮食保健

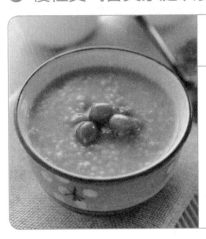

花生粥

材料：花生米50g，黍米100g，蜂蜜30g。

做法：将花生米、黍米淘洗干净。锅内加适量清水，放入花生米、黍米煮粥，煮熟后调入蜂蜜即可。

功效：润肺祛痰，适用于慢性支气管炎之燥热咳嗽者。花生有润肺祛痰、清喉补气等功效；蜂蜜有清热解毒、润燥止痛等功效。

肺炎

肺炎是终末气道、肺泡和肺间质发生炎症，通常是由细菌、病毒、有毒气体等各种病原体随呼吸进入肺部，或顺着血液流往肺部，引起肺部感染的疾病。肺炎常见于吸烟或有慢性肺部感染的人，以及因体质虚弱而不能用力咳出痰液的人。

类型	大叶性肺炎 是整个肺叶或肺段的急性肺炎症
	小叶性肺炎 是病原体经支气管入侵，引起细支气管、终末细支气管及肺泡的炎症。
	间质性肺炎 以肺间质为主的炎症，可由细菌、支原体、衣原体、病毒或肺孢子菌等引起
症状	发热、咳嗽、咳痰，或原有呼吸道症状加重，并出现浓痰或血痰，伴有或不伴有胸痛
体征	1 早期肺部无明显异常，重症者可有呼吸频率增快、鼻翼翕动、发绀等症状
	2 肺实变时有典型体征，如叩诊浊音、语颤增强和支气管呼吸音等，也可闻及湿啰音
	3 并发胸腔积液者，患侧胸部叩诊浊音，语颤减弱，呼吸音减弱
病因	1 病毒感染，如流行性感冒病毒、腺病毒等
	2 细菌感染，人体因久病而长期使用抗生素、激素、抗癌药物或免疫抑制剂，致使身体抵抗力下降，寄居在人体口腔或呼吸道的致病性真菌侵入肺部，引发肺炎
治疗	1 基础治疗：青壮年和无基础疾病的肺炎患者常用青霉素、阿奇霉素、头孢拉定等药物。老年人和有基础疾病的肺炎患者，可选用哌拉西林、左氧氟沙星、头孢曲松、头孢哌酮等药物
	2 对症治疗：发热者要口服解热药，如阿司匹林、对乙酰氨基酚等；呼吸困难、发绀缺氧者要吸氧；咳嗽、咳痰者可口服祛痰止咳药
护理	1 肺炎患者要进食高蛋白、高维生素、高热量、易消化的食物；多饮水，为身体补充足够的水分，从而有利于咳嗽排痰；纠正吸烟、酗酒等不良生活习惯
	2 休息时采取半卧位，有利于增强肺活量，减轻呼吸困难；保持室内空气流通、新鲜，避免着凉
	3 对于严重肺炎患者，护理人员要紧密观察患者体征变化，如体温、呼吸、脉搏等，积极预防并发症

♥ 肺炎患者忌食辛辣、油腻食物

➲ 肺炎属于急性热病，消耗人体正气，影响脏腑功能，容易导致消化功能降低。油腻食物大多属于温热食物，不仅无法及时补充人体必需的营养素，还容易助湿生痰；辛辣食物刺激性大，容易化热伤津，加重病情。

肺炎治疗重在消炎润肺

　　肺炎可由病原微生物、理化因素、免疫损伤、过敏及药物等因素所致。其中细菌性肺炎是最常见的，并且是最常见的感染性疾病之一，冬春季节发病率最高，尤其是对儿童及老年人的健康危害极大。

🔍 肺炎发展过程

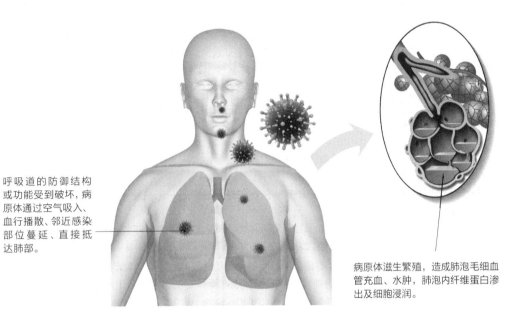

呼吸道的防御结构或功能受到破坏，病原体通过空气吸入、血行播散、邻近感染部位蔓延、直接抵达肺部。

病原体滋生繁殖，造成肺泡毛细血管充血、水肿，肺泡内纤维蛋白渗出及细胞浸润。

🔍 肺炎饮食调理

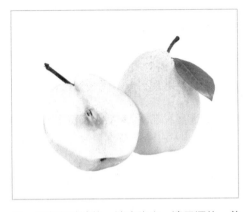

梨：具有润肺清热、消痰降火、清胃泻热、养阴生津、滋肾补虚及润肠通便等功效。对肺部疾病引起的咳嗽、咯痰有独特而明显的效果。

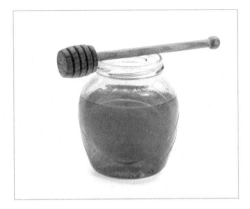

蜂蜜：经常服用蜂蜜，不仅有利于肺炎的康复，而且还可以防止干燥的气候对于人体的伤害，起到润肺、养肺的作用。

心律失常

心律失常是指心脏冲动的起源部位、心搏频率和节律以及冲动传导的任一异常而言。根据其发生原理，区分为冲动形成异常和冲动传导异常两大类。

类型	**冲动形成异常** 窦性心律失常（窦性心动过速、窦性心动过缓、窦性心律不齐、窦性停搏）；被动异位心律（逸搏、阵发性心动过速）；主动异位心律（期前收缩、阵发性心动过速、心房扑动、心房颤动、心室扑动、心室颤动） **冲动传导异常** 窦房传导阻滞、房内传导阻滞、房室传导阻滞、束支或分支阻滞、室内阻滞
症状	心悸、胸闷、胸痛、呼吸困难等
体征	心率加快或减慢、心音强弱不等、脉搏强弱不一、心肌缺血、心力衰竭等
病因	1 生理性因素，如激烈运动、体力活动、情绪激动、进食、体位变化、缺乏睡眠；吸烟、饮酒或咖啡、冷热刺激等 2 病理性因素，心血管疾病（各种功能性或器质性心血管疾病）、内分泌疾病（如甲状腺功能亢进症或减退症、垂体功能减退症等）、代谢异常（如发热、低血糖等）、药物影响（如应用肾上腺素、阿托品等药物）、中毒（如食物中毒、重金属中毒）、电解质和酸碱平衡失调（严重高血钾、低血钙、严重高血钾、严重酸中毒）
治疗	1 药物治疗：轻微患者一般不需要治疗，药物治疗应根据心率失常发生机制，选择作用针对性强，药效明显而不良反应小的药物 2 手术治疗：如果是冠心病所导致的严重心律失常，可到医院采取冠状动脉搭桥术或冠状动脉成形术进行治疗
护理	1 患者要注意劳逸结合，适当休息，保持良好稳定的情绪，避免激动、过劳；饮食宜清淡，忌刺激性食物 2 病情严重者要卧床休息，直至病情好转后再起床活动；家人或护理人员要严密观察患者心律、血压和意识状态的变化，以及用药后的效果

♥ 饮食过饱会加重心律失常

⊙ 人体各组织器官之间密切相关、相互调节，饮食过饱，胃内充满了食物，为了充分消化食物，大量血液流向胃肠道，使得心脏血液输出量增加，从而加重心脏负担。饱餐后，还会因迷走神经兴奋而使得窦房节律性降低，从而加重心律失常。

心律失常治疗重在养心安神

心律失常是指心跳或快或慢，超过了一般范围，是心脏自律性异常或传导障碍引起的心动过速、心动过缓或心律不齐等异常现象。心律不齐尤其多见于心脏病患者，也常常发生在麻醉、手术中或手术后。

🔍 心脏结构和各种心律失常发生部位

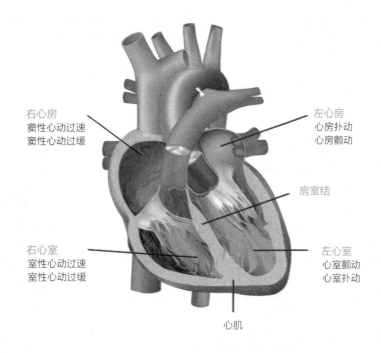

右心房
窦性心动过速
窦性心动过缓

左心房
心房扑动
心房颤动

房室结

右心室
室性心动过速
室性心动过缓

左心室
心室颤动
心室扑动

心肌

🔍 心律失常饮食保健

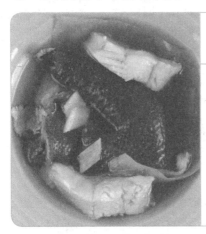

当归黄芪乌鸡汤

材料：当归15g，黄芪10g，乌鸡1只，盐适量。

做法：将乌鸡洗净、剁块，余水、冲净，沥水。黄芪、当归分别洗净备用。将所有材料一同放入锅中，加水适量，以武火煮开，转文火续炖至乌鸡熟烂即可。

功效：本品具有补气养血、养心安神的功效，用于气血亏虚所致的心悸失眠、心律失常、短气疲乏等症的辅助治疗。

心力衰竭

心力衰竭是由于任何心脏或功能异常导致的心室充盈或射血能力受损的一组复杂临床综合征。心衰为各种心脏疾病的严重和终末阶段。

类型	心力衰竭根据其发生部位不同，可以分为左心衰竭和右心衰竭。但是无论是左心衰竭，还是右心衰竭，都可能发展为左右双侧心力衰竭，即全心衰竭
症状	1 左侧心力衰竭：不同程度的呼吸困难(劳力性呼吸困难、夜间阵发性呼吸困难、端坐呼吸)、咳嗽、咳粉红色泡沫样痰、疲倦乏力、少尿等 2 右侧心力衰竭：劳力性呼吸困难，胃肠道及肝脏淤血引起腹胀、食欲不振、恶心、呕吐等
体征	1 左侧心力衰竭主要表现为肺部有湿性啰音、心脏扩大、肺动脉瓣区第二心音亢进及舒张期奔马律 2 右侧心力衰竭主要表现为体静脉压力升高时皮肤等软组织出现水肿，并可有胸腔积液和腹水；颈静脉充盈或怒张，肝脏肿大，右心室显著扩大而出现三尖瓣关闭不全的反流性杂音
病因	1 器质性心脑血管疾病，如冠心病、高血压、糖尿病、高脂血症、风湿性心脏病等所致 2 其他因素，食盐过多、过度劳累、情绪激动，以及感染、心律失常、水电解质失衡、输血或输液过快等所致
治疗	1 一般处理：有明显气急或青紫患者，应及时给予吸氧 2 病因治疗：去除病因或诱因，如控制高血压、高血糖、高脂血症，纠正心律失常，恢复水电解质失衡等 3 药物治疗：口服利尿剂，如双氢克尿塞，通过排钠排水减轻心脏负担，解除淤血，消除水肿。也可严格按照医嘱静脉注射强心剂，如西地兰；淤血症状明显者可使用静脉扩张药，如硝酸盐制剂
护理	1 患者要遵循少食多餐的饮食原则，食用含盐量低的食物 2 心力衰竭患者在休息时要采取坐位、半坐位或高枕卧位，以降低心脏负荷 3 护理人员要严密观察患者呼吸、水肿、心功能等情况；同时要观察患者使用利尿剂、强心剂、静脉扩张药后的效果和不良反应

♥ 心力衰竭患者要限盐

⬤ 心力衰竭会使人体内潴留过多的钠盐，从而引起水分潴留，增加心脏负担，导致身体水肿。因此，心力衰竭患者要减少饮食中的钠盐摄入量，如炒菜少放食盐，少吃方便面、咸菜以及肉类罐头等。

心力衰竭治疗重在增强心肌收缩力

心力衰竭是各种心脏结构或功能性疾病所导致的心室充盈或射血功能受损而引起的一组综合征。由于心室收缩功能下降，射血功能受损，心排血量不能满足机体代谢的需要，器官、组织血液灌注不足，同时出现肺循环、体循环淤血。

🔍 心力衰竭的分期

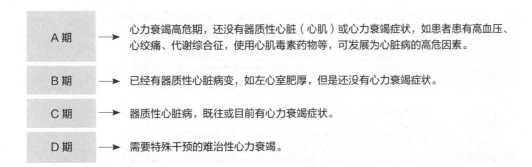

A期 ➡️ 心力衰竭高危期，还没有器质性心脏（心肌）或心力衰竭症状，如患者患有高血压、心绞痛、代谢综合征，使用心肌毒素药物等，可发展为心脏病的高危因素。

B期 ➡️ 已经有器质性心脏病变，如左心室肥厚，但是还没有心力衰竭症状。

C期 ➡️ 器质性心脏病，既往或目前有心力衰竭症状。

D期 ➡️ 需要特殊干预的难治性心力衰竭。

心力衰竭是各种心脏结构性和功能性疾病所导致的，其病理生理过程不断进展的临床综合征，心力衰竭的分期对每一个患者而言只能停留在某一期或向前进展而不可能逆转，只有在A期对各种高危因素进行有效治疗，在B期进行有效干预，才能有效减少或减缓进入到有症状的临床心力衰竭。

🔍 心力衰竭饮食保健

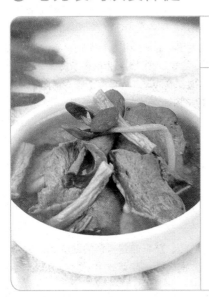

党参佛手猪心汤

材料：猪心200g，党参片8g，青菜叶50g，佛手10g，清汤、盐、姜末各适量。

做法：将猪心洗净，氽水，切片备用。党参片、佛手、青菜叶洗净，备用。汤锅上火，倒入清汤，调入盐、姜末，下入猪心、党参片、佛手煮至熟，撒入青菜叶即可。

功效：中医有"以脏养脏"之说，猪心富含有蛋白质、钙、磷、铁、维生素B_1、维生素B_2、维生素C以及烟酸等营养成分，这对加强心肌营养，增强心肌收缩力有很大的作用，有利于功能性或神经性心脏疾病的痊愈。

高血压

高血压是以体循环动脉压增高为主要表现的综合征，即收缩压≥140mmHg和（或）舒张压≥90 mmHg，是最常见的慢性病，也是心脑血管疾病最危险的因素，可影响机体重要脏器的功能，如心、脑、肾等，最终导致这些器官功能衰竭。

类型	原发性高血压 通常发病原因不明，占总高血压病患者的95%以上
	继发性高血压 是由某些确定的疾病引起的血压升高
症状	大多数患者无自觉症状，仅在劳累后或精神紧张、情绪激动时出现头痛、头晕、头胀、耳鸣、心悸等症状
体征	1 血压升高，尤其是情绪激动时血压升高更明显 2 心脏听诊可有主动脉瓣区第二心音亢进、收缩期杂音
病因	1 遗传因素，高血压具有明显的家族聚集性，父母均有高血压，子女的发病概率高达46% 2 环境因素，如高盐、高脂、高蛋白饮食；从事精神紧张度高的工作或长期生活在噪声环境中听力敏感性减退者，患高血压的可能性较大 3 其他因素，如超重或肥胖，或服用了某些药物所致
治疗	1 利尿剂，常用的有氢氯噻嗪和氯噻酮，适用于轻、中度高血压 2 β受体阻滞剂，常用的有普萘洛尔、美托洛尔、阿替洛尔等，适用于各种不同严重程度的高血压，尤其是心率较快的中、青年患者或合并心绞痛患者 3 血管紧张素转换酶抑制剂，常用的有卡托普利、贝那普利、赖诺普利等，适用于合并心力衰竭、心肌梗死、糖尿病微量蛋白尿的高血压患者 4 钙通道阻滞剂，常用的有氨氯地平、拉西地平、非洛地平、硝苯地平等，适用于老年高血压，以及合并心绞痛、周围血管病、糖耐量减低的高血压患者 5 血管紧张素Ⅱ受体阻滞剂：常用的有氯沙坦、缬沙坦、厄贝沙坦等，适用于合并心力衰竭及服用血管紧张素转换酶抑制剂引起咳嗽的高血压患者
护理	1 患者要多食富含维生素、蛋白质的清淡、无刺激食物，适当控制食量和总热量，减少高钠、高脂肪食物的摄入量，忌烟限酒 2 患者要保证充足的睡眠，适当进行体育活动，如散步、做操、太极拳等，不宜长期静坐或静卧

♥ 多食芹菜，帮助降血压

➡ 芹菜中含有"芹菜素"（即黄酮类物质），芹菜素具有降血压、舒张血管、预防动脉粥样硬化等作用，在众多蔬菜水果中，属芹菜里含量最高。有检测数据表明，芹菜叶中所含芹菜素比芹菜茎含芹菜素更多，所以吃芹菜不要丢弃芹菜叶。

高血压的危害和治疗

高血压是一种由基因遗传与环境交互作用而产生的以动脉血压升高为特征的全身性疾病。动脉压增高多是因人体神经活动受阻，引起大脑皮层及皮层下血管神经系统调节障碍，以致全身小动脉痉挛所导致的。

🔍 高血压的5宗罪

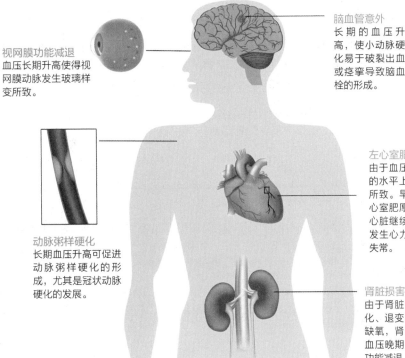

视网膜功能减退
血压长期升高使得视网膜动脉发生玻璃样变所致。

脑血管意外
长期的血压升高，使小动脉硬化易于破裂出血或痉挛导致脑血栓的形成。

动脉粥样硬化
长期血压升高可促进动脉粥样硬化的形成，尤其是冠状动脉硬化的发展。

左心室肥厚
由于血压长期维持在较高的水平上，心脏负荷加重所致。早期发生代偿性左心室肥厚，随着病情发展心脏继续扩张，最后可能发生心力衰竭及严重心律失常。

肾脏损害
由于肾脏小动脉痉挛、硬化、退变导致肾脏缺血、缺氧，肾实质纤维化，高血压晚期多伴有进行性肾功能减退。

🔍 平稳血压的食物

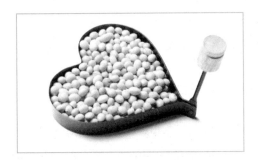

黄豆：所含脂肪主要为不饱和脂肪酸和磷脂，不含胆固醇，为高血压等患者的最佳食品。

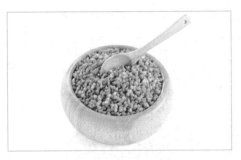

荞麦：含有丰富的烟酸、芦丁、镁等成分，有助于降低体内血脂和胆固醇，保护心血管，调理高血压症状，防止动脉硬化。

心绞痛

当冠状动脉的供血与心肌需血之间发生矛盾，冠状动脉血流量不能满足心肌代谢的需要，引起心肌急剧的、暂时的缺血缺氧时，即可发生心绞痛。患者在心绞痛发作之前，常有血压增高、心率增快等变化。

类型	**稳定型心绞痛** 是在冠状动脉固定性严重狭窄的基础上，由于心肌负荷的增加引起的心肌急剧的、暂时的缺血与缺氧的临床综合征 **不稳定型心绞痛** 是指冠状动脉内不稳定的粥样斑块继发病理改变
症状	1 胸闷不适、心脏有紧缩感或压迫感，疼痛主要位于胸骨后部，可放射至左肩、左臂内侧的无名指和小指，或颈、咽喉、下颌等部位 2 疼痛出现后逐渐加重，然后在3~5分钟内消失，也可能持续长达30分钟，可数天或数星期发作一次，也可一日内多次发作
体征	平时一般无异常体征。常见心率增快、血压升高、皮肤冷或出汗，有时会出现第四或第三心音奔马律；可有暂时性心尖区收缩期杂音
病因	1 常因体力劳动或情绪激动时，如愤怒、焦虑、过度兴奋等所诱发 2 因饱食、寒冷、吸烟等，致使冠状动脉供血不足、心肌急剧或暂时缺血与缺氧而引发的
治疗	1 发作时治疗：心绞痛发作时，患者应立即休息，并含服硝酸甘油或硝酸异山梨酯；严重者可含服速效救心丸、麝香保心丸等中成药 2 缓解期治疗：使用β受体阻滞剂、硝酸酯制剂、钙通道阻滞剂、曲美他嗪等药物
护理	1 患者应合理膳食，给予高维生素、低脂、低胆固醇、低热量的食物，适量补充优质蛋白质；禁烟限酒 2 患者应避免过度体力劳动、情绪激动、饱餐、受寒等诱发因素，保持大便通畅

♥ 心绞痛患者要禁烟

➥ 抽烟会增加血液中的一氧化碳含量，将血液中的氧取代。而心绞痛是心脏里的动脉受阻，极需氧气，抽烟显然是对患者最有害的习惯。此外，抽烟还会促使血小板凝聚，加重动脉的阻塞程度。

稳定型心绞痛病理解析

　　稳定型心绞痛是在冠状动脉固定性严重狭窄的基础上，因供血不足，致使心肌暂时缺血与缺氧所引起的以心前区疼痛为主要临床表现的一组综合征，严重威胁人们的健康和生活。

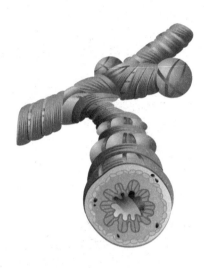

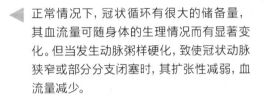

　　正常情况下，冠状循环有很大的储备量，其血流量可随身体的生理情况而有显著变化。但当发生动脉粥样硬化，致使冠状动脉狭窄或部分分支闭塞时，其扩张性减弱，血流量减少。

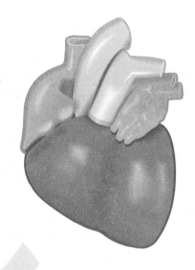

　　一旦心脏负荷增加，如劳累、情绪激动、左侧心力衰竭等，使心肌张力增加、心肌收缩力增加和心率增快，致使心肌氧耗量增加，心肌对血液的需求增加，但冠状动脉供血却能相应增加。

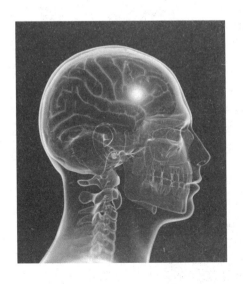

　　在缺血、缺氧的情况下，心肌内积聚过多的代谢产物，如乳酸、丙酮酸、磷酸等酸性物质，或类似激肽的多肽物质，刺激心脏内自主神经的传入纤维末梢，经1～5胸交感神经和相应的脊髓段传至大脑，产生疼痛感觉。

心肌梗死

在冠状动脉粥样硬化的基础上，管腔高度狭窄，甚至堵塞，导致冠状动脉供血急剧减少或中断，使得相应的心肌产生严重而持久的急性缺血，最终发生坏死，即心肌梗死。心肌梗死是冠心病的严重类型。

症状	1 多数患者在发病前数日有乏力，胸部不适，活动时心悸、气急、烦躁、心绞痛等前驱症状，尤以心绞痛最为突出
	2 最先出现的症状是疼痛，常伴有烦躁不安、出汗、恐惧或有濒死感。可有发热、心动过速及恶心、呕吐、上腹胀痛等胃肠道症状。严重者有休克症状
体征	1 脉搏细弱、血压下降、白细胞总数和血清心肌酶增高
	2 心脏浊音可正常或增大，心尖区第一心音减弱，有时会出现第四心音奔马律，少数情况出现第三心音奔马律，心尖区可出现粗糙的收缩期杂音
病因	1 因劳累过度、情绪激动、用力大便等，致使冠状动脉供血不足、心肌急剧或暂时缺血与缺氧而引发的
	2 饱食，尤其是食用过量高脂肪的食物，致使血脂水平升高，血液黏稠度增加，冠状动脉粥样硬化
	3 外科手术、出血、脱水、休克或严重的心律不齐，致使心排血量急剧减少，冠状动脉流量减少
治疗	1 入院前让患者含服硝酸甘油、速效救心丸或麝香保心丸
	2 立即拨打120急救电话，迅速送医救治
护理	1 心肌梗死患者的饮食原则基本与心绞痛患者相同，但是第一周要给予清淡的流质或半流质饮食，限制钠盐摄入量
	2 心肌梗死患者要保持稳定情绪，卧床休息3~7天，第二周即可做适量活动，如在床上做四肢运动或下床缓慢走动，防止血栓形成

♥ 心肌梗死患者要低脂饮食

心肌梗死患者的日常饮食应以低脂肪、低胆固醇为主，这样对患者不仅饮食健康，还可以起到控制病情的作用。所谓的低胆固醇饮食就是指少吃高胆固醇的食物，此外还应尽量选择健康并且胆固醇含量低的油，如豆油、玉米油、芝麻油等。

心肌梗死重在预防

心肌梗死是心肌缺血性坏死。因冠状动脉粥样硬化引发一支或多支血管管腔狭窄和心肌供血不足，一旦血供急剧减少或中断，使心肌严重而持久地急性缺血达20～30分钟以上，就会发生急性心肌梗死。

心肌梗死病理解析

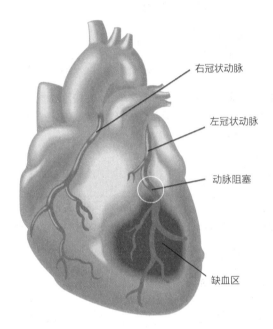

右冠状动脉

左冠状动脉

动脉阻塞

缺血区

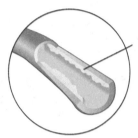

脂质沉积，冠状动脉粥样硬化，冠脉内膜增厚，斑块合并出血、溃疡、钙化等，使血管内膜粗糙不平。

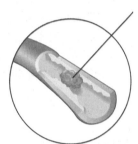

血小板在此吸附，从而使管腔内血栓形成或诱发冠状动脉持续痉挛，最终导致冠状动脉完全闭塞而发生心肌梗死。

心肌梗死预防方法

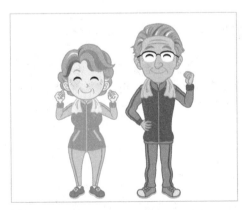

适度运动：如打太极拳，步行等，运动要循序渐进，每周至少进行3次体育锻炼，每次20分钟左右，以促进血液循环。

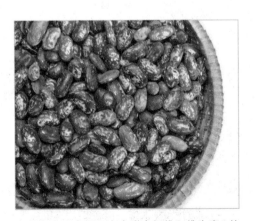

调整饮食；多摄取富含膳食纤维和维生素C的食物，如谷类、豆类，减少食盐的摄入。

心肌炎

心肌炎是指心肌本身的炎性病变，多是因病毒感染所致，是儿童和青年猝死的重要原因。心肌炎多发生于气候多变的季节。大部分患者经适当治疗可完全恢复，少部分患者会转为慢性心肌炎，最终发展为非特异性扩张型心肌病。

症状	发热、多汗、头晕、胸闷、严重乏力、面色苍白、呼吸困难、心前区不适等
体征	轻度心肌炎患者仅表现为心动过速；重度心肌炎患者主要表现为因呼吸困难患者只能端坐或半卧、肝大、颈静脉怒张、下肢水肿，以及心脏浊音增大、心尖搏动减弱、心尖区出现粗糙的收缩期杂音等
病因	1 感染因素，包括细菌（如白喉杆菌、链球菌等）、病毒（如流感病毒、腺病毒、脑炎病毒、肝炎病毒）等 2 非感染因素，包括自身免疫性疾病（如系统性红斑狼疮、巨细胞性心肌炎等）、物理因素（如胸部放射性治疗引起心肌损伤等）、化学因素（如抗菌素、肿瘤化疗药物等）、过敏、变态反应（如风湿热等）
治疗	1 一般治疗：伴有心律失常的心肌炎患者要卧床休息2~4周，病情严重且伴有心脏扩大的心肌炎患者要严格卧床休息直到症状消除，心电图X-线变化恢复正常再逐渐起床活动，同时可进行心电监护 2 药物治疗：心力衰竭时使用利尿剂、血管扩张剂、血管紧张素转换酶抑制剂；期前收缩频发或有快速心律失常，要采用抗心律失常药物，常用的有普罗帕酮
护理	1 患者应摄入高热量、高维生素、高蛋白食物，尤其是富含维生素C的食物，如苹果、橘子、山楂、番茄等 2 护理人员要严密观察患者的体温、脉搏、呼吸等生命体征，观察患者服用药物后的身体或病情变化。如果出现胸闷、胸痛、烦躁不安等症状，应使用镇静止痛药物；如果出现脉搏微弱、面色灰白、血压下降等情况，应立即送医救治

♥ 心肌炎患者忌饥饿减肥、忌饱食

➥ 闪电式的饥饿减肥法，虽然能让体重快速下降，但是会消耗体内大量的蛋白质，致使肌肉组织减少，心肌组织开始衰退，从而加重病情，甚至诱发心力衰竭。心肌炎患者如果三餐饮食过饱，则会导致心脏代谢增加，从而诱发心肌梗死。

心肌炎治疗重在清热解毒

各种因素均可引起心肌炎，而近年来病毒性心肌炎的发病率显著增多。病毒性心肌炎是病毒直接作用所致，如柯萨奇病毒、脊髓灰质病毒等肠道病毒，以及人类腺病毒病毒、流感病毒、风疹、单纯疱疹病毒、脑炎病毒、肝炎病毒等都能引起心肌炎。

🔍 病毒性心肌炎病理解析

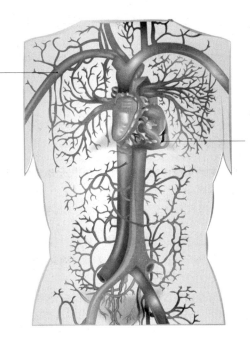

肠道病毒
人类腺病毒
流感病毒
风疹病毒
单纯疱疹病毒
脑炎病毒
肝炎病毒
—— 随血液在体内循环流动

心肌间质增生、水肿及充血

病毒经血液循环到达心脏，在心肌细胞内滋生繁殖，直接作用于心肌

心肌内有多量炎性细胞浸润

🔍 心肌炎饮食保健

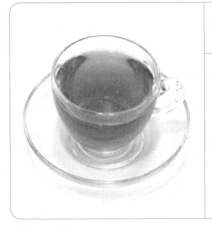

金银花莲心饮

材料： 金银花20g，山楂10g，莲子心5g，生甘草3g，蜂蜜适量

做法： 将金银花、山楂、莲心、甘草洗净，放入锅中。锅中加水700ml，大火煮开后即可关火。过滤药渣，留汁，待药汁稍凉后，加入蜂蜜，搅拌均匀，分两次服用。

功效： 本品具有清热解毒、活血化淤的功效，对心肌炎有一定的疗效。

胃炎

胃炎是一种常见的消化道疾病，属于胃黏膜的炎性病变，有急性胃炎和慢性胃炎之分。急性胃炎一般有明确的病因，多为微生物感染；慢性胃炎病因及发病机制比较复杂，主要为急性胃炎转变而来，或是其他疾病引起的继发炎症等。

类型	急性胃炎 包括急性刺激性胃炎、急性出血性胃炎、急性腐蚀性胃炎、急性感染性胃炎
	慢性胃炎 包括慢性浅表性胃炎、慢性萎缩性胃炎、慢性肥厚性胃炎、疣状胃炎
症状	1 急性胃炎有上腹部不适或隐痛、恶心、呕吐、食欲减退、消化不良，甚至可出现呕血、黑便等症状
	2 慢性胃炎有上腹部饱胀、嗳气、纳差、反复发作的消化不良、胃有钝痛或烧灼痛等症状
体征	1 急性胃炎患者上腹部或肚脐周围有轻度压痛；胃黏膜充血、水肿、糜烂、黏膜下或黏膜内血液外渗
	2 大多数慢性胃炎患者无阳性体征，或有上腹部轻度压痛，或有面色苍白
病因	1 急性胃炎可能是因暴饮暴食、饮用烈酒；吞服腐蚀性化学剂或药物，如阿司匹林、吲哚美辛等；细菌感染，如幽门螺旋杆菌感染等；急性应激反应，如严重创伤、大面积烧伤等所致
	2 慢性胃炎可能由急性胃炎转变而来；其他疾病引起的继发性炎症，如胃溃疡、胃下垂、胃扩张、胃癌等；或是饮食无节制，过度饮酒、吸烟所致
治疗	1 一般治疗：呕吐脱水者可到医院通过静脉输液，纠正水、电解质、酸碱平衡紊乱现象
	2 药物治疗：腹痛者给予解痉药，如普鲁本辛；细菌感染者，可口服黄连素、诺氟沙星等；低酸或胃酸正常者，可口服促进胃黏膜上皮生长的硫糖铝等
护理	1 患者要注意饮食卫生，食用清淡、易消化吸收且营养丰富的食物，少食多餐，忌烟忌酒；症状严重者应禁食
	2 患者应卧床休息，保持情绪稳定，避免急躁、激动、生气等不良情绪
	3 患者还要定期到医院做胃镜检查，避免发生癌变，必要时应接受手术治疗

♥ 干稀搭配、细嚼慢咽

➡ 胃炎患者要养成良好的饮食习惯，三餐不宜过饱，食物要干稀搭配，吃饭时要细嚼慢咽，使食物变得细腻，以减轻胃部负担，同时还能充分发挥唾液中黏蛋白、氨基酸和淀粉酶的作用，促进消化吸收。

胃炎治疗重在食疗养胃

　　胃炎患者应有规律地进餐，进餐时细嚼慢咽，要注意胃部保暖，防止因着凉而引起胃痉挛疼痛。少吃生冷食物和肥腻、甘厚、辛辣的食物，少饮酒及浓茶。不宜吃得过饱，餐后不要立即饮水，正餐之间可少量加餐。

🔍 胃炎病理解析

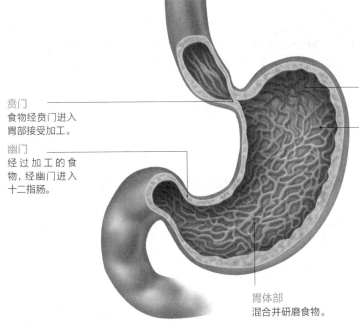

贲门
食物经贲门进入
胃部接受加工。

幽门
经过加工的食
物，经幽门进入
十二指肠。

胃底部
食物贮存器。

胃黏膜
胃黏膜分泌胃蛋白
酶原和盐酸帮助分
解消化。

胃体部
混合并研磨食物。

病理解析

　　饮食不节制，胃部则易受到刺激或细菌感染，从而引发胃炎；或受年龄、疾病的影响，胃黏膜抵抗力降低，受到胃蛋白酶和盐酸伤害而形成炎症。

🔍 胃炎饮食调理

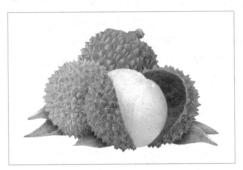

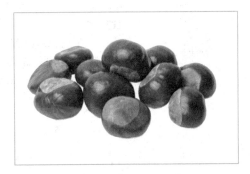

荔枝：鲜荔枝能生津止渴、和胃平逆；干荔枝有补肝肾、健脾胃、益气血的功效，适合因饮食寒凉所引发急性胃炎的患者食用。

板栗：具有养胃健脾、补肾强腰之功效，适合脾胃虚寒型慢性胃炎患者食用。常食板栗还可辅助治疗高血压、冠心病等疾病。

便秘

便秘是指在不用泻药的情况下，每周排便次数不超过3次，或大便干结，粪便量减少，排便费力，甚至引起肛裂。便秘严重者，还可引发晕厥、心肌梗死、脑卒中、尿潴留、肠梗阻等并发症。

症状	大便次数减少、排便费力、排便不畅、排便不净感、腹痛或腹部不适等症状。部分患者还伴有失眠、烦躁、多梦、抑郁、焦虑等精神心理障碍
体征	无明显体征，可在左下腹有轻压痛，部分患者可触及腊肠样肠管；直肠指检可感到肛门痉挛，有触痛
病因	1 食物过于精细，缺少膳食纤维；或是整天伏案工作，缺少运动，致使结肠运转缓慢而引发便秘 2 老年人由于消化功能减弱，肠蠕动减慢，摄入的食物过于精细，或饮食量较少，加之腹肌和膈肌等肌肉衰弱，排便无力而导致便秘
治疗	1 一般治疗：年老体弱或产后便秘者，可用草决明泡水代茶饮 2 药物治疗：习惯性便秘者可口服乳果糖，刺激结肠黏膜，促进肠道蠕动，并能阻止肠液被肠壁吸收；顽固型便秘者可用灌肠剂；严重大便干结不能排出者，可将开塞露直接塞入肛门，并将药液挤入直肠内
护理	1 注意适时休息，防止疲劳；注意生活规律，养成每天排便的习惯 2 多食富含膳食纤维的食物，如粗粮、新鲜蔬菜、水果等；多食富含B族维生素的食物，如豆类及豆制品；适当增加高脂肪的食物，如花生、芝麻、核桃；多食易产气的食物，如红薯、萝卜、蒜苗等 3 每天坚持运动，适量的运动可以增强腹肌收缩力，促进肠道蠕动，预防或减轻便秘

♥ 便秘患者饮水技巧

● 便秘患者要掌握饮水的技巧，比如每天在固定的时间里饮水，要大口大口地饮，使水尽快到达结肠，而不是很快被肠道吸收。这样就可使粪便变得松软，容易排出体外。

恢复正常肠道动力是治疗便秘的关键

　　排便习惯没有一个固定模式，个体之间存在较大差异，健康人排便习惯，多为每日一两次或一两日一次排便，粪便多为成形或为软便。若发生便秘，则会有排便次数减少、粪便量减少、粪便干结、排便费力等现象。

🔍 便秘病理解析

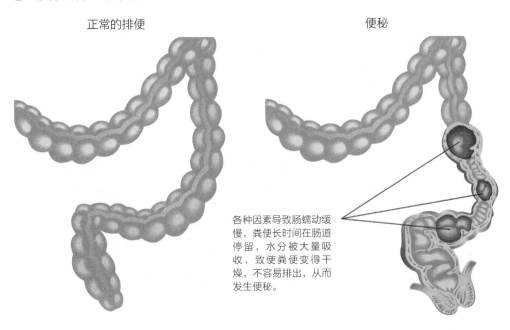

正常的排便　　　　　　　　　　　　　　　　便秘

各种因素导致肠蠕动缓慢，粪便长时间在肠道停留，水分被大量吸收，致使粪便变得干燥，不容易排出，从而发生便秘。

🔍 便秘家庭疗法

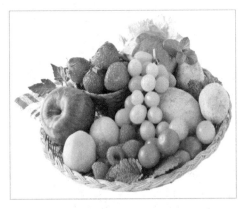

多吃瓜果：能够为身体提供水分和膳食纤维，可以快速清除体内堆积的有害代谢产物。

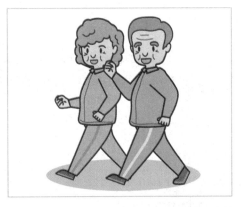

多运动：走路时可以尽量加大腰部和胯部的转动，以起到对腹腔的按摩作用，促进胃肠蠕动。

肝硬化

肝硬化，即肝脏的病理性硬化，是指不同病因长期或反复作用引起的慢性、进行性、弥漫性肝损害。肝硬化早期由于代偿功能较强无明显症状，后期则以肝功能损害和门脉高压为主要表现。

症状	1 代偿期肝硬化主要有乏力、食欲不振、腹胀、上腹部隐痛等症状 2 失代偿期肝硬化除上述症状外，还有消瘦、精神不振、黄疸、牙龈及鼻出血等出血倾向
体征	1 代偿期肝硬化主要表现为肝脏轻度肿大、质地变硬，脾脏轻度增大并可见蜘蛛痣、肝掌 2 失代偿期肝硬化主要表现为肝脏质地较硬或坚硬、腹壁静脉曲张、脾脏明显增大、腹水等门静脉高压
病因	1 由其他肝病转变而来，如急性肝炎、慢性肝炎、乙型肝炎等 2 由其他病症造成的肝脏组织损坏，如血吸虫病后期、酒精中毒、工业中毒或药物中毒等，使肝细胞发生中毒损害 3 循环障碍，如慢性充血性心力衰竭、慢性缩窄心包炎等，可使肝内长期淤血缺氧，引起肝细胞坏死和纤维化
治疗	1 一般治疗：代偿期患者应适当减少活动、避免劳累、保证休息，失代偿期患者应卧床休息 2 对症治疗：肝硬化出血倾向者，可口服保护肝细胞的药物，如肝泰乐、益肝灵（水飞蓟素片）等
护理	1 患者饮食以高热量、高维生素、高蛋白、高糖、软食为主，忌食油腻、粗糙、刺激性强、不易消化的食物，禁烟禁酒。伴有水肿和腹水的患者应严格限制水、钠的摄入 2 患者要注意劳逸结合，避免感冒等各种感染因素的不良刺激

♥ 肝硬化患者要补锌

肝硬化患者要多食含锌食物，如肉类、核桃、淡菜等。因为肝是锌元素吸收、贮存和代谢的主要器官。当肝发生病变时，就会使机体消化、代谢功能明显降低，造成累积性缺锌；而缺锌又会影响食欲，从而形成营养不良的恶性循环。

肝硬化治疗重在日常饮食调理

肝硬化是各种慢性肝病发展的晚期阶段，起病隐匿，病程发展缓慢，以肝功能减退和门静脉高压为主要表现。肝硬化是常见病，发病高峰年龄在35～50岁，出现并发症时，死亡率较高。

🔍 肝硬化发展过程

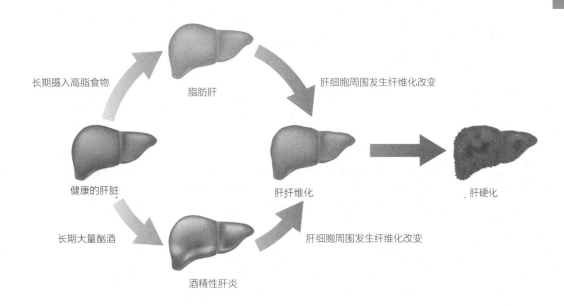

长期摄入高脂食物 → 脂肪肝 → 肝细胞周围发生纤维化改变

健康的肝脏

长期大量酗酒 → 酒精性肝炎 → 肝细胞周围发生纤维化改变

肝纤维化 → 肝硬化

🔍 肝硬化饮食保健

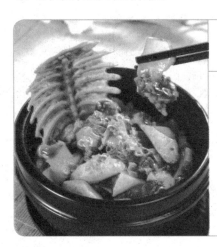

山药桂圆炖甲鱼

材料：山药100g，桂圆肉20g，甲鱼500g，盐适量。

做法：山药去皮、洗净、切块。甲鱼洗净、去内脏，连甲带肉加适量水，与山药、桂圆肉清炖至熟，加盐调味即可。食用时，吃肉喝汤。

功效：滋阴潜阳，散结消肿。现代医学研究证明，甲鱼能抑制结缔组织增生，软化肿大的肝脾。山药性平味甘，具有补中益肺，固肾止泻的功效。

溃疡性结肠炎

　　溃疡性结肠炎是一种原因不明的直肠与结肠慢性非特异性炎症疾病，以结肠黏膜发生糜烂或溃疡为主要改变。病情轻重不等，多呈反复发作的慢性病程。溃疡性结肠炎多见于20～40岁，男女发病率无明显差异。

症状	腹泻，呈黏液或脓血便，轻者每日5～6次，重者每日10次以上，同时伴有恶心、呕吐、腹痛、发热、里急后重等症状
体征	左下腹疼痛或下腹部压痛。由于患者长期腹泻，同时伴有消瘦、贫血等表现
病因	1 感染因素：细菌、病毒、真菌或寄生虫感染，是肠炎病因中主要因素之一 2 过敏因素：肠道受到致敏物质的刺激，自身免疫引起反应，释放出自卫物质而激发大量免疫细胞凝聚，均结集在消化道黏膜表面，从而引起黏膜表面水肿、充血及渗液等炎症发生
治疗	1 一般治疗：输血、输液，纠正水电解质紊乱以及酸碱平衡失调 2 药物治疗：患者应严格按照医嘱选用药物。症状较轻者可口服柳氮磺吡啶；腹痛明显者可加用阿托品、乳酸菌素片等药物；腹泻明显者可加用复方地芬诺酯、美沙拉嗪等药物。急性发作期可口服柳氮磺吡啶、泼尼松、双歧三联活菌片等药物
护理	1 患者要注意饮食卫生，不吃生冷、坚硬、变质食物，摄取高蛋白、少膳食纤维、易消化食物，避免进食乳制品、豆制品，以及易产气的食物（如大蒜、韭菜、花生、瓜子等）；严重者应禁食，给予静脉营养治疗 2 患者要卧床休息，注意保暖，控制情绪；所处的居室要经常开窗通风，保持空气新鲜、清洁；平常要加强锻炼，如打太极拳，以强腰壮肾，增强体质

♥ 苹果既能止泻又能通便

　苹果中含有大量有机酸，如鞣酸、凝酸等成分，具有很好的收敛作用；其中的果胶、纤维素具有抑制和消除细菌毒素的作用，所以能止泻。而膳食纤维、有机酸又可刺激肠道使大便松软而通畅。

溃疡性结肠炎治疗重在和血排脓

溃疡性结肠炎是结肠黏膜的炎症性疾病。病变多位于大肠，呈连续性、弥漫性分布，多从肛端直肠开始，逆行向近段发展，可扩展至乙状结肠、降结肠、横结肠，甚至可侵犯全结肠。病程漫长，常呈反复发作。

🔍 溃疡性结肠炎典型特征

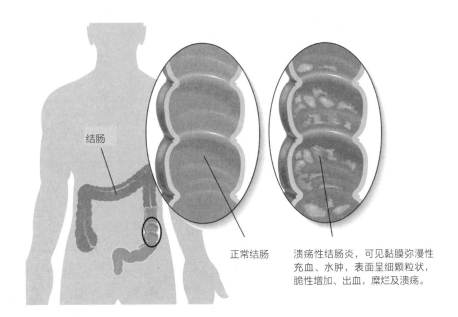

结肠

正常结肠

溃疡性结肠炎，可见黏膜弥漫性充血、水肿，表面呈细颗粒状，脆性增加、出血，糜烂及溃疡。

🔍 溃疡性结肠炎饮食保健

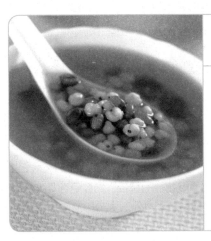

红豆薏米粥

材料：红豆50g，薏米30g，白糖适量。

做法：红豆洗净，用清水浸泡20分钟，薏米放水中使米心软化。红豆、薏米放入锅内，加适量水烧沸，转用文火煮至红豆开花。继续煮熟成粥，加白糖调味即可。

功效：红豆具有利水除湿、和血排脓、消肿解毒的功效，适合溃疡性结肠炎、急性肠炎患者食用。

肾炎

肾炎，即肾小球肾炎，为两侧肾脏弥漫性非化脓性炎症，是由溶血性链球菌或其他细菌感染所引起的反应，经常在上呼吸道感染、猩红热或化脓性皮肤病之后发生。肾炎一般由寒冷和潮湿所诱发。

类型	**急性肾小球炎** 多见于儿童，常发生在链球菌感染后 **慢性肾小球炎** 多见于成人，以青壮年为主，大多数患者一开始就呈现慢性过程，只有少数患者是由急性肾炎转变而来
症状	1 急性肾小球肾炎起病急，大部分患者有少尿、眼睑水肿、双下肢凹陷性水肿等症状，少数患者会出现全身水肿 2 慢性肾小球肾炎有乏力、食欲不振、腰部疼痛、水肿等症状
体征	1 急性肾小球肾炎主要表现为双肾增大、肾功能异常、血尿、蛋白尿，大多数患者出现轻、中度高血压 2 慢性肾小球肾炎主要表现为血尿、蛋白尿、高血压
病因	1 感染因素：许多病毒、细菌、寄生虫感染均可能诱发肾炎，目前较常见于多种病毒（水痘-带状疱疹病毒、流感病毒）感染极期或感染后3~5天发病 2 机体因素：持续高血压，或持续高蛋白饮食，致使肾小球毛细血管受损，导致肾小球进行性硬化、纤维化，肾小管萎缩，间质纤维化，使肾功能持续不可逆降低
治疗	1 抗生素治疗：患者应严格按照医嘱静脉滴注或肌内注射青霉素，青霉素过敏者可改用大环内酯类药物，以彻底消除病灶中残存的链球菌 2 对症治疗：肾炎伴有水肿患者，可口服氢氯噻嗪；肾炎伴有高血压患者，可口服硝苯地平或卡托普利 3 少数并发急性肾功能衰竭患者，应及时送医给予透析治疗，血液透析或腹膜透析皆可
护理	1 肾炎患者应卧床休息，注意保暖，并给予低盐、高热量、高维生素的清淡饮食 2 护理人员要对患者进行心理疏导，稳定患者情绪；同时要严密监测患者的血压、尿量、水肿消长情况 3 对于急性肾小球肾炎卧床患者，护理人员要帮患者做好口腔和皮肤清洁工作，定期翻身，防止褥疮

♥ 肾炎患者要限制蛋白质摄入量

➡ 蛋白质是人体所必需的营养物质。但蛋白质分解产生的含氮废物——尿素，需要经过肾脏从尿中排出。若肾脏功能受损，则尿素等废物在体内堆积，会导致一系列不良反应，同时造成肾脏功能的进一步恶化。

肾炎治疗重在利水消肿

　　肾炎是两侧肾脏非化脓性的炎性病变，可引起不同程度的肾功能减退，是肾脏疾病中最常见的一种。肾炎大多数发生于儿童和青壮年，是一种较难治愈的疾病，患者应及早进行治疗。

🔍 肾炎病理解析

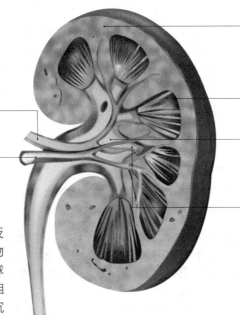

肾动脉
将未过滤的血液输送至肾脏。

肾静脉
运送已过滤的血液。

皮质
过滤血液中的废物和过多的体液。

髓质
吸收过滤后血液中的营养物质和体液。

肾盂
收集过滤出的废物，形成尿液。

肾小盏

肾炎病理解析

　　因链球菌感染诱发免疫反应后，可通过循环免疫复合物沉积于肾小球；种植于肾小球的抗原与循环中的特异抗体相结合，形成原位免疫复合物沉积于肾小球，从而引发肾炎。

🔍 慢性肾炎饮食保健

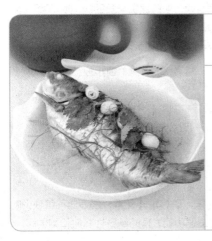

玉米须鲫鱼煲

材料：鲫鱼450g，玉米须90g，莲子5g，盐、味精各少许，葱段、姜片各5g，食用油适量。

做法：将鲫鱼处理干净，在鱼身上打上几刀；玉米须洗净；莲子洗净备用。油锅烧热，将葱段、姜片炝香，下入鲫鱼略煎，倒入水，加入玉米须、莲子煲至熟，调入盐、味精即可。

功效：本品具有健脾益气、利水消肿的功效，对肾炎水肿、少尿、血尿的患者有很好的食疗作用。

贫血

贫血是指人体外周红细胞容量减少、血红蛋白（Hb）下降的一种疾病。根据我国国民健康调查，成年男性Hb<120g/L，成年女性（非妊娠）Hb<110g/L，孕妇Hb<100g/L，就属于贫血。

类型	**缺铁性贫血** 指缺铁引起的小细胞低色素性贫血及相关的缺铁异常，是血红素合成异常性贫血的一种 **巨幼细胞贫血** 因缺乏叶酸或维生素B$_{12}$，或某些药物影响核苷酸代谢导致细胞核脱氧核糖核酸合成障碍所导致的贫血 **再生障碍性贫血** 通常是原发性骨髓造血功能衰竭综合征 **溶血性贫血** 溶血超过骨髓的代偿能力引起的贫血
症状	乏力、易倦、头痛、头晕、眼花、耳鸣、心悸、气短、食欲不振、多尿、手足麻木、女性月经不调等
体征	皮肤黏膜苍白或出血、肝脾正常或轻度肿大、头发干枯脱落、指甲变薄或反甲、口腔炎等
病因	1 缺铁性贫血主要是因人体对铁需求量增加而摄入不足、铁吸收障碍致铁丢失过多、慢性长期铁丢失而得不到纠正所致 2 巨幼细胞性贫血主要是因人体对叶酸或维生素B$_{12}$需求量增加而摄入不足，或是因吸收障碍所致 3 再生障碍性贫血主要是因某些病毒感染（如肝炎病毒等）、应用骨髓毒性药物、接触有毒化学物质等所致 4 溶血性贫血主要是因系统性红斑狼疮、类风湿性关节炎、淋巴瘤、慢性淋巴细胞白血病等疾病诱发，以及麻疹病毒、巨细胞病毒等病毒感染所致
治疗	1 一般治疗：积极治疗原发疾病，改善饮食结构 2 药物治疗：缺铁性贫血患者需进行补铁治疗，如口服富马酸亚铁、琥珀酸亚铁、硫酸亚铁、山梨醇铁等药物；巨幼细胞性贫血患者可口服叶酸；再生障碍性贫血患者可口服丙酸睾酮；溶血性贫血患者可口服泼尼松
护理	1 患者要食用高热量、高蛋白、高维生素、易消化的食物，血小板减少者要进食半流质食物或软食 2 患者要根据贫血程度合理休息和活动，重症者则需要卧床休息 3 患者要进行自我监测，如体温和热型，同时要重视皮肤、口腔、牙龈的护理，避免损伤和感染

♥ 猪肝补血

➔ 猪肝是补血食品中经常用的食材，因为猪肝中含有丰富的铁、磷等营养元素，是造血不可缺少的原料。经常食用猪肝，可调节和改善贫血患者造血系统的生理功能，预防缺铁性贫血和佝偻病。

贫血治疗重在益气补血

　　贫血是人体外周红细胞容量减少，低于正常范围下线的一种常见疾病。当贫血发生时，血液携带氧气的能力减弱，人体处于缺氧状态，体内各器官功能受到危害，人的精神状态和体质都会变差。

🔎 贫血病理解析

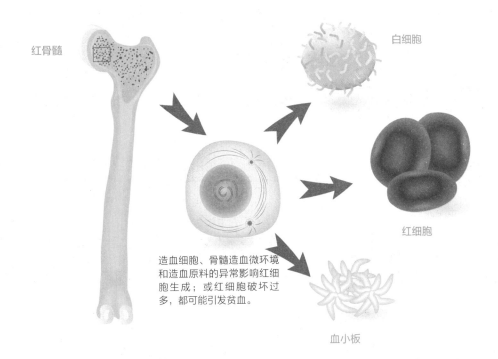

红骨髓

白细胞

红细胞

造血细胞、骨髓造血微环境和造血原料的异常影响红细胞生成；或红细胞破坏过多，都可能引发贫血。

血小板

🔎 贫血饮食保健

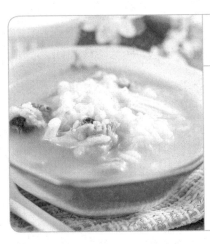

黄芪鸡汁粥

材料：黄芪15g，母鸡1000g，大米100g，盐适量。

做法：将母鸡剖洗干净，切块，煎取鸡汁。将黄芪洗净；大米淘洗干净备用。将鸡块、鸡汁和黄芪混合，倒入锅中，加入大米煮粥，加盐调味即可。

功效：本品具有益气血、填精髓的功效，适合气血亏虚的贫血患者食用，症见少气懒言、体虚多病、抵抗力差。

白血病

白血病，俗称"血癌"，是造血干细胞的克隆性恶性疾病。因增殖失控、分化障碍、凋亡受阻等因素，使得白细胞在骨髓和其他造血组织中无限制地增殖累积，并浸润其他组织和器官，同时使正常的造血功能受到抑制。

类型	急性白血病 分为急性淋巴细胞白血病和急性非淋巴细胞白血病 慢性白血病 分为慢性淋巴细胞白血病和慢性粒细胞白血病
症状	面色苍白、乏力、发热、鼻出血、牙龈出血、头痛、抽搐、胸骨下段压痛、骨骼和关节疼痛等
体征	贫血、肝脾肿大、淋巴结肿大、正常血细胞和造血细胞减少、皮肤有淤点或淤斑，以及消化道和呼吸道等内脏出血
病因	1 遗传因素，有染色体畸变的人群，白血病发病率高于正常人 2 生物因素，病毒感染机体后作为内源性病毒整合并潜伏在宿主细胞内，一旦在某些理化因素作用下，即被激活表达而诱发白血病 3 物理因素，如大面积和大剂量电离辐射，可使骨髓抑制和机体免疫力下降，DNA突变、断裂和充足，导致白血病发生 4 化学因素，长期接触苯或含有苯的有机溶剂，可损伤造血细胞引发白血病
治疗	1 患者应到医院进行化疗、放疗，随后应入住消毒隔离病房，以防感染 2 化疗、放疗的副作用会引起患者消化道黏膜炎症及功能紊乱，应注意补充营养，维持水、电解质平衡 3 贫血严重者者应到医院输浓缩红细胞或全血
护理	1 患者平时要进食高热量、高维生素、高蛋白，并且易消化的食物；化疗期间要进食清淡食物，少食多餐，并注意休息 2 患者要提高自我监护意识和能力，远离与苯类、油漆、电辐射等物质有职业性接触者，不宜接待患病亲友，不宜到公共场合

♥ 草莓可防治白血病

● 草莓中含有草莓胺和鞣花酸两种物质，具有抑制恶性肿瘤发生和生长的作用，可防治白血病、再生障碍性贫血等血液病。草莓中还含有丰富的维生素C和胡萝卜素，具有抗氧化作用，可清除自由基，保护正常细胞。

白血病常见症状和家庭护理

白血病起病缓急不一，急性患者可能出现高热、类似感冒的症状，也可能有严重出血症状；慢性患者常因为面色苍白、皮肤紫癜、月经过多、或拔牙后出血不止就医时才发现。

🔍 白血病常见症状

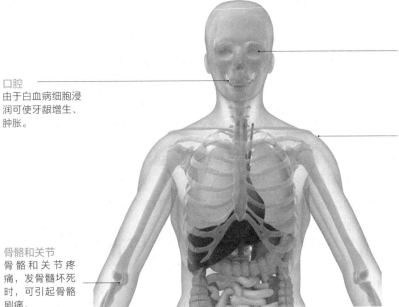

眼部
粒细胞肉瘤或绿色瘤累及骨膜，引起眼球突出、复视或失明。

口腔
由于白血病细胞浸润可使牙龈增生、肿胀。

皮肤
皮肤出现蓝灰色斑丘疹，局部皮肤隆起、变硬，呈紫蓝色结节。

骨骼和关节
骨骼和关节疼痛，发骨髓坏死时，可引起骨骼剧痛。

🔍 白血病家庭护理

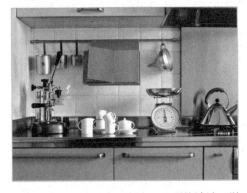

预防感染：维持居室、厨房、厕所的清洁，以防细菌感染。

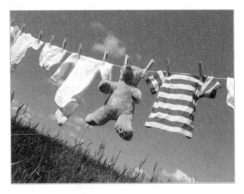

良好的卫生习惯：衣服、被褥应勤洗、勤晒，利用阳光中的紫外线消灭沾染的病菌。

甲状腺病

甲状腺疾病是因多种原因造成甲状腺激素合成、分泌过多或不足，导致代谢异常而引起的一组综合征。甲状腺疾病可发生于任何年龄，患者多见于中青年女性。

类型	**甲状腺功能亢进症** 是由甲状腺腺体本身产生甲状腺激素过多而引起的 **甲状腺功能减退症** 是由各种因素导致的低甲状腺激素血症或甲状腺激素抵抗而引起的
症状	1 甲状腺功能亢进症有疲乏无力、怕热多汗、皮肤潮湿、多食善饥、体重显著下降，以及多言好动、紧张焦虑、失眠不安、心悸气短、手和眼睑震颤、女性月经不调、男性阳痿等症状 2 甲状腺功能减退症有皮肤干燥发凉以及颜面、眼睑、手部皮肤水肿，易疲劳、怕冷、体重增加、记忆力减退、便秘、肌肉痉挛、女性月经不调等症状
体征	1 甲状腺功能亢进症主要表现为甲状腺呈对称性肿大、心动过速、第一心音亢进、突眼，少数患者会发生甲亢性肌病 2 甲状腺功能减退症主要表现为肌肉乏力，心肌黏液性水肿导致心肌收缩力下降、心动过缓、心排血量下降
病因	1 遗传因素，甲状腺疾病有显著遗传倾向 2 饮食因素，摄碘过量或缺碘均可使甲状腺的结构和功能发生改变 3 环境因素，如细菌感染、性激素、应激等都对甲状腺疾病的发生有影响
治疗	1 药物治疗：甲状腺功能亢进症患者，可口服丙硫氧嘧啶、甲硫咪唑、卡比马唑；甲状腺功能减退症患者，可口服甲状腺片，或补充甲状腺激素 2 手术治疗：甲状腺明显肿大而使用抗甲状腺药物无效或有严重不良反应者，或甲状腺肿大且伴有压迫症状者等，可到医院进行手术治疗
护理	1 甲状腺病患者要进食高热量、高蛋白、高维生素、易消化的食物，避免刺激性食物。甲状腺功能亢进症患者要禁食海带、紫菜等含碘丰富的海产品。甲状腺功能减退症患者由于胃肠蠕动慢，容易水肿和血脂增高，因此不宜吃生冷、油腻和咸的食品 2 护理人员要紧密监测患者生命体征的变化，如脉搏、体重等，并指导患者自我调节及控制情绪

♥ 甲亢患者膳食调配

⊙ 甲状腺功能亢进症患者宜进食各种淀粉食物如面条、馒头、土豆、红薯、芋头等，各种动物食物如牛肉、猪肉、羊肉、各种鱼类等，各种新鲜水果及富含钙、磷的食物。

甲状腺病治疗重在调节甲状腺激素分泌

甲状腺疾病是一组常见的内分泌系统疾病，而且随着年龄增长，发病率升高。流行病学调查表明：我国人群总体甲状腺功能亢进症的发病率大约在1.3%，甲状腺功能减退症的发病率在6.5%。

🔍 甲状腺结构和病理解析

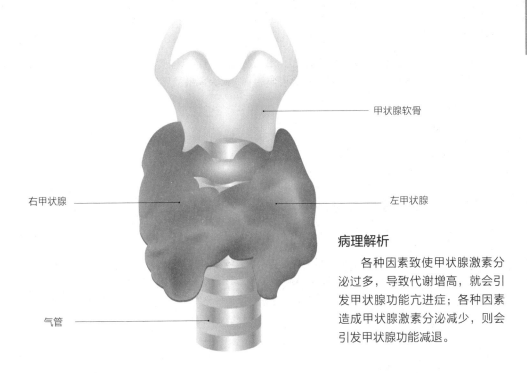

甲状腺软骨

右甲状腺

左甲状腺

气管

病理解析

各种因素致使甲状腺激素分泌过多，导致代谢增高，就会引发甲状腺功能亢进症；各种因素造成甲状腺激素分泌减少，则会引发甲状腺功能减退。

🔍 甲亢饮食调理

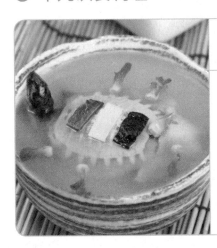

香菇枣仁甲鱼汤

材料：甲鱼500g，香菇、豆腐皮、上海青各适量，酸枣仁10g，盐、鸡精、姜各适量。

做法：甲鱼处理干净，焯去血水；姜洗净切片；酸枣仁、豆腐皮洗净；香菇对半切。将甲鱼放入瓦煲中，加姜片、酸枣仁，煲至甲鱼熟烂，加盐、鸡精，将香菇、豆皮、上海青摆盘。

功效：本品软坚散结、养心安神，可调节中枢神经，改善甲亢患者症状。

骨质疏松症

骨质疏松症是一种以骨量降低和骨组织微结构破坏为特征，导致骨脆性增加和易于骨折的代谢性骨病，常由内分泌代谢疾病或全身代谢疾病引起。一旦骨的密度降低至难以承受日常生活中所受的应力，便会发生病理性骨折。

症状	大多数骨质疏松症患者无症状，或骨骼疼痛症状轻微，常有腰背酸痛，伴有身长缩短和驼背；骨折后还会使肺活量和最大换气量显著减少，从而出现胸闷、气短、呼吸困难等症状
体征	骨质疏松症主要表现为腰椎体向后方突出，有明显的压痛和叩击痛，胸椎体、腰椎体、桡骨远端、股骨颈及股骨上端容易骨折
病因	1 骨吸收因素，是由于雌激素缺乏，使破骨细胞功能增强，骨丢失加速所致 2 内分泌紊乱，如甲状旁腺素、降钙素、前列腺素、活性维生素等代谢失调。例如，绝经后的女性雌二醇减少，导致小肠对钙的吸收降低，引起血钙降低，骨的生成不足 3 营养不良，如饮食中缺乏蛋白质、维生素C、维生素D、钙等，都是老年人引发骨质疏松症的重要因素 4 活动量少，如中老年人年活动量少，骨骼失去刺激，这使负责骨建造的成骨细胞活动降低，而负责骨吸收的破骨细胞活动增加，二者失去平衡，则易造成骨质疏松症
治疗	1 一般治疗：补充足够的蛋白质、钙剂和维生素D；加强负重锻炼，增强应变能力，减少骨折意外的发生 2 药物治疗：绝经后的妇女，可口服雌激素；患有骨质疏松症的男性，可口服氨基二磷酸盐或羟乙磷酸二钠
护理	1 患者要多摄入高钙食品，如乳制品、豆制品、骨头汤等，适量补充维生素D；禁烟限酒 2 患者要经常进行户外锻炼，并选择负重性质的项目，如快走、跑步、举重等，以锻炼肌肉力量，有益于骨代谢

♥ 钙剂不可以与植物性食物同食

➡ 骨质疏松症患者在补钙时要注意，钙剂不可以与植物性食物同食。因为植物性食物大多含有草酸、植酸，这两种物质可以与钙结合生成多聚体，从而阻碍人体对钙的吸收。蔬果汁也是如此。

骨质疏松症治疗重在补钙壮骨

骨质疏松症患者常因轻微活动、创伤、弯腰、负重、挤压或摔倒后发生骨折。多发部位为脊柱、髋部和前臂，其他部位如肋骨、盆骨、肱骨，甚至锁骨和胸骨也可发生。第一次骨折后，患者发生再次或反复骨折的几率会明显增加。

🔍 诱发骨质疏松症的常见因素

消化功能降低： 多因营养缺乏致使蛋白质、钙、磷等摄入不足，尤其是蛋白质摄入不足，对钙的平衡和骨钙含量起负性调节作用，可导致骨量和骨强度降低

长期大量饮酒： 肝脏功能受损，造成机体钙代谢营养失衡，影响食物中钙的吸收，并使骨钙大量"迁移"和尿排钙量大幅度增加，导致骨骼严重缺钙

肾功能减退： 尤其是老年人肾功能显著下降，肌酐清除率降低，导致血磷升高，从而使甲状旁腺激素上升，骨吸收增加，骨钙下降

骨质疏松症
常见诱因

接受日照不足： 如长年夜班、井下工作者，接受阳光照射机会太少，使维生素D的合成降低，从而影响钙质吸收

骨重建功能衰退： 这是老年性骨质疏松症的重要发病原因，因机体各功能衰退，成骨细胞的功能与活性降低，导致骨形成不足和骨丢失

性激素分泌减少： 雌激素缺乏时破骨细胞功能增强，骨丢失加速；性激素缺乏还会使蛋白质的合成减少，从而影响骨基质的合成

🔍 骨质疏松症饮食保健

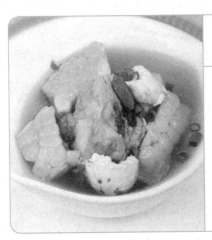

板栗玉米煲排骨

材料：猪排骨350g，玉米棒200g，板栗50g，盐3g，葱花、姜末各5g，食用油、高汤适量。

做法：将猪排骨洗净，剁成块，氽水。玉米棒洗净，切块；板栗洗净，备用。净锅上火倒入油，将葱、姜爆香，下入高汤、猪排骨、玉米棒、板栗，调入盐煲至熟即可。

功效：本品补肾壮骨、补充钙质，常食可缓解骨质疏松、腰膝酸软的症状。

低血糖

低血糖症是一组由多种病因引起的以血浆葡萄糖（即血糖）浓度过低，交感神经和脑细胞缺糖为主要特点的综合征。一般以血糖浓度低于2.8 mmol/L作为低血糖症的标准。

症状	头晕、出汗、颤抖、心悸、焦虑、饥饿、软弱无力、精力不集中、思维和语言迟钝，以及视物不清、步态不稳等
体征	面色苍白、心率加快、血压轻度升高、肌张力降低，严重者会出现意识障碍，甚至昏迷
病因	1 胰岛疾病，如胰岛细胞增生、胰岛素瘤、胰岛素自身免疫综合征等，使胰岛素分泌过多，体内糖代谢过快 2 体内葡萄糖生成不足，如垂体前叶功能减退症、肾上腺皮质功能减退症、甲状腺功能减退症等疾病，引起体内糖原储备严重不足、糖异生能力减弱 3 药物因素，如水杨酸、普萘洛尔、抗组胺制剂、单胺氧化酶抑制剂等药物，可促使胰岛素分泌，而抑制高血糖素的分泌，减少糖原异生和分解，从而引起低血糖症
治疗	1 紧急处理：轻者可口服糖水或含糖饮料，或进食糖果、饼干、面包、馒头等即可缓解。重者应严格按照医嘱静脉注射50%葡萄糖注射液。神志不清者，应立即送医治疗，切忌喂食，以避免呼吸道窒息 2 病因治疗：积极寻找致病原因进行对因治疗。若因药物引起者应停药或调整用药；若是胰岛素瘤引发的低血糖症，患者可以到医院进行手术，切除肿瘤
护理	1 低血糖发生时，患者要立即测量血糖，并根据低血糖程度补糖；对于低血糖导致昏迷患者，家人要立即给予吸氧，并及时送医治疗 2 饮食要规律，患者可根据自身情况以及医生的建议，制订合理的饮食方案

♥ 高膳食纤维食物是低糖患者的首选

➡ 低血糖症患者最重要的是稳定血糖浓度，而高膳食纤维食物就具有稳定体内血糖浓度，延缓血糖下降等作用。因此，低血糖症患者可在吃饭前30分钟摄入适量的高膳食纤维食物，以稳定血糖。

低血糖治疗重在调节血糖

血糖是细胞能量的主要来源，尤其是脑细胞。正常情况下，血糖浓度相对稳定。如果血糖浓度低于2.8mmol/L，就会出现头晕、出汗、软弱无力等低血糖的典型症状。低血糖呈发作性，时间及频率随病因不同而异。

🔍 低血糖症病理解析

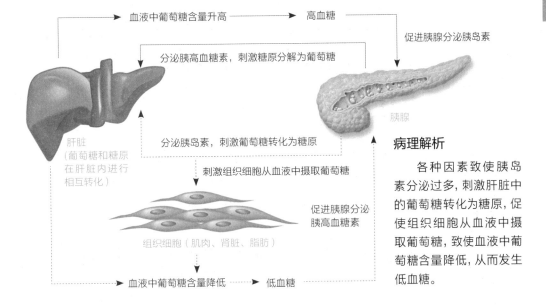

血液中葡萄糖含量升高 → 高血糖

促进胰腺分泌胰岛素

分泌胰高血糖素，刺激糖原分解为葡萄糖

肝脏
（葡萄糖和糖原在肝脏内进行相互转化）

分泌胰岛素，刺激葡萄糖转化为糖原

刺激组织细胞从血液中摄取葡萄糖

促进胰腺分泌胰高血糖素

组织细胞（肌肉、肾脏、脂肪）

血液中葡萄糖含量降低 → 低血糖

胰腺

病理解析

各种因素致使胰岛素分泌过多，刺激肝脏中的葡萄糖转化为糖原，促使组织细胞从血液中摄取葡萄糖，致使血液中葡萄糖含量降低，从而发生低血糖。

🔍 低血糖症饮食调理

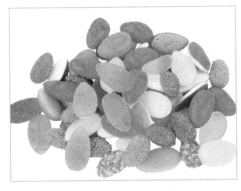

低血糖症患者可随身备有糖果、巧克力等零食，如果感觉低血糖发作，应立即吃一颗以及时补充糖分。

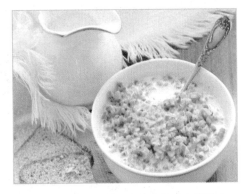

增加高膳食纤维饮食，有助于稳定血糖浓度。当血糖降低时，可搭配使用高膳食纤维和高蛋白质食物，如荞麦仁+牛奶+面包片。

糖尿病

糖尿病是因遗传和环境因素相互作用，致使胰岛素缺乏、细胞对胰岛素敏感性降低，引起血糖增高的一组综合征。糖尿病是一种内分泌代谢紊乱疾病，可导致糖、蛋白质、脂肪、水和电解质等一系列代谢紊乱。

类型	1型糖尿病 即胰岛素依赖性糖尿病，绝大多数是自身免疫性疾病，是遗传因素和环境因素如感染(以病毒感染为主)、毒物等原因共同参与，致使机体产生异常自身体液和细胞免疫应答，导致胰岛 β 细胞损伤，胰岛素分泌减少 2型糖尿病 即非胰岛素依赖糖尿病，指胰岛素分泌能力并非完全丧失，但作用效果较差，使体内的胰岛素相对不足。早期可通过口服降糖药刺激体内胰岛素分泌，但后期仍有一些患者需要使用胰岛素治疗
症状	多食、多尿、多饮、体重下降、乏力、视力减退、皮肤瘙痒、失眠、四肢酸痛、女性月经不调、男性性欲减退等
体征	糖代谢障碍、蛋白质和脂肪分解增加、尿酮体呈阳性，病情严重时，还可发生酮症酸中毒、非酮症高渗性昏迷、心肌梗死
病因	1 遗传因素，如参与发病的基因，影响糖代谢有关过程中的某个中间环节所致 2 环境因素，1型糖尿病患者存在免疫系统异常，被某些病毒如柯萨奇病毒、风疹病毒、腮腺病毒等感染后导致自身免疫反应，破坏胰岛素 β 细胞；进食过多、体力活动减少导致的肥胖，是2型糖尿病最重要的因素
治疗	1 一般治疗：患者要了解糖尿病的基础知识和控制方法，学会自我监测血糖，并根据医生的建议调整降血糖药物的剂量 2 药物治疗：患者应严格根据医嘱选用磺脲类药物、双胍类药物、噻唑烷二酮类药物、a－葡萄糖苷酶抑制剂等药物
护理	1 患者要根据病情轻重、血糖变化、活动状况以及体重，计算每天所需的总热量，以制订合理的饮食方案 2 患者要根据自己的身体情况坚持适当运动，如散步、快走、跑步、太极拳、游泳、健美操等，以改善机体对胰岛素的敏感性，降低体重。但运动强度和运动时长都需要根据患者的总体健康状况来决定

♥ 南瓜促进胰岛素正常分泌

➡ 南瓜中含有丰富的钴元素，能够促进人体新陈代谢，增强人体的造血功能，同时钴元素还参与人体内部维生素B$_{12}$的合成，是人体胰岛细胞必需的一种微量元素，能有效防治糖尿病，降低人体血糖。

糖尿病治疗重在饮食降糖

　　糖尿病作为一种代谢性慢性疾病，在发病初期，症状并不明显，不容易被发现。不少患者都是在糖尿病发展过程中出现并发症以后才发现病情的，因此，糖尿病被称为"百病之源"。糖尿病是一种常见的、多发的、伴随终身的，但可以控制的疾病。

🔍 糖尿病病理解析和典型症状

如果体内胰岛素分泌不足

↓

葡萄糖不能转化为糖原，无法被组织细胞利用

↓

葡萄糖进入血液

↓

葡萄糖在血液中"堆积"，致使血糖浓度升高

↓

糖尿病

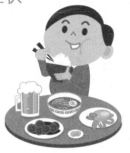

◀ 多食多饮：吃得多，但总觉得没有饱。饮水量明显增加。

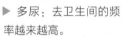

▶ 多尿：去卫生间的频率越来越高。

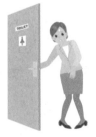

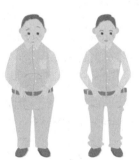

◀ 体重减少：吃的越来越多，体重却明显下降了。

🔍 这些食物可降糖

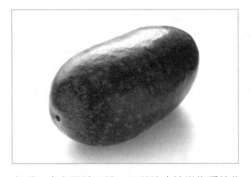

冬瓜：含有丙醇二酸，可以防止糖类物质转化为脂肪，能够有效调节机体代谢平衡，辅助治疗糖尿病、心脏病。

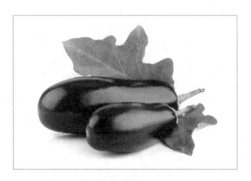

茄子：含有丰富的维生素P，具有软化血管的功效，可以保持毛细血管的弹性，维持正常的生理功能。

肥胖症

肥胖症指体内脂肪堆积过多或分布异常、体重增加，是包括遗传和环境因素在内的多种因素相互作用所引起的慢性代谢疾病。体内脂肪组织过多超过标准体重的20%，或体重指数＞28，即为肥胖症。

症状	轻度肥胖症无明显症状；中、重度肥胖症可引起气急、关节痛、肌肉酸痛、体力活动耐力下降以及焦虑、忧郁等
体征	血压升高，血液中甘油三酯水平升高；胸腹部脂肪沉积、呼吸负荷增加
病因	1 遗传因素，肥胖症有家族聚集倾向，但遗传基础未明，也可能是共同饮食、活动习惯的影响 2 环境因素，主要是饮食和体力活动。长期伏案工作，体育运动减少，体力活动不足，致使机体能量消耗减少；饮食习惯不良，如进食过多、喜甜食或油腻食物，致使摄入的能量增多
治疗	1 一般治疗：合理安排饮食，增加运动量，严格控制总热量，并对食物的摄取量与能量的消耗进行合理调整 2 药物治疗：食物抑制剂，如苯丁胺、西布曲明、氟西汀等可抑制食欲；代谢增强剂，如 β_3 肾上腺素受体激动剂，可增强生热作用，增加能量消耗；减少肠道脂肪吸收的药物，如奥利司他，可阻止人体对饮食中部分脂肪的吸收
护理	1 患者要调整饮食结构，增加蔬菜和膳食纤维、蛋白质的摄入量，减少脂肪、糖类的摄入量；忌零食、甜食、油炸食品及碳酸饮料 2 患者要加强体育锻炼，如慢跑、爬山、打球等户外活动，既能增强体质、健美体形，又能减轻体重 3 患者要保持心情舒畅，因为良好的情绪能使体内各系统的生理功能保持正常运行，对治疗肥胖症有一定的作用

♥ 饭前吃一个番茄可减肥

⟳ 饭前1~2小时吃一个番茄，其中所含的茄红素可以减少人体对米饭和高热量菜肴的摄取量；番茄中的膳食纤维可阻止机体对食物中脂肪的吸收，还可在肠内吸附多余的脂肪。

好习惯让你告别肥胖症

肥胖症作为代谢综合征的一种，与多种疾病如高血压病、2型糖尿病、高脂血症、冠心病以及某些癌症密切相关。肥胖症及其相关疾病可损害身心健康，使生活质量下降，缩短预期寿命，因此需要引起重视。

1

常喝白菜汁：白菜汁含有丰富的钾，同时还具有维持身体水钠平衡的功能。常喝白菜汁，能有效排除身体内多余的油脂。

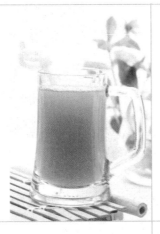

2

每天一杯芹菜汁：每天清早起来喝一杯芹菜汁，能够帮助增加身体活力，稳定人体血压，并且能够促进身体排便、排毒。

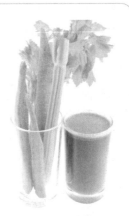

3

一日三餐每顿都不可少：少餐会让人的血糖以及能量达不到平均水平，从而导致疲倦、虚弱、代谢率降低，最终还是会恢复成原先的体重。

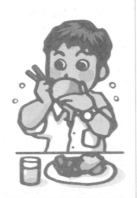

4

让锻炼成为生活中必不可少的一部分：寻找到一种做起来舒服的运动并坚持不懈地维持下去，每天运动40分钟。

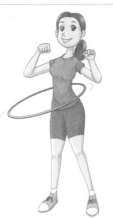

5

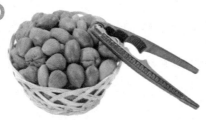

多吃蛋白质含量高的食物：坚果中蛋白质含量丰富，可以增加人的饱腹感，因此，平时可选择坚果当零食，但应注意摄入量。

6

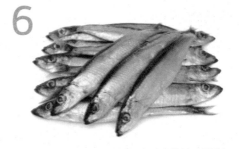

区分脂肪的好坏：机体需要脂肪来维持正常的运转，因此一定要区分脂肪的好坏。比如，鱼类等都是补充健康脂肪的好食品。

高脂血症

高脂血症是指由于脂肪代谢或转运异常，致使血浓度超过正常高限而引起的一种代谢紊乱性疾病。高脂血症的危害大，不仅其本身对患者有负面影响，还会诱发其他严重疾病，危害人体健康。

类型	原发性高脂血症 主要是先天遗传或后天环境因素所致
	继发性高脂血症 是由于某些全身系统疾病或服用某些药物所致
症状	高脂血症的发病是一个慢性过程，早期高脂血症无明显症状，大多数人感觉不到，只有在检查身体时才被发现。但是有些信号在表象上是可以判断的，如肥胖、皮肤出现睑黄疣等
体征	高脂血症主要表现为血清中总胆固醇水平升高、冠状动脉粥样硬化
病因	1 原发性高脂血症，主要是因单基因缺陷或多基因缺陷，使得参与脂蛋白转运和代谢的受体、酶或载脂蛋白的异常所致；或者是随着年龄的增长，人体血液中低密度脂蛋白的代谢、分解能力逐渐降低，而血清总胆固醇水平却随之升高所致；再或是生活习惯的改变、不良饮食结构，营养不平衡等所致 2 继发性高脂血症多发于代谢性紊乱疾病，如高血压、糖尿病、甲状腺功能减退症、肥胖症等；或是服用了某些药物如孕激素、皮质激素等，造成血脂异常
治疗	1 饮食治疗：控制总热量，严格限制脂肪和糖的摄入量，适当增加蛋白质和碳水化合物的比例，将体重控制在理想范围 2 药物治疗：单纯性胆固醇升高的高脂血症患者，可口服他汀类药物，如洛伐他汀、普伐他汀、辛伐他汀、氟他汀等；单纯性甘油三酯升高的高脂血症患者，可口服贝特类药物，如非诺贝特、苯扎贝特等；胆固醇和甘油三酯均升高的高脂血症患者，可口服烟酸类药物，如烟酸、阿西莫司等
护理	1 高脂血症患者饮食要有节制，主食要粗细搭配，副食以新鲜蔬菜水果、鱼类、瘦肉、豆制品为主；戒烟限酒 2 坚持有氧运动，如爬山、骑自行车、打太极拳、羽毛球、篮球和乒乓球等，能够消耗体内多余脂肪，降低血脂和血糖。但在运动时要根据自己的身体状况、健身需求，有针对性地选择运动项目

♥ 猕猴桃加速脂类物质排泄

◦ 猕猴桃不仅维生素C含量丰富，膳食纤维含量也很丰富，可以增加分解脂肪的速度，加速体内脂类物质的排泄。

高脂血症治疗重在调节血清胆固醇

高脂血症在初期没有任何明显症状，因此有人认为好像对身体并无影响。其实不然，血清中胆固醇、甘油三酯水平升高，脂类物质沉积于动脉会形成动脉粥样硬化，使血流变缓，为机体各器官供给氧气和营养物质的能力降低，从而使其他疾病有可乘之机。

🔍 高脂血症三大自觉症状

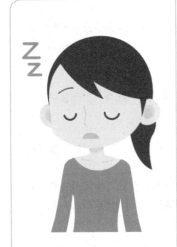

心情烦躁，对任何事情都不感兴趣，成天无精打采，困乏倦怠。

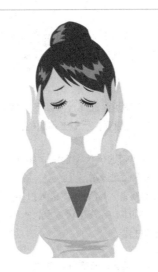

一天到晚头昏脑胀，总是觉得头脑不清醒，注意力不集中，记忆力越来越差。

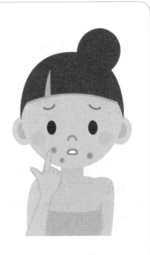

皮肤出现一些变化，尤其是脸部及眼睑，出现了一些淡黄色小皮疹。

🔍 这些食物可降脂

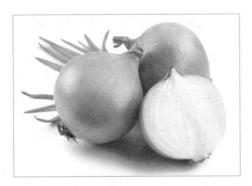

洋葱：富含环丝氨酸和硫氨基酸，有助于血栓溶解，抑制血清胆固醇升高，改善血管壁弹性。

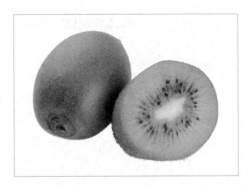

猕猴桃：有"维生素C之王"的美称，经常食用既能降低血清胆固醇，还能促进消化，加速血液中脂类物质的排泄。

痛风

痛风是由于各种原因引起嘌呤代谢障碍、血尿酸增高所致的代谢性疾病。痛风发病有明显的异种质性，除高尿酸血症外，还可表现为急性关节炎、痛风石、慢性关节炎、关节畸形，痛风性肾病和尿酸性肾石病。

症状	痛风初发病时，只影响单个关节，其中以脚拇指和第一跖趾关节多见，常伴有剧烈的关节红肿疼痛、疼痛受限、发热等症状。痛风反复发作，部分患者还会出现肾绞痛、少尿、血尿、尿闭等症状
体征	关节局部肿胀，并且有明显触痛，局部皮肤紧张、发热、有光泽，外观呈暗红色或紫红色，体内白细胞增多，严重者肾功能减退
病因	1 遗传因素，患者具有遗传代谢疾病，如肥胖症、高血压、高脂血症、糖尿病等，或先天性嘌呤代谢异常 2 环境因素，暴饮暴食、酗酒，或摄入过多富含嘌呤、核酸及核蛋白成分的食物；或是生活不规律，经常通宵达旦，人体"生物钟"的节律被打乱，导致代谢失常，体质酸性化
治疗	1 一般治疗：治疗原发病和并发症，如肥胖症、高血压、高脂血症、糖尿病、冠心病等 2 药物治疗：痛风间歇期和慢性期，可根据医嘱选用丙磺舒、别嘌醇、苯溴马隆、碳酸氢钠等药物；痛风性关节炎急性发作时，可根据医嘱选用秋水仙碱、吲哚美辛、布洛芬、双氯芬酸等药物，也可选用糖皮质激素 3 手术治疗：如患者体内出现较大痛风石而影响关节功能，则可以到医院进行手术剔除
护理	1 患者要卧床休息，抬高患肢，一般应休息至关节疼痛缓解72小时后才可恢复活动 2 患者要注意合理控制饮食，控制总热量的摄入，限制富含嘌呤食物的摄入，多饮水，增加尿酸的排泄 3 避免服用诱发高尿酸血症的药物，如利尿剂、阿司匹林、抗结核药物等，如需服用，请务必告知医生

♥ 红萝卜促进嘌呤代谢

● 红萝卜属于碱性食物，基本不含嘌呤。红萝卜中含有丰富的、可促进消化和代谢化的活性酶，可有效促进嘌呤代谢；红萝卜中还含有多种维生素、钾、钙、磷、铁等营养成分，可碱化血液、调节尿酸。

痛风治疗重在调节尿酸浓度

痛风是一种因嘌呤代谢障碍，使尿酸累积而引起的疾病。当血尿酸浓度过高或在酸性环境下，尿酸可析出结晶，沉积在骨关节、肾脏和皮下等组织，造成组织病理学改变，导致痛风性关节炎、痛风石和痛风性肾病等，严重影响人体健康。

🔍 解析痛风发展过程

无症状期	又称高尿酸血症期，患者仅有波动性或持续性尿酸升高，无痛风症状。从血尿酸升高到症状出现，可长达数十年，甚至终身不出现症状，但随年龄的增长，痛风的发病率增加
急性关节炎期	多在午夜或清晨突然起病，多呈剧痛，数小时内出现受累关节红、肿、热、痛和功能障碍，单侧拇指及第一跖趾关节最常见，其余依次为踝关节、膝关节、腕关节、指关节、肘关节
痛风石及慢性关节炎期	痛风石形成，常见于耳轮、指间和掌指关节、跖趾关节，常为多关节受累，并且多见于四肢远端关节，表现为关节肿胀、僵硬、畸形及周围组织的纤维化和变性
肾脏病变	主要表现为痛风性肾病，早期有间歇性蛋白尿，中期伴随肾浓缩功能受损时夜尿增多，晚期可发生肾功能不全；尿酸性肾石病，结石较大则可发生肾绞痛、血尿

🔍 痛风饮食保健

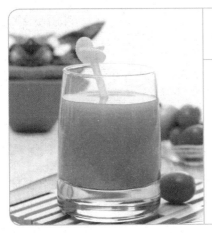

樱桃苹果汁

材料：樱桃300g，苹果1个。

做法：将苹果洗净，切小块，榨汁。将樱桃洗净、去核，放入榨汁机榨汁，以滤网去残渣。将前面制好的果汁混合拌匀即可。

功效：本品具有祛风除湿、促进体内尿酸排泄的作用，可辅助改善痛风所见的关节红、肿、热、痛等症状。

头痛

头痛并不是一种疾病，而是各种疾病的一种常见症状。通常局限于头颅上半部，主要是指眉弓、耳廓上缘和枕外隆突连接线以上部位。头痛的发生是一个重要"信号"，提醒患者应该去看医生。

症状	头痛形式多种多样，常见有胀痛、闷痛、撕裂样痛、电击样疼痛、针刺样痛，部分伴有血管搏动感和头部紧箍感，以及恶心呕吐、发热、颈项强直、眼痛或耳痛、无力、麻木、头晕等症状，严重者还会发生抽搐
体征	单纯头痛没有异常体征，严重时可有嗜睡不醒、神志不清、一侧或双侧视力减退或失明、言语表达困难、咳嗽或屏气时头痛加剧
病因	1 颅内感染或病变，如颅内寄生虫感染、脑膜炎、脑脓肿、脑出血、脑血栓、脑肿瘤等 2 头面部、颈部神经病变，如紧张性头痛、偏头痛、丛集性头痛，或五官科疾患，包括眼、耳、鼻、牙齿疾患，或颈椎病等 3 全身性疾病，如发热、鼻窦炎、贫血、中暑、肺性脑病、高血压等 4 毒素影响，如酒精、一氧化碳、有机磷农药、水杨酸类药物等中毒
治疗	1 一般治疗：平时可以听舒缓的音乐，以放松身心，缓解头痛；每晚用热水泡脚20~30分钟，按摩双脚，可放松身体，缓解疲劳，从而减轻头痛 2 药物治疗：可在医生的指导下服用镇痛药物，如阿司匹林、扑热息痛等；中度、重度头痛发作期，患者可口服舒马普坦、麦角胺咖啡因等药物
护理	1 患者要注意休息，保持安静，保证充足的睡眠；患者所处的居室应干净整洁、空气新鲜、光线充足，但避免对流风 2 患者的饮食以清淡、易消化为原则，适量补充B族维生素和钙，少吃巧克力、乳酪、火腿等食物，忌酒、咖啡、茶等刺激性饮品

♥ 抹额印堂穴缓解头痛

◉ 印堂穴位于人体的面部，两眉头连线中点。将两手食指屈曲，拇指按在太阳穴，用食指内侧屈曲面从印堂穴开始，沿眉毛两侧分抹，重复动作30次，具有改善头晕目眩、缓解头痛的作用。

头痛治疗原发病是关键

　　头痛是临床上常见的症状之一，引起头痛的原因很多，神经痛、颅内感染、颅内占位病变、脑血管疾病、颅外头面部疾病以及全身疾病如急性感染和中毒等均可导致头痛。其中有些是致命的疾患，在进行病因诊断时往往十分困难。

🔍 根据疼痛部位判断疾患

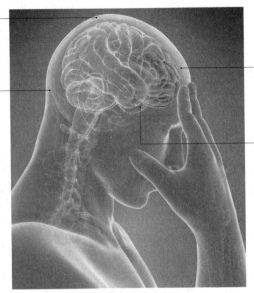

顶部疼痛
常见于神经衰弱等。

枕部头痛
常见于脑膜炎、高血压、尿毒症、癫痫和蛛网膜下隙出血等。

前额疼痛
常见于眼、鼻、咽喉疾病，以及贫血和发热性疾病。

侧部疼痛
常见于耳部疾病、齿龈疾病、偏头痛以及癔病等。

全部头痛或位置不固定的头痛，多见于脑震荡、动脉硬化、脑炎、神经衰弱等。

🔍 头痛可适当补镁

镁是人体细胞内液中一种重要的离子成分，具有一些特殊功能，如抑制神经兴奋、调整血管张力等。因此，头痛、偏头痛患者要补充镁。

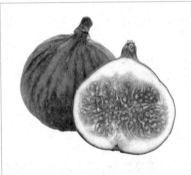

100g无花果中镁含量为18mg

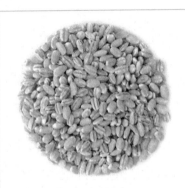

100g大麦中镁含量为158mg

帕金森病

帕金森病，又称震颤麻痹，是一种中老年人中枢神经系统变性疾病，主要因中枢神经系统中的脑黑质与纹状体区域的神经细胞发生变性、凋亡所致。其发病率随着年龄上升，大部分帕金森患者在60岁以后发病。

症状	肢体无力或发硬、手指不停地颤动、面部缺乏表情、语音低沉、失眠、抑郁、排便费力等症状
体征	静止性震颤、运动迟缓、肌强直、姿势与步态障碍、唾液分泌增多
病因	1 疾病因素，如脑动脉硬化，导致脑干和基底节发生腔隙性脑梗塞，从而影响多巴胺纹状体通路，引发帕金森病 2 药物因素，服用抗精神病的药物，如吩噻嗪类、丁酰类药物，会产生类似帕金森病的症状 3 中毒因素，如一氧化碳中毒等，患者会逐渐出现弥漫性脑损害等体征，身体出现全身强直、轻度震颤等症状
治疗	1 一般治疗：患者要将康复治疗作为辅助手段，家人要对患者进行语言、走路、进食及各种日常生活的训练 2 药物治疗：患者可口服美多巴等药物；年龄较轻并且震颤突出的患者，可口服安坦、苯甲托品等药物。药物治疗应严格按照医嘱进行，并且应从小剂量开始，缓慢递增，尽量以较小剂量获得满意的治疗 3 手术治疗：对于药物治疗失效、不能耐受或出现运动障碍的患者，可考虑手术治疗
护理	1 患者应尽可能独立进食，但进食时要细嚼慢咽，避免呛咳；多进食富含膳食纤维的新鲜水果和蔬菜 2 患者要积极进行功能锻炼，如举筷进食、拿水杯喝水、扣纽扣、系鞋带等，培养患者的独立性 3 对于晚期卧床不起的患者，护理人员要帮助患者勤翻身，多活动四肢，以防褥疮、关节固定、坠积性肺炎等的发生

♥ 帕金森病患者要多食含络氨酸的食物

➾ 帕金森病是因神经细胞退行性变，致使多巴胺减少而引发的，而络氨酸能够促进脑内多巴胺的合成，可辅助治疗帕金森病。因此，帕金森病患者要多食用富含络氨酸的食物，如瓜子、杏仁、芝麻、脱脂牛奶等。

帕金森病治疗重在调节中枢神经

帕金森病是一种慢性的中枢神经系统退化失调性疾病。它会损害患者的动作技能、语言能力以及其他功能，老年人多见，平均发病年龄为60岁左右，40岁以下起病的青年帕金森病较少见。帕金森病起病隐匿，缓慢发展，逐渐加剧，严重影响了患者的日常生活。主要表现为静止性震颤，运动迟缓、肌肉强直、姿势步态障碍等。

🔍 帕金森病病理解析

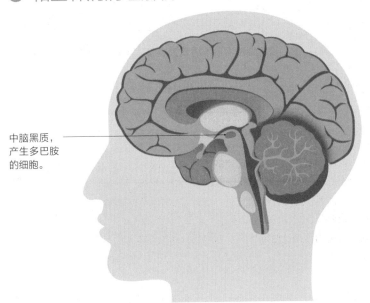

中脑黑质，产生多巴胺的细胞。

病理解析

中脑黑质与纹状体区域的神经细胞发生变性、凋亡，使得神经细胞数目减少，中脑黑质细胞产生的多巴胺减少。而多巴胺又与乙酰胆碱在脑内形成一种平衡关系，当多巴胺缺少后，乙酰胆碱就相对显得过多，于是出现一系列帕金森病症状。

🔍 帕金森病饮食保健

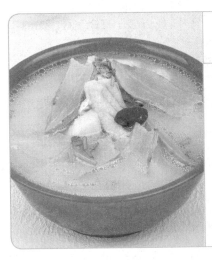

天麻川芎鱼头汤

材料：鲢鱼头半个，干天麻5g，川芎5g，盐6g。

做法：将鲢鱼头处理干净，斩块；干天麻、川芎洗净，浸泡备用。净锅上火倒入水，下入鲢鱼头、天麻、川芎煲至熟。最后调入盐调味即可。

功效：本品具有息风止痉、祛风通络的作用，适合帕金森病、动脉硬化、中风半身不遂等患者食用。天麻是一种可促生多巴胺、兴奋中枢神经的中药材。

脑出血

脑出血，是非外伤性脑实质内血管破裂引起的出血。常由于高血压、脑动脉硬化、颅内血管畸形等导致脑血管破裂或坏死而引起出血。脑出血常见于中老年人，男性多于女性。

症状	突然性头痛、反复呕吐、后枕部疼痛、言语不清或失语、双眼向患侧凝视、偏瘫等
体征	偏身感觉障碍、双眼运动障碍、颈强直或强制性痉挛、共济失调
病因	1 环境因素，如季节变化以及外界温度的变化，都可影响人体内的正常代谢，改变血液黏稠度，使脑部毛细血管痉挛性收缩和脆性增加 2 短时间内的情绪变化，如极度悲伤、兴奋、恐惧，使交感神经兴奋、心跳加快、血压突然升高，导致脑部血管破裂 3 疾病因素，如高血压病、脑动脉炎、血液病、动脉瘤等，均可导致脑部血管破裂，引发脑出血
治疗	1 对症治疗：查出病因，积极治疗原发病，如血压过高者应在医生的指导下适当服用降压药，如利血平、呋塞米等，降血压控制在150/90mmHg左右 2 手术治疗：小脑出血水肿超过10ml或直径超过3cm，颅压明显增高可形成脑疝者和内囊区出血超过15ml者，应立即送医考虑手术治疗
护理	1 患者要绝对卧床休息，保持呼吸道通畅、室内安静；同时，患者应保持良好的心态，做到心情平静，避免过于激动 2 不可进食者，可鼻饲流质饮食；可进食者要遵循低盐、低糖、低脂原则，多食用蔬菜、水果、豆制品，搭配适量的鱼、肉、鸡蛋 3 患者病情稳定后需进行康复治疗，因此护理人员要帮助患者进行肢体功能锻炼，以逐步恢复自主活动

♡ 脑出血患者可适量进食鱼肉

➡ 鱼肉中富含优质蛋白质，如甲硫氨酸、赖氨酸、脯氨酸等，可改善血管弹性，促进钠盐排泄。鱼油中还富含不饱和脂肪酸，可保护血管内皮细胞，减少脂质沉积，改善纤维蛋白溶解功能。

预防脑出血改善血管弹性是关键

脑出血是一种中老年高血压患者常见的严重脑部并发症，常因脑血管病变、坏死、破裂等而引起出血。它起病急骤、病情凶险、死亡率非常高。

🔍 诱发脑出血的常见因素

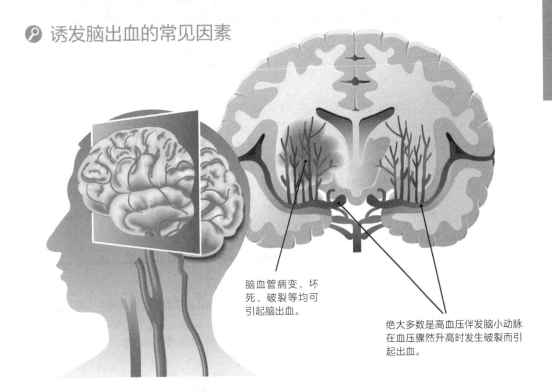

脑血管病变、坏死、破裂等均可引起脑出血。

绝大多数是高血压伴发脑小动脉在血压骤然升高时发生破裂而引起出血。

🔍 脑出血患者恢复期饮食原则

脑出血患者恢复期饮食原则

- 限制动物脂肪，如猪油、奶油等；限制高胆固醇食物，如肥肉、动物内脏等，因为这些食物中所含饱和脂肪酸可使血液中胆固醇浓度明显升高，致使动脉硬化

- 适当食用含碘丰富的食物，如海带、紫菜、虾米等，碘可减少胆固醇在动脉壁沉积，防止动脉硬化的发生

- 每日食盐量小于6g，因食盐中含有大量钠，人体摄入钠过多，可增加血容量和心脏负担，并能增加血液黏稠度，从而使血压升高

- 饮食中应有适量蛋白质，常吃些蛋白、瘦肉、鱼类和各种豆类及豆制品，以供给身体所需要的氨基酸

- 要多吃新鲜蔬菜和水果，其中的维生素C可降低胆固醇，增强血管的致密性，以防止出血，所含的钾、镁等矿物质对血管有很好的保护作用

精神分裂症

精神分裂症属于慢性功能缺损的精神障碍，是最严重的精神疾病，也是最常见的精神疾病。精神分裂症的特征涉及认知、感觉、思维、情感和行为等多方面障碍以及精神活动不协调。

类型	**单纯型** 起病缓慢，诱因不明，致使行为懒散，表情淡漠 **青春型** 多见于青春期男女，发病较急，兴奋躁动 **偏执型** 容易产生歪曲的信念、错误的推理和判断 **紧张型** 以突出的精神紊乱为主，可以是两个极端的交替 **未定型** 与上述类型都不符合的类型
症状	言不达意、目光涣散，幻视、幻听、过度兴奋、焦虑、表情淡漠，或在悲伤时大笑，或没有原因哭泣
体征	思想和行为古怪，有荒谬的信念和妄想，对日常处境有不适当的情绪反应，有粗暴行为
病因	1 遗传因素，在精神分裂症患者的亲属中，精神分裂症患病率显著高于普通人群，而且血缘关系越近，患病率越高；或者在胎儿形成期、儿童早期大脑受损引起 2 营养不良或感染，如流行性感冒、脑炎或有其他神经疾病史等，均可增加患精神分裂症的几率
治疗	1 一般治疗：为减少或避免精神分裂症者的精神衰退，应开放管理精神分裂症患者，使其与社会保持必要的接触 2 药物治疗：沉默寡言、表情淡漠、反应迟钝的精神分裂症患者，可按医嘱选用利培酮、舒必利等药物；兴奋躁动、幻视、幻听、行为紊乱的精神分裂症患者，可按医嘱选用奋乃静、氯丙嗪等药物
护理	1 患者的饮食要有规律，进食时要细嚼慢咽，不要随便进食人参、鹿茸等补品，忌烟忌酒 2 护理人员要培养患者讲卫生的习惯，督促他们洗脸、洗澡、更换衣服；合理安排患者的作息时间，并为患者创造一个安静舒适的睡眠环境 3 在药物治疗的同时，还要综合进行心理治疗、环境治疗、行为治疗等，以帮助患者尽快恢复自知力，使他们尽早融入社会

♥ 精神分裂症患者的心理调养

● 精神分裂症患者在家庭中应受到尊重，家人要多给予患者帮助和关心，并鼓励患者多参与社会活动，让他们主动融入到社会群体中，积极与社会接触交往，努力参与力所能及的工作。

精神分裂症治疗重在精神调理

精神分裂症通常于青壮年显现初期病症，常慢慢起病，患者在意识清晰，智能完好的情况下出现思维、情感、行为等方面的障碍以及精神活动的不协调，有些患者在病程中还可出现认知功能损害。

🔍 诱发精神分裂症的常见因素

性格因素： 约40%患者的病前性格具有孤僻、冷淡、敏感、多疑、富于幻想等特征，即内向性格

遗传因素： 与精神分裂症患者的血缘关系越近，发病几率就越大

环境因素： 生活不安定、人际关系不良、噪音干扰等对精神产生刺激，导致大脑功能紊乱而发病

精神分裂症常见诱因

自身因素： 在同样的环境中，承受同样的精神刺激，而心理素质差、对精神刺激耐受力较低的人容易发病

躯体因素： 感染、中毒、颅脑外伤、肿瘤、内分泌、代谢及营养障碍影响神经系统而形成精神障碍

心理因素： 父母的性格、言行举止和教育方式等都会影响子女的身心健康或导致个性偏离常态

🔍 精神分裂症家庭护理

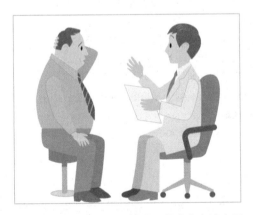

利用认知疗法进行心理护理，帮助患者建立正确的认知。

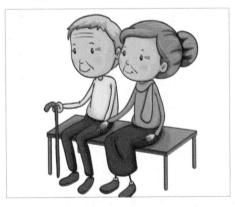

家人要多与患者接近、交谈，帮助患者恢复自知力。

抑郁症

抑郁就是情绪低落，任何人都可能有情绪低落的时候。人在抑郁中时，身心活力会下降。如果情绪持续低落，身心的活力就很容易被磨损殆尽，人也很难再正常生活，这就是患上了抑郁症。

症状	忧郁、绝望、无助、躁动、睡眠障碍、食欲减退、体重减轻、情绪低落、乏力、语速和应答缓慢、性欲减退等
体征	各种兴趣丧失、思维联想困难、思考能力下降、反应迟钝、有反复想死的念头，或自杀、自伤行为
病因	1 心理和社会因素，如强烈的生活刺激、打击会使易感人群患抑郁症 2 身体因素，如脑部结构异常（中度或重度脑损伤）、脑动脉阻塞，以及与年龄相关的脑化学物质改变，导致神经内分泌功能失调，都可引发抑郁症
治疗	1 药物治疗：抑郁症患者可口服谷维素、氟西汀、阿米替林、氯米帕明等药物 2 物理治疗：对于药物治疗无效且有严重自杀企图的抑郁症患者，需住院治疗，并在专业医生的操作下，采用电痉挛疗法，用一定量的电流通过脑部，激发中枢神经系统放电，全身性肌肉有节奏地抽搐，使抑郁症状和抑郁情绪迅速得到缓解
护理	1 护理人员要密切观察患者平时的言谈、行为，妥善保管可使患者自杀或自伤的工具及药物，预防意外发生 2 护理人员积极与患者沟通，从微小的情绪变化上发现其心理的矛盾和冲突，及时给予心理疏导，帮助患者树立对生活的信心；鼓励患者做一些自己感兴趣的事情来转移注意力，使其逐渐忘记不愉快的事情 3 护理人员应严格按照医生的建议给患者服用药物，不可随意增减药量，更不可以中途停药，有情况应及时向医生反映

♥ 吃香蕉可愉悦心情

➡ 香蕉中含有一种生物碱物质，可以振奋心情，增强自信心。香蕉还是色氨酸和维生素B_6的主要来源，可以帮助大脑制造血清素，改善脑内环境，激发神经兴奋，减少引起低落情绪的激素。

抑郁症患者的饮食保健

　　抑郁症在任何年龄都可发病，一般女性患抑郁症的概率是男性的2倍。罹患抑郁症也与人的个性有关。为人处世越认真，责任感越强，对周围的环境和身边的人越在意，这样的人在面对较大的压力时，更容易产生反应，自然更容易罹患抑郁症。

🔍 容易被抑郁症困扰的人

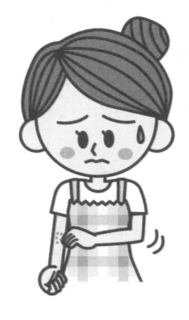

比较保守

做人不机灵

与任何人相处都和蔼可亲

表现得比较开朗

心情起伏较大

凡事力求完美

努力遵守秩序

做事有板有眼

在意别人的看法

做任何事情都坚持到底

有很强的责任感

受人委托时不会开口拒绝

🔍 抑郁症饮食保健

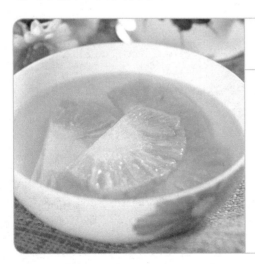

菠萝甜汤

材料：菠萝250g，白糖60g。

做法：将菠萝去皮，洗净，切成块。锅中加水300ml，放入菠萝块，大火煮沸。最后调入白糖即成。

功效：菠萝具有补益心脾、生津止渴、调节情绪的功效，适合平时郁郁寡欢、心烦失眠、焦虑的患者食用，还可改善心火旺盛、口干咽燥等症。

男性不育症

男性不育症是指婚后同居2年以上，未采取避孕措施，由于男方原因造成女方不能怀孕，不能生育，占不育的30%。男性不育症不是一种独立的疾病，而是一个较为复杂的综合征。本病的发病原因复杂，很多疾病或因素都可导致男性不育。

症状	不射精；射精疼痛、排尿困难；精液过少；阴茎不能勃起，或勃起不坚硬，以致不能性交；精液呈粉红色或夹有血丝等
体征	1 阴囊中有像蚯蚓一样的柔软团块，考虑是精索静脉曲张 2 无精子；精液量过少；精液液化时间过长；精子活力低下；存在高畸形率精子
病因	1 男性不育主要是因为性功能障碍、输精管或精囊缺陷、输精管阻塞，致使精子数量少、精子畸形率高或活动度差 2 疾病因素，如输精管道病变、内分泌紊乱、染色体异常、生殖道炎症、隐睾、前列腺增生、肿瘤等，影响精子生成和精液质量 3 生活因素，如吸烟、酗酒、吸毒、肥胖、老龄、精神紧张等，致使精子存活率低
治疗	1 药物治疗：男性不育症者可口服十一酸睾酮、克罗米芬等药物，也可用淫羊藿等中草药泡茶饮用。此外，因感染导致不育的患者，可就医采用抗生素治疗；因内分泌紊乱导致不育者，可就医采用糖皮质激素治疗 2 手术治疗：若是因精索静脉曲张、隐睾、前列腺增生、脑垂体等因素导致的不育，应到医院采取手术治疗
护理	1 患者应当积极参加体育锻炼，做到劳逸结合，既能保持健康的体魄，还可适当缓解紧张情绪；同时要进行自我心理调节，及时调整紧张心态，缓和或消除不安情绪 2 患者要养成良好的卫生习惯，每天清洗隐私部位；还要尽量避免以下情况，如穿紧身而透气性差的裤子、骑自行车、热水泡澡、洗桑拿等

♡ 警惕紧身裤导致男性不育

○ 紧身裤会将阴囊和睾丸牢牢地贴在一起，使阴囊皮肤的散热功能得不到发挥，进而增加睾丸局部温度，影响精子产生；穿紧身裤还会限制和妨碍阴囊部位的血液循环，形成睾丸淤血，导致不育。

男性不育症患者饮食保健

男性不育症是精子的产生、成熟、运输或射精能力缺陷等所引起的不生育症的总称。很多疾病，如生殖结核、前列腺疾病、输精管缺陷或阻塞、精囊缺陷，以及外伤、药物影响、不良生活习惯等，都是导致男性不育的重要原因。

🔍 男性不育症体格检查项目

生殖器官检查	阴茎	有无严重包茎或尿道口狭窄，有无尿道上裂或下裂畸形，是否存在阴茎海绵体纤维硬结症
	阴囊	有无手术疤痕，是否有或已康复的窦道痕迹；阴囊皮肤是否增厚，有无巨大鞘膜积液或疝；是否存在精索静脉曲张
	睾丸	睾丸大小、部位、质地是否正常，有无结节。正常成年男性睾丸容积多数＞15ml，若＜11ml提示睾丸功能不佳
	附睾	附睾有无结节或纤维化
	输精管	输精管是否存在；是否光滑完整；是否增厚；有无串珠状结节
	前列腺和精囊	前列腺和精囊大小、质地，有无结节和触痛感
精液检查	精液量	停止性生活5天后，1次正常射精量为2～6ml，若射精量小于2ml或多于8ml均可影响生育
	精液色	精液正常为灰白色，液化后呈透明状，久未射精或遗精者，精液可呈淡黄色
	精液pH值	前列腺分泌液为酸性，精囊分泌液则是碱性，精液pH值反映这两种分泌物的相对含量，正常值为7.2～7.8

🔍 男性不育症患者饮食保健

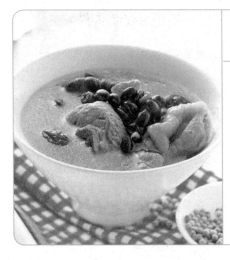

巴戟天黑豆鸡汤

材料：巴戟天、胡椒粒各15g，黑豆100g，鸡腿150g，盐5g。

做法：将鸡腿剁块，放入沸水中氽烫，捞出洗净；巴戟天、胡椒粒洗净。将黑豆洗净，和鸡腿、巴戟天、胡椒粒一道放入锅中，加水至盖过材料，武火煮开，转文火续炖40分钟，加盐调味即可。

功效：本品补肾阳、强筋骨，可辅助治疗男子阳痿、遗精、精冷不育，女子宫寒不孕。

阳痿

阳痿是指男性持续或反复不能达到足够阴茎勃起，因而妨碍性生活或不能完成满意的性生活。一般认为，病程至少应在3个月以上，则诊断为阳痿。40~70岁男性半数以上患有阳痿。

病因	1 精神心理因素，如年老、久病或身体疲劳，导致身体衰弱或神经衰弱；性知识缺乏、性心理发育不完全；夫妻感情不和，家庭关系不融洽 2 药物因素，包括利尿剂、降压药、心脏病用药、安定药、抗抑郁药、激素类药、抗胆碱药等 3 身体疾病，包括各种系统器官疾病，如心脏病、肾病、肺结核、肝硬化等；泌尿系统疾病，如精索静脉曲张、前列腺增生、附睾炎；神经系统疾病，如脊髓、脊柱脊髓肿瘤；内分泌系统疾病，如糖尿病、甲状腺功能亢进症、肢端肥大症、性腺功能减退症等 4 不良生活方式，包括吸烟、酗酒及过度劳累等
治疗	1 一般治疗：查明病因，积极治疗原发病，如糖尿病、高血压病、睾酮分泌不足引发的原发性睾丸疾病等 2 药物治疗：阳痿患者可口服西地那非、伐地那非、他达那非、十一酸睾酮等药物 3 手术治疗：若是因前列腺增生、下丘脑垂体瘤、精索静脉曲张等引发的阳痿，可采取手术治疗
护理	1 患者要多食壮阳食物，如羊肉、牛肉、猪肉、鸡肉、鸡蛋、山药、海参、鳝鱼等；还可适量摄取动物内脏，因为内脏含有大量的性激素和肾上腺皮质激素，可增强精子的活力 2 患者要积极参加体育锻炼，增强体质；还要注意劳逸结合，保证充足的睡眠，调节中枢神经系统功能 3 患者要对性知识有充分的了解，充分认识精神因素对性功能的影响；夫妻双方要增加感情交流，消除不和谐因素以及精神压力

♡ 泥鳅壮阳

⊙ 泥鳅富含优质蛋白质、多种维生素、脂肪，以及钙、铁、磷等营养成分，具有补中益气、养肾生精的功效，可调节性功能。此外，泥鳅中含有一种特别蛋白质，可增进精子形成。

阳痿常见诱因和饮食保健

阳痿是最常见的性功能障碍，通常是指男性青壮年时期阴茎不能勃起，或虽有勃起但不坚硬、不能维持以致无法完成性生活的疾病，主要表现为阴茎萎软。一般认为阳痿与精神或心理因素有关。

🔍 诱发阳痿的常见因素

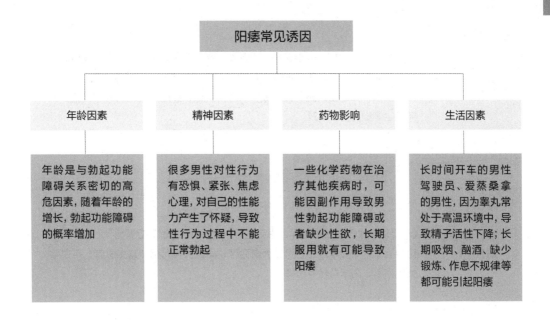

```
              阳痿常见诱因
    ┌──────────┬──────────┬──────────┐
  年龄因素    精神因素    药物影响    生活因素
```

年龄因素	精神因素	药物影响	生活因素
年龄是与勃起功能障碍关系密切的高危因素，随着年龄的增长，勃起功能障碍的概率增加	很多男性对性行为有恐惧、紧张、焦虑心理，对自己的性能力产生了怀疑，导致性行为过程中不能正常勃起	一些化学药物在治疗其他疾病时，可能因副作用导致男性勃起功能障碍或者缺少性欲，长期服用就有可能导致阳痿	长时间开车的男性驾驶员、爱蒸桑拿的男性，因为睾丸常处于高温环境中，导致精子活性下降；长期吸烟、酗酒、缺少锻炼、作息不规律等都可能引起阳痿

🔍 阳痿饮食保健

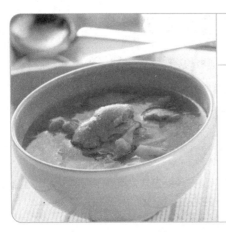

牛鞭汤

材料：牛鞭1副，姜1块，盐适量。

做法：牛鞭切段，放入沸水中氽烫，捞出洗净；姜洗净，切片。将牛鞭、姜片放入锅中，加水至盖过材料，以武火煮开后转文火慢炖约30分钟。起锅前加盐调味即成。

功效：本品具有改善心理性性功能障碍的功效，适合心理紧张引起的阳痿、早泄等患者食用。

早泄

早泄是最常见的射精功能障碍，指性生活时由于个体差异，无法在一定的时间内射精，从而不能完成正常的性生活。一般30%的男性均有此情况，虽然问题不大，但也可引起性功能障碍。

病因	1 疾病因素，如尿道炎、精囊炎、附睾炎、慢性前列腺炎等，都可影响脊髓中枢，引起早泄；神经衰弱时，由于大脑抑制能力减弱，也可引发早泄 2 精神因素，如过度兴奋、过度紧张、过分忧虑、过度疲劳、自卑、夫妻关系不融洽等都能引发早泄
治疗	1 心理治疗：心理医生要对早泄患者进行心理分析，解除思想顾虑 2 药物治疗：一般早泄患者可口服氟西汀；早泄并伴有精神紧张患者，可口服维生素B_1、阿米替林等药物
护理	1 患者要多食用一些补肾固精的食物，如牡蛎、甲鱼、猪腰、鸽子蛋、核桃、芡实等 2 患者的生活要有规律，加强体育锻炼，如散步、太极拳等，有益于身心健康和精神调节 3 患者要学习一些有关性生活的知识，了解和掌握正常的性生活方法和性反应过程

♥ 甲鱼补肾固精

● 甲鱼营养丰富，其中含有丰富的优质蛋白质、钙、铁以及多种维生素，具有温阳益气、补肾固精的功效。尤其是甲鱼背壳，具有滋阴补阳、散结平肝的功效，可辅助治疗早泄、阳痿。

早泄常见诱因和饮食健康

早泄是一种较为常见的男性性功能障碍疾病。发生早泄的原因很多，但大多为精神或心理因素，主要受大脑病理性兴奋或脊髓中枢兴奋性增强的影响所致，少数为器质性疾病引起。

🔍 诱发早泄的常见因素

体力劳动或脑力劳动后感到疲劳，精力不足时进行性生活，容易发生早泄

缺乏自尊、受到挫折、感到内疚、耻辱感等不良心理因素均可造成早泄

引起交感神经器质性损伤的疾病，如前列腺增生症、糖尿病等直接影响控制性中枢，对射精中枢控制能力下降而发生早泄

早泄常见诱因

人际关系、家庭关系、夫妻关系不融洽，造成焦虑、紧张、畏惧都会引起早泄

生殖器官疾病，如阴茎包皮系带过短，妨碍充分勃起；精阜炎症而发生慢性充血、水肿，稍有性兴奋就会发生早泄

身体素质差异，由于血中睾酮含量高，使射精中枢兴奋性增高，阈值下降，射精中枢容易兴奋而过早射精

🔍 早泄饮食保健

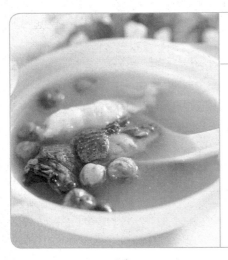

豆蔻山药炖乌鸡

材料：乌鸡500g，肉豆蔻、山茱萸、山药各10g，葱白、生姜、盐、味精各适量。

做法：乌鸡洗净，除去内脏，切块；肉豆蔻、山茱萸、山药、葱白分别洗净，备用。将肉豆蔻、山茱萸、山药、葱白、生姜、乌鸡放入砂锅内，加清水炖熟烂。再加适量盐、味精即可。

功效：本品温补肾阳、固精止泄，适合肾阳亏虚型的早泄患者食用。

按时休息多运动
护肝养眼保健康

按时休息

每天主动找时间休息，是对肝的最大保护。休息既能降低体力消耗，还能减少糖原、蛋白质的分解及乳酸的产生，从而减轻肝脏负担。

夜间23:00～3:00，血液流经肝、胆，此时应该睡觉，给肝创造一个良好的工作环境。肝脏最弱的时间是13:00～17:00，因此，最好把辛苦工作尽量堆在上午，到了下午，每工作1小时让身体休息5分钟，以减少肝脏损耗。

多动少坐

运动既可消除过多脂肪，降低对肝脏的危害，又能促进气体交换，加快血液循环，为肝脏供给充足的氧气。

我们坐着时对氧气的需要量至少为每分钟250cm³，如果肌肉长期得到的是低限量供给，肌肉力量将下降；而健走时需氧量增加，至少每分钟1000cm³，可以满足肌肉对氧气的需要。在早春的阳光下，远离车流，呼吸草木制造的新鲜氧气，让背、腹、臀和腿部大肌肉群交替收缩、放松，使得血液循环和新陈代谢逐步改善，以更好地为身体供给氧气。

爱护眼睛

中医认为，人的五官与五脏密切相关，具体为目对肝、舌对心、口对脾、鼻对肺、耳对肾。因此，眼睛的健康取决于肝脏，肝血畅旺，眼睛就能得到滋养。如果过分用眼，则会过度消耗肝血，使肝脏不断处于紧张工作中，久而久之，就会影响肝脏的健康。

静心闭目片刻，两肘支撑在桌子边沿，以两掌轻捂双眼，全身肌肉尽量放松，30秒钟后，睁眼闪眨多次。每日做3～5次。

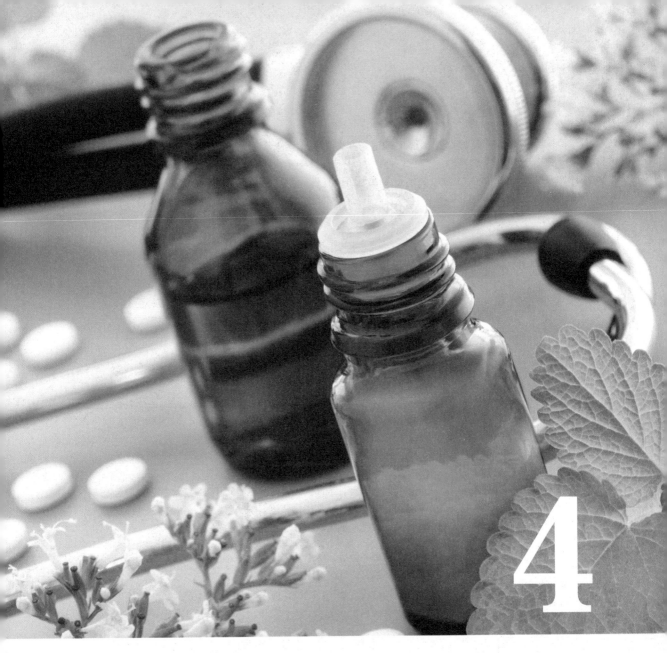

4

常见外科疾病的家庭疗法

外科疾病是一般需要手术为主要疗法的疾病，分为创伤、感染、肿瘤、畸形和功能障碍等几类。外科疾病手术治疗后的家庭护理和饮食调养也对患者的康复也有着至关重要的作用。

阑尾炎

阑尾，位于盲肠的内后方，它像长在盲肠底部的一根细小手指，因与盲肠相通，容易被细菌和杂物侵入而感染发炎。比如食物碎屑、寄生虫等堵塞阑尾管腔，或阑尾本身扭转，引起阑尾管腔梗阻，大肠杆菌、链球菌等引起细菌感染，都会引发阑尾炎。

类型	急性阑尾炎 是外科常见病，也是最多见的急腹症，阑尾管腔阻塞是其最常见的病因
	慢性阑尾炎 由急性阑尾炎迁延而来，少数也可一开始即是慢性过程
症状	1 急性阑尾炎初始发作有上腹部或脐周阵发性疼痛，经过几小时，转移至右下腹，持续性疼痛，同时伴有发热、乏力、恶心、呕吐等症状
	2 慢性阑尾炎主要有右下腹间歇性疼痛，有些患者仅有隐痛或不适
体征	1 急性阑尾炎主要表现为右下腹可触及肿块，有明显压痛；炎症波及腹膜层时有反跳痛、腹肌紧张、肠鸣音减弱或消失
	2 慢性阑尾炎主要表现为阑尾部位的局限性压痛，这种压痛持续存在，位置也较固定
病因	1 阑尾管腔阻塞，由于阑尾管腔细，开口狭小，系膜短使阑尾蜷曲，远端封闭，使得阑尾管腔易于阻塞
	2 细菌侵入，由于阑尾管腔阻塞，细菌繁殖，分泌内毒素和外毒素，损伤黏膜上皮并使黏膜形成溃疡。细菌穿过溃疡的黏膜进入阑尾肌层，使得阑尾壁间质压力升高，妨碍动脉血流，造成阑尾缺血，最终形成梗死与坏疽
治疗	1 一般治疗：慢性阑尾炎患者要卧床休息，可用四黄散外敷于右下腹，或者用热毛巾、热水袋敷在腹痛部位，促进炎症吸收
	2 手术治疗：绝大多数急性阑尾炎一旦确诊，应早期施行阑尾切除术；慢性阑尾炎确诊后也可施行阑尾切除术
护理	1 非手术治疗阑尾炎患者要进食流质或半流质饮食，如米汤、粥、面条等；经手术治疗的患者要禁食，给胃肠减压，并严格按照医嘱静脉补液，待肠道蠕动恢复、肛门排气后，即可恢复饮食
	2 经手术治疗的患者，要保持切口敷料干燥、清洁，及时更换有渗血、渗液的敷料，观察切后愈合情况，以防感染；患者可在床上活动肢体，待麻醉消失后即可下床活动，促进肠道蠕动，以防肠粘连发生

♥ 阑尾炎患者忌生、硬食物

➡ 由于生、硬食物难以消化，会加重肠道负担，加大食物的机械性刺激，使得肠道正常蠕动发生改变，从而导致消化不良、胃肠功能紊乱。因此，阑尾炎患者忌生、硬食物。此外，阑尾炎患者在进食时要细嚼慢咽，减少进入盲肠的食物残渣。

阑尾炎病理解析及饮食调理

阑尾是人体免疫器官之一，是人类肠道中抵御细菌和其他致病微生物入侵的一道重要防线，阑尾容易发生多种细菌的混合感染，并发展为阑尾炎。阑尾炎是一种常见的腹部外科疾病。

阑尾炎病理解析

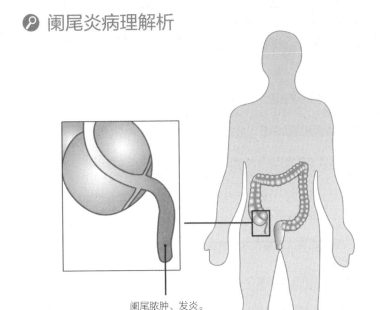

阑尾脓肿、发炎。

病理解析

1 急性单纯性阑尾炎
2 急性化脓性阑尾炎
3 坏疽性及穿孔性阑尾炎
4 阑尾周围脓肿

慢性阑尾炎饮食调理

慢性阑尾炎患者饮食宜清淡，可多吃富含膳食纤维的食物，促进肠道蠕动，保持大便通畅，防止食物残渣阻塞阑尾腔。

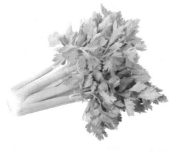

100g芹菜中膳食纤维含量为1.4g

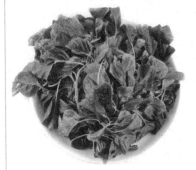

100g苋菜中膳食纤维含量为1.8g

胆囊炎

胆囊炎是指胆囊发生细菌感染或化学性刺激而引起的炎性病变。胆囊炎的发病率较高，并且多见于40~60岁的人群，女性的发病率高于男性，尤其是肥胖且多次妊娠的女性。

类型	**急性胆囊炎** 大多由胆石症引发，即因胆石症引起肠道梗阻，导致胆汁滞留和细菌繁殖，致使胆道感染 **慢性胆囊炎** 是急性胆囊炎未彻底治愈、反复多次发作所致
症状	1 急性胆囊炎常在进食油腻食物或进食过饱后发病，右上腹或上腹部突然出现剧烈的阵发性疼痛，并向肩胛部和背部放射，同时还伴发恶心、呕吐等症状 2 慢性胆囊炎主要有上腹饱胀、嗳气、胃部有烧灼感、厌恶油腻食物等症状，以及上腹部和肩背部有隐痛或沉重感
体征	1 急性胆囊炎主要表现为右上腹胆囊区有明显压痛、叩击痛和肌紧张，有时还可触摸到肿大的胆囊 2 慢性胆囊炎主要表现为右上腹胆囊区有轻度压痛和不适
病因	1 胆囊管梗阻，胆囊结石移动至胆囊管附近时，可堵塞胆囊管或嵌顿于胆囊颈，嵌顿的结石直接损伤黏膜，以至胆汁排出受阻，胆汁滞留、浓缩，加重黏膜炎症 2 细菌感染，致病菌从胆道逆行进入胆囊，或经血液、淋巴液循环进入胆囊，在胆汁流出不畅时造成感染
治疗	1 药物治疗：胆囊炎患者可口服阿莫西林、消炎利胆片 2 手术治疗：对于胆囊肿大明显、体温急剧上升、黄疸明显，怀疑有胆囊积脓或急性梗阻性化脓性胆管炎时，要及早到医院施行手术治疗，如胆囊切除术或胆囊造口引流术
护理	1 患者要进食低脂、低胆固醇、高糖的流质或半流质食物，必要时要禁食，以给胃肠减压；同时应多饮水，促进胆汁排泄 2 急性期要适当卧床休息；慢性期可根据病情的轻重，适当进行体育锻炼，如散步、打太极拳等，活动量不要过大，否则会因能量消耗过大而需补充高能量食物，这样就会增加胆囊负担

♡ 胆囊炎患者需低脂饮食

● 由于高脂食物可促进胆囊收缩素分泌，在短时间内可使胆囊发生剧烈收缩，从而诱发胆绞痛。因此，胆囊炎患者应严格限制动物性油脂的摄入，但可适当摄入植物性脂肪，如植物油，以促进胆汁排泄。

胆囊炎治疗重在消炎利胆

　　胆囊在肝脏下面的胆囊窝内，位于右上腹肋缘下。大多数胆囊炎和胆石症是同时存在的，并互为因果关系，主要是因为细菌感染、胆道梗阻、胆汁淤滞而引起。胆囊炎也是中老年妇女和饮食不规律者的常见疾病。

🔍 胆囊炎与胆石症"相互作用"

病原菌经胆道逆行进入胆囊，或经血液循环、淋巴循环进入胆囊。

长期摄入高脂肪食物，或患有肥胖症、高脂血症等，致使胆固醇与胆汁酸浓度比例改变，胆汁淤滞。

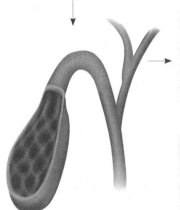

1 胆囊炎使胆囊壁细胞脱落，与白细胞、细菌等一起组成结石的核心。
2 炎症引起胆汁成分改变，促使胆固醇、胆红素沉积形成结石。

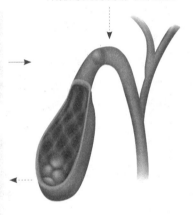

1 胆道梗阻，胆汁排出受阻，胆汁滞留、浓缩，黏膜水肿、充血，甚至坏死。
2 病原菌侵入胆囊，在胆汁流出不畅时造成感染。

🔍 胆囊炎饮食保健

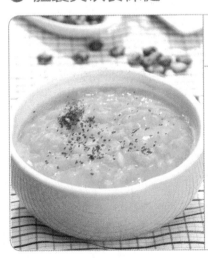

玉米车前大米粥

材料：车前子适量，玉米粒80g，大米120g，盐2g。

做法：玉米粒和大米一起洗净泡发，车前子洗净，捞起沥干水分。锅置火上，加入玉米粒和大米，再倒入适量清水烧开。放入车前子同煮至粥呈糊状，调入盐拌匀即可。

功效：此粥具有清热利水、利胆排石的功效，适合胆结石、胆囊炎、水肿、尿路结石的患者食用。

胰腺炎

胰腺是人体第二大腺体，分为胰头、颈、体、尾四部分，各部无明显界限。除胰腺尾被浆膜包绕，其余部分均位于腹膜后，因此胰腺的病变往往比较隐蔽。胰腺炎是指胰腺及其周围组织被胰腺分泌的消化液自身消化的化学性炎症。

类型	**急性胰腺炎** 是多种病因导致胰液被激活后引起的胰腺组织自身消化、水肿、坏死等炎症
	慢性胰腺炎 是各种原因所致的胰实质和胰管的慢性炎症
症状	1 急性胰腺炎往往伴有突发性腹痛，多位于左上腹，向左肩及腰背部放射，同时伴有恶心、呕吐、发热、寒战等症状
	2 慢性胰腺炎主要有腹痛，常位于上腹部剑突下或偏左，常放射到腰部，同时伴有食欲减退、体重下降和脂肪泻等症状
体征	1 急性胰腺炎主要表现为上腹部压痛，当出现出血性坏死时压痛明显，并有肌紧张和反跳痛
	2 慢性胰腺炎主要表现为上腹部压痛、肌紧张，胰腺内、外分泌功能减退或丧失
病因	1 胆道疾病，当胆结石向下移动阻塞胆总管末端时，胆汁可经"共同通道"流入胰管，其中经细菌作用将结合胆汁酸还原成游离胆汁酸，损伤胰腺；同时将胰液中的磷脂酶原A激活成为磷脂酶A，从而引起胰腺组织坏死，产生急性胰腺炎
	2 生活因素，如暴饮暴食、大量饮酒，刺激胰液大量分泌，在胰管阻塞时可引发胰腺炎
	3 血循环障碍，如低血压、动脉栓塞、血液黏稠度增高等因素均可造成胰腺血循环障碍而引发胰腺炎
治疗	1 药物治疗：患者可口服山莨菪碱、阿托品镇痛解痉；口服抑酸和抑胰酶制剂，如西咪替丁，间接抑制胰腺分泌
	2 手术治疗：对于急性水肿性胰腺炎、急性出血性胰腺炎、有明显黄疸且伴有结石、腹痛严重的患者，可到医院施行手术治疗
护理	1 急性胰腺炎患者需要禁食以给胃肠减压，病情好转后可给予清淡的流质或半流质食物；慢性胰腺炎患者要少食多餐，摄取高蛋白、高维生素、低脂、低糖食物
	2 患者需要卧床休息，采取舒适的体位，保证充足的睡眠，同时避免衣服过紧，以减轻疼痛

♥ 山楂适用于慢性胰腺炎患者

➥ 慢性胰腺炎患者往往会出现脂肪酶和蛋白酶分泌不足的现象，而山楂富含脂肪酶、山楂酸等营养成分，其中脂肪酶可促进脂肪的分解，山楂酸能提高蛋白酶的活性，加强蛋白质的消化。因此，适当食用山楂对慢性胰腺炎患者有一定的好处。

胰腺炎治疗重在调节胰液分泌

　　胰腺腺体组织中的胰液含有无活性的胰酶原, 胰液沿胰腺管道不断地经胆总管流入十二指肠。由于十二指肠内有胆汁存在, 加上十二指肠壁黏膜分泌一种肠激酶, 在二者的作用下, 胰酶原转变成活性很强的消化酶。如果流出的通道受阻, 排泄不畅, 就会发生自身消化, 引发胰腺炎。

🔍 胆道结石病易诱发急性胰腺炎

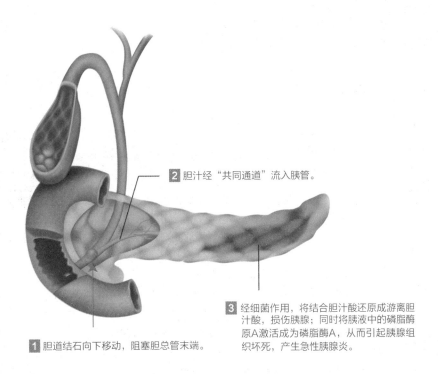

2 胆汁经"共同通道"流入胰管。

3 经细菌作用, 将结合胆汁酸还原成游离胆汁酸, 损伤胰腺; 同时将胰液中的磷脂酶原A激活成为磷脂酶A, 从而引起胰腺组织坏死, 产生急性胰腺炎。

1 胆道结石向下移动, 阻塞胆总管末端。

🔍 胰腺炎饮食原则

1 急性发作期的患者应完全禁食, 水分补充也应禁止。这时患者所需的营养主要是从静脉输液中获得

2 腹痛、呕吐症状缓解后, 可进食无脂蛋白的纯碳水化合物流食, 如米汤、稀藕粉、杏仁茶、果汁等糖类食物, 以后可逐渐改为低脂半流质饮食

3 患者要少吃多餐, 每天5~6餐为宜, 严格限制脂肪及蛋白质的摄入量, 尽量不要食用肉汤、鱼汤、鸡汤、奶类、蛋黄等脂肪含量高的食物

痔疮

痔疮是直肠末端黏膜下、肛管皮下静脉丛发生扩张、屈曲所形成的一个或多个柔软的静脉团。当排便持续用力时，就会造成此处的静脉内压反复升高，导致静脉肿大。痔疮多见于经常站立者和久坐者。

类型	内痔 发生在齿线以上的静脉曲张团 外痔 发生在齿线以下的静脉曲张团 混合痔 是指同时具有内痔和外痔
症状	1 内痔主要有出血和脱出症状，部分患者可伴有排便困难 2 外痔主要有肛门不适、潮湿不洁、时有瘙痒等症状 3 混合痔表现为内痔和外痔的症状可同时存在
体征	1 内痔主要表现为大便或咳嗽、屏气时，痔疮可脱出肛门，以及直肠黏膜增厚 2 外痔主要表现为肛门部有肿物，肿块肿胀加剧时压痛感明显 3 混合痔主要表现为肛门外或肛缘处痔疮突出，挤压痔疮会有弹性或压缩性
病因	1 长期坐立、便秘、妊娠、前列腺肥大、盆腔巨大肿瘤等，导致血液回流障碍，直肠静脉淤血扩张 2 附着在肛管肌壁上的肛垫，排便时受到向下的压力被推向下，排便后借其自身的收缩作用缩回肛管内，起着闭合肛门、节制排便的作用。一旦肛垫弹性回缩作用减弱，就会发生充血、下移，则形成痔疮 3 其他因素，如长期饮酒和进食大量刺激性食物，可使局部充血；肛周感染引起静脉周围炎，使静脉失去弹性而扩张等
治疗	1 一般治疗：在初期，只需增加富含膳食纤维的食物，改变不良的排便习惯，保持大便通畅 2 药物治疗：痔疮患者可服用强力脉痔灵、益清胶囊、复方消痔栓等药物；或严格根据医嘱将消痔灵注射液、痔宁注射液等注入痔疮区 3 手术治疗：根据痔疮的大小、出血多少等酌情选择手术治疗方法，如单纯结扎法、切除结扎法。手术治疗必须由专业医生操作
护理	1 患者要多食用富含膳食纤维的食物，如粗粮、蔬菜、水果，忌食辛辣刺激性食物 2 患者要养成每天排便的习惯，保持大便通畅，以防便秘发生；便后还可采用热水坐浴，既能杀菌消毒，还可促进肛门处的血液循环，但坐浴后要保持肛门处干燥

♥ 春季吃菠菜防治痔疮

➲ 菠菜富含膳食纤维，具有润肠通便的功效。中医又认为，痔疮是因胃肠内热蓄积所引发的，因此需要清除内热，而菠菜是最好的"肠道清热润滑剂"，可扫除胃肠里的积热，让胃肠保持轻松顺畅。

痔疮治疗重在改善血液循环

痔疮是最常见的肛肠疾病，任何年龄都可发病，但随着年龄增长，发病率增高。痔疮较严重者尤其是老年性痔疮患者，因患痔疮而产生心理压力，不敢上厕所，长此下去会加重便秘。当排便困难时，屏气用力还可导致血管破裂，引发脑出血或脑血栓。

🔍 痔疮病理解析

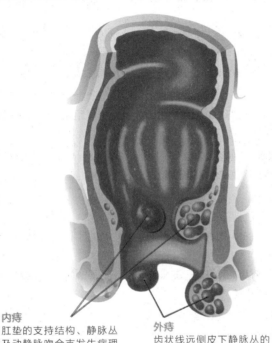

内痔
肛垫的支持结构、静脉丛及动静脉吻合支发生病理性改变或移位。

外痔
齿状线远侧皮下静脉丛的病理性扩张或血栓形成。

病理解析

痔疮的发病多因患者不良的生活饮食习惯，如久站、久坐使得血液循环不畅，盆腔内血流缓慢，腹内脏器充血，导致直肠部位静脉过度充盈、曲张、隆起，静脉壁张力下降，从而引起痔疮。

🔍 痔疮饮食保健

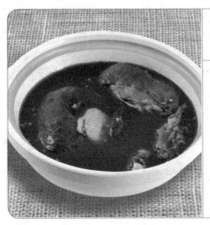

地黄乌鸡汤

材料：生地黄10g，乌鸡1只（约重1500g），姜、盐、味精、料酒、骨头汤各适量。

做法：将生地黄洗净，切成薄片。乌鸡去内脏及爪尖，切成方块，入开水中汆去血水。将骨头汤倒入锅中，放入所有材料，炖至鸡肉熟烂即可。

功效：此汤具有补虚损、凉血止血的功效，对痔疮出血有一定的疗效。

尿路结石

尿路结石是泌尿系统的结石病，也是最常见的泌尿外科疾病之一。尿路结石的发病率有明显的地域差异，我国南方的发病率高于北方，主要是因为炎热地区出汗较多导致尿液浓度升高，水质中钙质成分增加，更容易形成结石。

类型	**肾和输尿管结石** 又称上尿路结石，主要症状是疼痛和血尿
	膀胱结石 与营养不良和低蛋白饮食有关
	尿道结石 绝大多数来自肾和膀胱；有尿道狭窄、尿道憩室及异物存在时也可导致尿道结石
症状	肾绞痛，在疼痛时还伴有恶心、呕吐、冷汗，以及排尿困难、点滴状排尿、血尿、尿频、尿急、尿痛、尿流突然中断等尿路梗阻和感染症状
体征	肾区有叩击痛、排尿费力，尿检发现尿中具有大量红细胞，合并感染时可出现脓尿。膀胱结石可能会表现为尿路感染；尿道结石经肛门之间可触及。
病因	1 饮食因素，如长期摄入高糖、高蛋白食物，尤其是动物蛋白，而摄入的膳食纤维较少，增加了上尿路结石形成的危险性
	2 水分摄入，如出汗过多，饮水较少，使尿液中的钙和盐的饱和度增加，有利于尿路结石的形成
	3 疾病因素，如甲状腺功能亢进症、高尿酸尿症和高草酸尿症等，导致晶体在该部位沉积而引发尿路结石
治疗	1 药物治疗：小于4mm的结石，患者可多喝水，有利于结石的排出。小于6mm的结石，患者可口服枸橼酸钾、碳酸氢钠等，以碱化尿液，有利于尿酸和胱氨酸结石的溶解和消失；口服氯化铵使尿液酸化，有利于防止感染性结石生长；还可用车前子、金钱草等中草药煎汤服用
	2 手术治疗：对于直径大于6mm的结石，可采取体外冲击波碎石。对于大块结石引起大量血尿或肾盂积水应到医院施行手术治疗
护理	1 患者要少吃含钙食物，如牛奶、豆类、黑木耳、海带等；少吃富含草酸的食物，如菠菜、芹菜、草莓等；少吃糖、少吃动物肝脏；忌食高盐量的食物，否则容易增加尿钙分泌而造成尿路结石
	2 患者要保持心态平和，避免精神紧张。因为长期精神紧张会分泌过多的甲状腺素，致使血液中钙、磷含量升高，从而加重病情
	3 患者要适当进行体育锻炼，以维持输尿管正常的蠕动，减少晶体物质的沉积

♥ 多饮水、不憋尿，防治尿路结石

➥ 每天摄取2000～3000ml的水，稀释尿液，从而减少尿液中结石成分的浓度，减少晶体物质的沉积。摄取水分多，自然尿量就多，可借其冲击力将小结石排出。但尿路结石患者应避免饮用高硬度水，可饮用磁化水。

尿路结石治疗重在利尿排石

　　尿路结石，又称尿石症，是泌尿系统各部位结石症的总称，也是很常见的泌尿系统外科疾病。根据结石所在部位的不同，常分为肾结石、输尿管结石、膀胱结石。若尿路结石长期存在，容易造成感染，若发生梗阻则会对肾脏造成继发性损害。

🔍 尿路结石病理解析

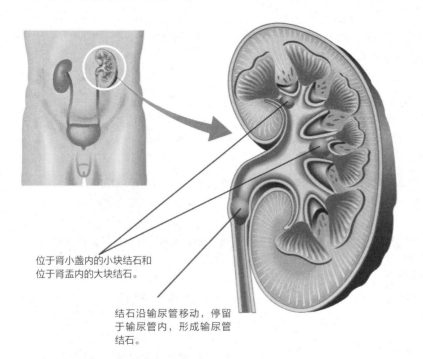

位于肾小盏内的小块结石和位于肾盂内的大块结石。

结石沿输尿管移动，停留于输尿管内，形成输尿管结石。

病理解析

　　尿路结石在肾和膀胱内形成，绝大多数输尿管结石和尿道结石是因结石排出过程中停留在此处所致。尿路结石位于肾小盏可不增大，也可增大后向肾盂延伸。

🔍 尿路结石饮食保健

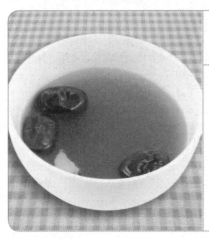

车前草红枣汤

材料：车前草50g，红枣5颗，冰糖2小匙。

做法：将红枣洗净、泡发，备用；车前草洗净备用。砂锅洗净，倒入1000ml的清水，以武火煮开后，放入车前草，改为文火，慢熬40分钟。待熬出药味后，加入红枣，待其裂开后，加冰糖，搅拌均匀即可食用。

功效：本品能清热祛湿、利尿排石，对尿路结石有一定的食疗效果。

附睾炎

附睾炎是每侧睾丸后面或上方附睾的炎症，主要是因从尿路进入输精管的细菌或病毒感染，或已经感染的尿液逆流所致。附睾炎可影响精子成熟，使其受精能力下降；还可导致附睾管堵塞，影响精子的输出，这些均可导致男性不育。

类型	**急性附睾炎** 多由泌尿系统感染、前列腺炎、精囊炎扩散所致 **慢性附睾炎** 多由急性附睾炎迁延而来
症状	1 急性附睾炎发病突然，全身症状明显，可有恶心、呕吐、发热、畏寒，以及患侧阴囊明显肿胀、阴囊皮肤发红、发热、疼痛，疼痛沿精索、下腹部及会阴部放射 2 慢性附睾炎有阴囊轻度不适或坠胀痛，休息后好转
体征	1 急性附睾炎主要表现为附睾睾丸及精索均有增大、增粗，并有明显触痛和压痛 2 慢性附睾炎主要表现为附睾局限性增大及肿大、质地变硬、有轻度触痛，呈结节状
病因	1 疾病因素，如泌尿系统炎症、前列腺炎、精囊炎沿输精管道蔓延到附睾，致使附睾肿胀，炎症由附睾尾向头部蔓延，形成脓肿。当炎症累及睾丸时形成附睾炎 2 生活因素，经尿道机械操作所致的损伤（如频繁导尿、尿道留置导管、尿道内器械检查）等，使带有细菌的尿液经输精管逆流至附睾所致
治疗	1 一般治疗：患者托起阴囊，采取局部热敷或热水坐浴可缓解症状 2 药物治疗：附睾炎患者可根据医嘱口服头孢拉定、吲哚美辛等药物 3 手术治疗：附睾一旦形成脓肿，应及早到医院施行脓肿切开引流手术；若附睾炎反复发作，建议到正规医院进行系统治疗
护理	1 患者要改善饮食结构，增加维生素C的摄入，如多食用新鲜蔬菜、水果，减少高胆固醇食物的摄入；忌食辛辣、刺激性食物和酒 2 患者要劳逸结合，避免久坐，节制房事

♡ 附睾炎患者禁食鱼、虾、蟹

◐ 由于鱼、虾、蟹中含有组织胺，可使血管通透性增大、微血管扩张、腺体分泌亢进，从而使发炎部位的分泌物增加，致使炎症进一步浸润扩散，从而加重病情。因此，附睾炎患者禁食鱼、虾、蟹。

附睾炎常见诱因和治疗

　　附睾炎多见于中青年，发病突然，患侧阴囊红、肿、热、痛，可有明显的全身症状。每当身体抵抗力下降时，大肠杆菌、链球菌、葡萄球菌等致病菌就会乘虚而入，侵入输精管逆行侵入附睾引发炎症。

🔍 诱发附睾炎的常见因素

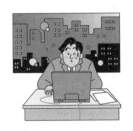

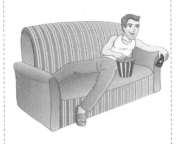

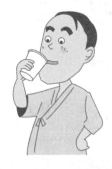

熬夜、睡眠不足是祸根，长期下去，抵抗力下降，致病菌乘机进入输精管，逆行侵入附睾引发炎症。

久坐、不运动，难免会压迫附睾，导致附睾区域挤压、充血，致使细菌滋生。

喜食油腻食物和冷品，不爱喝水，这样就减少了排尿量和排尿频率，从而减少尿道冲洗次数，导致细菌滋生。

🔍 附睾炎饮食保健

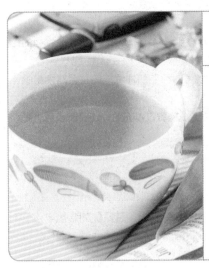

荸荠茅根茶

材料：鲜荸荠、鲜茅根各100g，白糖少许。

做法：鲜荸荠、鲜茅根分别用清水洗净，切碎备用。锅洗净，置于火上，注入适量清水，以大火烧沸，将鲜荸荠、鲜茅根一起入沸水煮20分钟左右，去渣。加白糖适量，饮服。

功效：荸荠具有清热解毒、凉血生津、利尿通便、化湿祛痰、消食除胀的功效；白茅根能凉血、止血、清热、利尿。因此，本品具有凉血止血、利尿通淋的作用。

前列腺增生

前列腺增生症，又称为良性前列腺肥大，是老年男性常见的疾病。主要因前列腺逐渐增大对尿道和膀胱出口产生压迫所致。前列腺增生症可引起下尿路梗阻，严重时还可影响肾功能，甚至导致尿毒症。

症状	早期出现尿频、夜尿增多、尿量减少，后期出现排尿困难、尿流无力、尿线变细、排尿中断、尿后滴沥不尽等症状
体征	血尿以及前列腺体积增大、表面光滑、质地较硬、有弹性。严重者会出现尿潴留、尿失禁
病因	1 生活因素，如长期饮酒或经常酗酒，经常摄入辛、辣、酸食物，刺激前列腺；缺乏体育锻炼，前列腺局部血液循环不畅；过度性生活，导致前列腺组织持久淤血而增大 2 疾病因素，如前列腺慢性炎症未彻底治愈；尿道炎、膀胱炎、精囊炎等促使前列腺充血以及纤维组织增生 3 年龄因素，如随着年龄的增大，前列腺也随之增长，男性在35岁以后前列腺可有不同程度的增生
治疗	1 一般治疗：用热水袋热敷下腹部或会阴部，可防止尿潴留；将细盐炒热后用布包好，待不烫时敷于肚脐部位，可减轻炎症 2 药物治疗：常用药物有特拉唑嗪、哌唑嗪、阿夫唑嗪、多沙唑嗪、坦索罗辛等，这些对症状较轻、前列腺增生体积较小的患者有良好疗效 3 手术治疗：前列腺增生梗阻严重、残余尿量多者应到医院施行手术治疗
护理	1 患者要调整饮食结构，多食用蔬菜、水果、粗粮，少吃辛辣、油腻、酸性强的食物；忌饮烈酒，少喝咖啡 2 患者要适当增加饮水量，以增加尿量，加强对尿路的冲洗，防止尿路发生感染，以防病情加重 3 患者要做到有尿就排，不可憋尿，否则会造成膀胱过度充盈，使膀胱逼尿肌张力减弱，诱发急性尿潴留而加重病情

♥ 蜂花粉可治前列腺增生

○ 蜂花粉富含氨基酸以及各种维生素、矿物质，尤其是丙氨酸、谷氨酸、甘氨酸的含量丰富，对前列腺增生具有一定的治疗作用，可促进前列腺组织的血液循环，疏通腺体通道，促使炎性或增生物质顺利排出体外。

前列腺增生要及早治疗

前列腺增生症是男性老年人最常见的尿路梗塞性疾病。男性在35岁以后可有不同程度的前列腺增生，多在50岁以后出现临床症状。前列腺的逐渐增大对尿道及膀胱出口产生压迫作用，导致泌尿系统感染、膀胱结石和血尿等并发症，对老年男性的生活质量会产生严重影响。

🔎 前列腺增生病理解析

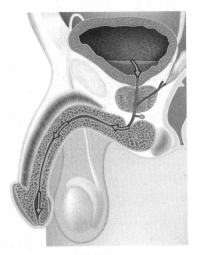 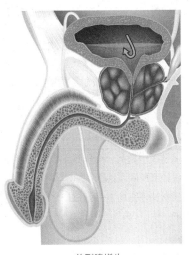

正常前列腺　　　　　　　　前列腺增生

病理解析

后尿道黏膜下的中叶或侧叶的腺组织、结缔组织及平滑肌组织，形成混合性圆球状结节。增生腺体突向后尿道，使前列腺尿道伸长、弯曲、受压变窄，尿道阻力增加，引起排尿困难。

🔎 前列腺增生症特效食物

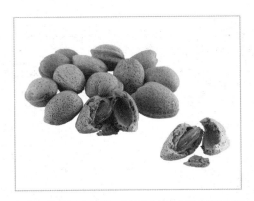

桃仁：具有活血祛淤，润肠通便，止咳平喘的作用，对治疗血淤型前列腺增生有一定的作用。

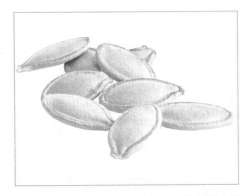

南瓜子：富含锌和不饱和脂肪酸。将新鲜南瓜子晒干，每天嚼服30g（剥壳），可辅助治疗前列腺增生。

颈肩综合征

颈肩综合征是指以颈部退行性病变为基础，并发生颈肩部酸麻、胀痛、功能障碍的一种病症。颈肩综合征多由肩周炎迁延而来，多发于中老年人，但是随着生活节奏加快，工作压力增大，其发病人群逐渐年轻化。

症状	颈项肩臂部僵硬、间歇性疼痛，疼痛从锁骨上窝扩散至整个肩臂部，同时还伴有头晕、头痛，颈肩部酸麻、胀痛、乏力，以及上肢无力或有轻度震颤，握力下降等症状
体征	颈部活动受限，向后伸或向患侧弯曲明显；颈肩部僵硬，生理曲度变小；患者上肢肌肉力量下降，严重者甚至会出现肌肉萎缩
病因	1 颈肩综合征常见的原因有坐姿不良、长期紧张工作、精神高度集中等。患者长时间保持同一姿势，会出现颈肩部急性或慢性损伤、退行性病变，挤压颈脊神经，使颈部和肩部周围的肌肉紧张、痉挛，导致疼痛 2 患者颈肩部外伤伴发颈椎损伤，但未获得及时、合理的治疗，造成颈肩部麻木或疼痛
治疗	1 物理治疗：患者可选用超短波等高频电磁疗法，以达到消炎、镇痛、解痉、促进血液循环、缓解肌肉紧张感和僵硬感等功效 2 药物治疗：疼痛明显患者，可口服复方氯唑沙宗、扶他林片、双氯芬酸钠肠溶胶囊，或在患处外用骨刺贴、南星止痛膏、理通喷雾剂等药物；患者还可使用当归、丹参等中药材煎水服用，以达到活血化淤的功效
护理	1 长时间紧张工作后有明显头晕、颈肩部劳累症状的患者，要进行功能锻炼，适当做些运动，以放松身体，预防肩关节粘连以及肩部软组织挛缩 2 患者要避免长时间以同一姿势伏案工作或操作电脑，每小时要休息5~10分钟，并活动颈肩部和手腕。操作电脑时还要注意，电脑桌上键盘和鼠标的高度，应当稍低于你坐姿时肘部的高度，以减轻操作电脑时对腰背、颈部和手部等部位的损伤

♥ 保持正确坐姿，预防颈肩综合征

➡ 颈肩综合征最常见的原因是坐姿不良，致使颈肩部肌肉紧张而导致疼痛，因此掌握正确的坐姿非常有必要。即腰与大腿、大腿与小腿应保持90°，上臂和前臂弯曲的幅度要保持70°~135°，手腕与前臂呈一条直线。

颈肩综合征日常生活护理

颈肩综合征是颈部、肩部，以至一侧上肢手臂发生酸软、痹痛、乏力感及功能障碍的病症，多在椎间盘突出、骨质增生等病症的基础上累积、演化形成，好发于中老年人，以女性的发病率较高。

1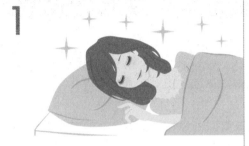

卧床休息时，颈部最好垫高约8~10cm，枕头应枕在颈部上（而不是枕在头上），不能悬空，使头部保持略后仰。

2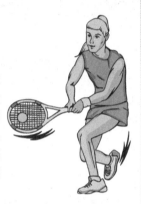

增加日常体育锻炼，如打羽毛球、网球等抬头活动多的运动，有意拉伸颈部肌肉，加强颈背肌肉等收缩锻炼，还可保证颈部血液循环畅通。

3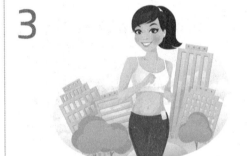

多做户外运动，让整个骨骼系统多接触阳光，对促进骨骼的发育有很好作用。

4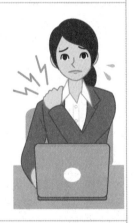

尽量避免长时间操作电脑。一般每小时休息5~10分钟，休息时可拍打颈肩部，促进血液循环，缓解颈肩部肌肉紧张而引起的疲劳。

5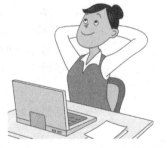

双手十指交叉放在颈部，头用力向后或左右抻，手用力阻挡，通过两个方向力的较量让相应的颈部肌肉进行收缩。

6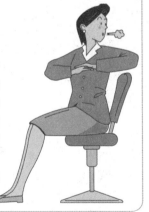

缓慢转动颈部：身体不动，颈部做左右顾盼动作，下巴向下、前、上、后往返转动数次，有意拉伸颈部肌肉，使痉挛紧张的颈部肌肉放松。

腕管综合征

腕管综合征是指因腕管内容积减小或压力增高，使正中神经在腕管内受到挤压而引起的一种疾病。腕管综合征是压迫性神经病中常见的一种疾病，常见于30～50岁的群体，女性的发病率高于男性。

症状	桡侧3个手指端疼痛或烧灼痛、麻木、感觉迟钝、无力，疼痛在夜间或清晨最为严重，局部疼痛可放射至肘部、肩部，白天活动或摇动手腕则可减轻
体征	大鱼际萎缩，拇指对掌无力，压迫或叩击腕横韧带、背伸腕关节时疼痛加重，严重者会出现拇指、食指发绀，指尖坏死或萎缩性溃疡
病因	1 腕部疾患，如腕部骨折、脱位、畸形愈合，使腕管容积减小，压迫正中神经所致 2 由于长时间、重复性的手部活动或劳动，致使腕管内的肌腱、滑膜及神经水肿，出现无菌性炎症，继发纤维增生，造成正中神经受到压迫 3 腕管内肿物，如腱鞘囊肿、脂肪瘤、血管瘤等，均能压迫正中神经，引发腕管综合征
治疗	1 一般治疗：症状较轻的患者可采取保守治疗，即用支具将腕关节固定在中立位3～4周，限制腕关节活动，降低腕管内的压力，促进腕管内水肿组织消退。疼痛严重的患者，可用热毛巾或热水袋敷于腕关节处，热敷后再涂抹东方活血膏、外伤止痛膏，以减轻疼痛症状 2 药物治疗：患者可口服维生素B_6、甲钴胺等药物 3 手术治疗：保守治疗、药物治疗无效，或疾患多次复发的患者，可到医院施行手术治疗。通过手术切开腕横韧带，解除正中神经受压
护理	1 患者在进行电脑操作、写字、绘画等操作时，应保持正确姿势，保证腕部和手部伸直 2 患者还要注意，避免长时间手、腕较大强度的劳动，并且在劳动前、后可做些简单的预备动作，如甩手、旋转腕部，劳动期间应适当休息，防止腕部正中神经持续性受压

❤ 多"动手"，辅助治疗腕管综合征

➡ 腕管综合征患者可手握负重的水瓶进行运动。首先，双手自然下垂，手掌向上握住水瓶，再慢慢向上抬起，重复动作25次；然后手掌向下握住水瓶，再重复动作25次，以锻炼腕部屈肌。

腕管综合征治疗重在释放腕管压力

腕管是一个由腕骨和屈肌支持带组成的骨纤维管道，当腕管内容物增加，或腕管容积减小时，致使腕管压力增高，腕管内的正中神经受卡压而引发腕管综合征。此外，过度使用手指，也可造成腕管综合征。

🔍 诱发腕管综合征的常见因素

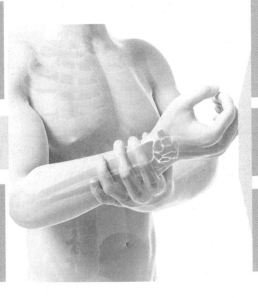

用腕过度：如电脑操作人员长时间用鼠标或打字，手指和腕关节长期反复用力屈伸，容易发生慢性损伤

引起腕管内容物增加的因素：如脂肪瘤、纤维瘤、腱鞘囊肿等，都可导致腕管内压力增高，使正中神经受卡压

引起神经变性的因素：如感染、酒精中毒、糖尿病、痛风等

引起腕管容积缩小的因素：如月骨脱位、桡骨下端骨折后畸形愈合、腕横韧带增厚等都可使腕管腔缩小

改变体液平衡的因素：如甲状腺功能低下、长期血液透析、妊娠、口服避孕药等

🔍 活动腕关节，释放腕管压力

预备式	捏揉腕关节	摇腕关节	捻牵手指
取坐位，腰微挺直，双脚平放与肩同宽，左手掌心与右手背重叠，轻轻放在小腹部，双目平视微闭，呼吸调匀，全身放松，静坐1～2分钟	将健肢拇指指腹按在患腕掌侧，其余四指放在背侧，适当对合用力捏揉腕关节5分钟，疏通经络，活血止痛	用健手握住患肢手指，适当用力沿顺时针、逆时针方向牵拉摇动5分钟，活血止痛，滑利关节	用健侧拇、食指捏住患指手指，从指根部捻动到指尖，每个手指依次进行，捻动后再适当用力牵拉手指，活血通络，滑利关节

肩周炎

肩周炎，又称五十肩、凝肩、冻结肩，是肩关节周围肌肉、肌腱、韧带、滑囊、关节囊等软组织损伤退变而引起的一种慢性无菌性炎症。肩周炎起病较缓，病程较长，多发于40岁以上的中老年人，女性多于男性，左肩多于右肩。

症状	肩部持续性自发疼痛，疼痛可放射至头颈部或四肢，活动或触碰肩部时，疼痛加剧
体征	肱骨大结节，结节间沟、肩胛骨内侧缘等处有压痛，病情严重者可出现明显的肌肉萎缩，肩关节活动障碍加剧，甚至不能梳头、洗面和扣腰带
病因	1 长期过度活动、姿势不良，或因上肢骨折使肩部固定过久，肩部周围组织继发萎缩、粘连 2 肩关节在生活中活动的比较频繁，或肩部炎症，如肩峰下滑囊炎、冈上肌腱炎等，使得肩关节软组织退行性病变，肩部对各种外力的承受能力减弱 3 肩关节以外的疾病因素，如颈椎病、冠心病、肺炎、胆囊炎等，使肩部肌肉持续性痉挛，引发疼痛，甚至出现肩关节活动障碍
治疗	1 一般治疗：患者在早期可采用推拿、针灸、刮痧、拔罐等中医疗法，或使用热毛巾、热水袋敷于肩关节处，以促进血液循环，减轻疼痛 2 药物治疗：肩周炎患者可口服芬必得、复方氯唑沙宗、吲哚美辛等药物
护理	1 无论症状轻重，患者每天都应进行肩关节的主动活动，活动时以不引起剧痛为限，以防止肌肉萎缩及关节粘连 2 对于肌肉萎缩、关节粘连的患者，要主动进行锻炼，并加强上肢各关节的活动；护理人员要定期帮患者按摩上肢及肩部肌肉，以使患者尽快恢复生活自理能力 3 家人要对患者的生活积极予以帮助，如穿衣、梳头、系腰带等

♥ 生姜可辅助治疗肩周炎

➡ 将生姜洗净捣成泥并外敷于肩关节处，可缓解疼痛。因为生姜中的辛辣成分具有扩张血管、促进血液循环、改善肩关节血氧供应的作用，同时还可以松弛肩关节周围的肌肉，减轻肌肉紧张症状。

肩周炎治疗重在活血通络

　　肩周炎的特征是肩部疼痛，夜间为甚，逐渐加重，肩关节活动功能受限且日益加重，经数月甚至更长时间，疼痛逐渐消退，功能慢慢恢复，最后自愈。肩周炎多见于体力劳动者，好发年龄在50岁左右，女性多于男性。

诱发肩周炎的常见因素

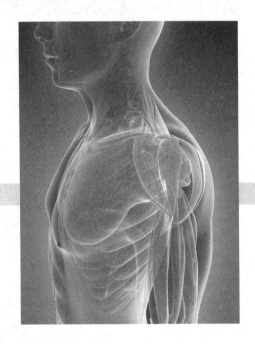

肩关节以外的疾病，如冠心病、肺炎、胆囊炎等反射性引起的肩部疼痛

因上肢骨折、颈椎病等使上肢活动受限，肩周组织继发萎缩、粘连

肩关节周围软组织退变，如肩峰下滑囊炎、冈上肌腱疼痛、肱二头肌长肌腱炎等

拔罐治疗肩周炎

拔罐方法

1 患者端坐，在患侧肩关节涂抹润肤油，再用闪火法把罐吸拔于肩关节处，然后在疼痛区域来回走罐，直到皮肤出现红色淤血为止。

2 主要穴位消毒，用三棱针快速点刺后，用闪火法将罐吸拔于皮肤，并留罐10～15分钟，至拔出适量血液。

3 隔日治疗1次，10次为1个疗程。可活血通络，预防肩关节粘连、肩部软组织挛缩，对帮助患者恢复大有好处。

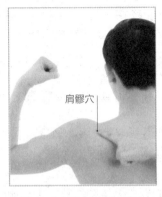

肩髎穴：位于肩部，肩髃后方，当手臂外展时，于肩峰后下方呈现凹陷处。

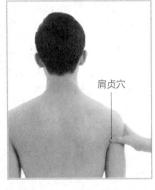

肩贞穴：位于肩关节后下方，臂内收时，腋后纹头上1寸（指寸）。

颈椎病

颈椎病，又称颈椎综合征或颈椎退变症，是指颈椎间盘退变及其继发性的一系列病理改变，如椎体间松动、椎间盘破裂突出等，致使神经、脊髓、椎动脉及颈部交感神经组织受到压迫，从而出现的一系列症状和体征。

类型	**神经根型颈椎病** 由于颈椎间盘侧后方突出、钩椎关节或关节突关节增生、肥大，刺激或压迫神经根所致，它占颈椎病的50%～60%，发病率最高
	脊髓型颈椎病 椎体后缘骨赘、增生肥厚的黄韧带及钙化的后纵韧带等导致脊髓受压
	椎动脉型颈椎病 颈椎横突增生狭窄、上关节突明显增生肥大直接刺激或压迫椎动脉
	交感神经型颈椎病 本型的发病机制尚不太清楚
症状	1 神经根型颈椎病，开始多为颈肩痛，短期内加重，并向上肢放射；皮肤有麻木、过敏等感觉异常。同时可有上肢肌力下降、手指动作不灵活
	2 脊髓型颈椎病，颈痛不明显，但四肢乏力，行走时足下踩棉花感，持物不稳
	3 椎动脉型颈椎病，有眩晕、头痛、视觉障碍、猝倒等症状
	4 交感神经型颈椎病，有头昏、眼花、头痛或偏头痛、视物模糊、视力下降、耳鸣、听力下降，以及头颈和上肢出汗异常等症状
体征	1 神经根型颈椎病主要表现为患侧颈部肌痉挛，且肩部上耸，病程长者上肢肌肉可有萎缩，以及患肢上举、外展和后伸受限
	2 脊髓型颈椎病，随着病情的加重，发生自下而上的上运动神经元性瘫痪
	3 椎动脉型颈椎病，有不同程度的运动及感觉障碍，以及自主神经功能紊乱
	4 交感神经型颈椎病有心律不齐、心前区痛、血压升高、瞳孔扩大或缩小等体征
病因	1 颈椎间盘退行性变，由于椎间盘退行性变而使椎间隙狭窄，关节囊、韧带松弛，脊柱活动稳定性下降，进而引起椎体、关节突关节、钩椎关节、前后纵韧带、黄韧带及项韧带增生、钙化
	2 急性损伤使原已退变的颈椎和椎间盘损害加重而诱发颈椎病
	3 颈椎先天性椎管狭窄，在胚胎或发育过程中椎弓根过短，使椎管矢状径小于正常
治疗	1 一般治疗：患者可采用推拿手法，减轻肌肉痉挛，改善局部血液循环；或使用颌枕带牵引，使肌肉和韧带放松，增大椎间隙
	2 物理治疗：患者用热毛巾或热水袋敷于颈部，加速炎性、水肿的消退，松弛肌肉，缓解肌紧张
	3 药物治疗：患者可口服维生素B_1；有心慌、自汗者可口服补中益气丸
护理	1 患者在日常生活或工作中应使用正确的姿势，加强颈肩部肌肉的锻炼，以增强颈段脊椎的稳定性
	2 睡眠时可选用硬板床，枕头高度适当。避免使用过高的枕头，因为高枕头会使头部前屈，增大下位颈椎的应力，从而加速颈椎退行性变
	3 患者要注意颈肩部的保暖，避免头颈负重物，避免过度疲劳

颈椎病的常见诱因和治疗

颈椎位于缺少活动的胸椎和重量较大的头颅之间，其活动度较大，又必须支撑头部使其保持平衡，所以很容易发生劳损。当颈部长期劳损，其椎间盘组织、骨与关节会逐渐发生退行性变，从而引发颈椎病。

🔍 诱发颈椎病的常见因素

慢性劳损：如不良的睡眠姿势、枕头高度不当、长时间低头工作、长时间看电视、玩游戏等，均会造成颈椎过屈，使颈后肌肉韧带劳损

颈椎先天性椎管狭窄：在胚胎或发育过程中椎弓根过短，使椎管矢状径小于正常

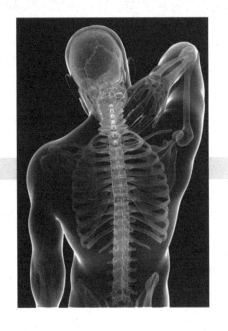

头颈部外伤：垂直暴力使颈椎发生压缩性骨折，受损椎间盘压力加大，加速颈椎退行性变

颈椎间盘退行性变：椎间盘变性使椎间隙狭窄，包括韧带纤维化、钙化或骨化等

🔍 拔罐治疗颈椎病

拔罐方法

1 患者端坐，对主要穴位消毒。

2 用三棱针在穴位上点刺2~3下，再用闪火法将罐吸拔于点刺穴位，并留罐10~15分钟，至拔出适量血液。

3 隔日治疗1次，10次为1个疗程。疏通颈椎部的经络，促进血液运行，改善疼痛、麻木、颈部有结节等症状。

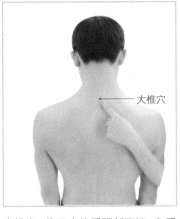

大椎穴

大椎穴：位于人体后颈部下端，在后正中线上，第7颈椎棘突下凹陷中。

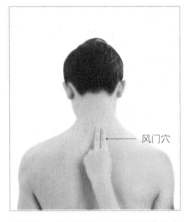

风门穴

风门穴：位于背部，当第2胸椎棘突下，旁开1.5寸。

腰椎间盘突出症

腰椎间盘突出症是指因椎间盘逐渐发生退行性变、萎缩、弹性减退，引起椎间盘的纤维环破裂，髓核破裂口突出，压迫神经根、马尾神经的一种综合征。腰椎间盘突出多发于第4、5腰椎之间或第5腰椎与第1骶椎间，多见于青壮年，男性发病率高于女性。

症状	腰椎间盘突出症症状多在腰部扭伤后出现，初始为腰痛，疼痛可沿臀部放射至大腿、小腿、足底，常伴有麻木、酸胀感，病情严重者还会出现肢体行走无力、大小便功能障碍等症状
体征	腰椎侧凸、腰部活动受限、病变的棘突间有压痛、腰部骶棘肌痉挛、肌力下降
病因	1 年龄因素，随着年龄的增长，纤维环和髓核含水量逐渐减少，使髓核张力下降，椎间盘变薄所致 2 腰部外伤，如腰部负重过大、快速弯腰、侧屈、旋转或腰部姿势不正确，造成纤维环破裂，髓核突出 3 妊娠因素，妊娠期盆腔、下腰部组织充血明显，各种结构相对松弛，而腰骶部又承受比平时更大的重力，则会增加椎间盘损害的机会
治疗	1 一般治疗：可选用硬板床休息，以减轻对病变椎间盘的压迫；轻度或中度患者还可采用机械牵引方法，增大椎间盘的间隙，缓解椎间盘内的压力 2 药物治疗：疼痛明显者可口服复方氯唑沙宗、扶他林、地塞米松等药物 3 手术治疗：一般治疗或药物治疗无效者，或腰腿疼痛反复发作，严重影响工作、学习和生活者，可到医院施行手术治疗，如髓核摘除术
护理	1 患者要多食用蔬菜、水果以及豆类食品，少吃生冷或脂肪含量高的食物，少食多餐；忌烟忌酒 2 急性发作期应睡硬板床，并要绝对卧床休息3周，被子薄厚、软硬适度，床的高度要略低一些，最好保证患者刚坐起时，双脚就能着地。同时要注意保暖，防止受凉 3 患者在病情明显好转后要进行背肌锻炼，加强腰背肌保护功能，并且在腰部受保护的情况下，下床做适当运动

♥ 腰椎间盘突出症患者要补钙

➡ 钙能够强壮骨骼，还可镇定精神以缓解疼痛。腰椎间盘突出患者平时要多摄取含钙量多的食物，如牛奶、酸奶、芝麻、鱼肉、海藻类食物等，以增强腰椎骨骼的强度，提高肌肉力量。

日常生活中要正确护腰

　　腰部是人体活动的枢纽，若腰部承受了很大的挤压和扭转应力，腰部的椎间盘最易发生变性、纤维环破裂，引发腰椎间盘突出症。腰椎间盘突出症常给患者的生活和工作带来痛苦，甚至造成残疾。

🔍 腰椎间盘突出症病理解析

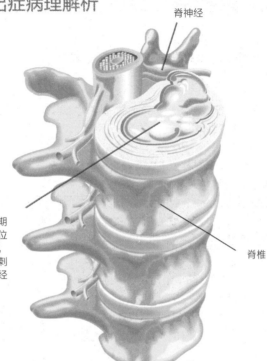

脊神经

椎间盘突出
在日常生活和工作中，长期腰部用力不当、姿势和体位不正确等致使椎间盘变性，纤维环破裂，髓核突出，刺激或压迫神经根、马尾神经而引发。

脊椎

🔍 腰椎间盘突出症家庭疗法

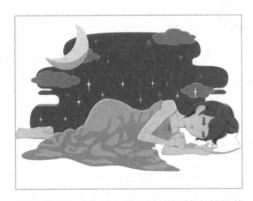

纠正睡眠姿势：睡姿应使头颈保持自然仰伸位，最好平卧于木板床，使膝、髋略屈曲。

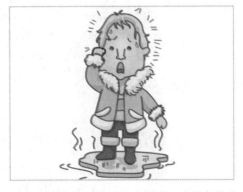

注意腰部保暖：尤其是初冬季节，应早穿保暖衣裤，避免腰部受风、寒、湿、冷的刺激。

乳腺炎

乳腺炎，是由于化脓性细菌从擦破的乳头浸入，在乳腺中引发的炎症感染。乳腺炎常发生于产后妇女，尤其是在初产妇女中比较多见。因为此时产妇的乳汁经常阻塞不通，这就为细菌提供了成长发育的场所。

症状	患侧乳房肿胀、疼痛发热、皮肤发红、局部出现肿块，同时还伴有发热、寒战、食欲减退、疲乏等全身症状
体征	患侧腋窝淋巴结肿大、压痛明显，脓肿形成时会有波动感，以及白细胞计数增高，尤其是中性粒细胞比例增加
病因	1 乳汁淤积，如乳头过小或内陷而妨碍哺乳、乳汁过多而排空不完全、乳管不通等，有利于入侵细菌的生长繁殖 2 细菌入侵，如哺乳时造成乳头周围破损，使得细菌沿淋巴管入侵；或婴儿经常含乳头而睡，可使婴儿口腔的炎症直接侵入乳管，然后扩散至乳腺间质，从而引发乳腺炎
治疗	1 一般治疗：发病初期，可用温热的毛巾敷于患处，一天3～5次，每次15分钟左右，有助于局部肿块的消散 2 药物治疗：患者可口服红霉素片，或将鲜蒲公英、银花叶捣烂外敷于患处 3 手术治疗：在脓肿形成后，可到医院施行放射形切开引流，切口应该在脓肿的最低位置
护理	1 哺乳期要保持乳头清洁，常用温水清洗乳头；要定时哺乳，并尽可能让婴儿将乳汁吸尽。若乳汁过多，婴儿不能吸尽，则应借助吸乳器将乳汁排空，以防乳汁淤积 2 对于乳汁过稠而发生凝乳阻塞乳管的患者，要多摄入汤液食物，使乳汁变稀，减少淤滞，从而利于乳汁排出 3 哺乳期不要让婴儿养成含着乳头睡觉的习惯，防止乳头损伤。乳头有损伤时要及时就医治疗，绝不可小视

♥ 多吃菌类食物，可辅助治疗乳腺炎

➦ 处于哺乳期的女性，在饮食调理中要多食用菌类食物，如黑木耳、银耳、香菇、草菇、茯苓等。由于菌类食物是天然的生物反应调节剂，能够增强人体免疫能力，抵抗细菌入侵，从而防止及缓解乳腺炎。

产妇要格外呵护乳房

　　乳腺炎是一种由乳腺发生炎症而引起的疾病，也是引起产后发热的原因之一。一般来说，女性在分娩后及哺乳期容易罹患这种疾病，尤其以初产妇更为多见，往往发生在产后3~4周。

🔍 乳腺炎病理解析

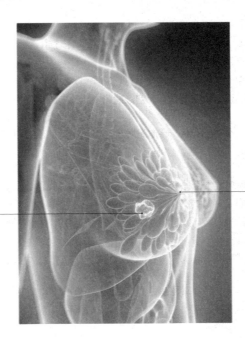

初次生产，乳管不成熟，没有充分打开，又由于不习惯哺乳，婴儿无法充分吸取乳汁，导致乳汁淤积，细菌就容易生长繁殖。

婴儿咬伤，或其他因素致使乳头破损或皲裂，使细菌沿淋巴管入侵乳腺；或细菌直接侵入乳管，上行至腺小叶而导致感染。

🔍 乳腺炎饮食保健

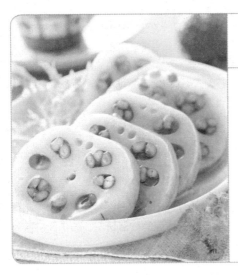

绿豆镶莲藕

材料：绿豆2大匙，莲藕2节，糖浆适量。

做法：绿豆淘净，以清水浸泡1小时，沥干；莲藕洗净，沥干；将绿豆塞入莲藕孔中。放入锅中，加水至淹没材料，以武火煮开后，转文火煮约30分钟后捞出。待凉后切厚片，淋上糖浆，冰镇后吃更爽口。

功效：本品具有清热解毒、消炎利水的功效，可改善乳腺红肿疼痛的症状。

破伤风

破伤风是由破伤风杆菌侵入人体伤口，生长繁殖，并产生外毒素而引起的一种急性特异性感染。破伤风杆菌平时存在于人畜的肠道中，随粪便排出体外，以芽孢状态分布于自然界，尤其以土壤中常见。

症状	1 前驱期，患者有头痛、头晕、乏力、咀嚼无力、烦躁不安、局部疼痛、肌肉牵拉、下颌紧张等症状 2 发作期，患者肌肉持续性紧张，面肌痉挛出现"苦笑"面容，背肌、腹肌同时痉挛出现"角弓反张"，四肢抽搐、口吐白沫
体征	患者大多数神志清晰，感觉无异常，但是患者面部发绀、心动过速、呼吸急促、体温升高、血压升高，并且声、光、震动、饮水的刺激均可诱发刺激性痉挛
病因	1 破伤风多发生于一切开放性损伤，如烧伤、火器伤、开放性骨折，甚至一些细小的伤口，如锈钉刺伤、玻璃碎片扎伤、木头碎片扎伤等。破伤风的发生除了与细菌毒力强、数量多或缺乏免疫力等情况有关外，还与局部伤口的缺氧有关 2 破伤风也发生于新生儿未经消毒的脐带残端和消毒不严的人工流产，也可发生于胃肠道手术后
治疗	1 处理伤口：患者需要在控制痉挛的情况下对伤口彻底清创，以清除坏死组织及异物，敞开伤口引流，并用3%的过氧化氢溶液或1:1000的高锰酸钾溶液冲洗伤口或湿敷伤口 2 药物治疗：患者可到医院静脉滴注破伤风抗毒素以中和游离毒素；或注射破伤风免疫球蛋白等药物，以控制和解除痉挛
护理	1 患者应补充营养，给予清淡、高热量、高维生素、高蛋白的流质饮食；对于症状严重、不能进食或拒绝进食者要给予鼻饲 2 患者所处的房间要求遮光，保持安静、整洁，温度保持在20℃，湿度控制在60%左右，避免强光和声音的刺激；护理人员要避免频繁地触动患者及粗鲁地帮患者翻身 3 要使患者保持呼吸道通畅，当患者出现呼吸困难时要及时排痰、吸氧

♥ 与泥土接触，警惕破伤风

● 由于破伤风杆菌广泛存在于泥土中，当人们在劳作过程中，或地震房屋倒塌、地面裂缝、山体坍塌等造成人员外伤时，伤口一旦发生缺血、血块充塞、组织坏死等缺氧情况，破伤风杆菌就会趁机侵入人体，大量繁殖，从而引发破伤风。

感染破伤风莫忽视

　　破伤风是与创伤相关联的一种特异性感染。除了可能发生在各种创伤后，还可能发生于不洁条件下分娩的产妇和新生儿。破伤风一般有潜伏期，通常是7天左右，个别患者可在伤后1～2日就发病，潜伏期越短者，预后越差。

🔍 破伤风常见并发症

呼吸骤停：持续的呼吸肌和膈肌痉挛，可造成呼吸骤停

酸中毒：肌肉强烈收缩、禁食后体内脂肪不完全分解，使酸性代谢产物增加造成代谢性酸中毒

骨折：强烈的肌痉挛，可使肌断裂，甚至发生骨折

破伤风常见并发症

尿潴留：持续的膀胱括约肌痉挛，可引起尿潴留

循环衰竭：由于缺氧、中毒，发生心动过速，长时间可形成心力衰竭，甚至发生休克

肺部感染：喉头痉挛、呼吸不畅、支气管分泌物淤积、不能经常翻身等导致肺部感染

🔍 破伤风家庭护理

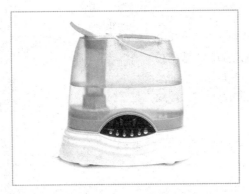

破伤风患者所处的居室要求遮光、安静，温度保持在20℃左右，湿度60%左右，避免外界刺激。

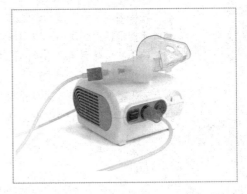

保持呼吸道畅通，协助患者翻身、叩背，防止痰液堵塞，给予雾化吸入，稀释痰液。

养成生活好习惯，
预防颈肩、腰背疾患

大多数颈肩和腰背病，如颈肩综合征、颈椎病等，都根源于一些长期养成的不良习惯。专家不提倡久坐，但很多时候，我们却只能坐着办公。那么，除了尽量增加走动时间外，还有哪些注意事项和方法能帮助我们减少减少颈肩、腰背痛等身体损伤呢？

首先坐姿很重要。为减少不良坐姿对关节、肌肉、肌腱和骨骼的压力，伏案学习、工作时，坐姿端正，头略微前倾，保持颈肩腰背为正常的生理曲线。

其次，要选择合适的座椅和桌子。坐着时，膝关节稍微高于髋关节，双足可以舒服地放在地面上。座椅最好对腰背能有支撑，让颈椎中部以及下部倚靠在椅背上，或者在椅背加一个靠垫，都可缓解颈椎的压力。为避免头颈过于后仰或前屈，可以适当升高或降低桌面与座椅之间的高度比例。

第三，要减少重复动作。因为长时间保持同一姿势（如接电话）会造成肌肉劳损，可以尝试变换方式，如换手接电话。如长时间以同一姿势伏案工作或操作电脑，每小时要休息5~10分钟，并活动颈肩部、腰部和手腕。操作电脑时还要注意，电脑桌上键盘和鼠标的高度，应当稍低于你坐姿时肘部的高度，以减轻操作电脑时对腰背、颈部和手部等部位的损伤。

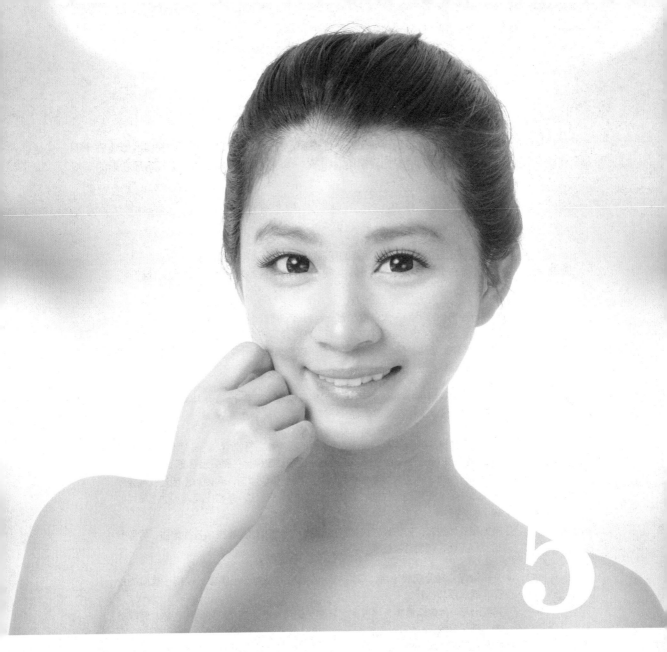

常见妇科疾病的家庭疗法

女性由于自身特殊的生理结构特点，很容易感染妇科疾病。随着社会的发展，工作和生活压力的增大，越来越多的女性朋友被妇科疾病困扰。因此，女性朋友要认真呵护和爱惜自己的身体，保护自己的身体健康，还要积极学习和了解相关知识以预防妇科疾病的发生。

痛经

痛经指经期前后或行经期间，出现下腹部痉挛性疼痛，并有全身不适，会不同程度地影响日常工作和学习，降低生活质量。痛经是妇科常见病和多发病，多见于未婚女青年以及行经初期的少女。

类型	**原发性痛经** 指生殖器官并没有明显的器质性病变而出现痛经的现象 **继发性痛经** 由于生殖器官发生器质性病变导致的痛经，如子宫内膜异位、盆腔炎、肿瘤等
症状	在女性行经前后或经期，大多数患者在月经来潮或在阴道出血数小时前，周期性发生下腹部胀痛、坠痛、痉挛性疼痛、撕裂性疼痛，严重者可放射至腰骶部，甚至涉及大腿和足部。同时还伴随头晕、乏力、恶心、呕吐、乳房胀痛、腰酸、肛门坠胀、胸闷烦躁等症状
体征	经前12小时开始下腹疼痛，行经第一天疼痛剧烈，持续2～3天缓解，严重者有面色苍白、出冷汗、盆腔压痛等体征
病因	1 子宫内膜分泌的前列腺素，能够促使子宫的肌肉和血管收缩，促进经血排出。若前列腺素分泌过多，则会使子宫肌纤维发生痉挛性收缩，从而引起疼痛 2 如果在行经时，子宫内膜不成碎片脱落，而是整块脱落，致使排出困难；或是子宫颈口狭窄，子宫过度屈曲，致使经血不能顺利流出，子宫出现剧烈地痉挛性收缩而引起疼痛 3 精神和身体因素，如行经时精神过度紧张，情绪波动大，身体较为虚弱，导致气血运行不畅，均易诱发痛经
治疗	1 一般治疗：轻度痛经患者，可将热毛巾或热水袋敷于小腹部，使得子宫肌肉松弛，缓解疼痛症状 2 药物治疗：疼痛明显患者可根据医嘱酌情使用解痉止痛药，如阿司匹林、吲哚美辛、阿托品等
护理	1 患者经期要注意饮食调理，多吃补血食品，如菠菜、胡萝卜、樱桃、桂圆、鸡肉、鱼肉等，忌食生冷寒凉食物，以免因寒凝血淤而使痛经加重；月经量多者避免摄入辛辣香燥食物，以免导致经血过量 2 痛经患者要注意休息和控制情绪，保持心情愉快，避免剧烈的情绪波动和强烈的精神刺激

♥ 每晚睡前一杯牛奶，可缓解痛经之苦

○ 牛奶中含有丰富的钾元素，钾对于神经冲动的传导、血液凝固过程以及人体所有细胞的机能都非常重要。行经期间，每晚睡前喝一杯牛奶，能缓和情绪、缓解疼痛，还可减少经期失血量。

轻松缓解痛经的方法

每当月经来潮时，除了常见的腹痛和腰痛等症状，可能还会伴有头痛、头晕、恶心欲吐、腹泻或便秘等症状，有的人甚至会出现发热或者全身无力的症状。如果这些症状很严重，以至于无法正常生活，就称为痛经。

🔍 小妙招帮你减轻痛经

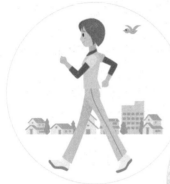

经常运动：在月经来潮前期进行适度运动，可疏经活血，增强体质。

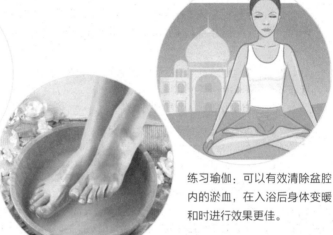

热水泡脚：每次泡20分钟，水温40℃坐浴，微微出汗最好，可温经散寒、活血通络。

练习瑜伽：可以有效清除盆腔内的淤血，在入浴后身体变暖和时进行效果更佳。

🔍 痛经饮食保健

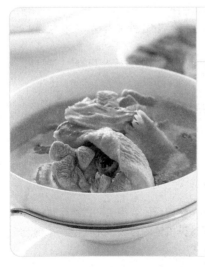

益母土鸡汤

材料：人参片15g，鸡腿1只，红枣8颗，益母草10g，盐5g。

做法：将人参片、红枣、益母草均洗净备用；鸡腿剁块，入沸水汆烫后捞出，洗净。将以上材料一同放入锅中，加1000ml水，以武火煮开，转文火续炖25分钟。起锅前加盐调味即成。

功效：此汤活血化淤、缓中止痛、调经，适合月经不调、经色淡、量少，并伴神疲乏力、面色苍白的患者食用。

流产

流产是指妊娠在28周前终止，胎儿体重不足1000g。妊娠于12周前终止称为早期流产，妊娠于12~28周终止称为晚期流产。流产如处理不当或处理不及时，可能会遗留生殖器官炎症，或因大出血而危害孕妇生命。

类型	自然流产 多数为早期流产，在全部妊娠中占10%~15% 人工流产 即采用人工方法终止妊娠，可在3个月以内进行。流产分为手术流产和药物流产
症状	主要症状为阴道出血、腹痛及阴道排出组织物。如果是新流出的血液，血色鲜红或呈褐色，表明胚胎还未从子宫剥离，称为先兆流产；如果下腹部有阵发性疼痛，就表示胚胎已从子宫内膜剥离
体征	子宫大小正常或略大，子宫收缩，胎膜与子宫壁剥离，B超检查显示宫腔内有不规则光团或小暗区
病因	1 染色体异常，包括染色体数目异常，如单体、三体、多倍体；染色体结构异常，如断裂、缺失、异位 2 内分泌失调，如雌激素过多或孕酮不足都可引发流产。尤其是妊娠12~14周时正处于胎盘形成代替妊娠黄体功能的时期，容易出现内分泌失调，尤以黄体功能不足多见 3 胎盘异常，如妊娠时期的蜕膜样变会影响营养物质的吸收与运送，致使受精卵从附着处分离、出血而发生流产 4 母体疾病，如子宫畸形、子宫肌瘤、贫血、肺炎、心脏病等，均可影响胎儿的发育而导致流产
治疗	1 一般治疗：先兆流产经B超检查胚胎存活者，要绝对卧床休息，避免一切能引起子宫收缩的刺激。同时要连续5~7日补充维生素E 2 药物治疗：黄体功能不足者，可到医院经专业医生肌肉注射黄体酮，促进蜕膜生长并抑制子宫平滑肌活动 3 人工流产：若因各种疾病因素而导致胚胎停育者，则需要进行人工流产，使胎儿和胎盘组织排出
护理	1 孕妇要注意饮食卫生，保持情绪稳定；少去公共场所，避免病毒和细菌感染 2 孕妇流产后要充分休息，一般流产后应该休息两周，前三天最好卧床休息，不可过早从事体力劳动或体育锻炼。避免劳累过度，否则容易发生子宫脱垂

♥ 流产后要补充营养

◉ 流产或多或少会失血，加上流产过程中肉体和心理的创伤，使得身体变得虚弱，甚至有轻度贫血症状。因此，流产后要多食用一些富含蛋白质、维生素、无机盐的食物，尤其是要补充足够的铁元素，消除贫血症状。

流产常见诱因和饮食保健

　　现代医学认为，流产多与染色体异常、生殖器官发育不良、免疫功能失调、内分泌功能紊乱、子宫内膜各种感染因素有关。中医认为，流产多由气血虚弱、肾气不足、冲任不固，不能摄血养胎所致。

🔍 诱发流产的常见因素

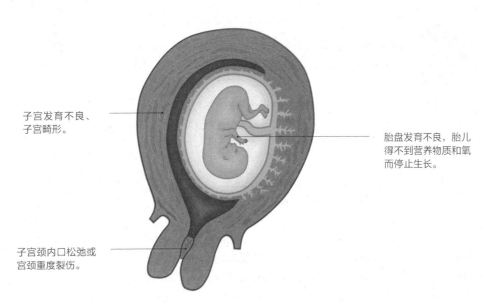

子宫发育不良、子宫畸形。

胎盘发育不良，胎儿得不到营养物质和氧而停止生长。

子宫颈内口松弛或宫颈重度裂伤。

🔍 流产饮食保健

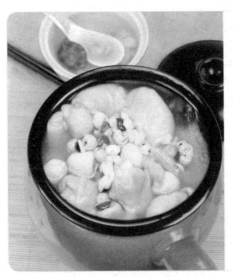

莲子芡实猪蹄汤

材料：猪蹄200g，芡实、莲子各适量，盐3g。

做法：猪蹄洗净，剁成段；芡实洗净；莲子去皮、去莲心，洗净。热锅注水烧开，将猪蹄汆烫后捞起洗净。把猪蹄、芡实、莲子放入炖盅，注入清水，武火烧开，改文火煲煮2小时，加盐调味即可。

功效：芡实有固肾健脾、帮助稳固胎气的功效，莲子补脾止泻、滋补元气，猪蹄补气养血。三者合用，对气血亏虚引起的习惯性流产、妊娠腹泻等均有一定的食疗效果。

异位妊娠

异位妊娠，俗称为宫外孕，是指受精卵在子宫腔以外着床并生长发育。异位妊娠是妇科常见的急腹症之一，尤其是输卵管妊娠，其一旦发生流产或破裂，可以引起腹腔大出血，严重者甚至危及孕妇生命。

类型	异位妊娠根据受精卵在子宫腔外种植部位不同而分为输卵管妊娠、卵巢妊娠、腹腔妊娠、宫颈妊娠、阔韧带妊娠
症状	最常见的症状是：多有6~8周停经史、下腹部有撕裂性疼痛、阴道流血。常伴有恶心、呕吐、肛门坠胀、肩胛部放射性疼痛等症状。如果患者出血过多还可发生晕厥、休克症状
体征	大量出血时面色苍白、脉搏增快而微弱、血压下降，下腹部有包块且有明显压痛、反跳痛；子宫增大但子宫腔内空虚，子宫旁出现低回声区
病因	1 输卵管发育不良或功能异常，如输卵管过长、肌层发育差、黏膜纤毛缺乏，或者是雌孕激素分泌异常，均可影响受精卵的正常运行 2 输卵管炎症，如输卵管黏膜炎、输卵管周围炎，因黏膜粘连和纤毛受损导致管腔变窄或扭曲，从而影响受精卵在输卵管内的正常运行，致使受精卵在该处着床 3 疾病因素，如子宫肌瘤、卵巢肿瘤等，使得输卵管管腔不通畅，受精卵运行受阻
治疗	1 药物治疗：早期未破裂的异位妊娠，要求保存生育能力的年轻患者，可口服米非司酮，或到医院经专业医生肌肉注射甲氨蝶呤 2 手术治疗：异位妊娠以手术治疗为主。严重内出血并发休克患者应立即送医院抢救
护理	1 护理人员应给予异位妊娠患者安慰、鼓励，解除患者思想顾虑，消除紧张情绪 2 患者手术后要卧床休息，不做增加腹压的活动；给予高热量、高维生素、高蛋白质、易消化的食物；定时翻身，血压平稳后可采取平卧位，拔尿管后可酌情下床活动，减少盆腔或腹腔粘连

♥ 异位妊娠手术后的生活保健宜忌

➡ 异位妊娠手术后要加强卫生保健，着装应保持宽松，不要穿过于紧身的衣服，以便通风透气；不要饮酒，否则会影响子宫收缩，增加出血的可能性；未经医生许可也不要洗澡，以免引发感染。

异位妊娠不可放松警惕

凡是孕卵在子宫腔以外的任何部位着床，统称为异位妊娠。异位妊娠发生的部位有输卵管、卵巢、腹腔、阔韧带、子宫颈及残角子宫等，但最常见的部位是输卵管，输卵管妊娠占异位妊娠的95%以上。

🔍 异位妊娠常发生部位

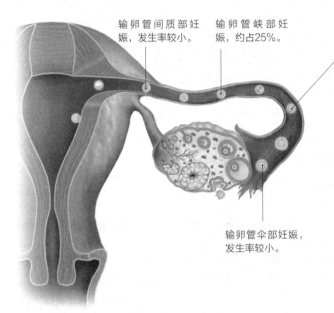

输卵管间质部妊娠，发生率较小。

输卵管峡部妊娠，约占25%。

输卵管壶腹部，约占60%。

输卵管伞部妊娠，发生率较小。

病理解析

常由于输卵管管腔或周围炎症，引起管腔通畅不佳，阻碍受精卵正常运行，使之在输卵管内部停留、着床、发育，最终导致输卵管妊娠流产或破裂。一旦发生流产或破裂，可以引起腹腔大出血，严重者甚至危及孕妇生命。

🔍 异位妊娠日常护理

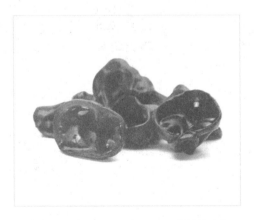

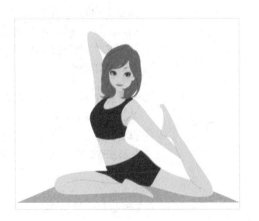

摄取足够的营养物质，尤其是富含铁的食物，如黑木耳、动物肝脏、鱼肉等，促进血红蛋白的合成，增强患者抵抗力。

继续休息一个月，可从事日常活动，适当锻炼，如瑜伽、散步等，防止肠粘连，预防并减轻腹胀。

妊娠高血压

妊娠高血压是妊娠期间特有的一种以高血压为主要症状的疾病。患有妊娠高血压的孕妇，一般在妊娠20周后出现血压升高、水肿、尿蛋白等症状，在分娩后症状随即消失。此病对母体和胎儿危害较大，必须引起重视。

类型	**轻度妊娠高血压** 即血压≥140/90mmHg，可伴有轻微蛋白尿和（或）水肿 **中度妊娠高血压** 即血压≥150/100mmHg，尿蛋白达"＋"和（或）水肿，无自觉症状或有轻微头晕等 **重度妊娠高血压（包括先兆子痫和子痫）** 即血压≥160/110mHg，尿蛋白达"＋＋"，伴水肿，可能发生抽搐和昏迷
症状	妊娠高血压患者除了有高血压、水肿、蛋白尿症状外，还伴有头痛、眼花、上腹部不适、胸闷等症状，严重者还会发生昏迷、抽搐
体征	血压升高、血小板减少
病因	1 精神因素，如妊娠期间精神过分紧张，或受到刺激，致使中枢神经系统功能紊乱而出现妊娠高血压 2 内分泌因素，由于子宫内膜分泌的前列腺素能使血管扩张，使血压维持在稳定水平。一旦前列腺素分泌减少，外周血管阻力增加，血压就会升高 3 子宫胎盘缺血，如孕妇子宫过度膨大、腹壁紧张、羊水过多等都会使子宫腔内压力增大，子宫胎盘血流量减少或减慢，引起缺血缺氧，血管痉挛而导致血压升高
治疗	1 一般治疗：轻度患者要增加产前检查的次数，密切观察病情变化，以防发展为重症；中度、重度患者要入院治疗 2 药物治疗：轻度患者必要时可口服少量镇静剂，如地西泮、苯巴比妥；血压过高的患者，可选择卡托普利、甲基多巴、硝苯地平等药物。患者必须严格按照医嘱选用药物
护理	1 患者的饮食以高蛋白、高维生素、高钙、高钾、低钠为原则，多摄入新鲜蔬菜、水果以及坚果 2 患者要保持心情舒畅、精神放松，以及保证睡眠时间和质量，让身体得到最大程度的放松和休息。休息时应采取左侧卧位，改善子宫胎盘的血液供给

♥ 孕妈妈每日摄盐量应少于5g

➡ 孕妈妈如果摄盐量过多，则容易导致水钠潴留，使得血压升高，因此，孕妈妈一定要控制食盐摄入量，每天的摄盐量应少于5g。如果习惯了较咸口味，可用钾盐代替钠盐。

妊娠高血压的危害

妊娠高血压是妊娠期妇女所特有而又常见的疾病，多数发生在怀孕20周后，孕妇出现血压升高、水肿、蛋白尿，严重时出现抽搐、昏迷、心肾功能衰竭，甚至死亡。妊娠高血压在分娩后随即消失。

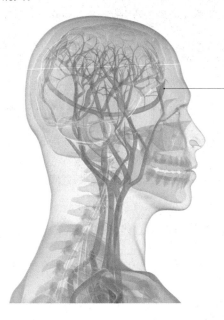

脑部动脉痉挛
引起脑组织缺血、水肿，出现头晕、头痛、恶心、呕吐和抽搐等症状，严重时脑部血管收缩伴有血管栓塞。

视网膜小动脉痉挛
引起视网膜缺血、高度水肿，出现眼花、视力模糊，严重时可引起暂时性失明。

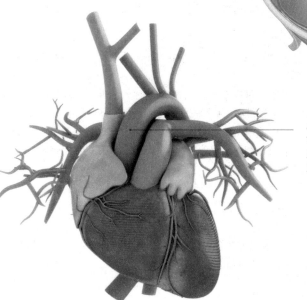

心脏冠状动脉供血不足
可使心肌出现暂时性缺血、水肿及点状出血与坏死。由于周围动脉痉挛，阻力增加，心脏负担加重，可出现左心衰竭。

产后感染

产后感染是由生产感染所致，主要是指分娩期和产褥期，致病菌侵入子宫内膜的创面，并扩散至生殖器及盆腔其他部位，引起局部或全身性的炎性变化。产后感染是一种常见的产褥期并发症。

症状	1 会阴、阴道及宫颈感染，出现伤口局部红肿、有肿块、伤口裂开、恶露流出且有异味等症状
	2 剖宫产后腹壁伤口感染，出现伤口疼痛、局部红肿、有肿块、伤口有渗出液或脓性分泌物等症
	3 子宫内膜感染，出现发热、下腹痛，子宫内膜局部充血水肿、恶露增多且有臭味等症状
体征	产妇面红、脉搏加快，白细胞计数升高，下腹部有压痛，甚至有腹肌紧张和反跳痛
病因	1 身体因素，如贫血、营养不良、糖尿病等导致机体免疫力下降，使得致病菌有机可乘
	2 分娩因素，如产科有的手术操作不当，宫腔填塞纱布、产道有异物、有胎盘残留，致使致病菌在体内繁殖、扩散而引发感染
	3 产褥期不良处理，如产后产妇卧具不洁，床单、被褥更换不及时，或用不干净的液体擦洗阴部、过早性交，致病菌直接入侵阴道而引发感染
治疗	1 一般治疗：患者应到医院清除子宫腔残留物，并进行脓肿切开引流
	2 药物治疗：病情较轻者可根据医嘱选用罗红霉素、头孢氨苄、甲硝唑等药物；病情较重须就医治疗
护理	1 患者要充分休息，休息时应采取半卧位，要抬高床头，以利于控制炎症和恶露引流，防止感染扩散
	2 患者需要补充营养，饮食以高热量、高蛋白、高维生素的半流质食物为主；同时要补充足够的水分，以维持水、电解质平衡
	3 护理人员要密切观察患者的体温、脉搏、血压等生命体征，每天测量4次；加强患者伤口护理，促进伤口愈合，保持患者会阴部清洁。因发热出汗的患者要及时更换衣服、床单

❤ 产妇阴部护理小妙方

● 产妇在产褥期要重视阴部护理，每天用1:5000高锰酸钾溶液冲洗会阴部两次，大小便后要用温开水冲洗外阴部，顺序是：先清洗会阴部，然后清洗肛门，要从前往后洗，以免将肛门的不洁之物带到会阴部而引起感染。

产后感染是产妇的大敌

　　最普遍的产后感染是子宫内膜炎，这种感染发生于子宫内侧，胎盘分离后，子宫内膜很容易受到链球菌、大肠杆菌、淋菌或葡萄球菌等细菌感染而引发炎症。分娩时间过长后的剖宫产和早期膜破裂都很容易导致子宫内膜炎。

◉ 诱发产后感染的常见因素

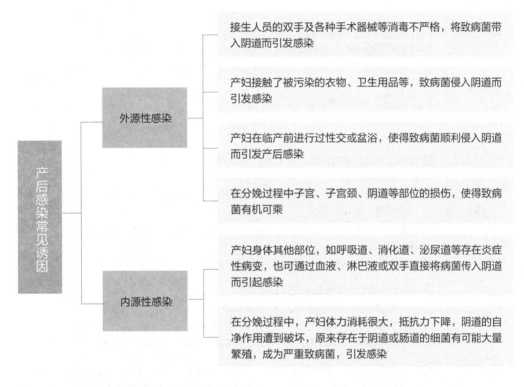

产后感染常见诱因

外源性感染
- 接生人员的双手及各种手术器械等消毒不严格，将致病菌带入阴道而引发感染
- 产妇接触了被污染的衣物、卫生用品等，致病菌侵入阴道而引发感染
- 产妇在临产前进行过性交或盆浴，使得致病菌顺利侵入阴道而引发产后感染
- 在分娩过程中子宫、子宫颈、阴道等部位的损伤，使得致病菌有机可乘

内源性感染
- 产妇身体其他部位，如呼吸道、消化道、泌尿道等存在炎症性病变，也可通过血液、淋巴液或双手直接将病菌传入阴道而引起感染
- 在分娩过程中，产妇体力消耗很大，抵抗力下降，阴道的自净作用遭到破坏，原来存在于阴道或肠道的细菌有可能大量繁殖，成为严重致病菌，引发感染

◉ 产后感染日常护理

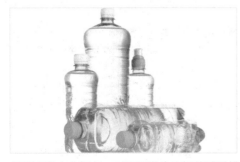

保证充足水分摄入：对于已发生产褥热或是排尿不畅的产妇，水分的补充是非常重要的，产妇最好每天补充2000ml左右的水。

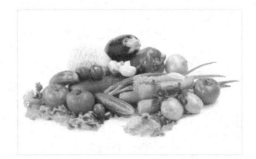

适度加强营养：产后营养很重要，产妇可适当摄取富含多种维生素的蔬菜和水果，这样才有助于体力恢复和抵抗力的增强。

阴道炎

阴道炎是由于阴道自然防御功能受到破坏，病原菌，如霉菌、念珠菌、滴虫、淋病双球菌等的入侵而引发的阴道炎症。阴道炎是最常见的女性生殖器官炎症，各个年龄段皆可发生。

类型	滴虫性阴道炎 是由阴道毛滴虫引起的炎症 念珠菌性阴道炎 又称真菌性阴道炎，是由念珠菌感染阴道而引发的炎症 细菌性阴道炎 是因加特纳菌、厌氧菌等增多，而乳酸杆菌减少，阴道内酸碱平衡失调而引起的炎症 老年性阴道炎 常见于绝经后的妇女，因卵巢功能衰退、雌激素水平降低、阴道壁萎缩、上皮细胞内糖原含量减少、阴道pH增高、局部抵抗力下降，使致病菌入侵引起的炎症
症状	1 滴虫性阴道炎有外阴瘙痒、灼热、性交痛，白带增多呈泡沫状、20%患者有尿频、尿痛等症状 2 念珠菌性阴道炎常在月经前发病，有外阴瘙痒、轻度灼痛，白带呈白色、稠厚的"豆腐渣"样等症状 3 细菌性阴道病有外阴轻度瘙痒、灼热，白带呈灰白色、稀薄状伴有腐臭或鱼腥味等症状 4 老年性阴道炎有外阴瘙痒、灼热，白带分泌增多且呈淡黄色、稀薄状等症状
体征	1 滴虫性阴道炎主要表现为阴道黏膜充血，后穹隆充满稀薄黄绿色且有泡沫的白带 2 念珠菌性阴道炎主要表现为阴道、阴唇黏膜充血、糜烂 3 细菌性阴道病主要表现为白带黏度较低，容易从阴道壁拭去，阴道黏膜无充血 4 老年性阴道炎主要表现为外阴部萎缩、皮肤皱襞消失、阴道黏膜水肿充血
病因	1 不注意个人卫生或卫生用品不干净，如不注意经期卫生、不勤换内裤，或使用了不干净的卫生纸、卫生护垫等均可使致病菌直接侵入阴道而引发阴道炎 2 频繁使用清洗液冲洗阴道，或滥用抗生素，抑制了体内益生菌的生长，使得有害菌有机可乘，从而引发阴道炎
治疗	1 滴虫性阴道炎患者可从阴道塞入甲硝唑阴道栓剂，或者口服甲硝唑 2 念珠菌性阴道炎患者可从阴道塞入制霉菌素栓剂、咪康唑栓剂或克霉唑，或者口服酮康唑、氟康唑等药物 3 细菌性阴道病患者可从阴道塞入甲硝唑阴道栓剂，或者口服甲硝唑、克林霉素等药物 4 老年性阴道炎患者可用0.1%～1%乳酸溶液冲洗阴道，或者从阴道塞入甲硝唑阴道栓剂，或者局部涂抹倍美力软膏
护理	1 患者饮食宜清淡，忌辛辣刺激性食物；要保持情绪稳定，加强锻炼，增强体质，以提高自身免疫力 2 患者要注意个人卫生，保持外阴清洁干燥，勤换勤洗内裤；治疗期间应禁止性生活，防止交叉感染

重视生活细节，防治阴道炎

女性的阴道中有一种乳酸杆菌，负责保持阴道的酸性，具有抑制外来细菌在阴道内增生的功能，这被称为阴道的自净作用。但如果阴道的自净作用减弱，使得外来细菌能够在阴道内增生，并导致阴道内的黏膜发炎，那么就罹患了阴道炎。

诱发阴道炎的常见因素

内裤、袜子一起洗：寄生在各个地方的细菌很容易交叉传染，如有脚气，又将内裤袜子一起洗，则会使内裤沾染细菌，这样就容易引发阴道炎

个人卫生：不勤换内裤，或不注意经期卫生，或使用不洁卫生用品等使细菌滋生并侵入阴道，引发疾病

过度清洁：很多女性频繁使用洗液清洗，打破了阴道内的酸碱平衡，使得阴道的自净作用减弱

阴道炎常见诱因

紧身化纤内裤：这种材质的内裤透气性差，能使阴道局部的温度和湿度增高，从而使得细菌大量繁殖

长期久坐：很多女性的工作是连续8小时都坐在电脑前，这样女性的阴部很容易滋生细菌，引发感染

洗衣机不消毒：每台洗衣机里都藏着大量的细菌，衣服上的大量细菌多数来自于洗衣机，并且洗的次数越多，沾染的细菌就越多

阴道炎饮食保健

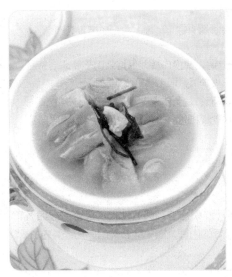

苦瓜败酱草瘦肉汤

材料：瘦肉400g，苦瓜200g，败酱草100g，盐、鸡精各5g。

做法：瘦肉洗净，切块，氽去血水；苦瓜洗净，去瓤，切片；败酱草洗净，切段。锅中注水，烧沸，放入瘦肉、苦瓜慢炖。1小时后放入败酱草再炖30分钟，加入盐和鸡精调味即可。

功效：本品清热解毒、燥湿止痒、止带，对阴道炎所致的外阴瘙痒，带下色黄、有异味等症有很好的食疗效果。

外阴炎

外阴炎指发生在外阴部的炎症，是因致病菌侵入外阴或外阴受到各种不良刺激而引起的炎症。外阴炎可独立存在，也可与阴道炎、泌尿系统疾病或肛门直肠疾病等疾病同时存在。

类型	**非特异性外阴炎** 因经血、尿液、粪便等刺激引起 **婴幼儿外阴炎** 因局部外伤、感染以及卫生习惯不良所致 **念珠菌外阴炎** 因白色念珠菌感染所致 **前庭大腺炎** 因链球菌、大肠杆菌、葡萄球菌等致病菌侵入所致
症状	外阴皮肤瘙痒、疼痛、有烧灼感，走路、劳动、骑车、排尿时加重
体征	外阴皮肤充血红肿，渗出液增多，有抓痕，有时形成溃疡，皮肤破溃或有成片水疱、丘疹、湿疹。长期患有外阴炎的患者，外阴皮肤增厚、粗糙、皲裂，甚至苔藓样变。也常有阴道分泌物增多，呈黄脓样
病因	1 外阴局部皮肤不洁，如外阴皮肤受经血、阴道分泌物，甚至尿液、粪便、汗液的浸渍而引发局部皮肤慢性炎症 2 细菌感染，如阴道内寄生的细菌失去控制，导致菌群失调而引发外阴炎；或是使用公共场所的毛巾、坐便器，使用不干净的卫生纸，使得细菌侵入而引发炎症
治疗	1 非特异性外阴炎患者，可用1:5000的高锰酸钾溶液坐浴，或在外阴部涂抹皮康霜、复方康纳乐霜等药物 2 婴幼儿患者可用1:5000的高锰酸钾溶液坐浴，或用金霉素软膏涂抹外阴 3 念珠菌外阴炎患者，可用2%～4%的碳酸氢钠液冲洗外阴，或在外阴涂抹达克宁霜 4 前庭大腺炎患者，可口服罗红霉素、克林霉素、甲硝唑、头孢氨苄等药物
护理	1 患者要注意个人卫生，每天都要清洗外阴，更换内裤，保持外阴干燥清洁，避免搔抓。毛巾和内裤清洗后要用开水消毒杀菌，取出暴晒，切忌阴干 2 患者避免食用辛辣刺激性食物，戒烟限酒；避免使用刺激性香皂、沐浴液清洗外阴。平时不用卫生护垫，以免增加对外阴部皮肤的摩擦和刺激，致使局部湿热积聚

女性应严格要求贴身衣物

由于女性最娇嫩的皮肤覆盖在外阴部分，那里布满了汗腺和褶皱，透气性差，最容易被细菌感染。因此，女性应选择棉质、天然桑蚕丝质等透气性较好的内裤，避免穿着腈纶、化纤类内衣。

保持外阴皮肤清洁，防止炎症侵袭

　　女性的外阴部非常容易受到损伤，如果穿着的内裤透气性较差，使得外阴部不透气，或者受到紧身牛仔裤及束裤的刺激等都可使细菌滋生，导致外阴皮肤瘙痒、疼痛、烧灼感，甚至肿胀、红疹、糜烂、溃疡。

🔍 外阴炎病理解析

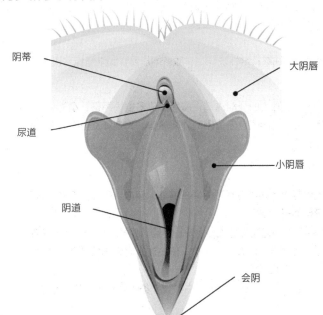

阴蒂

尿道

阴道

大阴唇

小阴唇

会阴

病理解析

　　外阴部长期处于闷热状态，各种因素对外阴部皮肤造成一定的损伤，都会导致病菌侵入而引发炎症。

🔍 外阴炎日常护理

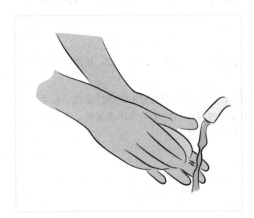

养成便前洗手的习惯：人的手上由于日常活动常常沾有大量的致病菌，这些细菌可以通过手侵入外阴而引起感染，因此便前洗手也很重要。

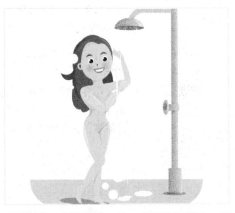

正确清洗：每天清洗一次，最好采用淋浴，用温水冲洗，如无淋浴可以用盆浴代替，但要专盆专用。

外阴瘙痒

外阴瘙痒是指女性外阴部的瘙痒而无明显的原发性损害，是因外阴部各种不同病变所引起的一种自觉症状，但也可发生于外阴完全正常者。当外阴瘙痒加重时，患者会坐卧不安，影响正常的生活和工作。此症多见于绝经前后的妇女。

症状	外阴瘙痒呈阵发性或持续性发作，一般夜间加剧。长期搔抓可引起抓痕、血痂
体征	由各种不同病变导致的外阴瘙痒，瘙痒部位多发于阴蒂、小阴唇，也可波及大阴唇、会阴以及肛门周围；无原因的外阴瘙痒，大多波及整个外阴，但局部皮肤和黏膜外观正常
病因	1 不良卫生习惯，如不注意外阴局部清洁，经血、尿液、汗液、粪便浸渍，长期刺激外阴而引起瘙痒 2 特殊感染，如阴道滴虫感染、念珠菌感染、阴虱、疥疮等引起瘙痒 3 药物过敏或化学品刺激，如肥皂、清洗液等可因直接刺激或过敏而引起接触性皮炎，从而引起瘙痒 4 全身性因素，如糖尿病、贫血、白血病、维生素缺乏症等，均可引起瘙痒
治疗	1 病因治疗：发生瘙痒时应及时查明瘙痒原因，并对症治疗，消除引起瘙痒的各种因素。对于顽固病例，必须请专业医生诊治，千万不可随意用药 2 药物治疗：患者可口服苯海拉明、甲硝唑等药物，或用1:5000的高锰酸钾溶液清洗外阴，以缓解瘙痒症状
护理	1 患者应保持外阴清洁、干燥，勤换勤洗内裤，内裤应选择宽松、质地柔软的棉制品 2 当瘙痒发生时，患者不可搔抓瘙痒处，以免表皮细胞发生增殖性变化，从而变得粗糙、肥厚，结果越抓越痒，形成恶性循环；也不可用热水烫洗，否则会将皮肤表面的皮脂洗掉，致使皮肤更为干燥而易瘙痒

♡ 女性要注意经期卫生，预防外阴瘙痒

◉ 女性在行经期间要勤换卫生用品。因为卫生用品底部都有一层塑料，透气性差，容易造成阴部潮湿、出汗，若长期不更换，则会使病原菌滋生，从而引发外阴瘙痒症、阴道炎。

无法忍受的私处瘙痒

外阴瘙痒是由多种原因引起的一种症状，绝经前后的妇女多发生外阴瘙痒，是因为体内雌激素水平下降，外阴表皮变薄，阴道上皮萎缩，阴道分泌物过少，外阴干涩或不洁，受机械性或碱性刺激后而引发外阴瘙痒。

🔍 潮湿闷热是外阴瘙痒的元凶

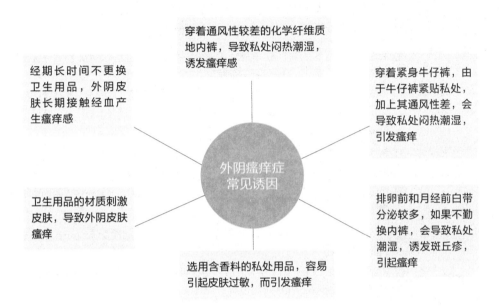

穿着通风性较差的化学纤维质地内裤，导致私处闷热潮湿，诱发瘙痒感

穿着紧身牛仔裤，由于牛仔裤紧贴私处，加上其通风性差，会导致私处闷热潮湿，引发瘙痒

经期长时间不更换卫生用品，外阴皮肤长期接触经血产生瘙痒感

外阴瘙痒症常见诱因

排卵前和月经前白带分泌较多，如果不勤换内裤，会导致私处潮湿，诱发斑丘疹，引起瘙痒

卫生用品的材质刺激皮肤，导致外阴皮肤瘙痒

选用含香料的私处用品，容易引起皮肤过敏，而引发瘙痒

🔍 外阴瘙痒饮食保健

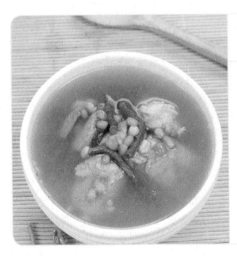

马齿苋瘦肉汤

材料：瘦肉200g，马齿苋100g，绿豆50g，盐、鸡精各3g。

做法：瘦肉洗净，切片，入沸水汆水；马齿苋洗净，切段；绿豆洗净，用水浸泡。将瘦肉、马齿苋、绿豆放入锅中，加入适量清水慢炖1小时。调入盐和鸡精即可。

功效：本品清热利湿、止痒止带，对阴道瘙痒、白带异味、尿急尿痛等阴道炎症的患者均有一定的食疗作用。

盆腔炎

盆腔炎是妇科常见疾病，是指子宫、输卵管、卵巢、盆腔腹膜以及盆腔结缔组织的炎性病变。盆腔炎可以在某一部位发生，也可在几个部位同时发生，临床上往往难以区分，因此统称为盆腔炎。

类型	**急性盆腔炎** 包括子宫内膜炎、输卵管炎、卵巢炎、盆腔腹膜炎等
	慢性盆腔炎 若急性盆腔炎未得到及时治疗，长时间拖延则会转为慢性盆腔炎
症状	1 急性盆腔炎有下腹部疼痛、坠胀、阴道分泌物增多等症状，病情严重者还会出现头痛、发热、寒战、食欲不振等症状
	2 慢性盆腔炎有下腹部胀痛、腰酸，以及阴道分泌物增多、月经不调等症状，常在劳累、性交、经期前后加剧。由于病程较长，有些患者还会出现失眠、精神不振等症状
体征	1 急性盆腔炎主要表现为下腹部有压痛、反跳痛，肠鸣音减弱或消失，子宫颈有触痛，子宫体增大有压痛，子宫一侧或双侧附件增厚，或有肿块
	2 慢性盆腔炎主要表现为子宫常后倾后屈，活动受限或固定，子宫一侧或两侧输卵管增厚，有的可触摸到肿块，伴有压痛
病因	1 经期卫生不良，如用不洁的卫生用品，经期盆浴、经期性交等均可使致病菌侵入而引起炎症
	2 邻近器官炎症感染，如阑尾炎、腹膜炎等可直接蔓延至盆腔。炎症也可以通过淋巴循环，引起盆腔结缔组织炎
	3 产后或流产后感染，如分娩造成产道损伤，或胎盘、胎膜残留等引发炎症；自然流产或人工流产，有组织物残留于宫腔内也可引发炎症
治疗	1 中药治疗：患者可口服活血化淤、清热解毒药，常用的有银翘解毒汤、安宫牛黄丸、紫雪丹等
	2 手术治疗：药物治疗无效，或有输卵管积脓、输卵管卵巢囊肿以及脓肿破裂者应到医院施行手术治疗
护理	1 盆腔炎患者要加强营养，多摄入高热量、高蛋白、高维生素食物；适当运动，增强体质和抗病能力
	2 盆腔炎患者要经常清洗阴部，勤换内裤，保持会阴部清洁
	3 盆腔炎患者要注意卧床休息，休息时采取半卧位，使脓液积聚在子宫凹陷处，以防扩散

♡ 警惕盆腔炎导致不孕

⊙ 盆腔炎的发病，通常是由一种以上致病菌所致的混合性感染。然而，生殖器官及周围组织的炎症并不是孤立存在的，可交叉感染引发炎症。患盆腔炎后，若炎症蔓延至输卵管，造成管腔粘连或阻塞，就容易引起不孕。

警惕细菌蔓延至盆腔内

　　女性内生殖器官及其周围的结缔组织、盆腔腹膜发生炎症时，称为盆腔炎。炎症可局限在一个部位，也可同时累及几个部位，最常见的是输卵管炎。盆腔炎多发生在性活跃期或有月经的妇女，初潮前、绝经后或未婚者很少发生盆腔炎。

🔍 盆腔炎感染路径

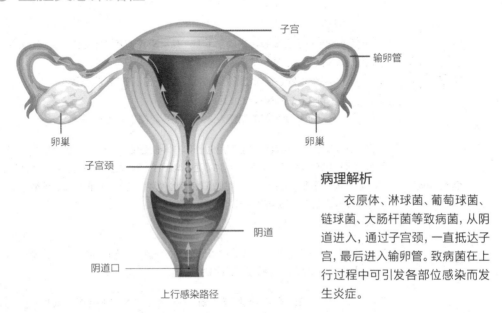

子宫

输卵管

卵巢

卵巢

子宫颈

阴道

阴道口

上行感染路径

病理解析

　　衣原体、淋球菌、葡萄球菌、链球菌、大肠杆菌等致病菌，从阴道进入，通过子宫颈，一直抵达子宫，最后进入输卵管。致病菌在上行过程中可引发各部位感染而发生炎症。

🔍 盆腔炎饮食保健

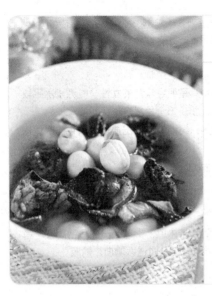

莲子茅根炖乌鸡

材料：萹蓄、土茯苓、茅根各15g，红花8g，莲子50g，乌鸡200g，盐适量。

做法：将莲子、萹蓄、土茯苓、茅根、红花洗净备用。乌鸡洗净，切小块，入沸水中汆烫，去血沫。把全部用料一起放入炖盅内，加适量开水，炖盅加盖，文火隔水炖3小时，加盐调味即可。

功效：萹蓄、土茯苓、茅根均可清热利湿、消炎杀菌；莲子可健脾补肾、固涩止带，可辅助治疗湿热型盆腔炎，能有效改善带下异常、小腹隐隐作痛等症状；乌鸡可益气养血、滋补肝肾，是常用于妇科疾病的食疗佳品。

子宫肌瘤

　　子宫肌瘤是女性生殖器官中最常见的良性肿瘤，由子宫平滑肌细胞增生而成，其中有少量纤维结缔组织。子宫肌瘤多发于30~50岁妇女，40~50岁为高发期。虽然子宫肌瘤的恶变率很低，但仍需警惕。

类型	黏膜下肌瘤 肌瘤长在子宫黏膜（内膜）下面，并且朝着子宫内部生长
	浆膜下肌瘤 肌瘤长在包裹子宫外侧的浆膜下面
	有茎黏膜下肌瘤 黏膜下的肌瘤长出肌茎，并且朝着子宫口的方向下垂脱
	有茎浆膜下肌瘤 浆膜下的肌瘤长出肌茎
	肌壁间肌瘤 生长在子宫肌层内的肌瘤，大约占子宫肌瘤总数的70%

症状

1 子宫肌瘤初期大多无症状，但症状的出现与肌瘤生长的部位、生长速度关系密切。较大的肌壁间肌瘤，因宫腔及内膜面积增大、子宫内膜增生等，可使月经周期缩短、经量增多、经期延长；黏膜下肌瘤常有月经过多、经期延长；浆膜下肌瘤与肌壁间小肌瘤，月经改变不明显

2 肌瘤增大，可压迫直肠，导致排便困难

体征

1 随着肌瘤增大，腹部胀大，下腹正中可扪及质地较硬的不规则肿物，质地坚硬

2 长期月经过多导致失血过多而继发慢性贫血

病因

1 不良饮食方式，如长期摄入高脂肪食物，由于高脂肪食物中含有较多激素，一旦摄入过多，则会导致体内激素水平过高，从而引发子宫肌瘤

2 女性过早生育、过晚生育、多次生育或不育也会引发子宫肌瘤。此外，妊娠时雌性激素水平增高，肌瘤会快速变大

3 服用激素类药物、补品，会提高女性体内雌激素水平，最终导致子宫肌瘤的发生

4 不合理的性生活，引起女性体内雌激素分泌紊乱，从而导致盆腔慢性充血而诱发子宫肌瘤

治疗

1 一般治疗：子宫肌瘤较小、无症状者，尤其是绝经年龄的女性，雌激素水平较低，子宫肌瘤可自然萎缩或消失，因此，每3~6个月复查一次即可

2 药物治疗：子宫肌瘤患者可口服米非司酮；经期为减少出血还可由专业医生通过肌内注射丙酸睾酮等药物

3 手术治疗：若子宫肌瘤大于5厘米，或症状明显而发生继发性贫血者应到医院施行手术治疗

护理

1 患者要加强营养，多摄入高热量、高蛋白、高维生素且含铁丰富的食物

2 患者在行经期间，若经血量过多，则需要卧床休息，护理人员要严密观察患者出血情况，并正确估计出血量，对贫血严重者应及时送医输血、输液

3 患者应保持外阴清洁，预防继发感染

子宫肌瘤常见类型及饮食保健

　　如果子宫壁中的部分肌肉发生变化，形成一种如肿瘤的东西，就称为子宫肌瘤。子宫肌瘤是良性的，与子宫癌不一样，不会发生生命危险，一般也不会恶化为癌症。但子宫肌瘤会随着雌激素的旺盛分泌而逐渐变大。

🔍 子宫肌瘤类型及各自症状

有茎黏膜下肌瘤
黏膜下的肌瘤长出肌茎，并且朝着子宫口的方向向下垂脱，容易导致出血过多，并引起贫血，尤其当肌瘤脱出到阴道内时，很可能会使患者下腹部剧烈疼痛。

黏膜下肌瘤
肌瘤长在子宫黏膜（内膜）下面，并且朝着子宫内部生长。在这种情况下，就算肌瘤比较小，患者仍然容易在月经期间大量出血，甚至导致不孕。

浆膜下肌瘤
肌瘤长在包裹子宫外侧的浆膜下面，虽然是朝外侧生长的，但是除非长到一定程度，否则一般不会出现症状，这种肌瘤不容易被察觉。

有茎浆膜下肌瘤
浆膜下的肌瘤长出肌茎，当肌茎发生扭转时，就会令人呕吐，或者下腹会剧烈疼痛。

肌壁间肌瘤
生长在子宫肌层内的肌瘤，大约占子宫肌瘤总数的70%。如果肌瘤较小，一般没什么症状。但是如果肌瘤长到一定程度，就可能出现与子宫黏膜下肌瘤同样的症状。

🔍 子宫肌瘤饮食保健

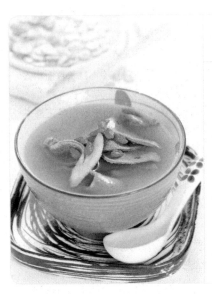

黄芪猪肝汤

材料：猪肝300g，党参10g，黄芪15g，枸杞10g，盐5g。

做法：猪肝洗净，切片。党参、黄芪洗净，放入煮锅，加适量水以武火煮开，转文火熬高汤。熬约20分钟，转中火，放入枸杞煮约3分钟，放入猪肝片，待水沸腾，加盐调味即可。

功效：党参、黄芪可补气健脾、升阳举陷，猪肝补血养肝。以上几味同用，对气血亏虚引起的子宫肌瘤有较好的食疗作用。

闭经

闭经是妇科疾病常见症状，可由各种原因引起。正常月经周期的建立有赖于下丘脑—垂体—卵巢轴之间的神经内分泌调节，以及子宫内膜对性腺激素变化引起的反应，无论下丘脑、垂体、卵巢中哪一个环节发生变化都可导致闭经。

类型	原发性闭经 指年龄超过16岁，第二性征已发育，或年龄超过14岁、第二性征未发育、月经未来潮者 继发性闭经 是指之前月经周期规律，但因某种原因而停止行经6个月以上者
症状	性欲降低、皮肤发黄无光泽、乳房溢液、阴道干涩、身体发胖、阴毛及腋毛脱落
体征	身体发育情况不良、畸形；或内、外生殖器官的发育有先天性缺陷、畸形；或第二性征发育不正常
病因	1 先天性疾病，如先天发育畸形、无阴道、无子宫或子宫发育不良 2 子宫内膜受损，如自然流产或人工流产后，因刮宫过度而引起子宫内膜受损，或感染造成子宫腔粘连、子宫内膜结核等 3 精神因素，如长期精神过度紧张、恐惧、忧虑、抑郁等，可引起中枢神经系统和下丘脑的功能失调，从而诱发闭经
治疗	药物治疗：因月经调节机制障碍而引起的闭经，可口服补佳乐或安宫黄体酮；因体内泌乳素过高而引起的闭经，可口服溴隐亭
护理	1 患者要做到不挑食、不偏食，多摄入营养丰富且具有益肾补脾、补气养血功效的食物，不可食用生冷、油腻食物，以免损伤脾胃 2 患者要保持心情愉快舒畅，减少精神刺激，以免气血逆乱而影响月经正常来潮；劳逸结合，适当加强体育锻炼，增强体质，保证气血正常运行 3 患者要注意保暖，避免淋雨、涉水等寒冷刺激

♥ 吃点桃子可辅助治疗继发性闭经

⊙ 桃子的果肉中富含蛋白质、脂肪、碳水化合物、B族维生素、维生素C以及钙、磷、铁、钾等矿物质，且具有活血化瘀、润肠通便的功效，可辅助治疗继发性闭经。

月经怎么还不来

　　若女性因某种生理原因而出现一定时期的月经不来潮，如初潮前、妊娠期、产后哺乳期、绝经后无月经等，这属于正常现象。若女性因某些病理性原因而出现月经不来潮现象，则应及时就医诊治。

🔍 闭经常见类型和病理解析

常见类型	具体病因	病理解析
下丘脑性闭经	紧张应激	精神创伤、环境变化等因素，扰乱中枢神经与下丘脑之间的联系，从而影响下丘脑——垂体——卵巢轴而闭经
	剧烈运动或节食	由于初潮和月经的维持有赖于一定比例的机体脂肪，肌肉/脂肪比率增加或总体脂肪减少可导致闭经
垂体性闭经	垂体梗死	垂体损伤、出血、炎症，或放射、手术等破坏了垂体前叶功能，造成促性腺激素及垂体前叶其他激素缺乏
	垂体肿瘤	垂体肿瘤压迫分泌细胞，促使性腺激素分泌减少
卵巢性闭经	卵巢早衰	发生在40岁以前。因卵巢萎缩，雌激素水平下降所致
	卵巢切除或组织破坏	双侧卵巢已手术切除或经放疗破坏了卵巢组织所致
子宫性闭经	子宫内膜损伤或粘连	因人工流产刮宫过度，或产后出血刮宫损伤引起，尤其当伴有子宫内膜炎时，容易导致宫腔粘连或闭锁
	子宫切除或组织破坏	手术切除子宫，或经放疗破坏了子宫组织所致

🔍 闭经饮食保健

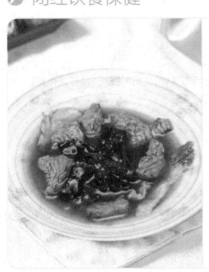

当归熟地烧羊肉

材料：当归、熟地各20g，肥羊肉500g，干姜10g，盐、料酒、酱油各适量。

做法：将羊肉用清水冲洗，洗去血沫，切成块状。将所有材料放入砂锅中，加入适量清水，用武火煮沸，再改用文火煮至熟烂即可。

功效：当归既补血又活血，对血淤或血虚引起的闭经均有疗效；熟地补血、养肝、补肾；羊肉温经祛寒，可改善寒凝血淤引起的闭经。三者搭配，能活血化淤、散寒止痛，改善月经不调、贫血、腹部冷痛、四肢冰凉、腰膝酸软等症状。

更年期综合征

更年期是妇女卵巢功能逐渐消退至完全消失的一个过渡期，又称绝经期，一般发生在45~55岁。随着更年期的到来，女性体内的雌激素分泌减少到逐渐停止，全身各系统的功能也逐渐衰退。

症状	多数患者出现月经紊乱、月经周期不规则，持续时间月经量多少不一，以及出现潮热、出汗、头痛、头晕、心悸、胸闷、思想不集中、烦躁、焦虑、多疑、失眠等自主神经系统紊乱等症状，同时可伴随尿频、尿急、尿失禁等泌尿系统疾病症状
体征	阴道及皮肤干燥，阴道皱襞扁平、弹性差，阴道分泌物减少，子宫缩小，尿道缩短，括约肌松弛，常出现尿失禁及反复发作的膀胱炎
病因	生理上的变化，如卵巢衰退，致使雌激素分泌减少、月经失调，以及雌激素的靶器官，如阴道、子宫、乳房、尿道等结构和功能改变，使得女性在生理上和心理上出现一些不适反应
治疗	1 药物治疗：针对失眠症状或情绪不稳定者，可适当应用镇静药物或抗焦虑药物，也可适当补充钙剂。患者还可酌情应用雌激素治疗，如口服尼尔雌醇、安宫黄体酮 2 心理治疗：患者要充分了解更年期各种生理变化和生理症状，让自己接受这个过程，并在思想上解除顾虑和恐惧，保持乐观情绪
护理	1 患者应加强营养，合理安排膳食，多摄入含钙、含铁食物，限制高脂肪、高胆固醇、高盐食物的摄入量 2 患者应合理安排日常生活和工作，做到生活有规律，劳逸适度，多参加体育锻炼，增强体质。同时要保持心理平衡和乐观情绪

♥ 女性进入更年期后要补铁

⇨ 在日常生活中，人体补充适量的铁，可以提高大脑注意力，并且还有助于保持精力充沛。因此，女性在进入更年期后可适量食用富含铁的食物，如鱼、海鲜、瘦牛肉、猪瘦肉、鸡肉、鸭肉等，以预防更年期综合征。

更年期综合征自检

更年期就是指妇女绝经前后出现性激素波动及减少所导致的以自主神经系统功能为主，伴有心理、生理变化的一系列症状。女性如何判断自己是否进入更年期了呢？一般来说，最先提醒的便是月经的变化，此外，身体上和精神上都会出现一些明显变化的信号。

症状	症状程度				得分
	强	中	弱	无	
潮热、脸颊发烫	12	9	5	0	
无端发怒、烦躁	14	9	5	0	
感觉胸闷、呼吸困难	10	8	5	0	
常常感到紧张不安	7	5	3	0	
手或脚冰凉、麻木	10	6	4	0	
肌肉或关节疼痛	6	4	2	0	
抑郁、莫名其妙的哭泣	8	6	4	0	
感到疲乏或精力不济	12	9	3	0	
入睡困难	7	5	4	0	
对许多事情不感兴趣	6	4	3	0	
头晕目眩、注意力难以集中	8	6	4	0	
将所有分数加起来，你的最后得分是					

0~30分 → 通过合理的饮食和适量的运动进行调理即可，同时要保持好心情。

31~60分 → 需要到医院接受妇科检查，严格按照医嘱进行药物治疗。

61~80分 → 需由专业医生提供长期有计划的治疗方案。

81~100分 → 需要到医院接受各科的全面检查。若只是更年期综合征，建议到妇科接受检查，如体重、腰围、臀围、血压、心电图、血常规、生化、性激素、甲状腺功能、颈动脉、超声波等，并听从医生的指导，严格按照医嘱进行药物治疗。

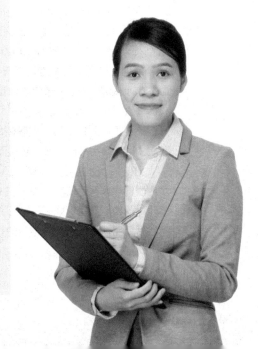

女性生理

女性生殖系统是女性机体中一个重要的组成部分，女性出生后，生殖器官经过十几年的发育才成熟，有三十多年的生理旺盛时期，以后它的功能就逐渐衰退。

卵巢生理

卵巢是女性的性腺器官，主要功能是产生卵细胞和分泌性激素。性激素包括雌激素和孕激素。

雌激素由成熟卵泡及黄体分泌，其主要作用是促使女性生殖器官发育成熟和乳腺生长。孕激素由黄体分泌，其作用是在雌激素的基础上进一步促进子宫内膜及腺体增生、帮助卵子受精、刺激乳腺细胞生长。

卵巢内含有许多大小不等的卵泡，卵泡发育成熟后，其中的卵子从卵巢排出，进入输卵管，称为排卵。当卵子受精，则黄体继续发育长大；若未受精，黄体在10天后就萎缩，再过4～5天月经来潮。以上过程称为一个性周期，新的卵泡成熟再开始下一个周期。

月经生理

女性生殖器官成熟以后，因雌激素的刺激，子宫内膜会发生周期性变化，由子宫内膜增生、分泌至脱落而出血，即月经。一般月经周期为28天，按照子宫内膜的变化可分为三个时期：

经期：是月经周期的1～5天。表现为子宫内膜脱落及血管破裂出血，血液从阴道流出。每次出血量约100ml左右。

增生期：是月经周期的6～14天。因雌激素的影响，卵泡逐步发育，使子宫内膜的上皮组织逐渐增生变厚，其中的腺体也逐渐增长。在增生期的最后阶段，卵泡破裂而排卵，形成黄体。

分泌期：是月经周期的14～28天。由黄体分泌的孕激素，使子宫内膜的腺体呈分泌状态，组织充血与水肿。此期的子宫内膜已为受精卵种植做好准备。如卵子未受精，黄体就开始萎缩，子宫内膜组织缺血后坏死。4～5天后开始新的月经周期。

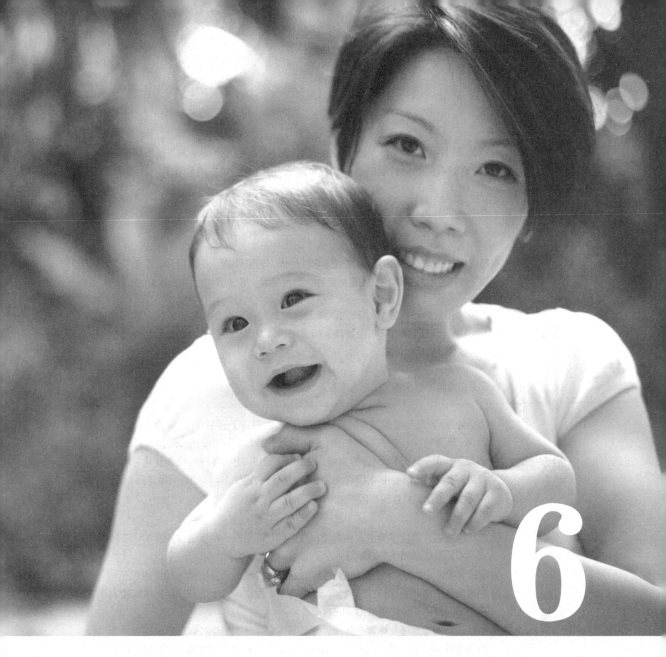

常见儿科疾病的家庭疗法

孩子生病是让家长最着急的事情，有时甚至会急得手足无措。为了保证孩子的健康成长和发育，对于孩子生病，家长应做到及早发现、合理用药、正确护理。本章详细介绍了儿科常见疾病的症状、体征、病因、治疗和护理方法，希望能帮助父母进行正确诊断和处理，让孩子尽早摆脱疾病的困扰。

热性惊厥

高热惊厥是小儿常见的惊厥性疾患，是由多种疾病引起的体温骤然升高，大多在39℃以上，以及中枢神经系统功能暂时紊乱的一种疾病。高热惊厥多发于6个月至4岁的婴幼儿，大多数5岁以后不再发作。

症状	突然发生全身或局部肌肉强直性或阵挛性抽搐，四肢僵硬，头向后仰，眼睑反复抽动、双眼球凝视、斜视、发直或上翻，脸色发紫、牙关紧闭，口吐白沫
体征	多数婴幼儿发热开始后12小时内，体温骤然上升，突然发生高热惊厥，意识丧失，面肌、四肢肌强直，呼吸暂停，面部和口唇发绀；高热惊厥发作呈全身性，发作次数少、持续时间短
病因	呼吸道和胃肠道感染，部分患儿有家族病史
治疗	1 紧急处理：当高热惊厥发生时应松解患儿衣领，并置于通风处，但应避免直吹对流风，迅速将患儿的头偏向一侧，及时清理口腔和鼻子中的分泌物，保持呼吸道畅通；可压迫人中、合谷等穴位；抽搐发作时，可用清洁纱布包裹婴儿勺的勺棒端，放入患儿口腔中，以防舌咬伤。同时进行物理降温，持续或间歇正压给氧 2 立即送医治疗，并查明原因
护理	1 患儿清醒后，要给予清淡、易消化、高热量、高蛋白、高维生素的食物；不能进食者应到医院给予静脉输液 2 家长要帮患儿做好口腔、皮肤的清洁和护理，大小便后应及时清洗和更换尿布 3 患儿所处的房间要保持空气清新，环境整洁，温度、湿度适宜；保持床铺和衣被干净、整洁，及时更换污染的衣被 4 家长要严密观察患儿体温、脉搏、呼吸等生命体征的变化，详细记录抽搐持续时间或间隔时间、发作程度、伴随症状以及停止后的精神状况。若有异常或频繁发生高热惊厥，则应及时送医院治疗 5 首次发作后30%～40%的患儿可再次发作，家长要做好思想准备，并备好一切必要的急救物品和药品，如体温计、压舌板、退热药等

♥ 警惕婴幼儿高热惊厥损伤大脑

⊙ 婴幼儿高热惊厥持续30分钟以上，就会造成神经元缺血性改变，这主要是因为婴幼儿时期脑组织代谢活跃，神经细胞处于生长、分化旺盛时期，正在发育的脑组织最容易受到伤害。因此，高热惊厥发病年龄越早，损伤大脑的概率就越高。

当心小儿惊厥

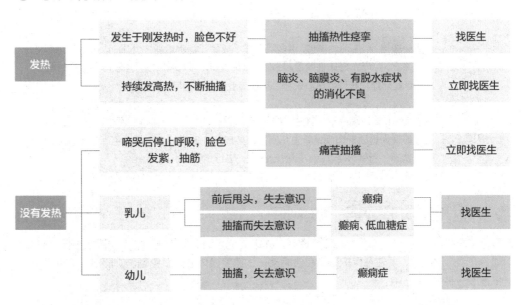

惊厥是大脑皮层机能的暂时性紊乱，是小儿时期常见的急症。由于小儿大脑的发育尚未完善，兴奋易于扩散，所以小儿常常发生阵挛性抽搐等惊厥现象。其发病率是成人的10倍，尤其以婴幼儿多见。

🔍 诱发小儿惊厥的常见原因

是否发热	颅内疾病		颅外疾病
发热惊厥	急性	1 各种化脓性脑膜炎 2 脑炎、脑型小儿麻痹症 3 继发于各种传染病后的脑炎（如水痘、腮腺炎、麻疹等）	1 呼吸道：如上呼吸道感染、扁桃体炎、肺炎 2 消化道：如细菌性痢疾、中毒性消化不良 3 泌尿道感染 4 特种传染病，如败血症、疟疾、猩红热、麻疹等 5 创伤感染，如破伤风
	慢性	1 结核性脑膜炎 2 脑脓肿	
无热惊厥		1 颅内出血，如新生儿颅内出血、脑震荡 2 大脑发育不全，如脑积水、小脑畸形 3 肿瘤，如脑瘤 4 脑水肿，如高血压脑病 5 癫痫	1 代谢性疾病，如婴儿手足搐搦症、血糖过低、尿毒症 2 中毒，食物如白果、杏仁等，药物如酒精、阿托品、奎宁等 3 精神因素，如癔症

🔍 小儿惊厥鉴别诊断

发热
- 发生于刚发热时，脸色不好 — 抽搐热性痉挛 — 找医生
- 持续发高热，不断抽搐 — 脑炎、脑膜炎、有脱水症状的消化不良 — 立即找医生

没有发热
- 啼哭后停止呼吸，脸色发紫，抽筋 — 痛苦抽搐 — 立即找医生
- 乳儿
  - 前后甩头，失去意识 — 癫痫 — 找医生
  - 抽搐而失去意识 — 癫痫、低血糖症 — 找医生
- 幼儿 — 抽搐，失去意识 — 癫痫症 — 找医生

新生儿黄疸

新生儿黄疸是新生儿最常见症状，尤其是一周内的新生儿，因胆红素在体内积聚，导致血液中胆红素水平升高而出现皮肤、黏膜及巩膜黄染。约85%的新生儿在出生后3~5天内会出现皮肤发黄的现象。

类型	新生儿黄疸可分为两种，一种是生理性黄疸，另一种是病理性黄疸
症状	1 生理性黄疸，在新生儿出生后3~4天出现并逐渐加深，第5~6天为高峰，第2周症状减轻 2 病理性黄疸，足月儿在出生后24小时内出现，早产儿在出生后48小时内出现。黄疸在一天内即可加深，持续时间长，黄疸消退后可再次出现。同时还伴随嗜睡、吸奶无力、呻吟、尖声哭叫等症状
体征	1 生理性黄疸，主要分布在面部、躯干部，足月儿的血清胆红素不超过13mg/dl，早产儿不超过15mg/dl 2 病理性黄疸，足月儿的血清胆红素超过13mg/dl，早产儿超过15mg/dl，或每天血清胆红素上升超过5mg/dl
病因	1 红细胞破坏太多太快，造成胆红素生成过多，而新生儿肝脏功能不完全，使胆红素代谢受限所致 2 母乳中含有一种孕酮物质，具有脂肪成分，可被脂肪酶快速分解，释放出游离脂肪酸，促使小肠吸收胆红素而导致黄疸 3 先天性胆道闭锁，胆红素不能排泄到小肠，使胆汁淤积在肝细胞或胆道内所致
治疗	1 一般治疗：生理性黄疸，可多喂白开水或葡萄糖水给新生儿喝，以降低体内胆红素水平。母乳相关性黄疸，目前主张少量多次喂母乳。也可停喂母乳一段时间 2 专业治疗：病理性黄疸患者，可在专业医生的指导下住院治疗
护理	1 新生儿要注意保暖，其处所的居室要保持安静、空气新鲜、温度适宜 2 护理人员要密切观察新生儿病情，如皮肤、巩膜、大小便的色泽变化以及精神状态，若有异常，应立即报告医生，进行抢救

♡ 新生儿退黄疸妙招：晒太阳

● 黄疸不严重的新生儿，多晒太阳可退黄疸。在阳光充足时，隔着玻璃窗让新生儿接受阳光照射。在照射过程中，要注意保护眼睛和会阴部，注意变换体位，以免晒伤。照射时间以上、下午各30分钟为宜。

认清新生儿黄疸真面目

新生儿由于肝脏功能发育不完全，胆红素代谢缓慢，所以一般在出生3～5天会出现黄疸。若新生儿出生后24小时即出现黄疸，2～3周仍不退，甚至继续加重或消退后重复出现，则需要立即就医诊治。

🔍 新生儿黄疸发生过程

| 衰老红细胞被脾脏、骨髓、肝脏吞噬、破坏、分解，释放出血红蛋白 | → | 血红蛋白在血红素加氧酶的作用下生成胆绿素 | → | 胆绿素再经胆绿素还原酶的作用催化成非结合胆红素 |

非结合胆红素进入肝细胞内质网，经醛糖酸转化酶的作用，与醛糖酸合成结合胆红素

| 结合胆红素连同胆汁的其他成分经胆汁分泌器官排入毛细胆管，再经胆系由肝内排出肝外，再进入肠道 | → | 由于结合胆红素不能透过肠黏膜细胞，因此会在回肠末端和结肠内经细菌作用而被还原成尿胆原 | → | 大部分尿胆原经粪便排出体外 |
| | | | → | 小部分尿胆原被肠黏膜重新吸收，经门静脉达到肝脏，以原形或转变为胆红素再次进行代谢，即胆红素的肠肝循环 |

因为新生儿肝脏发育不完全，胆红素代谢缓慢，大量胆红素在体内积聚，导致血液中胆红素水平升高，则容易发生黄疸，出现皮肤、黏膜及巩膜黄染。

🔍 新生儿黄疸日常护理

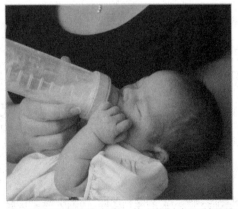

给予新生儿充足的水分，若小便过少不利于胆红素的排泄。

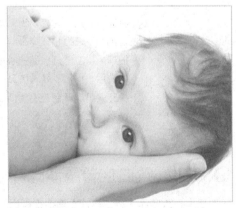

若新生儿因喂食不足而产生黄疸的，妈妈必须勤喂母乳。

新生儿败血症

新生儿败血症是由于新生儿时期致病菌侵入血液循环，并在血液中生长、繁殖、产生毒素而造成的一种全身性感染。其主要传播途径是脐带、口腔、皮肤、呼吸道等，常见于体质比较弱的早产儿和分娩损伤的婴儿。

症状	患有败血症的新生儿，主要有发热或体温不升高，少吃、少哭、少动，可伴有呕吐、腹泻、脱水等症状，严重者会出现休克或昏迷不醒
体征	体温不升、面色灰白、肝脾肿大，血培养细菌呈阳性，白细胞计数增高，严重者伴随有黄疸、皮肤黏膜出血
病因	1 子宫内感染，因妈妈在孕期感染细菌，如金黄色葡萄球菌、革兰氏阳性球菌、革兰氏阴性球菌、绿脓杆菌等，这些细菌经过胎盘血行感染胎儿 2 产时感染，如产程延长、难产、胎膜早破，细菌可由产道上行进入羊膜腔，胎儿因吸入污染的羊水所致；或是因消毒不严、助产不当、复苏损伤等，使细菌直接从皮肤、黏膜破损处进入血液循环 3 产后感染，即细菌通过脐带、口腔、皮肤、呼吸道、泌尿道等途径侵入血液循环所致
治疗	1 支持疗法：保持母乳喂养，少量多次喂奶，吸吮有困难者，可采用鼻饲喂养；高热患者要给予物理降温 2 立即送医治疗，静点敏感抗生素，足量足疗程，并要输入足量的液体，维持水、电解质及酸碱平衡
护理	1 保证新生儿的营养供给，维持患者体温恒定，当体温过低时要注意保暖，体温过高时应进行物理降温 2 护理人员应做好家属的心理护理，讲解与败血症有关的护理知识，如接触患儿前洗手，保持皮肤清洁卫生及脐部护理等 3 护理人员应严密观察病情变化，严重者需专人护理，发现异常及时与医生取得联系，给予对症护理

♥ 新生儿败血症着重消除局部感染灶

➥ 对于患有败血症的新生儿，尤其要重视口腔、皮肤黏膜、脐带的清洁和护理，及时消除局部感染灶。一旦出现皮肤破损、鹅口疮、脐炎、脓疱疮等感染灶，极易蔓延扩散，加重病情。因此，及时消除局部感染灶非常必要。

新生儿细菌感染警惕患败血症

新生儿败血症是指细菌入侵了新生儿的血液循环系统，并在里面产生毒素，造成新生儿全身炎症反应，有时还在体内产生迁移病灶。感染了败血症的新生儿一般会出现吃奶减少、手脚冰冷、黄疸不消退、反应能力低下等症状。

🔍 新生儿败血症感染途径

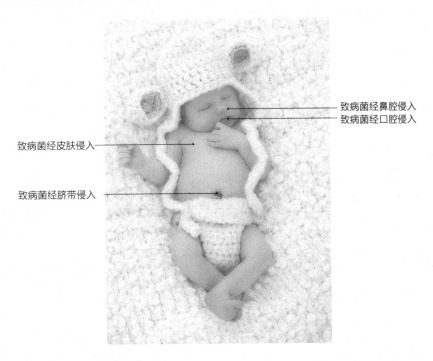

致病菌经鼻腔侵入
致病菌经口腔侵入
致病菌经皮肤侵入
致病菌经脐带侵入

🔍 新生儿败血症日常护理

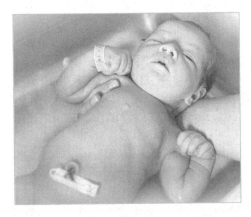

体温过高者，可以解开包被，给予足够的水分或温水浴。新生儿不宜用刺激性强的降温措施，如酒精擦浴等。

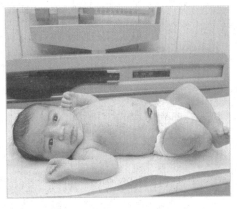

脐带未脱落以前，要保持局部清洁干燥，尤其是尿布不要盖到脐部，以免排尿后弄湿脐部创面。

小儿腹泻

小儿腹泻是指在未明确病因前，大便性状改变、大便次数比平时增加的一种综合征，又称腹泻病。小儿腹泻由多种病原体、多种因素引起，是儿科常见病、多发病，尤其以2岁以下婴幼儿多见。

症状	大便次数增多，量增加，性质改变，可呈稀便、糊状便、水样便或黏液脓血便，可伴有发热、腹痛、腹胀、呕吐、食欲不振、烦躁不安、脱水等症状
体征	1 轻型表现：食欲不振，偶有溢乳或呕吐 2 重症表现：精神萎靡、皮肤干燥、弹性差、眼窝及前囟明显凹陷、口腔黏膜干燥、四肢较凉等脱水严重症状；严重者还伴有重度的水、电解质及酸碱平衡紊乱、明显的全身中毒症状
病因	1 体质因素，如婴幼儿胃肠道发育不成熟，胃酸和消化酶分泌少，酶的活性较低，不能适应食物的较大变化；婴幼儿生长发育快，所需营养物质相对较多，胃肠道负担较重，而人体各系统及肝、肾功能发育均未成熟，调节机能较差 2 喂养不当，如母乳不足或人工喂养儿，过早过多地以粥类或米糊喂养，致使体内碳水化合物过多而引起发酵，出现消化系统紊乱；或因不定时喂养、食量过多过冷、食物突然改变而影响胃肠道消化功能 3 感染因素，如病毒、细菌、真菌、寄生虫感染肠道所致
治疗	1 一般治疗：母乳喂养的婴儿需继续哺乳，暂停辅食；人工喂养的婴儿，应以米汤等喂养。病情严重者，应禁食4~6小时，并送医治疗 2 药物治疗：腹泻婴儿可口服双歧三联活菌制剂或蒙脱石粉，以调节肠道环境，保护肠黏膜；医生开具针对病因的药物
护理	1 父母护理孩子前后要认真洗手，以免交叉感染；孩子的用具、玩具、餐具应清洗消毒，特别是奶瓶，每次使用完要及时清洗，最好高温消毒20分钟 2 腹泻儿每次大便后应及时更换尿布，并用温开水冲洗肛门及周围，预防发生臀红及泌尿系统感染，用过的便器要彻底消毒 3 家长要注意观察孩子的精神状态、面色、体温、排便次数和排便量等变化，注意脱水症状是否改善

♥ 按摩患儿腹部，可缓解腹泻

● 家长用一只手掌按摩患儿腹部，以肚脐为中心轻柔地画圈，由小到大，至整个腹部。先逆时针摩两分钟，再顺时针摩一分钟即可。按摩时动作要沉稳缓慢，约两秒钟一圈，速度均匀，不要时快时慢。

小儿腹泻饮食调理

　　小儿腹泻是婴幼儿常见的疾病，对健康影响很大。当宝宝发生腹泻时，家长们除了配合医生做好治疗工作外，尤其要注意宝宝的饮食调理。对于食欲较差的宝宝，尽量鼓励进食，以补充身体所需能量。还需要针对病因，采取相应的饮食调理，如对于双糖不耐受患儿应注意减少饮食中的双糖负荷，如采用不含乳糖代乳品或去乳糖配方奶粉。

🔍 小儿腹泻饮食调理原则

增加流质食物的摄入	由于机体在腹泻时会流失大量的水分，因此需增加流质饮食摄入，如牛奶、果汁、藕粉等，这些食物含有大量电解质，并易于吸收	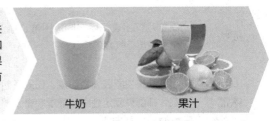 牛奶　　果汁
适当添加一些水果和蔬菜	如番茄、土豆、黄瓜、茄子、柑橘、苹果等，不仅能补充维生素C和B族维生素，还能起到止泻、收敛作用	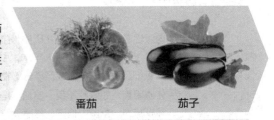 番茄　　茄子
从流质到半流质再到软饭过渡	小儿腹泻严重者需短暂禁食，病情好转后先从流质、易消化的食物开始，忌过早食用肉、蛋等不易消化的食物	

🔍 这些饮品可改善小儿腹泻

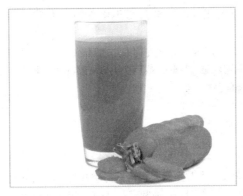

胡萝卜汁：胡萝卜所含的果胶能促使大便成形，吸附肠黏膜上的细菌和毒素，是一种良好的止泻食物。

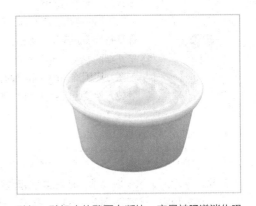

酸奶：酸奶中的酪蛋白凝块，容易被肠道消化吸收，可以增加胃的酸度，从而抑制细菌繁殖。

小儿肺炎

小儿肺炎是由不同致病菌或不同因素所致的肺部炎症，是儿科最常见的一种呼吸道疾病，四季均可发生，但以冬春季节多见。小儿肺炎如果治疗不彻底，则容易反复发作，甚至引起多种并发症，影响小儿的发育。

症状	新生儿仅出现气促、呼吸困难、体温不稳定、拒乳等症状，较大小儿可出现咳嗽、发热、气喘等症状
体征	小儿肺炎主要表现为口唇、口周及四肢末端发绀，呼吸急促、鼻翼扇动、有三凹征，肺部有固定性中、细湿啰音；严重者还会出现肝脏短时间肿大、面部和下肢水肿、心力衰竭
病因	1 内源性感染，如产前胎儿因脐带绕颈、胎心改变、胎动异常等因素发生缺氧，就会发生呼吸运动而吸入羊水，引发吸入性肺炎；或在分娩过程中，小儿因吸入被细菌污染的羊水或产道分泌物，引起细菌性肺炎 2 体质因素，如营养不良、贫血、脑发育不全、先天性心脏病、佝偻病等致使机体抵抗力、免疫力低下，易感染致病菌
治疗	1 支持疗法：发烧患儿，应根据医嘱服用退烧药，或进行物理降温，如酒精擦浴、温水擦浴、冷水袋敷前额等；面部、口唇发绀者，应及时给予吸氧 2 立即送医治疗
护理	1 在家养护的患儿，其所处的居室要定时通风换气，保持空气新鲜，开窗时要注意关门，避免对流风 2 1岁以上的患儿，可吃粥、面片、鸡蛋羹等营养丰富、易消化的食物，同时要保证每天摄入充足的水分 3 患儿穿的衣服、盖的被子不可过厚，否则会因过热使得患儿烦躁而诱发气喘，加重呼吸困难。患儿静坐时，家人可将患儿抱起，或用枕头将背部垫高，呈半卧位，但要经常变换体位，利于肺部通气，促进痰液排出

♡ 小儿肺炎：拍背排痰液

⊙ 在患儿咳嗽时，家长应让患儿侧卧或抱起侧卧，家长一手握空拳，轻轻拍打患儿背部，由下而上，由外至内，左右两侧交替进行，各拍3～5分钟，每天拍2～3次即可。拍背法可促使支气管分泌物向气管引流并排出。

发热持续不退警惕小儿患肺炎

　　小儿肺炎是一种常见的呼吸系统疾病，一年四季均可能发病，以冬春两季或气候骤变时为主，经常是由于感染病毒而引起的，也有的是细菌感染的结果，它严重影响婴幼儿的健康，甚至危及生命。

🔍 小儿肺炎常见类型及症状

肺炎类型	易发年龄段	症状
支气管肺炎	易发于3岁以内的婴幼儿	轻症：发热、咳嗽和气促等呼吸道症状，以及食欲不振、恶心、呕吐等消化道症状 重症：呼吸系统症状加重，常伴有全身中毒症状及循环、神经、消化系统受累的临床表现
腺病毒肺炎	以6个月至2岁的婴幼儿多见	高热、嗜睡、频繁咳嗽或阵发性咳嗽，可出现喘憋、呼吸困难、发绀等症状
支原体肺炎	多见于年长儿	发热，热程1~3周，刺激性干咳，婴幼儿发病急，病情重，呼吸困难、喘憋及肺部喘鸣较突出
金黄色葡萄球菌肺炎	多见于1岁以内婴幼儿和免疫功能低下的小儿	面色苍白、咳嗽、呻吟、呼吸困难，可合并循环、神经及消化系统功能障碍，易引起脓胸或气胸等并发症，病死率高
肺炎链球菌肺炎	小儿均易发生	发热、咳嗽、呼吸困难，体温可高可低。小婴儿常见呛奶、拒乳，年长儿可伴有高热、浓痰

🔍 小儿肺炎日常护理

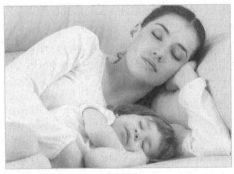

将患儿卧床休息，避免过多哭闹，减少氧耗量，从而减轻心肺负担。

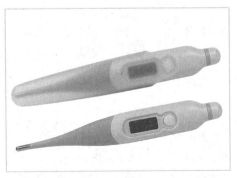

定时测量体温，低热时可松解衣被，给予物理降温，如温水浴等。

小儿贫血

当外周血中单位容积内的红细胞数或血红蛋白低于正常时，即为贫血。血红蛋白在新生儿时期小于145g/L，1~4个月低于90g/L，4~6个月低于100g/L，6~59个月低于110g/L，5~11岁低于159g/L，12~14岁低于120g/L者为贫血。

症状	小儿面色苍白或萎黄、头发干枯、精神萎靡、软弱无力，食欲不振、吸收较差、常腹泻，注意力不集中、反应迟钝
体征	皮肤黏膜苍白，还可伴有肝脾肿大、淋巴结肿大、心率加快、心脏扩大，心前区可听到收缩期杂音，严重时可出现心力衰竭
病因	1 母亲怀孕期间缺铁或早产儿、双胞胎均可引起小儿先天储铁不足，造成缺铁性贫血 2 小儿生长发育迅速、营养需求量增加，若食物搭配不合理，体内合成红细胞的铁、叶酸、蛋白质、维生素B_{12}等原料不足，则会导致营养性贫血或造血功能障碍 3 制造红细胞的组织，即骨髓，因某些外在因素使其破坏过多而不能制造红细胞 4 小儿急性大出血、慢性消化道炎症、寄生虫病等导致失血性贫血
治疗	1 药物治疗：贫血患儿应在医生的指导下服用铁剂，如硫酸亚铁、富马酸亚铁、葡萄糖酸亚铁、琥珀酸亚铁等药物，避免与牛奶、钙片等同时服用，以免影响铁的吸收 2 支持疗法：纠正患儿或乳母不良的饮食习惯，及时合理添加辅食；严重贫血的患儿，活动后易心悸、气急，必须卧床休息，必要时还需吸氧
护理	1 合理喂养是纠正小儿贫血的重要途径。对于婴幼儿提倡母乳喂养，因为母乳中含铁量比牛奶高，并且易于吸收。此外，小儿喂养还应注意及时添加富含铁的辅食，如鸡蛋黄、菠菜、红枣、黑木耳、豆制品等 2 居室环境要安静，保持空气流通。贫血患儿抵抗力低，容易感染疾病，如消化不良、肺炎等，因此患儿尽量少去公共场所，且勿与其他患者接触，以免交叉感染

♥ 当心贫血影响宝宝智力

➡ 宝宝处于生长发育中，其大脑耗氧量约占全身耗氧量的1/2，而成人的大脑耗氧量只占全身耗氧量的1/5。宝宝贫血会使血液的摄氧能力下降，致使脑组织缺氧，从而影响宝宝的记忆力和注意力等。

小儿贫血的不良影响和饮食保健

贫血是小儿时期常见的一种症状，也是影响小儿生长发育，诱发感染性疾病的主要因素之一。造成小儿贫血的原因很多，最常见的是营养性贫血，因此，建立科学的喂养结构，合理搭配宝宝饮食，按时添加辅食非常重要。

🔍 贫血对宝宝的不良影响

贫血对宝宝的不良影响

身体影响
- 缺铁可引起细胞免疫功能缺陷，宝宝抵抗力差，容易患病
- 缺铁可使胃酸分泌减少，脂肪吸收不好，使宝宝消化能力减弱
- 贫血可降低血液的摄氧能力，使机体各器官、组织出现不同程度的缺氧，宝宝稍一动就会出现呼吸急促、心跳加速
- 贫血使宝宝机体处于缺氧状态，肌肉软弱无力

心理影响
- 影响智力：贫血使血液的摄氧能力下降，致使脑组织缺氧，从而影响宝宝的记忆力和注意力
- 影响情绪：由于缺氧，脑细胞代谢异常，宝宝经常爱发脾气，爱哭，烦躁不安
- 影响社会适应能力：体弱多病的宝宝与人交往的机会相对较少，容易引起性格孤僻、自卑

🔍 小儿贫血饮食保健

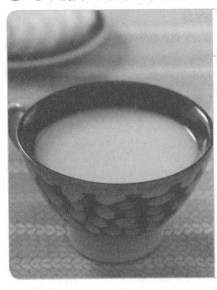

蛋黄粥

材料：大米15g，鸡蛋1个，土豆30g。

做法：大米洗净，加水浸泡后，磨碎；土豆去皮，洗净煮熟，捣碎；鸡蛋加水煮熟后，取蛋黄，将蛋黄捣碎，磨碎。将磨碎的大米，加适量水熬煮成粥；待粥成后，再放入蛋黄、土豆泥拌匀即可。

功效：蛋黄中富含铁元素，可以补充铁剂，是宝宝摄取铁质、预防缺铁性贫血的一个重要来源。宝宝食用这道蛋黄粥，不仅可以补充身体所需的铁，还可以补充宝宝大脑发育中所需的营养元素。

佝偻病

佝偻病，又称维生素D缺乏性佝偻病，是由于身体内缺乏维生素D，致使钙、磷代谢紊乱而产生的一种以骨骼病变为特征的全身慢性营养性疾病。佝偻病是小儿时期的一种常见病，多见于3岁以下婴幼儿。

体征	佝偻病患儿，初期表现为颅骨软化、方颅、肋骨串珠、肋膈沟、出牙延迟；病情严重者还可出现鸡胸、漏斗胸、O形腿或X形腿、脊柱弯曲等体征
病因	1 小儿生长迅速，体内需要的维生素D较多，因此需要在食物中增加维生素D。由于母乳或其他乳类中所含维生素D不多，如果未及时从食物中补充，则易发生佝偻病 2 小儿户外活动少，接受阳光照射不足，如城市生活中高大建筑物阻挡了阳光照射；寒冷的冬季，日光照射时间短、紫外线较弱，户外活动较少；或者在户外活动时，皮肤暴露较少，无法接受阳光的充分照射，均易发生佝偻病 3 胃肠道或肝胆疾病影响维生素的D的吸收，如慢性腹泻，婴儿肝炎综合征等
治疗	1 药物治疗：佝偻病患儿可口服维生素D，还可补充钙剂 2 矫正手术：如果出现严重的漏斗胸、O形腿或X形腿等骨骼畸形的则需要到医院施行手术矫正，手术多在大龄儿童或青春期时进行
护理	1 小儿居住的房间应阳光充足、空气新鲜，在室内晒太阳时不要隔着玻璃，因为玻璃会遮挡紫外线，但也不要让太阳直射眼睛 2 家长要注意患儿的全身皮肤及头部的清洁、护理，因为患儿多汗，尤其是头部爱出汗，有汗应及时擦干，勤洗澡、勤换衣 3 患儿要注意保持功能定位，不可久坐、久站和过早行走，以免加重骨骼畸形。另外，在患儿站立时，家长要用双手托住患儿腋下，以支撑身体重量 4 患儿体质较弱，要注意保暖，冷热适宜；少去公共场所，避免接触其他患者，以免感染其他疾病

❤ 小儿要增加户外活动，预防佝偻病

◑ 小儿出生后要多到户外活动，多晒太阳，因为阳光中的紫外线直接照射皮肤，可产生内源性维生素D。夏天可在清晨或傍晚到户外活动，接受阳光照射；冬天可在中午前后阳光充足时到户外活动。小儿户外活动时应露出手和脸，充分接受阳光照射。

佝偻病典型症状和护理

　　小儿骨骼生长很快，尤其在1岁左右生长最快。而构成骨骼的主要成分是钙质，因此在小儿生长的过程中需要大量的钙。如果小儿身体缺钙，致使骨骼长得不硬，就会引发佝偻病。

🔍 佝偻病典型症状

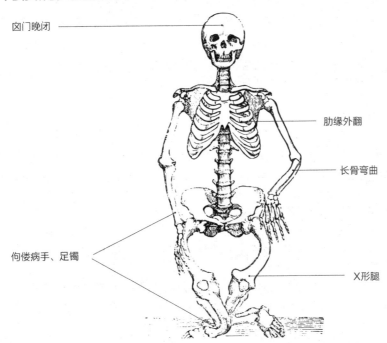

囟门晚闭

肋缘外翻

长骨弯曲

佝偻病手、足镯

X形腿

🔍 佝偻病日常护理

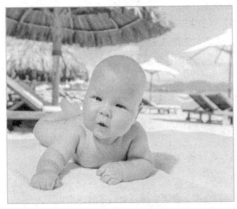

多晒太阳，夏季以上午8:00或9:00的太阳比较适宜，冬天以上午10:00至下午3:00为宜。

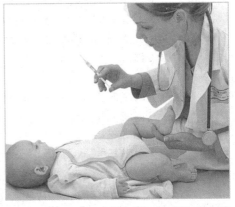

病情较严重者可口服维生素D或到医院注射维生素D。注射之前必须先服钙剂1周。

维生素缺乏症

维生素是维持身体健康所必需的物质，绝大多数不能在体内合成，必须从食物中摄取。由于婴幼儿生长发育较快，维生素需要较成人多，如果供给不足，就易发生维生素缺乏症。

类型	常见的维生素缺乏症，除维生素D缺乏性佝偻病外，还有维生素A缺乏症、维生素B$_1$缺乏症、维生素B$_2$缺乏症、维生素C缺乏症等
症状	维生素A缺乏症患儿有皮肤干燥，头发稀疏、干枯，身高发育迟缓，眼睛视物不清或夜盲等症状 维生素B$_1$缺乏症患儿有厌食、恶心、呕吐、腹胀、腹泻或便秘、咳嗽、软弱无力等症状 维生素B$_2$缺乏症有阴囊瘙痒、口角糜烂、皮脂分泌旺盛、结膜充血及怕光、流泪等症状 维生素C缺乏症患儿主要有食欲减退、恶心、呕吐、腹泻、软弱无力、面色苍白、皮肤微黄、下肢肿痛而不能活动等症状
体征	维生素A缺乏症主要表现为皮肤毛囊角化、汗腺减少，眼角膜软化，指甲多纹、易断裂，牙釉质发育较差 维生素B$_1$缺乏症主要表现为口角炎、神情淡漠、目光呆滞、反应迟钝 维生素B$_2$缺乏症主要表现为阴囊发红、糜烂，口角炎，舌炎，脂溢性皮炎，眦性睑缘炎 维生素C缺乏症主要表现为皮肤有淤斑，牙龈呈紫红色、肿胀、易出血，眼睑和眼结膜也可有出血
病因	1 小儿生长发育较快，维生素的需求量增加，如果摄取量不足，如母乳喂养的母亲摄入维生素不足，或小儿辅食中摄入的维生素不足，或辅食加工烹调方式不合理而使大量维生素被破坏或流失，就会发生维生素缺乏症 2 小儿患有消化系统疾病，如腹泻、消化道或胆道梗阻，致使维生素吸收不良
治疗	1 维生素A缺乏症患儿可口服维生素A 2 维生素B$_1$缺乏症患儿可口服维生素B$_1$ 3 维生素B$_2$缺乏症患儿可口服维生素B$_2$ 4 维生素C缺乏症患者可口服维生素C；有牙龈出血者要注意其口腔卫生
护理	1 孕妈妈及哺乳妈妈应多摄入富含维生素的食物，就可间接避免孩子缺乏维生素 2 调整患儿饮食结构，纠正偏食导致的营养不良。饮食中应增加富含维生素的食物，如新鲜蔬菜、水果、豆类、奶类、瘦肉等，注意粗粮细粮搭配，荤素搭配

如何防止小儿维生素缺乏症

　　维生素是正常人体生命活动必需的营养素。维生素虽然不能提供热量，但在代谢过程中起着重要作用。由于婴幼儿的饮食大多是被动饮食，如果饮食不合理，膳食不平衡，就容易发生维生素缺乏症。

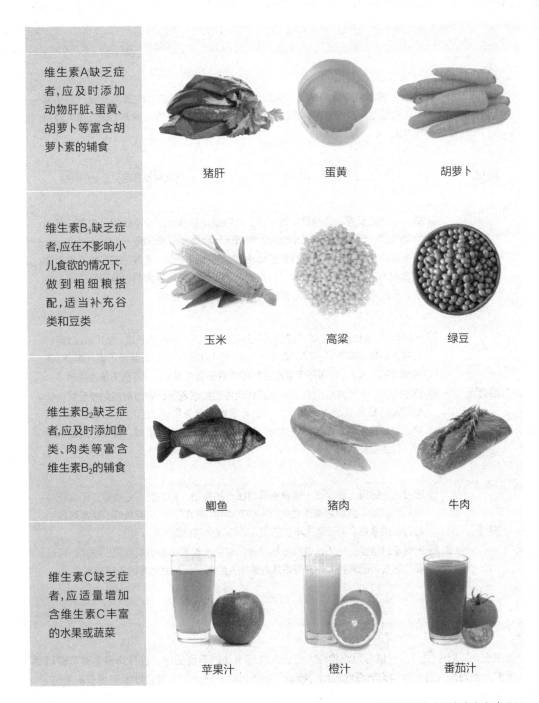

维生素A缺乏症者，应及时添加动物肝脏、蛋黄、胡萝卜等富含胡萝卜素的辅食

猪肝　　　　蛋黄　　　　胡萝卜

维生素B₁缺乏症者，应在不影响小儿食欲的情况下，做到粗细粮搭配，适当补充谷类和豆类

玉米　　　　高粱　　　　绿豆

维生素B₂缺乏症者，应及时添加鱼类、肉类等富含维生素B₂的辅食

鲫鱼　　　　猪肉　　　　牛肉

维生素C缺乏症者，应适量增加含维生素C丰富的水果或蔬菜

苹果汁　　　　橙汁　　　　番茄汁

婴儿肠绞痛

婴儿肠绞痛是儿科常见病、多见病，一年四季均可发病，多发于3个月以内的婴儿。当发生肠绞痛时，婴儿会突然放声大哭，肠绞痛会持续数分钟至几十分钟，但不久又会再次发作，共可持续1～4小时。

症状	婴儿发生肠绞痛会哭闹不安，哭时面部渐红、口周苍白、腹胀而紧张、双手紧握、双腿屈曲、双脚发凉，抱哄、喂奶都不能缓解，最终以哭声力竭、排气或排便而停止
体征	婴儿肠绞痛一般呈阵发性，疼痛部位以肚脐周围为主，疼痛时腹部可见鼓起的肿块
病因	1 婴儿控制肠壁蠕动的神经发育不成熟，容易造成肠壁蠕动不规律，有部分肠道蠕动较慢，有部分肠道蠕动较快，纠结在一起而发生肠绞痛 2 新生儿消化道中用于分解食物的消化酶或消化液较少，尤其是淀粉酶，当母乳或者配方奶里的蛋白质或糖类过高时，因消化液不足就容易导致胀气疼痛。新生儿在哭闹过程中会吞下较多空气，也可导致胀气疼痛
治疗	1 一般治疗：家长应轻拍婴儿背部；或在自己手上涂上一层润肤霜、婴儿油，以顺时针方向轻轻按摩婴儿腹部；或用热水袋、热毛巾隔着一层衣服敷于婴儿腹部，注意温度不可太高，也可双手摩擦后直接热敷于婴儿腹部，均有利于肠道排气 2 药物治疗：从婴儿肛门塞入开塞露或用生理盐水灌肠，刺激直肠黏膜反射引起肠蠕动，促使肠道内气体排出；也可根据医嘱选用颠茄合剂、山莨菪碱等药物，以解痉止痛。如果肠绞痛持续时间长，不能够自行缓解，应及时送医院就诊，以免延误病情
护理	1 喂母乳的妈妈，要少吃一些容易导致胀气的食物，如奶类、豆类等；不可吃辣椒、葱、姜、蒜等刺激性食物，不喝含咖啡因的饮料；少吃鱼虾、坚果等易引起过敏的食物。对于消化不良的婴儿，应减少喂食量 2 妈妈定时给婴儿喂奶，有规律地进食，有助于婴儿肠道功能恢复；吃完奶后让婴儿趴在自己肩膀上，并轻拍或轻柔婴儿后背，让其吐出吃进去的空气

♥ 声音模仿，缓解不适感

→ 宝宝在妈妈肚子里时，一直与妈妈腹部大血管内血液流动的声音相伴，这种声音是有节奏且间断的。当妈妈在宝宝耳边有节奏地发出"嘘嘘"的声音时，熟悉的声音会让宝宝更有安全感。

如何帮助宝宝缓解肠绞痛

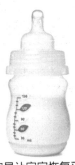

喂奶： 这是最容易让宝宝恢复平静的办法，吸吮让他们拥有安全感。

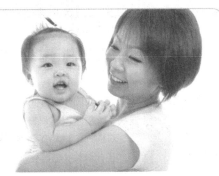

轻拍背部： 将宝宝竖着抱起，使头靠在妈妈肩上，轻拍宝宝的背部，有助于排除体内过多的气体。

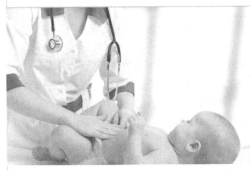

轻揉腹部： 在手上涂一层婴儿润肤霜，按顺时针方向轻轻揉宝宝小肚子，有助于排除肠道内的气体。

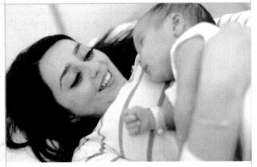

注意睡姿： 使宝宝保持在侧卧位，这样的姿势对腹部有一定的压迫，可以在一定程度上缓解腹部疼痛。

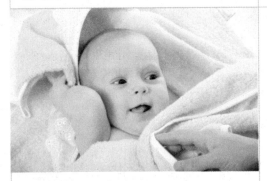

襁褓的作用： 襁褓相当于妈妈的子宫，使宝宝找回在妈妈肚子里的感觉，身体上的不适会逐渐减轻。

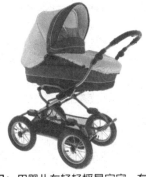

摇晃的作用： 用婴儿车轻轻摇晃宝宝，有一定安抚作用。因为平时妈妈活动时，子宫里的宝宝也会感受到轻轻地晃动。

过敏性紫癜

过敏性紫癜是由于变态反应所引起的小儿出血性疾病，主要病变为毛细血管通透性和脆性增高，表现为过敏性血管炎。过敏性紫癜好发于秋末和冬季，主要影响2~7岁的儿童，男孩比女孩多发。

症状	1 发病前1~3周，常有低热、咽痛、全身不适等上呼吸道感染症状 2 发病后，皮肤出现紫癜，以下肢及臀部最多见；紫癜为荨麻疹或水肿或多形性红斑，对称分布、大小不等、略高于皮肤表面 3 有些患儿会有关节肿胀、腹痛严重而且持续等症状
体征	1 大多数患儿会有血便、血尿、水肿，严重时肾小球内的血管发生阻塞。一些患儿还会有高血压 2 血小板不减少
病因	1 细菌感染，细菌中以β-溶血性链球菌为常见，其次有金黄色葡萄球菌、结核杆菌和肺炎球菌等 2 病毒感染，以流感、风疹、水痘、流行性腮腺炎和肝炎等最为常见 3 寄生虫感染，以蛔虫感染最多见，其次为钩虫，以及其他寄生虫。寄生虫的代谢产物或死后分解产物，均可使机体发生变态反应 4 食物过敏，以动物性食物为主，主要有鱼、虾、蟹、牛奶、蛋、鸡等，但在临床上较少见 5 药物过敏，常用的抗生素，如青霉素、红霉素；常用的解热镇痛药，如水杨酸类、安乃近等
治疗	1 药物治疗：轻症患者可口服苯海拉明、扑尔敏等药物；重症且伴有明显腹痛者可口服泼尼松、硫唑嘌呤等药物 2 伴有肾脏损害着，应立即到医院就诊
护理	1 居住环境应清洁整齐，空气新鲜，阳光充足，温度、湿度适宜，让患儿感到舒适。居室内应定期进行清洁和紫外线照射消毒，避免患儿接触致敏原和相关刺激因素 2 急性期，患儿应卧床休息，避免剧烈运动，以免加重病情；缓解期，患儿可进行适量的体育锻炼，以增强体质 3 护理人员要注意观察患儿的体温变化及呕吐物和大便颜色，以防患儿消化道出血；做好口腔清洁，防止继发感染 4 紫癜偶有痒感，应保持患儿皮肤清洁，避免擦伤、抓伤。如有破溃应及时处理，防止出血和感染 5 淋浴时避免淋浴时间过长和水温过高，不要用过热的水洗澡；儿童洗澡一般不要超过15分钟

这些食物可改善过敏性紫癜患儿体质

过敏性紫癜主要由病原体感染、某些药物作用、过敏等多种原因引起，改善过敏性体质，有助于减少疾病的发生率。日常生活中可经常食用蜂蜜、大枣、金针菇、薏苡仁、木瓜、胡萝卜等食物来改善过敏性体质。

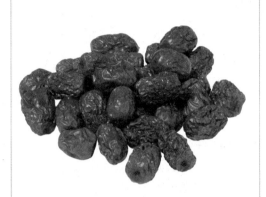

红枣：红枣中含有大量抗过敏物质环磷酸腺苷，人体摄入足量环磷酸腺苷后，会抑制免疫反应，达到抗过敏作用。建议生食或水煎服。

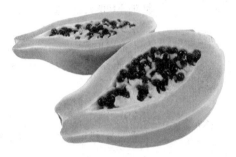

木瓜：木瓜含有丰富的维生素C，具有抗组织胺的作用，减轻组织胺释放化学物质造成过敏现象，有助于改善过敏体质。

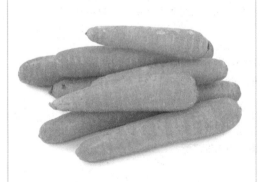

胡萝卜：胡萝卜中含有丰富的胡萝卜素，能调节细胞内的平衡，有效预防过敏性紫癜等过敏反应。过敏体质者可经常食用。

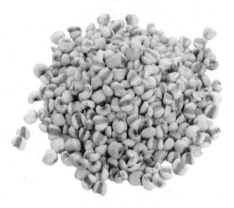

薏苡仁：薏苡仁中含有一种薏苡仁油的物质，对细胞免疫、体液免疫有促进作用，进而达到抗炎、抗过敏的目的。

小儿锌缺乏症

锌对人体多种生理功能起着重要作用，参与多种酶的合成，加速生长发育，增强创伤组织再生能力，增强抵抗力。小儿锌缺乏症是指因锌摄入、代谢或排泄障碍，致使体内锌含量不足，导致多种酶活性降低，从而影响人体各种生理功能的一种全身性疾病。此病多见于6岁以下儿童。

症状	1 消化功能减退，食欲缺乏，厌食，异食癖等，继发营养不良
	2 生长发育落后，身材矮小，消瘦，性发育延迟等
	3 有些患儿出现口腔溃疡、创伤愈合延迟、视力下降等
	4 有部分患儿表现为不规则散乱的脱发，头发呈红色或浅色
体征	1 免疫机能下降，主要损害细胞免疫功能，呼吸和消化系统反复感染
	2 智力发育明显落后于同龄儿童
病因	1 摄入不足，如人工喂养、未及时添加辅食，或长期素食、偏食等，因小儿生长速度较快，易发生锌摄入不足。这是主要因素
	2 吸收不良，如小儿患有消化系统疾病，如慢性腹泻、肠道感染等，均可减少锌的吸收
	3 因长期感染，或发热时，对锌的需求量增加，同时食欲减退，如不及时补充，则导致锌缺乏
	4 药物影响，如长期使用青霉胺、四环素等金属螯合剂，可降低锌的吸收率和生物活性。这些金属螯合剂还可与锌结合，从肠道排毒体外，造成锌缺乏
治疗	1 一般治疗，应摄入含锌丰富的食物，锌缺乏应通过调整饮食结构得以补充
	2 药物治疗，轻症患儿可口服葡萄糖酸锌、枸橼酸锌、甘草锌、醋酸锌等药物
护理	1 适当补充含锌量高的食物，如牡蛎、肉类、蛋类、鱼和坚果等
	2 尽量避免长期吃精制食品，饮食注意粗细搭配

♥ 如何预防小儿锌缺乏症

➜ 提倡母乳喂养，母乳含锌丰富，且能促进锌的吸收，并及时添加辅食；坚持合理膳食，保证膳食中动物性食物占一定比例。建立良好饮食习惯，不挑食、偏食。

小儿补锌饮食为先

　　锌是人体必需的微量元素之一，在人体生长发育过程中起着极其重要的作用，尤其是婴幼儿、儿童和青少年，生长发育速度较快，对锌的需求量较高，因此要及时补锌。最好最安全的补锌方法是通过饮食补充锌。

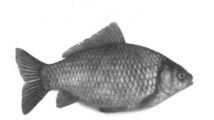

每100克鲫鱼含锌1.94mg

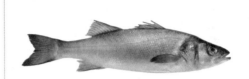

每100克鲈鱼含锌2.83mg

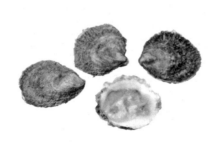

每100克牡蛎含锌9.39mg

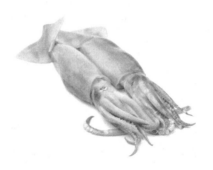

每100克鱿鱼含锌1.36mg

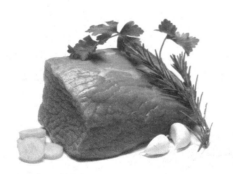

每100克牛肉含锌4.73mg

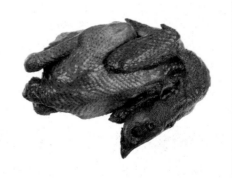

每100克乌鸡含锌1.6mg

猩红热

猩红热是一种急性出疹性呼吸道传染病，中医称它为"烂喉痧"，主要发生在冬春季节。任何年龄均可患病，但2～8岁的儿童最容易被感染，多发生在幼儿园、小学等人群聚集的场所。

症状	发热、头痛、乏力、食欲不振、全身不适、咽部干燥和疼痛、"杨梅舌"、全身弥漫性猩红色皮疹，皮疹退后皮肤脱屑
体征	咽部、扁桃体充血红肿，颌下淋巴结肿大、舌体肥大、舌乳头红肿，皮肤真皮层毛细血管充血、水肿，表皮有炎性渗出，毛囊周围皮肤水肿、上皮细胞增生及炎性细胞浸润，出现丘疹样鸡皮疹；恢复期表皮角化、坏死，大片脱落
病因	1 接触到猩红热患者和健康带菌者感染所致，如患者在说话、咳嗽、打喷嚏时产生飞沫，经呼吸道侵入人体引发感染 2 接触到猩红热患者唾液污染的食物、餐具、玩具、衣服、日常用品，间接传播所致，甚至通过产道或外伤感染所致
治疗	1 一般治疗：应将患儿及时送往医院隔离治疗，避免传染给别人，也可防止其他感染；对于患儿密切接触者，要进行医学观察7～12天 2 对症治疗：发热者应进行物理降温，及时补充维生素和水分，维持水、电解质平衡；咽部症状较重时可以雾化治疗，以减轻症状 3 青霉素静点或肌注；对青霉素过敏者可用红霉素治疗
护理	1 患儿所处的居室应通风，保持空气清新；急性期患儿要卧床休息，以免发生并发症 2 给予患儿营养全面、富含维生素的流质或半流质食物；注意患儿口腔卫生，可用淡盐水漱口，一日3～4次；清除鼻腔分泌物，青霉素不过敏患儿可用青霉素软膏涂口唇和鼻腔 3 皮疹退后会出现皮肤脱屑，有痒感，注意不要用手剥脱皮，以免引起感染。痒时可涂炉甘石洗剂 4 注意观察患儿病情变化。在发病2～3周时注意小便颜色是否加深，如尿液似酱油色或洗肉水色，尿量减少，面部、四肢浮肿，以及出现关节红肿痛等症状时，应及时送医院就诊

♥ 一旦发生猩红热，应及时切断传染源

➡ 猩红热的传染性非常强，通常在发病前24小时至疾病高峰期，传染性最强。猩红热患儿如果与正常人接触，就会通过飞沫直接传染他人。因此，一旦发生猩红热，应立即将患儿隔离治疗，并对患儿所接触的物品和场所进行消毒。

警惕猩红热危害儿童健康

　　每年的冬春季节，当气候逐渐转暖时，孩子们就容易患上呼吸道传染病猩红热。猩红热传染性比较强，但家长不必惊慌，只要及时就医，很快可治愈。同时，日常生活中应让孩子远离患有猩红热及其他呼吸系统疾病的患儿。

🔍 猩红热常见并发症

常见并发症	常见类型	说明
中毒性并发症	中毒性心肌炎 心包炎	由细菌中的各种生物因子引起，多见于猩红热病发第1周
化脓性并发症	化脓性淋巴结炎 中耳炎 肺炎	可由猩红热致病菌或其他细菌直接侵袭附近组织器官所引起，多见于猩红热并发1周左右
变态反应性并发症	关节炎	可出现于发热开始后的2～3周，主要表现为大关节肿痛
	风湿病	如风湿性关节炎，大小关节均可累及，为游走性，可有红肿，关节腔可积浆液并有渗出液 一部分人可发生风湿性心肌炎、心内膜炎及心包炎，急性期后可出现瓣膜损害
	急性肾小球肾炎	疾病多持续1月左右，大部分可完全恢复，少数可迁延成慢性肾炎

🔍 猩红热日常护理

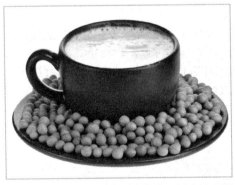

饮食调养：进食高蛋白流质食物，如牛奶、豆浆、鸡蛋羹等，病情好转后逐渐过渡到半流质食物。

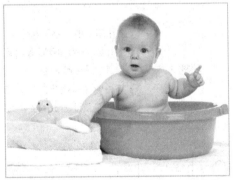

皮肤护理：出疹时患儿皮肤瘙痒，为防止抓破，应将患儿指甲剪短，并用温水擦洗皮肤，帮助止痒。

流行性腮腺炎

流行性腮腺炎是一种急性呼吸道传染疾病，因腮腺炎病毒侵入而引起耳和下颌之间的腮腺肿大和发炎。流行性腮腺炎最常发生在春季，常见于10岁或年龄更大些的儿童，患此病后会获得终生免疫。

症状	头痛、发热、畏寒、咽痛、食欲下降、恶心、呕吐、全身不适、腹泻、腮下肿痛
体征	腮腺肿胀，并且肿胀以耳垂为中心，向前、后、下发展，状如梨形，边缘不清；局部皮肤紧张，有触痛，说话、咀嚼、吞咽时刺激唾液分泌，疼痛加剧
病因	1 接触到流行性腮腺炎患者和隐性感染者所致。由于患者和隐性感染者的唾液中带有大量腮腺炎病毒，病毒随唾液排出体外后，散播在空气中，抵抗力较弱的人吸进了含有腮腺炎病毒空气，就可能患流行性腮腺炎 2 接触到流行性腮腺炎患者唾液污染的食物、餐具、玩具、衣服、日常用品，间接传播所致
治疗	1 一般治疗：应将患儿及时隔离治疗，避免传染给别人，也可防止受到其他感染；患儿应卧床休息，直至腮腺肿胀完全消退；患儿用过的餐具、玩具、日常用品等可煮沸消毒 2 对症治疗：发热者应进行物理降温，如头部冷敷、酒精擦浴、温水擦浴等；在腮腺肿大早期，可用冷毛巾局部冷敷，使局部血管收缩，以减轻炎症充血，缓解疼痛 3 药物治疗：病情较轻的患儿可冲服板蓝根，或口服抗病毒口服液；病情较重者应立即就医治疗
护理	1 患儿所处的居室要经常通风换气，既能使居室内空气新鲜，又可以达到消毒目的 2 患儿因张嘴和咀嚼食物而使疼痛加剧，因此要给予营养丰富、易消化的流质、半流质食物或软食；多饮水，有利于退热及体内毒素排出；避免进食酸性食物 3 家长要注意患儿口腔护理，让患儿在饭后及睡觉前后用淡盐水漱口或刷牙，清除口腔及牙齿上的食物残渣，防止继发细菌感染

仙人掌外敷，辅助治疗流行性腮腺炎

○ 仙人掌具有消炎、抑菌及抗病毒作用，可减轻炎性反应。外敷方法：取新鲜仙人掌，剔除毛刺，清水洗净后切碎，并捣成泥，均匀地涂抹在大小合适的纱布上，然后敷在腮腺上，范围至肿胀腮腺的外缘1cm，用纱布包扎或胶布固定。

流行性腮腺炎防治刻不容缓

流行性腮腺炎，又称为"痄腮"，是常见的急性呼吸道传染疾病，以发热、耳下腮部漫肿疼痛为主要特征。一年四季均可发病，但以冬、春季节易于流行，多发于5~15岁儿童，一般预后良好，患病后可获终生免疫。

🔍 流行性腮腺炎常见并发症

常见并发症	具体类型	说明
神经系统并发症	无菌性脑膜炎、脑膜脑炎、脑炎	脑膜脑炎可在腮腺肿后1周或2周内出现，一般多在肿后1周内出现
	多发性神经炎	肿大的腮腺可能压迫神经引起暂时性面神经麻痹；有时出现平衡失调、三叉神经炎、偏瘫等
	耳聋	为听神经受累所致，虽然发病率不高，但可成为永久性和完全性耳聋，大多为单侧性
泌尿系统并发症	肾炎	在腮腺肿胀同时或患腮腺炎1周内可并发肾炎。轻者尿中有少量蛋白，重者可发生急性肾功能衰竭而死亡
生殖系统并发症	睾丸炎	腮腺肿大1周左右开始消退时，可并发睾丸炎。症状轻重不一，约10天左右消退。一般13~14岁以后发病率明显增高。
	卵巢炎	症状较轻，多发生于青春期女生，不会影响受孕，但可引起闭经提前
循环系统并发症	心肌炎	多见于病程5~10天，可与腮腺肿同时或恢复期发生

🔍 流行性腮腺炎饮食保健

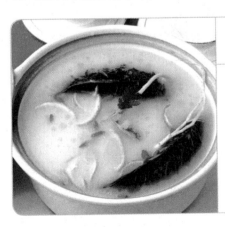

鲫鱼枸杞汤

材料：鲫鱼300g，枸杞30g，食用油、盐、香油、味精、姜片、葱花各适量。

做法：鲫鱼洗净，枸杞洗净。起油锅，将姜片炝香，下鲫鱼稍煎，加适量清水、枸杞煮至熟。调入盐、味精，撒上葱花，淋入香油即可。

功效：此汤具有消积解毒、活血化淤、利尿通淋的功效，适合腮腺炎患者食用。

风疹

风疹是由风疹病毒引起的一种急性呼吸道传染疾病，影响皮肤和淋巴结。风疹病毒在体外活力很弱，但传染性很强，一般通过咳嗽、说话或打喷嚏等方式传播。此病多见于1~5岁的儿童，一次得病可获得终身免疫。

症状	风疹最初主要有低热、头痛、咳嗽、咽痛、流鼻涕、食欲不佳、全身不适等症状；1~2天后皮疹出现，皮疹最先出现于面部，24小时内波及全身，但手掌、足底常无皮疹；出疹后2~4天皮疹消退，不留痕迹
体征	皮疹呈红色充血性斑丘疹，多见于面部、躯干，耳后、枕部、颈后淋巴结肿大，并有轻度压痛，脾脏轻度肿大
病因	1 风疹患儿和隐性感染者所携带的风疹病毒，通过说话、呼吸、咳嗽、打喷嚏等方式产生飞沫，经呼吸道而传播至易感人群 2 接触到风疹患儿口、鼻及眼部的分泌物所污染的食物、餐具、玩具、衣服、日常用品等，间接传播所致
治疗	1 一般治疗：发现风疹患儿应立即隔离，隔离至出疹后1周即可，一般接触者可不进行检疫；患儿用过的餐具、玩具、日常用品等应煮沸消毒 2 对症治疗：发热者，可适当服用对乙酰氨基酚等解热药物；咳嗽、有痰者，可服用止咳糖浆、棕色合剂等止咳祛痰药。患儿还可适当服用板蓝根颗粒、大青叶合剂等中药
护理	1 患儿卧床休息，保持空气清新，但避免直接吹风，防止受凉，以免加重病情 2 患儿饮食以营养丰富、易消化、清淡的流质或半流质食物为宜，如菜粥、面条汤等；发热期间要多饮水，以维持水、电解质平衡 3 家长要做好患儿口、鼻、眼部及皮肤的清洁卫生和护理工作，可用棉花蘸湿生理盐水清洗五官，年龄大的患儿可用淡盐水漱口；在清洗完鼻腔分泌物后，可涂抹金霉素软膏，以保护鼻腔黏膜。同时要防止患儿抓破皮肤，继发细菌感染

◯ 谨防春风吹来了风疹

◉ 春天是万物生长的季节，也是各种病毒滋长、感染的季节。随着气温升高，各种致病菌开始活跃起来，干燥、多风的天气为疾病的传播创造了有利的机会。春季是风疹高发期，抵抗力较弱者要注意避免感染风疹病毒。

风疹的发展过程和日常护理

　　风疹是儿童常见的一种呼吸道传染病。由于风疹的疹子来得快，去得也快，如一阵风似的，故得名"风疹"。风疹病毒在体外的活力很弱，但传染性很强，多发生于儿童，孕妇感染后可能导致胎儿畸形。

🔍 风疹发展过程和症状

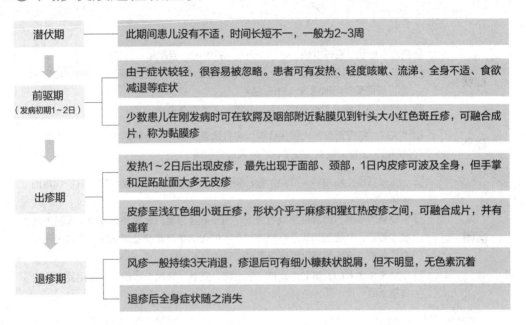

潜伏期	此期间患儿没有不适，时间长短不一，一般为2~3周
前驱期 （发病初期1~2日）	由于症状较轻，很容易被忽略。患者可有发热、轻度咳嗽、流涕、全身不适、食欲减退等症状
	少数患儿在刚发病时可在软腭及咽部附近黏膜见到针头大小红色斑丘疹，可融合成片，称为黏膜疹
出疹期	发热1~2日后出现皮疹，最先出现于面部、颈部，1日内皮疹可波及全身，但手掌和足跖趾面大多无皮疹
	皮疹呈浅红色细小斑丘疹，形状介乎于麻疹和猩红热皮疹之间，可融合成片，并有瘙痒
退疹期	风疹一般持续3天消退，疹退后可有细小糠麸状脱屑，但不明显，无色素沉着
	退疹后全身症状随之消失

🔍 风疹日常护理

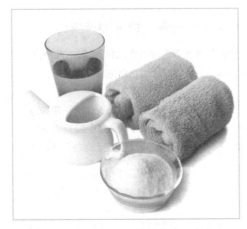

五官护理：可用毛巾或棉花蘸取生理盐水清洗五官，年长患儿可用盐水漱口。

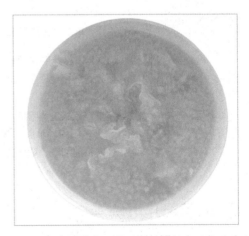

饮食护理：咽痛患儿应进食流质或半流质、少油食物，如粥、面汤、鸡蛋汤、牛奶等。

麻疹

麻疹，俗称"痧子"，是由麻疹病毒引起的一种儿科常见的急性呼吸道传染病。麻疹多流行于冬末春初，6个月至5岁小儿发病率最高，并且传染性极强，发生并发症的概率较高，容易并发肺炎、喉炎，少数者并发脑炎等。

症状	1 前驱期症状主要有发热、咳嗽、流泪、打喷嚏、流鼻涕 2 发病后3~4天进入出疹期，出现玫瑰色斑丘疹，同时出现高热、嗜睡、咳嗽加剧，病情重者出现谵妄、抽搐症状 3 出疹3~5天后进入恢复期，发热减退、皮疹逐渐消退
体征	眼睑水肿、结膜充血、舌乳头红肿，全身浅表淋巴结及肝脾肿大，部分患者肺部有湿啰音；皮疹消退后会留下褐色色素斑及脱屑
病因	1 小儿未获得免疫接种，或免疫接种失败，体内麻疹抗体不足以抵抗麻疹病毒而感染发病 2 接触到麻疹患者或隐性感染者所致。由于麻疹患者的鼻腔和咽喉部有大量麻疹病毒存在，当患者咳嗽、打喷嚏时产生的飞沫中就带有麻疹病毒，若与患者有密切接触，麻疹病毒则可直接通过呼吸道侵入人体 3 接触麻疹患者口、鼻分泌物感染的食物、餐具、玩具、衣服、日常用品等间接传播所致
治疗	1 一般治疗：患儿确诊后，应隔离，注意多休息。尽量不要让患儿出门，避免传染给别人，也可防止其他感染 2 对症治疗：高热时可口服阿司匹林、对乙酰氨基酚等解热药物；并发喉炎者，可进行雾化吸入 3 药物治疗：麻疹患儿可口服维生素A，促进疾病恢复，减少并发症的发生
护理	1 患儿的饮食以营养丰富、清淡、易消化的流质或半流质食物为宜，多喝水或热汤 2 患儿所处的居室要通风，保持空气清新，但避免对流风，避免患儿直接吹风，以防着凉，加重病情 3 注意清洁，家长应加强患儿五官的清洁、护理。因为病毒侵入人体后，不仅是皮肤出疹，口腔、鼻腔、眼结膜还会产生分泌物，这些分泌物中含有大量病毒，如不及时清洗，就会长时间刺激皮肤黏膜，使这些部位的抵抗力下降，使得病毒继续入侵

♥ 麻疹患儿可洗澡

○ 无论小儿患有皮肤疾病，或是呼吸道疾病，给宝宝洗澡都具有良好的辅助治疗效果。洗澡既可以清洁皮肤，还能促进血液循环和排汗，促使鼻涕流出，有助于排毒；但出疹处只可用清水洗净即可，忌用肥皂、沐浴乳等沐浴用品。

麻疹常见并发症和日常护理

麻疹是影响我国儿童健康的传染病之一。麻疹以对症治疗为主，无特效治疗方法，因此患儿的护理十分重要。认真妥善护理，能避免或减少并发症的发生，促使麻疹患儿顺利康复。

🔍 麻疹常见并发症

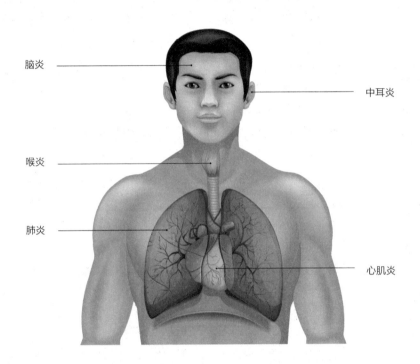

脑炎
中耳炎
喉炎
肺炎
心肌炎

🔍 麻疹日常护理

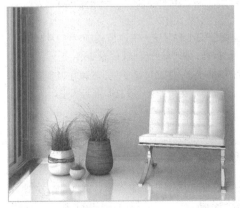

患儿应卧床休息至麻疹消失，居室要保持空气新鲜，温度、湿度适宜，室内光线要柔和。

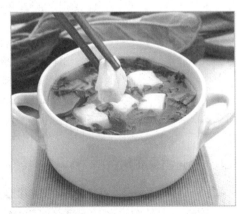

患儿的饮食宜清淡，以流质或半流质食物为主，多喝水或蔬菜汤，有利于身体毒素排出。

病毒性脑炎

病毒性脑炎是因各种病毒感染而引起的脑实质炎症。80%是由肠道病毒引起（如柯萨奇病毒、埃可病毒），其次是虫媒病毒（如乙型脑炎病毒）、腮腺炎病毒和腺病毒等。病情轻重不等，轻者可自行缓解，重者可导致后遗症，甚至死亡。

症状	早期症状主要有发热、头痛、恶心、呕吐、嗜睡、精神行为异常等；随着病情发展，会出现烦躁、惊厥，甚至昏迷等症状。
体征	颈项强直、肌张力增大、腱反射活跃，以及脑白质病变水肿、液化、坏死及充血或点状出血而造成血流淤滞，颅脑水肿，颅压升高。
病因	1 病毒直接侵入，如肠道病毒、虫媒病毒、腮腺炎病毒和腺病毒等经呼吸道、胃肠道侵入人体，通过血液循环到达各脏器。 2 各种病毒经昆虫叮咬人体后侵入，迅速繁殖，直接破坏神经系统。
治疗	1 支持疗法：适当给患者补充维生素、脑活素、胞磷胆碱，促使神经系统和大脑功能恢复。 2 及时送医治疗。
护理	1 病毒性脑炎患儿的饮食以高热量、高蛋白、清淡、易消化的流质或半流质食物为宜，不能进食者，应给予鼻饲，保证热量供应；每天补充50～80ml/kg水，维持水、电解质平衡。 2 昏迷患儿应采取平卧位，将头偏向一侧，以便于痰液排出，保持呼吸道畅通，以防发生坠积性肺炎。 3 护理人员要细致观察患儿体温变化，每2～3小时测量一次体温，发热者应及时给予物理降温；出汗后要及时更换衣服、被褥；同时做好皮肤、口腔清洁、护理。 4 护理人员要密切观察患儿意识状况、精神状态、生命体征变化，注意呼吸频率、节律的改变，以及瞳孔的变化，并做好记录；若有变化，应立即报告医生。

♥ 高压氧辅助治疗小儿病毒性脑炎

➥ 给予患儿高压氧治疗，会使血液中氧含量增加，血管收缩，局部血流量下降，促使神经水肿减轻或消退；血氧分压增加，会使氧在组织中的弥散半径明显扩大，使脑细胞的供氧得到明显改善，有利于脑功能恢复，减少后遗症。

病毒性脑炎病理解析和日常护理

病毒性脑炎是由各种病毒引起的一组以精神和意识障碍为突出表现的中枢神经系统感染性疾病，80%由肠道病毒引发。轻者能自行缓解，危重者可导致后遗症，甚至死亡。

🔍 病毒性脑炎的发病过程

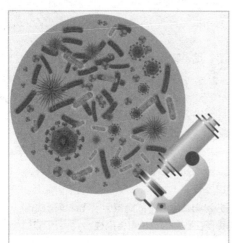

① 肠道病毒：脊髓灰质炎病毒、柯萨奇病毒、埃可病毒
② 虫媒病毒
③ 腺病毒
④ 腮腺炎病毒
⑤ 单纯疱疹病毒

间接侵入 ┈┈> 经口腔、鼻腔或蚊虫叮咬人体进入淋巴系统

病毒在淋巴系统迅速繁殖，进入血液循环

病毒随血液循环到达各个脏器，迅速繁殖

直接侵入 ┈┈> 侵入神经系统，引起神经细胞的炎症、水肿、坏死等改变

神经组织对病毒抗原的剧烈反应导致脱髓鞘病变、血管和血管周围损伤，造成供血不足

🔍 病毒性脑炎日常护理

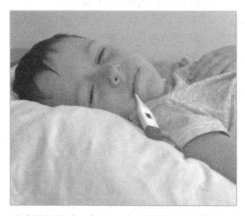

观察体温改变，每2～3小时测量一次体温，发热者应及时给予物理降温或药物降温。

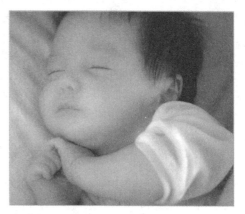

患儿应卧床休息，父母要帮助孩子多翻身，以防止褥疮，同时要保持床单被褥清洁、干燥。

手足口病

手足口病是由肠道病毒引起的一种常见传染病，多发生于5岁以下婴幼儿，可引起口腔溃疡和手、足、臀等部位出现斑丘疹、疱疹等，少数患儿可出现心肌炎、肺水肿、无菌性脑膜脑炎等并发症。个别重症患儿如果病情发展快，可导致死亡。

症状	持续性发热、全身不适、腹痛、口腔及手、足、臀部出现斑丘疹、疱疹等，质地硬结、周围有红晕
体征	精神萎靡、嗜睡、腱反射减弱或消失，呼吸浅促、呼吸节律改变、口唇紫绀、肺部有湿啰音，心率增快或缓慢、脉搏减弱
病因	1 粪－口途径是手足口病主要传播方式，婴幼儿接触了被肠道病毒污染的餐具、玩具、食物、日常生活用品、衣服也可感染 2 患者在说话、咳嗽、打喷嚏时，咽喉分泌物、唾液中的病毒会以飞沫等形式传染给近距离接触的人。此外，患者的粪便在数周内也具有传染性
治疗	1 应立即将患儿送往医院隔离治疗，避免交叉感染 2 药物治疗：普通发热型患儿，给予简单的清热解毒退烧药即可；若出现口腔溃疡，需补充B族维生素、维生素C
护理	1 家长要定时让患儿用温水冲漱口腔、多喝水，口腔溃疡较轻者，可给予西瓜霜喷剂外涂；口腔溃疡严重者可用2%过氧化氢清洁口腔 2 患儿在进食前应用生理盐水冲漱口腔，给予清淡、营养丰富的流质或半流质饮食，禁食冰冷、辛辣等刺激性食物，以免引起疼痛而拒食。对拒食的患儿要鼓励其多喝水，或喝平时爱喝的饮料，补足液体量，防止脱水 3 护理人员要保持患儿皮肤清洁，穿宽松、柔软的衣服，穿软底鞋，少走动，勤剪指甲，嘱患儿不要抓挠皮肤和水疱 4 护理人员要紧密监测患儿生命体征的变化，如心率、脉搏、呼吸、体温的变化，警惕严重并发症的发生

♡ 如何预防手足口病

➡ 饭前便后、外出后要用肥皂或洗手液给孩子洗手。不要让孩子喝生水、吃生冷食物，避免接触患儿；孩子使用的奶瓶、奶嘴等，使用前后应充分清洗；手足口病流行期间不宜带孩子到人群聚集、空气流通差的公共场所。

手足口病常见并发症和饮食调理

　　手足口病每年都可发生，发病高峰在春夏之交的季节。轻症者，一般一周左右就可治愈；重症者，可能有生命危险。因此，发现手足口病之后，要积极配合医生治疗，早日摆脱手足口病带来的困扰。

🔍 手足口病常见并发症

常见并发症	说明
神经系统 并发症	1级表现为肌震颤和共济失调，5%的患儿留有永久性神经系统后遗症
	2级表现为肌震颤和颅神经受累，20%的患儿留有后遗症
	3级表现为心肺功能迅速衰竭，80%的患儿死亡，存活者都留有严重的后遗症
神经源性 肺水肿	因颅脑损伤或中枢神经系统其他疾病所引起的突发性颅内压增高而导致肺水肿。救治成功率很低，病死率高达90%
病毒性 心肌炎	肠道病毒容易引起心脏受累，尤其是柯萨奇病毒。重症者表现为暴发性心肌炎，手足口病并发暴发性心肌炎病情极为严重，病死率高达30%

🔍 手足口病饮食调理

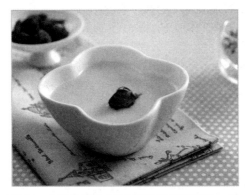

手足口病患儿宜进食清热解毒的汤羹粥汁，如蛋花汤、百合粥、猕猴桃汁、西瓜汁、荸荠汁等，既能补充营养、增加热量，还具有利尿排毒功效。

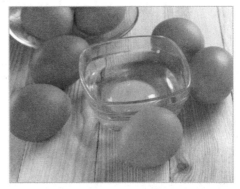

手足口病患儿应多摄入含优质蛋白质的食物，如鸡蛋、瘦肉、牛奶、豆制品等，以使身体处于良好的免疫状态。

蛲虫病

蛲虫病是由于蛲虫寄生于人体小肠末端、盲肠和结肠所引起的一种疾病，多见于婴幼儿。严重者可依寄生部位的不同而出现不同的并发症，如阑尾炎、盆腔炎、腹膜炎、肠梗阻等。

症状	蛲虫病患儿可有肛门周围和会阴部瘙痒症状，尤以夜晚加剧，排尿时有疼痛感；同时还伴有睡眠不安、夜惊、磨牙等症状。重度感染时可导致胃肠功能紊乱，出现发热、呕吐、腹痛、腹泻等症状
体征	患儿睡眠后1~3小时，检查肛门可发现乳白色线头样细小雌虫
病因	1 自体重复感染，蛲虫产卵于肛门，很快发育为感染性虫卵。由于雌虫和虫卵的刺激，使患者肛周皮肤瘙痒，直接用手搔抓，虫卵污染手指。蛲虫卵在指甲缝中可生存10天左右。当用不洁的手抓取食物或吸吮手指时，虫卵经手带入口中，构成了肛门——手——口直接感染 2 间接接触感染，虫卵容易黏附在衣裤、玩具、被褥、家具等物品上，若室内温度较高，虫卵可存活3周，从而引起儿童之间或家庭成员之间交叉感染 3 经肛门逆行感染，虫卵在肛门周围皮肤上可自动孵化成幼虫，幼虫可经肛门移行至肠内，发育为成虫并产卵
治疗	1 驱虫治疗：蛲虫病患儿可根据医嘱选用阿苯达唑、甲苯咪唑、扑蛲灵等药物 2 肛门瘙痒治疗：患儿每晚临睡前和大便后应清洗肛门部位皮肤，并在肛门瘙痒处涂抹蛲虫软膏、抗蛲灵肛用软膏，或从肛门塞入噻嘧啶栓剂，以杀虫止痒
护理	1 患儿晚上睡前要清洗屁股，搽蛲虫膏，睡觉要穿满裆裤；睡时把手指套在布袋内，避免患儿搔抓肛门或会阴部；次日把内裤换下，把布袋脱下，用水煮沸后放在阳光下暴晒 2 家长、老师要教育患儿爱清洁、讲卫生，养成良好的清洁卫生习惯；做到饭前、便后要洗手；勤修指甲，纠正吸吮手指的坏习惯；不饮生水，不吃腐烂不洁的瓜果；提倡熟食，不生食蔬菜、鱼、肉 3 家长应注意保持家庭环境卫生，保持患儿用具、食具、玩具的清洁；床单、被单要经常清洗、消毒

◎ 儿童用品定期消毒，预防蛲虫病

➤ 儿童的生活用品如玩具、餐具、毛巾等要定期消毒，用0.05%碘溶液浸泡1小时，或用0.5%的硫黄溶液浸泡5分钟，可将虫卵全部杀死。这种低浓度的溶液不仅是有效而便捷的消毒剂，而且对人体皮肤没有刺激。

警惕蛲虫逆行感染

　　人体是蛲虫唯一的宿主，蛲虫感染者是蛲虫病的唯一传染源。不过蛲虫在人体内的寿命一般不会超过2个月。为了避免重复感染，家长应每天帮患儿换洗衣裤及床单，并经煮沸消毒后放在阳光下暴晒，以彻底消灭绕虫卵。

🔍 蛲虫病逆行感染途径

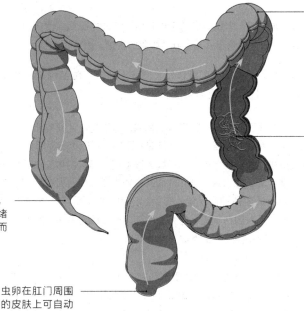

成虫在肠内移行，易发生肠梗阻。

幼虫经肛门移行至肠内，发育成虫并产卵。成虫细小，乳白色，虫长约2~13mm。

成虫逆行至阑尾，易造成阑尾管腔堵塞、阑尾黏膜损伤而引发阑尾炎。

虫卵在肛门周围的皮肤上可自动孵化成幼虫。

🔍 蛲虫病日常护理

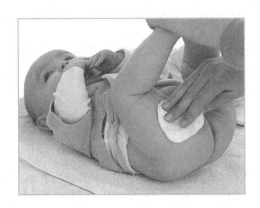

睡前用温水清洗宝宝肛门，使虫卵难以附着于肛门的皮肤上进行继续孵化。

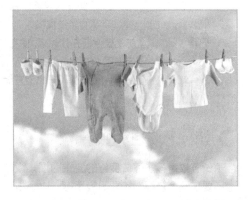

宝宝的内衣裤要每天更换，并用热水烫洗，被褥要勤晾晒，以杀灭虫卵。

蛔虫病

蛔虫病是由蛔虫寄生于人体小肠或其他器官所引起的寄生虫病，多发于儿童，容易导致营养不良，因此，是最常见的、严重危害儿童健康与发育的疾病之一。由于人体感染蛔虫的情况比较普遍，而且大多无明显症状，因此往往会被人们忽视。

症状	轻症患儿无症状，大量蛔虫感染患儿出现阵发性腹痛，腹痛位于脐周，不定时反复发作，同时可伴有恶心、呕吐、腹泻、夜惊、磨牙等症状
体征	蛔虫病一般无明显腹部阳性体征，腹痛发作时，腹部也无压痛或腹肌紧张等体征；有蛔虫性梗阻时，可触及腹部肿块
病因	1 蛔虫卵主要通过手和食物进入人体内，特别是小儿喜欢用手抓食物吃，喜欢吸吮指头，喜欢把一些不洁的玩具放入口中，所以更容易感染 2 蛔虫病患儿粪便内含有虫卵，是人群中蛔虫感染的传染源。用人粪作肥料和随地大便是蛔虫卵污染土壤和地面的主要方式。蛔虫卵在外界发育为感染期虫卵后，可以通过多种途径使人感染。人因接触外界污染的泥土，如农田、庭院等，经口吞入附在手指上的蛔虫卵而感染；或者食用带有蛔虫卵的甘薯、胡萝卜、腌菜等食物而发生大批人群感染
治疗	1 药物治疗：蛔虫病患儿可口服甲苯咪唑、阿苯达唑等药物；有并发症者，可口服枸橼酸哌嗪、六一宝塔糖等药物。蛔虫病患儿还可口服乌梅丸、驱蛔丸等中成药 2 支持治疗：腹痛的患儿要卧床休息，家长可用热水袋或热毛巾热敷患儿腹部，或用手轻揉患儿腹部，以缓解腹痛。若发现患儿腹痛不止、烦躁不安，且伴有高热、黄疸时应及时送医治疗
护理	1 患儿应进食营养丰富、易消化食物，不宜进食过多的油腻食物，避免摄入生冷、辛辣刺激性食物 2 患儿要保证充分休息，使身体能够通过休息恢复活力，从而减轻免疫系统的负担 3 家长要教育患儿注意个人卫生，一旦确诊蛔虫病，应将患儿所有的衣服、床单被褥和毛巾都用开水烫并清洗一遍，以消灭传染源

❤ 如何预防蛔虫病

➡ 家长应教育孩子养成良好的卫生习惯。饭前便后洗手，生食的水果或蔬菜要用清水冲洗干净；不要在地上玩耍，不要吸吮手指，以免将手上的蛔虫卵吃到肚里，引起蛔虫病。此外，还应加强粪便管理，禁止随地大小便，消除传染源。

家有幼儿应警惕蛔虫

宝宝之所以会患上蛔虫病，这都是因为宝宝平时有不良卫生习惯造成的，比如喜欢用手抓食物吃，喜欢吸吮指头，还喜欢把一些不洁净的玩具放入口中。尤其是宝宝的指甲缝中很容易藏有蛔虫卵，极易造成感染。

🔍 小肠内的蛔虫形态

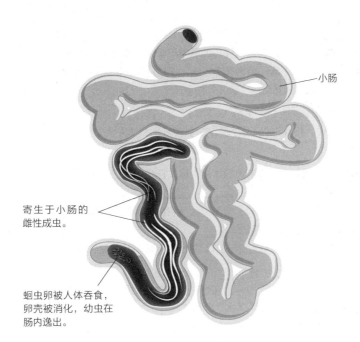

小肠

寄生于小肠的雌性成虫。

蛔虫卵被人体吞食，卵壳被消化，幼虫在肠内逸出。

病理解析

虫卵被人体吞食，卵壳被消化，幼虫在肠内逸出。幼虫穿过肠壁，进入淋巴结和肠系膜静脉，经肝、右心、肺，穿过毛细血管到达肺泡，再经气管、喉头的会厌、口腔、食管、胃，回到小肠，整个过程为25~29天，脱3次皮，再经1个多月就发育为成虫。成虫寄生于小肠内，引发蛔虫病。

🔍 蛔虫病饮食调理

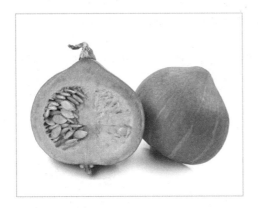

南瓜可以煮粥食用或蒸食，既利于宝宝的吸收和生长，还能补中益气，解毒杀虫。

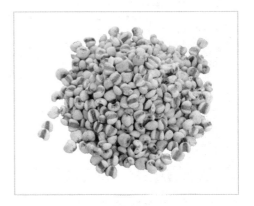

薏米可以煮粥食用，具有清热、利尿、驱虫等功效，能辅助治疗虫积腹痛。

遗尿

遗尿，又称"尿床"，是指人在睡眠中不知不觉小便。轻则数夜一次，重则每晚遗尿数次，而且不容易叫醒，即使被叫醒，也是迷迷糊糊。一般多见于5~15岁儿童，但也有少数人一直到成年还继续遗尿。

症状	遗尿患儿平时易动、多汗、身体偏瘦、注意力不集中、缺乏耐心，尿床前睡眠昏沉、难叫醒，家人强拉下床，常常神志迷糊，不知所措。家人叫其排尿时，尿不出或尿不尽，往往随后上床后睡一会儿，便尿床了
体征	患儿体格发育迟缓，膀胱功能不足，抗利尿激素分泌节律失调
病因	1 大脑皮层发育延迟，不能抑制脊髓排尿中枢，在睡眠后逼尿肌出现无抑制性收缩，将尿液排出 2 睡眠过深，当夜间膀胱充盈时，脑干神经元的功能障碍或膀胱到脑干神经元的传导通路障碍导致了无意识排尿行为 3 遗传因素，许多遗尿症儿童的父亲或母亲乃至近亲亦有遗尿症患病史
治疗	1 一般治疗：加强患儿的心理引导，消除患儿怕羞与紧张心理，适当调整患儿饮食习惯，晚餐吃干食，睡前不喝水，睡前排尿 2 药物治疗：持续性遗尿患儿，可在每晚睡前口服麻黄碱或丙咪嗪等药物。上述方法无效者，可在睡前经鼻吸入去氨加压素
护理	1 适当减少饮水量。睡前2小时不喝过量的水或吃含水分较多的水果，上床前要求孩子排空小便。创造舒适的睡眠环境。为孩子准备一张干净温暖的床，特别注意不要让孩子的腰、腿受凉 2 帮孩子建立起科学的生活、饮食规律，避免过度疲劳及精神紧张，最好能坚持睡午觉，以免夜间睡得太熟，不易被唤醒 3 消除引起尿床的心理因素。及时发现孩子内心的焦虑、紧张，教孩子学会放松。如可以在睡前听听轻松的音乐，缓解紧张的情绪

♥ 加强遗尿患儿的日常训练

● 白天让孩子多喝水以增加膀胱容量，并适当憋尿以训练他们的控制力。训练孩子时断时续地小便，即排尿 – 中断 – 再排尿 – 再中断，主要目的是锻炼膀胱括约肌的收缩能力，加强外尿道括约肌和腹内肌控制，以控制膀胱颈部下垂。

如何防治宝宝遗尿

遗尿是小孩在睡觉时不自觉的排尿，如果小儿频繁尿床，会很紧张，尤其是年长儿还会产生自责、羞愧感，导致小儿缺乏自信心、处事能力差等。作为遗尿症患儿的父母，应在日常生活中采取一些措施，以锻炼小儿的控制能力。

护理事项	具体方法
调整饮食	每天下午4点以后，让孩子少饮水，晚饭食物宜偏淡、偏干，临睡前不喝水、不宜吃水果，更不能养成睡前喝牛奶的习惯，以减少夜里膀胱的储尿量
建立合理的生活制度	使宝宝的生活、饮食起居有规律，避免过度疲劳及精神紧张，最好能坚持睡午觉，以免夜间睡得太熟，不易被唤醒
临睡前不宜过分兴奋	养成按时睡眠习惯，睡前不要逗宝宝，不要进行剧烈活动，以免使宝宝过度兴奋
临上床前把小便排干净	养成每天睡前排尿的习惯，使膀胱里的尿液排空。尽可能在临睡之前给孩子洗澡，使其能舒适入睡，减少尿床
更换尿湿的被褥和衣裤	被褥要干净、暖和，尿湿之后及时更换，不要让宝宝睡在潮湿的被褥里，潮湿被褥会使孩子更易尿床
不要伤宝宝自尊心	遗尿可使宝宝害羞、焦虑、恐惧及畏缩，父母不可采用打骂、威胁等惩罚的手段。这样，只会使宝宝感到更加委屈和忧郁，使心理负担加重，遗尿症状也会加重。父母要及时安慰和关心遗尿症患儿，并鼓励他们及时排尿
行为治疗	从治疗第一天起设置日程表，每天进行记录（可使用日历）。当宝宝尿床时，努力寻找可能导致尿床的因素，并记录在日程表上，如未按时睡觉，睡前过于兴奋，白天过于激动及晚餐中液体摄入量太多等。当宝宝没有尿床时，把一颗星星画在日程表上，并予以表扬或物质奖励
建立条件反射	从开始治疗起，要求父母在宝宝夜晚经常尿床的时间，提前半小时用闹钟将宝宝唤醒，起床排尿，使唤醒宝宝的铃声与膀胱充盈的刺激同时呈现。经过一段时间的训练，条件反射建立，宝宝能够被膀胱充盈的刺激唤醒，达到自行控制排尿的目的。此外，鼓励宝宝自己去厕所排尿，使他们在清醒的情况下把尿排泄干净
膀胱功能锻炼	督促宝宝白天多饮水，尽量延长两次排尿间隔的时间，促使尿量增多，使膀胱容量逐渐增大。鼓励宝宝在排尿中间故意中断排尿，从1数至10，然后把尿排尽，以提高膀胱括约肌的控制能力

小儿的生长发育

小儿处于人生的发育阶段，其身体结构与功能每时每刻都在发生变化。因此，只有懂得小儿生长发育的规律，才能在孩子生病时才能对他们进行正确的诊断与治疗，让孩子更好地健康成长。

体格发育

身长：新生儿平均身长为50cm左右，6个月之内身长生长最快，至1岁时，可增长到原来身长的1.5倍，大约75cm。第2年身长增长速度过慢，10~12cm，即身长约87cm；2岁以后身高每年增长6~7cm。

体重：新生儿平均体重为3kg左右。在以后的半年时间里体重增长最快，平均每个月增长600g。在7个月至1岁之间体重增长稍微减慢，平均每个月增长约500g。1岁以后体重增长更慢，平均每一岁增加2kg。

小儿平均体重推算公式：

1~6个月，小儿体重的平均重量 = 出生体重(kg) + 月龄×0.7(kg)

7~12个月，小儿体重的平均重量 = 6(kg) + 月龄×0.25(kg)

1岁以后，小儿体重的平均重量 = 年龄×2 + 8(kg)

牙齿：新生儿刚出生时是没有牙齿的，大约在出生后6~10个月之间开始长出第一颗乳牙，一般到2岁时20颗乳齿会全部出齐。6~8岁时开始出第一颗恒齿，14岁前长满28颗恒齿。第三臼齿一般在17~30岁长出，称为智齿，也有些人终生不出。

动作和体力的发育

新生儿一般只会躺着，四肢只能呈不对称的运动。到2个月俯卧时则开始会把头抬起来；6个月会独坐；9个月会爬；1岁会独自站立；1岁到1岁半会走路；1岁半到2岁会跑。以后的动作则会趋于精细和准确，一直发育到成年。

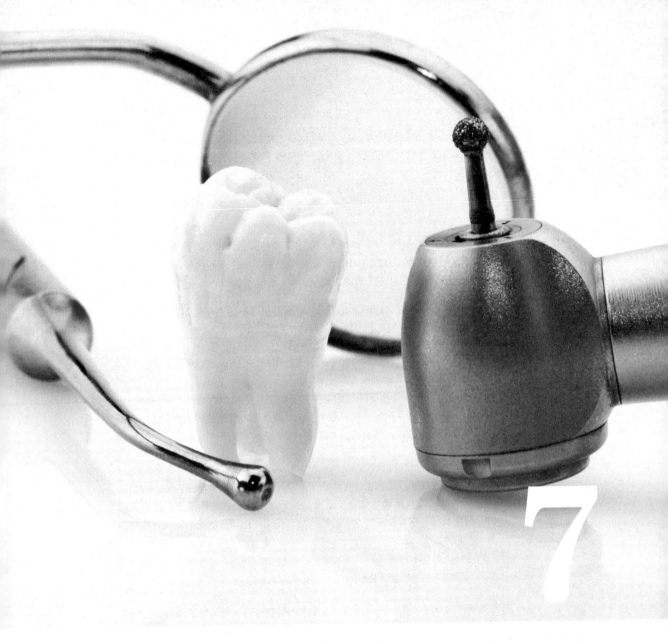

常见五官疾病的家庭疗法

  不要认为五官疾病都是"小毛病"，其实有不少五官疾病，不仅可诱发和加重身体某些器官的慢性病变，还可能是人体严重疾病的表征。本章对五官生理功能和五官各种疾病的防治，都做了详细的阐述，同时系统地介绍了相关治疗方法。希望能为读者提供五官的医疗知识和指导治疗作用。

沙眼

沙眼是由沙眼衣原体引起的迁延性结膜炎症，因其在眼睑结膜表面形成粗糙不平的外观，形似沙粒，因此称为沙眼。沙眼是十分常见的眼科疾病，具有很强的传染性，可通过手、眼接触，苍蝇或带菌物品等进行传染。

症状	沙眼早期症状不太明显。后期病情逐渐加重，有疼痛、异物感、畏光、流泪、分泌物增多、视物模糊。重症者由于晚期疤痕收缩，可并发睑内翻倒睫、角膜溃疡、眼角结膜干燥，导致视力减退，甚至失明
体征	前期，眼睑红肿，上睑穹窿部表面粗糙，结膜血管模糊，滤泡和乳头同时出现。后期，睑结膜出现白色的疤痕组织
病因	1 个人因素，沙眼的传播与患者的个人卫生习惯密切相关。如经常用脏手揉眼，使衣原体直接侵入眼部 2 传染因素，沙眼患者常有眼红和黏性分泌物，分泌物中含有沙眼衣原体微生物，它很容易沾到手指、衣服、毛巾、洗脸用具和其他所接触的物品上，当健康人与之密切接触时，沙眼衣原体就从一个人传到了另一个人身上，交互接触而传播开来
治疗	1 药物治疗：慢性期沙眼患者，可用新霉素滴眼液或氯霉素滴眼液滴眼，或是在临睡前涂抹红霉素眼膏、金霉素眼膏、四环素眼膏；急性期或严重的沙眼患者，可用氧氟沙星滴眼液或洛美沙星滴眼液滴眼，也可在临睡前涂抹红霉素眼膏、金霉素眼膏、四环素眼膏 2 手术治疗：若后期沙眼导致严重并发症，如睑内翻倒睫，可到医院进行矫正手术；角膜混浊且无明显干眼症者，可进行角膜移植手术
护理	1 患者要加强营养补充，多摄入富含维生素、膳食纤维、易消化的食物，少吃辛辣刺激性食物 2 患者要保持眼部卫生，纠正各种不良饮食习惯，注意休息，增加睡眠，避免用眼过度 3 患者平时要注意个人卫生，洗脸坚持一人一毛巾一脸盆，毛巾和脸盆使用后要及时消毒，不乱用别人的物品，以免造成交叉传染

♥ 沙眼患者要与电脑"和谐相处"

⊙ 由于工作的需要，不少沙眼患者必须每天注视电脑屏幕，时间一长就会造成眼睛不适。因此要注意：每半个小时休息15分钟，电脑显示屏的亮度要适当，清晰度要好，减少视觉刺激；打字时将原稿置于尽可能接近屏幕之处，以减少头和眼部的移动和聚焦变化。

充分了解沙眼，做好日常护理

因患眼眼睑结膜粗糙不平，形似沙粒，故名沙眼。它是由于不良卫生习惯引起的衣原体传播。尤其是在农村，由于学校缺乏必要的卫生设施，学生没有养成良好的卫生习惯，家庭内无必需的卫生保障，使得农村学生沙眼的患病率明显高于城市。

🔍 警惕沙眼并发症

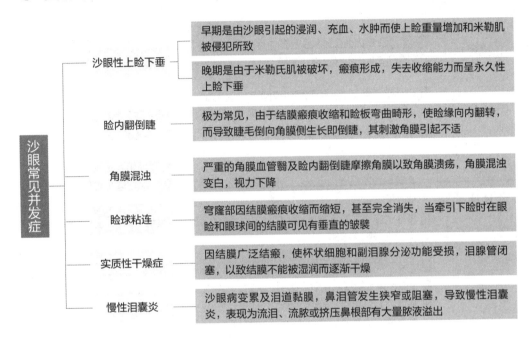

沙眼常见并发症

- 沙眼性上睑下垂
  - 早期是由沙眼引起的浸润、充血、水肿而使上睑重量增加和米勒肌被侵犯所致
  - 晚期是由于米勒氏肌被破坏，瘢痕形成，失去收缩能力而呈永久性上睑下垂
- 睑内翻倒睫
  - 极为常见，由于结膜瘢痕收缩和睑板弯曲畸形，使睑缘向内翻转，而导致睫毛倒向角膜侧生长即倒睫，其刺激角膜引起不适
- 角膜混浊
  - 严重的角膜血管翳及睑内翻倒睫摩擦角膜以致角膜溃疡，角膜混浊变白，视力下降
- 睑球粘连
  - 穹窿部因结膜瘢痕收缩而缩短，甚至完全消失，当牵引下睑时在眼睑和眼球间的结膜可见有垂直的皱襞
- 实质性干燥症
  - 因结膜广泛结瘢，使杯状细胞和副泪腺分泌功能受损，泪腺管闭塞，以致结膜不能被湿润而逐渐干燥
- 慢性泪囊炎
  - 沙眼病变累及泪道黏膜，鼻泪管发生狭窄或阻塞，导致慢性泪囊炎，表现为流泪、流脓或挤压鼻根部有大量脓液溢出

🔍 沙眼日常护理

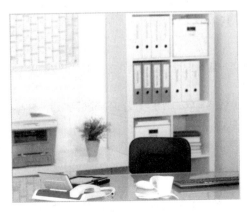

工作环境的光线要柔和，减少灯光的反射和闪烁，以减少对眼睛的刺激。

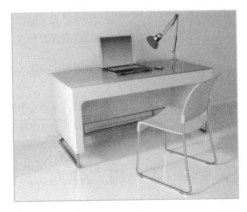

桌椅的高度要和电脑的高度匹配，减少眼睛的疲劳。

结膜炎

结膜炎是因眼结膜经常与外界接触，受到各种刺激和感染而引起的疾病。虽然结膜炎本身对视力影响并不严重，但是当其炎症波及角膜或引起并发症时，可导致视力的损害。

类型	急性结膜炎 是因细菌感染引起的急性传染性眼病 慢性结膜炎 是因急性结膜炎未根治所致，或因外界各种刺激所致
症状	1 急性结膜炎患者，两眼同时或间隔1～2天发病，症状主要有自觉流泪，有多量黏液或脓性分泌物，附着于眼睑缘，以及怕光、有灼热感或刺痛 2 慢性结膜炎症状主要有自觉眼痒、异物感、干燥多瞬、视物疲劳
体征	1 急性结膜炎主要表现为眼睑肿胀，结膜充血，并以穹窿部和睑结膜最为显著，血管弯曲不规则，呈网状。病情严重者，结膜面覆盖一层假膜，可伴有角膜边缘浸润 2 慢性结膜炎主要表现为结膜轻度充血，有少量黏性黄色分泌物，发病久后，可见睑结膜肥厚粗糙
病因	1 感染因素，如普通感冒、流感或其他病毒、细菌感染所致 2 过敏因素，如接触花草、花粉、灰尘、霉菌和动物皮毛等引起过敏所致 3 环境因素，如空气污染、烟雾、风沙、强光、角膜接触镜佩戴不当，以及刺激性气体、化学药品等刺激均可引发结膜炎
治疗	1 一般治疗：结膜分泌物较多者，可用氢化钠注射液冲洗结膜囊；眼睑及周围皮肤出现皮疹、红肿者，可用硼酸液湿敷眼部 2 药物治疗：急性结膜炎患者，可使用氧氟沙星滴眼液、氯霉素滴眼液滴眼，也可在睡前涂抹红霉素眼膏。慢性结膜炎患者，可使用氯霉素滴眼液滴眼，也可在睡前涂抹红霉素眼膏
护理	1 患者要加强营养，多摄入富含维生素、膳食纤维且易于消化的食物，少吃刺激性食物 2 不要遮盖患眼，让分泌物顺利引流；养成良好的卫生习惯，不用脏手揉眼，患眼用过的眼药水不可滴健康眼

♥ 管住"手"和"用水"，预防结膜炎

➡ 管住"手"，即勤洗手，常剪指甲；不用脏手擦眼睛，如用手接触眼睛前，应先用肥皂或洗手液将手洗净；管住"用水"，即不让被污染的水接触到眼睛，如洗手、洗脸不用公用毛巾和脸盆。

眼痒红肿警惕患结膜炎

结膜炎传染性强，患者治愈后免疫力降低，因此可重复感染。从几个月的婴儿到八九十岁的老人都可能发病。结膜炎流行快，常常是一人得病，在1～2周内会在家庭、幼儿园、学校等广泛传播，不分男女老幼，大部分都会被感染。

🔍 结膜炎发病过程

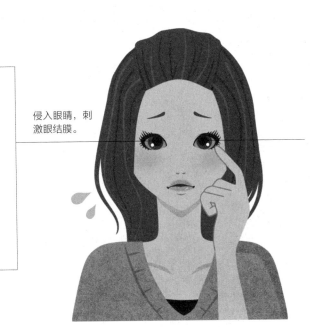

细菌感染：
葡萄球菌
肺炎双球菌
柯魏氏杆菌

过敏源：
空气中游离的花粉或各种微生物的蛋白质成分
动物皮屑和羽毛

环境：
烟雾、风沙、强光的刺激
刺激性气体、化学药品的刺激

侵入眼睛，刺激眼结膜。

导致结膜充血、眼睑水肿、自觉流泪；两眼同时或间隔1～2天发病。

🔍 结膜炎饮食保健

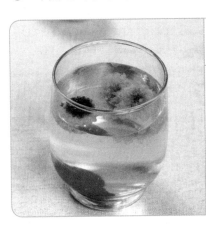

枸杞菊花茶

材料：菊花5朵，枸杞子10g。

做法：将枸杞子、菊花一起放入杯中，倒入适量沸水冲泡，加盖闷5分钟即可饮用。

功效：疏风清热、解毒明目。枸杞子和菊花都是护眼中药材，能有效缓解眼睛疲劳或眼睛干涩的症状，经常服用可有效地改善和保护电脑工作者的视力。

角膜炎

角膜炎是指角膜在内源性或外源性致病因素的作用下引起角膜上皮损伤、基质水肿、细胞浸润、坏死等炎性改变。如果角膜组织遭到破坏，可以形成不透明的白色疤痕，影响视力。

类型	角膜炎常见的类型有细菌性角膜炎、真菌性角膜炎、单纯疱疹性角膜炎、暴露性角膜炎
症状	眼痛、流泪、畏光、有异物感、眼睑痉挛、视物模糊
体征	眼睑水肿、睫状充血，新生血管，角膜上有灰白色的细小浸润，还会出现角膜混浊或角膜溃疡，以及虹膜睫状体刺激反应，出现瞳孔缩小或房水混浊
病因	1 外伤与感染，如当角膜上皮因机械性、物理性或化学性等因素的刺激而出现损伤时，细菌、病毒和真菌就会趁机而入，发生感染 2 角膜邻近组织疾病的影响，如急性结膜炎、色素膜炎、眼睑缺损合并睑裂闭合不全均可引发角膜炎 3 全身性疾病，如结核、风湿、梅毒等均可引起角膜炎；营养不良，尤其是婴幼儿体内如果缺乏维生素A，容易引起角膜软化症
治疗	1 细菌性角膜炎患者，可滴入洛美沙星滴眼液、氧氟沙星滴眼液或氯霉素滴眼液，也可在睡前涂抹红霉素眼膏或氧氟沙星眼膏 2 真菌性角膜炎患者，可滴入利福平滴眼液，也可在临睡前涂抹克霉唑眼膏、金霉素眼膏，或是口服维生素B_2 3 单纯疱疹性角膜炎患者，可滴入阿昔洛韦滴眼液或氯霉素滴眼液，也可临睡前涂抹更昔洛韦眼膏、阿昔洛韦眼膏；或是口服牛黄解毒丸、银翘解毒丸 4 暴露性角膜炎患者，可滴入氧氟沙星滴眼液、氯霉素滴眼液，或是到医院根据角膜暴露的原因施行修补、矫正手术
护理	1 患者要加强营养，多摄入富含维生素、膳食纤维且易消化的食物，少吃刺激性食物 2 患者滴眼药水时动作要轻柔，不要压迫眼球；不要用力咳嗽、打喷嚏、排便，以防眼压增高导致角膜穿孔 3 患者要保持眼部卫生，同时要增加睡眠时间，使眼部得到充分休息

♥ 你滴眼药水的方法正确吗？

☞ 取坐位或仰卧位，头稍向后仰，用左手拇指和食指轻轻分开上下眼睑，眼睛向上看，右手持眼药水，将药液滴入眼睑1～2滴后，再将上眼睑轻轻提起，使药液充分分布于结膜囊内。闭眼1～2分钟，切勿用力闭眼，以防将药液挤出。

保护眼睛从角膜开始

　　角膜是眼球最前面的一层透明的薄膜样组织，它保护着眼内组织并让外界的光线通过。由于角膜组织敏感而脆弱，在正常情况下，有任何物体要靠近角膜，眼睛都会产生反射性的瞬目行为来保护它。但现实生活总有一些现象使角膜遭受损伤，最为常见的就是角膜炎及外伤。

🔍 人的角膜结构

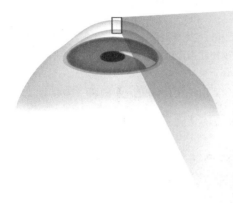
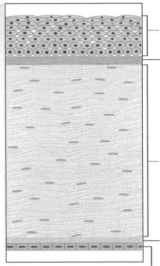

角膜上皮：
当角膜上皮层受到机械性、物理性和化学性等因素的损伤时，细菌、病毒和真菌等就会趁机而入，发生感染。

前界膜及前弹力层

角膜基质：
病毒直接侵入角膜基质，或抗原-抗体复合物沉积在角膜基质，出现炎性浸润。

后界膜及后弹力层

角膜内皮

🔍 患者宜补营养素

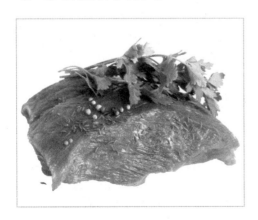

蛋白质是组成细胞的主要成分，适当补充富含蛋白质的食物，如瘦肉、禽肉等，有助于组织细胞的修补和更新。

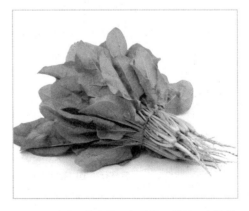

含有维生素A的食物，如菠菜、苋菜、青椒等是角膜炎患者的首选饮食，每天摄取足够的维生素A，还能防治干眼症。

青光眼

当眼压调节功能发生障碍时，眼压异常升高，出现视功能障碍，并伴有视网膜形态学变化，即为青光眼。青光眼是一种严重危害视力的常见眼病，也是致盲的主要原因之一。

类型	**原发性闭角型青光眼** 包括急性闭角型青光眼和慢性闭角型青光眼 **原发性开角型青光眼** 是由于眼压升高引起视神经损害和视野缺损，最后导致失明的一种眼病 **先天性青光眼** 由于胎儿前房角组织发育异常，致使眼压升高的一种眼病
症状	1 急性闭角型青光眼，发病急，突然感觉剧烈眼胀、眼痛、头痛、恶心、视力下降，以及眼压急剧升高 2 慢性闭角型青光眼，发病缓慢，眼压逐渐升高，可有轻度头痛和眼部酸胀 3 原发性开角型青光眼，起病隐匿，多数患者无自觉症状，少数患者在眼压升高时出现雾视、眼胀 4 先天性青光眼，主要有畏光、流泪、眼睑痉挛三大症状，患儿易哭闹、视力减退
体征	1 急性闭角型青光眼，眼球坚硬如石，角膜水肿呈雾状，前房浅、瞳孔散大，对光反应消失，眼底视盘充血，静脉充盈，房角关闭 2 慢性闭角型青光眼，周边前房浅，中央前房深度正常，房角为窄角，在高眼压状态下部分发生闭塞，眼压恢复后房角可部分开放 3 原发性开角型青光眼，前房深浅正常或较深，虹膜平坦，房角开放，视盘凹陷进行性加深和扩大，盘沿宽窄不一 4 先天性青光眼，房角异常，视神经乳头凹陷及眼轴长度增加，角膜扩大
病因	1 遗传因素，青光眼部分属于基因遗传性病变 2 药物因素，如发生眼睛不适，却不按医嘱及时用药或滥用药，则易引发青光眼 3 不良生活习惯，如吸烟嗜酒、起居无常、顽固性失眠等均可引发青光眼 4 屈光因素，如近视、远视、老化等都易引发青光眼
治疗	1 急性闭角型青光眼患者可用1%毛果芸香碱液滴眼、贝特舒滴眼液，或口服醋氮酰胺等药物 2 慢性闭角型青光眼患者可用1%毛果芸香碱液滴眼，还可口服维生素B$_1$、碳酸氢钠片 3 原发性开角型青光眼患者可用适利达滴眼液或贝特舒滴眼液，还可口服维生素B$_1$ 4 先天性青光眼患者应到医院施行手术，如房角切开术、小梁切开术，以控制眼压
护理	1 患者要进食清淡、易消化，且富含维生素、膳食纤维的食物，少吃刺激性食物 2 急性患者需卧床休息，保证良好的睡眠，让眼睛充分休息，以防眼压升高 3 运动降低眼压，洗热水澡降低眼压

青光眼治疗重在降眼压

　　青光眼是一种引起视神经损害的疾病。眼睛就像皮球，球内充气越多，皮球就越硬，充气太多了就容易把皮球胀破。同样，眼压越高，眼球就越硬，对视神经的损害就越重，久而久之视神经就会萎缩，导致视力下降、视野缩小。

🔍 青光眼病理解析

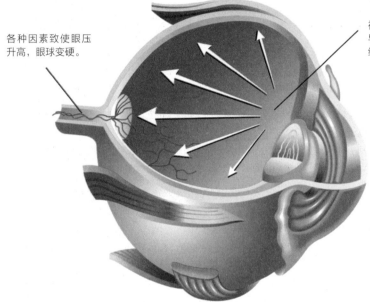

各种因素致使眼压升高，眼球变硬。

视神经受损、萎缩，导致视力下降，视野缩小。

🔍 青光眼饮食保健

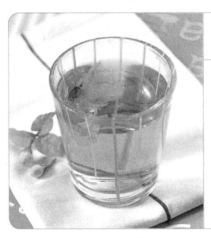

茉莉紫罗兰茶

材料：茉莉花6g，紫罗兰10g。

做法：将所有干燥花用沸水浸泡30秒，再将茶水倒掉。将浸泡过的材料放入壶中，冲入适量沸水，浸泡约3分钟即可饮用；可以回冲两次，回冲时需浸泡5分钟。

功效：清热解毒，理气安神，疏肝明目。茉莉花不仅具有清肝明目的功效，还具有松弛神经、缓解疲劳的功效；紫罗兰也可缓解眼部疲劳。

白内障

白内障是由于新陈代谢紊乱或其他原因导致晶状体蛋白质变性，发生全部或部分浑浊而引起视力障碍的眼病。如果晶状体浑浊，光线就无法正常透过，以至于在视网膜上形成模糊的影像。

类型	1 先天性白内障常见于婴幼儿，生下来就有
	2 外伤性白内障，由于晶状体囊穿破或爆裂而引起
	3 老年性白内障，多发生于年龄在45岁以上的人群，常常是两眼视力进行性的减退
症状	1 先天性白内障症状主要有白瞳症、眼球震颤、斜视、畏光、视物模糊等
	2 外伤性白内障症状主要有视物模糊，视力下降等
	3 老年性白内障患者自觉眼前有固定不动的黑影，畏光、炫光、单眼复视或多视
体征	1 先天性白内障主要表现为晶状体呈各种形态的浑浊，有不同程度的视力下降，但具备光照反应
	2 外伤性白内障主要表现为晶状体纤维肿胀、浑浊，甚至出现移位或脱位
	3 老年性白内障主要表现为晶状体、皮质或囊膜下浑浊
病因	1 遗传因素，若家族中有白内障病史，近亲患白内障的概率就比较高
	2 紫外线的影响，磷离子可能与衰老晶状体中的钙离子结合，形成不可溶解的磷酸钙，从而导致晶状体硬化与钙化
	3 眼睛疾患，如虹膜睫状体炎、视网膜脱离、视网膜色素变性、青光眼、高度近视、化脓性角膜溃疡等眼病均可引起并发性白内障
	4 外伤，如车祸、钝器伤害、尖锐物品等刺伤，致使晶状体囊破裂，造成晶状体混浊
	5 年龄因素，随着年龄的增加，晶状体慢慢发生硬化、浑浊而造成视力障碍
治疗	1 先天性白内障患者需到医院施行晶状体切除术或晶状体吸除术，无晶状体眼需进行屈光矫正和视力训练
	2 外伤性白内障患者，若晶状体明显浑浊影响视力时，应到医院施行白内障囊摘除术联合人工晶状体植入术
	3 老年性白内障患者早期可服用维生素C、维生素E；病情严重者应到医院白内障囊摘除术联合人工晶状体植入术
护理	1 患者应摄入清淡且富含维生素、膳食纤维的食物，避免辛辣刺激性食物，忌烟、忌酒、忌浓茶
	2 患者不要用力挤眼，手术当天尽量多休息，避免剧烈活动，避免弯腰用力

♥ 出门戴深色眼镜，预防白内障

➔ 受紫外线的照射时间越长，患白内障的可能性就越大。因此外出戴深色眼镜，可减少紫外线对眼睛的照射。尤其是60岁以上视力下降的老人，出门应戴黄褐色太阳镜，可防止视力进一步下降，并可预防白内障。

视力模糊警惕患有白内障

　　白内障是因晶状体浑浊而导致视力障碍的一种疾病。正常情况下，晶状体是透明的，其主要功能是屈光，当光线通过角膜以后，必须经过晶状体折射才能将影像清晰地呈现在视网膜上。一旦晶状体变浑浊，就会导致视力障碍。

🔍 白内障病理解析

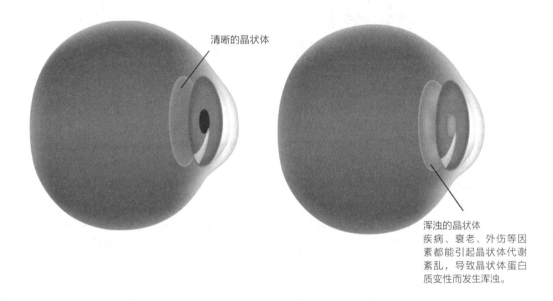

清晰的晶状体

浑浊的晶状体
疾病、衰老、外伤等因素都能引起晶状体代谢紊乱，导致晶状体蛋白质变性而发生浑浊。

🔍 白内障饮食调理

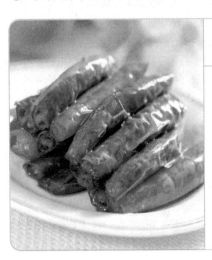

凉拌虎皮椒

材料：青椒、红椒各150g，葱10g，盐5g，老抽5ml，食用油适量。

做法：青椒、红椒分别用清水洗净后，切去两端蒂头备用；葱用清水洗净，切段备用。锅洗净，置于火上，倒油加热后，下入青椒、红椒炸至表皮松起时捞出，盛入盘内。加入葱、盐、老抽拌匀即可。

功效：本品富含维生素E，有很强的吸收紫外线、抗氧化的作用，能预防眼睛老化，延缓视力衰退。

干眼症

干眼症，又称角结膜干燥症，是由于各种原因引起的眼泪质和量异常，或动力学异常，导致泪膜稳定性下降、眼部干燥的综合征。若眼部干燥情况严重，则可能导致角膜上皮损伤。

症状	眼睛疲劳，有异物感、干涩感、灼痛感，怕风、畏光、分泌物黏稠、对外界刺激敏感，严重者还会出现眼睛红肿、充血、角质化、角膜上皮损伤而有丝状物黏附
体征	球结膜血管扩张，球结膜失去光泽、出现褶皱、增厚、结膜穹窿部有微黄色丝状分泌物，角膜上皮点状脱落
病因	1 先天性泪腺功能低，造成泪腺发炎、外伤、感染、自律神经失调所致；或长期使用某些眼药水，或是服用某些药物，造成泪腺分泌不足所致 2 环境因素，如长时间停留在冷气房或户外强风燥热的环境中，导致泪液过度蒸发、泪膜分布不均匀所致 3 疾病因素，如慢性结膜炎、化学性灼伤等，造成黏蛋白层分泌不足所致
治疗	1 一般治疗：即将干净的毛巾浸入热水中（水温以不烫手腕为宜），稍微拧干后，将毛巾摊平敷于眼部，待毛巾变凉后，再浸热水热敷，可以缓解干眼症 2 药物治疗：轻度干眼症者可滴泪然滴眼液、润洁滴眼液、贝复舒滴眼液，也可涂抹红霉素眼膏，或口服维生素A；重度干眼症者，可滴润舒滴眼液、泪然滴眼液、妥布霉素滴眼液或奥视明滴眼液
护理	1 患者在洗脸时要注意睑缘的清洁，必要时用棉花棒蘸清水，清洁睑缘，使眼睛的分泌腺开口通畅 2 患者要注意用眼卫生，保持眼部的清洁，及时清理眼部分泌物，避免细菌感染 3 平时要注意精神放松，感到眼睛疲劳时要适当休息，不要长时间操作电脑或看书，尽量每隔50分钟休息5～10分钟，休息时可以多眨眼，使眼球表面的泪液分布均匀，以保护角膜。尽量不向上看，可将电视机或电脑放置在低于眼水平面的位置

♥ 菊花茶辅助治疗干眼症

● 菊花中富含维生素A，是维护眼睛健康的重要物质。菊花还具有让人头脑清醒、双目明亮的功效，因此常喝菊花茶可辅助治疗干眼症，尤其是对肝火旺、用眼过度导致的眼睛干涩有很好的疗效。

了解泪器结构，做好日常保健

　　近年来，干眼症的年轻化趋势越来越明显，主要是因为现代生活中，年轻人的工作和娱乐与电脑、电视接触的越来越多，长时间面对荧光屏，缺乏适时休息，影响了双眼的泪液分泌。因此，在日常生活中一定要注意眼睛保健。

🔍 泪器的组成

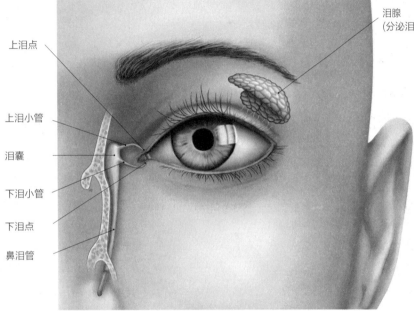

上泪点

泪腺
(分泌泪液)

上泪小管

泪囊

下泪小管

下泪点

鼻泪管

病理解析

　　泪腺分泌的泪液借眨眼活动涂抹于眼球的表面，具有冲洗微尘和杀菌作用，多余的泪液分别经上、下泪点入上、下泪管，再注入泪囊。一旦泪液分泌减少，干眼症的发病率就高。

🔍 穴位按摩增强泪腺功能

按摩手法

用拇指、食指、中指的指端或螺纹面着力，垂直向特定部位按压，并做轻柔环转活动。动作轻柔缓和，刺激量小，适用于全身各部位，具有消肿止痛、祛风散寒、增液明目等作用。

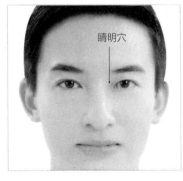

睛明穴

睛明穴：位于人体面部，内眦角稍上方凹陷处。

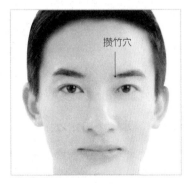

攒竹穴

攒竹穴：位于人体面部，当眉头凹陷中，眶上切迹处。

外耳道炎

外耳道炎是指外耳道皮肤及皮下组织损伤，继发感染所致。外耳道炎症可能在外耳道的局部，也可能弥漫在整个外耳道。常见的致病菌有大肠杆菌、绿脓杆菌、金黄色葡萄球菌或真菌等。

类型	急性外耳道炎 多因挖耳损伤耳道皮肤，继发感染所致
	慢性外耳道炎 多由急性外耳道炎迁延而来
症状	1 急性外耳道炎症状主要有耳痛剧烈，张口、咀嚼时疼痛加剧，并可放射至同侧头部，同时还可伴有耳鸣、耳闷、发热、全身不适症状
	2 慢性外耳道炎症状主要有耳痛，可流出分泌物，按压耳屏或牵拉耳部时疼痛加剧
体征	1 急性外耳道炎主要表现为外耳道软骨部皮肤有局限性红肿，红肿破溃后，可见脓血性分泌物流出
	2 慢性外耳道炎主要表现为外耳道皮肤弥漫性红肿，外耳道皮肤增厚、皲裂、脱屑，分泌物积存，可造成外耳道狭窄
病因	1 外力作用，如习惯性掏耳朵，尤其是用锐利的硬物掏耳朵，不慎损伤外耳道皮肤，导致细菌侵入，引起感染
	2 水液浸渍，如游泳或洗澡时，不洁净的水进入耳朵，若未擦拭干净，皮肤受到浸渍，发生感染
治疗	1 一般治疗：患者可用75%乙醇棉棒清洁耳道；或是用消毒的小棉棒仔细清理外耳道内的分泌物，然后滴入抗生素或鱼石脂软膏
	2 药物治疗：全身症状重者可按照医嘱口服阿莫西林、头孢拉定、头孢呋辛等抗生素
护理	1 外耳道炎患者早期应适当休息
	2 仔细清洁外耳道内的脱屑、耵聍和炎性分泌物，保持外耳道干燥洁净。脱屑和炎性分泌物可用小吸引管轻轻吸出；小而硬的耵聍宜用镊子取出；大而硬的耵聍应先用药物滴耳，待耵聍软化后，用外耳道冲洗法清除
	3 洗澡、洗头时，注意防止污水进入外耳道，在洗头、游泳之前可用特制的橡皮塞堵塞外耳道

♥ 外耳道冲洗法

➲ 材料：耳冲洗器，弯盘、温生理盐水、纱布、棉签、额镜、耳镜。

患者取坐位，头略偏对侧，使患耳稍向上，同侧颈及肩部围以治疗巾或油布，患者手托弯盘紧贴耳垂下颈部皮肤，以便冲洗时水可回流入弯盘。操作者左手将耳廓牵向后上，使外耳道成一直线，右手持耳冲洗器，将温生理盐水对着外耳道后上壁慢慢注入。洗后用干棉签拭干外耳道。

外耳道炎典型症状和治疗

外耳道炎是一种常见疾病，在日常生活中，有许多不注意的小细节都有可能导致外耳道炎，比如挖耳朵损伤皮肤，药物刺激，化脓性中耳炎的脓液，游泳、洗澡时污水浸渍进入耳道，均可引发细菌感染。

🔍 外耳道炎典型症状

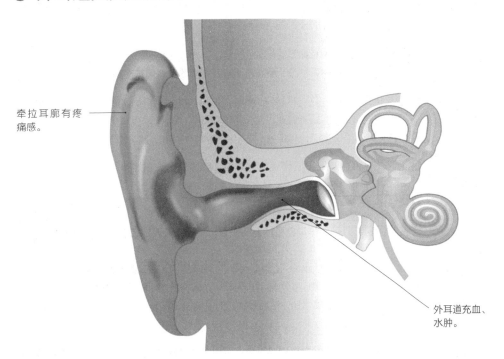

牵拉耳廓有疼痛感。

外耳道充血、水肿。

🔍 穴位按摩治疗外耳道炎

按摩手法

用拇指或中指螺纹面或并拢的食指、中指、无名指的螺纹面附着于体表施术部位上，稍用力下按，以肘关节为支点，前臂作主动运动。通过腕关节使手指螺纹面在施术部位上做轻柔的、小幅度的上下、左右或环旋揉动，并带动该处的皮下组织一起运动，频率120~160次／分钟。

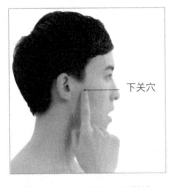

下关穴：位于面部，耳前方，颧骨与下颌之间的凹陷处。

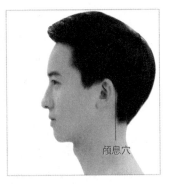

颅息穴：位于头部，当角孙与翳风之间，沿耳轮连线的上、中1/3的交点处。

中耳炎

中耳炎是中耳腔、咽鼓管等的急性炎症，因引发鼻、咽腔炎症的细菌或病毒通过咽鼓管，或者外界细菌、病毒直接通过陈旧性穿孔的鼓膜进入中耳，引起的中耳化脓性炎症。

类型	**急性化脓性中耳炎** 是中耳黏膜的化脓性炎症 **慢性化脓性中耳炎** 是中耳黏膜、骨膜甚至侵及骨质的慢性化脓性炎症
症状	1 急性化脓性中耳炎症状有耳部疼痛、耳鸣、耳闷、听力减退，同时还伴有发热、畏寒、头痛、食欲减退、全身不适等症状 2 慢性化脓性中耳炎症状有耳痛，不同程度的听力减退，偶尔伴有耳鸣
体征	1 急性化脓性中耳炎早期鼓膜急性充血，膨隆外凸；鼓膜穿孔后有大量脓液流出，乳突部压痛 2 慢性化脓性中耳炎主要表现为慢性反复发作性耳内流脓，量多少不等
病因	1 感冒后咽部、鼻部等炎症蔓延至咽鼓管，使得咽鼓管咽口及管腔黏膜充血、肿胀，纤毛运动发生障碍，引起中耳炎 2 游泳时，将不洁净的水咽入口中，水通过鼻咽部进入中耳而引发中耳炎 3 吸烟会引起听力下降，有可能引起中耳炎。因为香烟中的尼古丁进入血液，使小血管痉挛，血液黏度增加，给内耳供应血液的微动脉发生硬化，造成内耳供血不足，严重影响听力
治疗	1 一般治疗：急慢性化脓性中耳炎患者可用1%麻黄碱滴鼻或用喷雾喷鼻咽部，以减轻咽鼓管口肿胀，利于中耳腔引流。慢性化脓性中耳炎患者应积极治疗上呼吸道感染疾病 2 药物治疗：急慢性化脓性中耳炎患者均可用3%过氧化氢清洗耳道脓液。用氧氟沙星滴耳剂、氯霉素甘油滴耳剂滴耳
护理	1 患者应摄入营养丰富，并且易消化的食物，保持大便通畅；患者早期应适当卧床休息，休息时应将头部抬高，患侧朝下 2 患者要保持耳朵干燥、清洁，及时清理脓性分泌物；洗澡、洗脸、洗头时要注意保护外耳道，避免水侵入耳朵。另外，婴儿要防止其眼泪、鼻涕、口水流入耳朵里

♥ 警惕中耳炎导致耳聋

➡ 由于中耳炎症可使鼓膜穿孔，还可使听骨链中断，或者由于炎症的长期刺激，引起中耳内纤维组织增生或瘢痕形成，使听骨活动受阻或固定不动，导致中耳的增压和扩音作用完全消失，以至于听力明显下降。

中耳炎病理解析和饮食调理

中耳炎多见于小儿和青年，是中耳受到感染的一种炎性疾病。中耳炎如果处理不当，也会给患者带来生命危险；对于小儿而言，如果治疗不当，可能会给其一生带来不良影响。因此应重视中耳炎，必须及时进行治疗。

🔍 中耳炎发病原因

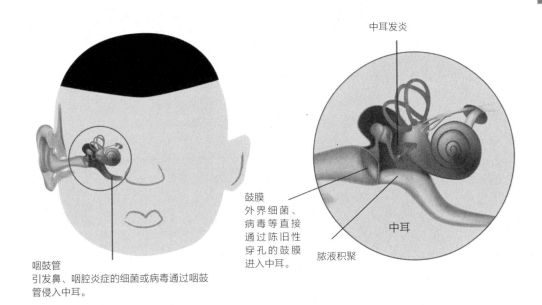

中耳发炎

鼓膜
外界细菌、病毒等直接通过陈旧性穿孔的鼓膜进入中耳。

脓液积聚

中耳

咽鼓管
引发鼻、咽腔炎症的细菌或病毒通过咽鼓管侵入中耳。

🔍 这些食物可辅助治疗中耳炎

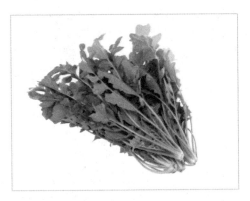

芥菜：具有解毒防癌、抗菌消肿的功效，有利于中耳炎患者的康复。

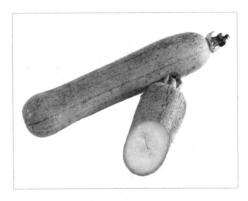

丝瓜：具有清热败火、解毒消肿的功效，可有效缓解中耳炎。

梅尼埃病

梅尼埃病是一种以膜迷路积水为特征的内耳非炎性疾病，具有发作性和复发性的特点。首次发病年龄为30~50岁，男女发病无明显差别，单耳发病率较高。

症状	梅尼埃病多突然起病，呈阵发性旋转型眩晕，眩晕在睁眼及转头时加剧，同时伴有恶心、呕吐、面色苍白、耳鸣、耳闷、头脑胀满等症状
体征	发作期眼震，低频听力减退；部分患者前庭机能减退
病因	1 遗传因素，家族中有人患有梅尼埃病，则其近亲患病的概率较大 2 情绪因素，如情绪波动大、精神紧张、焦虑不安、抑郁等，使得自主神经功能紊乱，交感神经应激性增高，内耳小血管痉挛，导致迷路微循环障碍，组织缺氧，代谢产物潴留，从而使内淋巴生化的特性改变，渗透压增高，导致外淋巴及血液中的液体移入内淋巴间隙，内淋巴生成过多形成膜迷路积水 3 疾病因素，如甲状腺功能低下、糖尿病、脑垂体——肾上腺皮质激素减退等，均可导致代谢与内分泌功能紊乱而引发梅尼埃病
治疗	1 药物治疗：梅尼埃病患者应严格根据医嘱口服谷维素、倍他司汀、奈苯海明等药物 2 手术治疗：若病情频繁发作、症状较严重、病程较长，并严重影响工作和生活者，可根据情况到医院施行手术治疗，如内淋巴囊手术、前庭神经切断术、鼓索神经切断术、颈交感神经切断术等
护理	1 梅尼埃病发作期，患者应尽量卧床休息，室内应保持安静舒适，光线宜暗 2 护理人员应向患者介绍疾病知识，缓解其紧张、恐惧心理，使之保持心情愉快、精神放松；同时患者应适当参加文娱活动，多与朋友交谈，保持情绪稳定 3 患者饮食宜清淡低盐、富有营养，禁烟禁酒，禁食刺激性食物；适当限制水分的摄入，以减轻膜迷路水肿症状

♥ 经常眩晕要警惕梅尼埃病

➥ 梅尼埃病的特点为阵发性眩晕、波动性耳聋、耳鸣，突然发作时，常感到自身旋转或周围物体环绕自身旋转，闭着眼睛也会有沉浮感、颠簸感、升降或漂浮感。因此，经常出现此类症状的人应警惕梅尼埃病。

持续耳鸣警惕梅尼埃病

倘若经常眩晕发作，伴有恶心、呕吐症状，多数有一侧耳鸣、听力下降、步履不稳，发作时只能平卧于静室之中，畏光畏声，体位稍微改变，便有天旋地转的感觉，这类人群就可能患上了梅尼埃病。

🔍 梅尼埃病典型症状

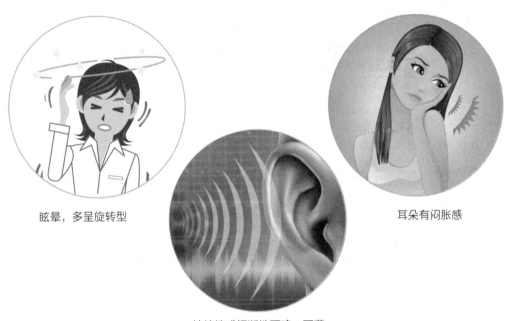

眩晕，多呈旋转型

持续性或间断性耳鸣、耳聋

耳朵有闷胀感

🔍 梅尼埃病饮食保健

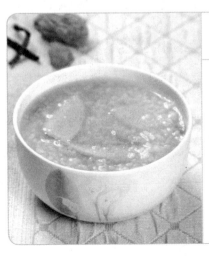

河车鹿角胶粥

材料：鹿角胶15g，鲜紫河车1/4具，粳米100g，生姜3片，葱白、盐各适量。

做法：鲜紫河车切块，洗净的粳米做粥。待米粥煮沸后放入洗净的鹿角胶、紫河车块、生姜片、葱白同煮为稀粥。煮好后加入盐调味。每日1剂，分2次温服。

功效：本品补肾阳、益精髓，适用于肾气不足所致的耳鸣、耳聋、精力不济等症的辅助治疗。口干舌燥、尿黄便秘者忌服。

鼻炎

鼻炎是因病毒、细菌、各种理化因子以及某些全身性疾病引起的鼻腔黏膜和黏膜下组织的炎症。有研究表示，鼻炎不仅导致鼻子本身不适，还会影响人的睡眠质量、听力以及学习能力。

类型	**急性鼻炎** 由病毒感染引起的鼻黏膜急性炎症性疾病 **慢性鼻炎** 指鼻腔黏膜或黏膜下炎症持续数月者 **萎缩性鼻炎** 是鼻黏膜萎缩或退行性变的慢性炎症 **过敏性鼻炎** 指发生在鼻黏膜的变态反应性疾病
症状	1 急性鼻炎有鼻塞、涕多、嗅觉减退、闭塞性鼻音症状 2 慢性鼻炎有鼻塞、涕多，可伴有嗅觉障碍、头痛、头晕、咽干、咽痛症状 3 萎缩性鼻炎因腺体萎缩分泌减少和长时间张口呼吸，致使鼻、咽干燥、鼻出血，嗅觉减退或消失，还伴有头痛、头晕症状 4 过敏性鼻炎有阵发性喷嚏、鼻痒、鼻塞、清水涕、嗅觉减退，可伴有头痛、流泪症状
体征	1 急性鼻炎主要表现为鼻黏膜充血、肿胀，鼻道有较多分泌物，起初为水样性，逐渐变为黏液性、黏脓性或脓性 2 慢性鼻炎主要表现为鼻黏膜充血、下鼻甲肿胀，鼻腔底、下鼻道有较黏稠鼻涕 3 萎缩性鼻炎主要表现为鼻腔黏膜干燥、萎缩、糜烂，有大量灰绿色浓痂附着，鼻甲缩小、鼻腔宽大 4 过敏性鼻炎主要表现为鼻黏膜苍白、充血或浅蓝色、下鼻甲水肿，有大量清水样分泌物
病因	1 气候变化，无论骤冷骤热，均易使鼻黏膜受到刺激而引起鼻炎 2 环境因素，大气污染，空气中的有害物质直接刺激鼻黏膜而引起鼻炎 3 疾病因素，如扁桃体炎、咽炎、腺样体炎等扩散至鼻腔而引起鼻炎 4 病毒感染，如鼻病毒、流感病毒、腺病毒、冠状病毒、科萨病毒等，通过呼吸道吸入，引起鼻炎 5 遗传因素，患者家庭成员中多有哮喘、荨麻疹或药物过敏史
治疗	一般治疗：短期治疗应用1%的麻黄碱滴鼻液滴鼻，用生理盐水或海水提取物冲洗鼻腔，或短期治疗应用盐酸羟甲唑啉喷雾剂喷鼻腔
护理	1 适当做好保健，每天早晨可用冷水洗脸，可以有效增强鼻腔黏膜的抗病能力 2 加强身体锻炼，多在户外活动，可以多散步或者慢跑，有助于提高自身免疫力和抵抗力

♥ 长期慢跑缓解鼻炎

➡ 慢跑可以促进血液循环，促使鼻腔内的鼻黏膜收缩，有利于鼻腔通气和引流。长期坚持慢跑，还能增强体质，提高机体免疫力，在一定程度上促进鼻炎的康复。

鼻塞久治不愈警惕鼻炎

在日常生活中，人们往往忽略了鼻子的护理工作，不注意鼻子的卫生与保健，因此很容易导致鼻炎等疾病的发生。尤其是天气反复无常、气候干燥时，更应该做好鼻子的护理，平时不要用力抠、搓。

🔍 鼻部结构

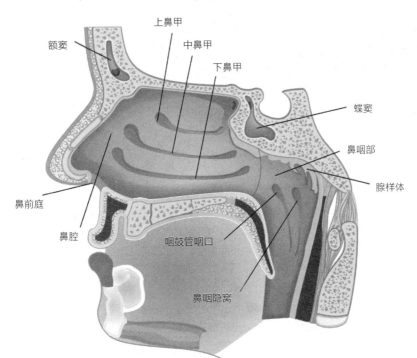

上鼻甲
额窦
中鼻甲
下鼻甲
蝶窦
鼻咽部
腺样体
鼻前庭
鼻腔
咽鼓管咽口
鼻咽隐窝

病理解析

病毒、细菌感染或刺激物的作用，导致鼻黏膜受损。鼻腔黏膜会出现一定程度的血管痉挛，再加上腺体分泌减少，黏膜中的微循环受阻，继而产生黏膜局部性的水肿、充血等病理改变。

🔍 鼻炎饮食保健

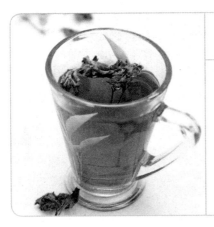

薄荷茶

材料：薄荷15g，茶叶10g，冰糖适量。

做法：将薄荷洗净，和茶叶一起放入杯内，加热水冲泡。加入适量冰糖，待冰糖溶化后搅拌均匀即可饮用。

功效：清凉润燥、疏风通窍。用于鼻燥咽喉不适、鼻塞干痒等症者。

扁桃体炎

扁桃体是人体咽部两侧的腺体组织，因为外形像扁桃一样而得名。我们常说的扁桃体通常都指肉眼可见、在喉咙外侧的腭扁桃体。扁桃体是人体免疫系统的一部分，主要作用是帮助身体抵抗感染。

类型	**急性扁桃体炎** 是腭扁桃体的急性非特异性炎症 **慢性扁桃体炎** 由急性扁桃体炎反复发作转为慢性
症状	1 急性扁桃体炎有头痛、发热、畏寒、咽痛明显、唾液增多、食欲下降、乏力、全身不适等症状 2 慢性扁桃体炎有反复急性发作，咽干、发痒、异物感、刺激性咳嗽、口臭、乏力、低热、头痛等症状
体征	1 急性扁桃体炎主要表现为咽部黏膜弥漫性充血、水肿，扁桃体及两腭弓最显著。腭扁桃体肿大，表面有黄白色或灰白色脓点，下颌淋巴结肿大 2 慢性扁桃体炎主要表现为咽部和扁桃体潮红，可见黄色分泌物；扁桃体表面不平，有瘢痕，或有网状的条纹
病因	病原体通过飞沫、直接接触等途径传入，平时隐藏在扁桃体隐窝内，当人体因劳累、寒冷、潮湿、烟酒过度或其他原因致使机体抵抗力下降时，病原体迅速繁殖而引发扁桃体炎
治疗	1 一般治疗：含漱复方硼砂溶液、复方氯己定含漱液，或含服草珊瑚含片 2 对症治疗：急性扁桃体炎应严格按照医嘱口服阿莫西林、头孢拉定等抗生素；慢性扁桃体炎可口服冬凌草片
护理	1 患者要养成良好的生活习惯，按时睡觉、起床，保证充足的睡眠 2 日常生活中要多注意天气变化，及时增减衣服，居室要保持干燥 3 平时要注意劳逸结合，适当参加体育锻炼，提高身体抵抗力

♥ 扁桃体的分度

☛ 临床上根据扁桃体的外形大小分为Ⅰ~Ⅲ度：Ⅰ度，扁桃体肿大超出舌腭弓，但不超过咽腭弓；Ⅱ度，扁桃体肿大超过咽腭弓，但未达到咽后壁中线；Ⅲ度，扁桃体肿大达到或超过咽后壁中线。

扁桃体炎治疗重在清热解毒

扁桃体炎多发生于春秋季节,多见于儿童及青壮年。扁桃体炎在儿童中多表现为扁桃体增生肥大,在成人中多表现为炎性改变。扁桃体炎常被视为全身感染病之一,由于长期受扁桃体隐窝内细菌和毒素的影响,可产生各种并发症。

☯ 扁桃体炎病理解析

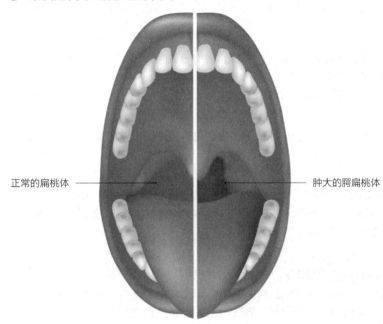

正常的扁桃体 —————

————— 肿大的腭扁桃体

病理解析

　　病原体通过飞沫、直接接触等途径进入,平时隐藏在扁桃体小窝内,当人体因劳累、受凉或其他原因而致抵抗力减弱时,病原体迅速繁殖而引起发病。

☯ 扁桃体炎饮食保健

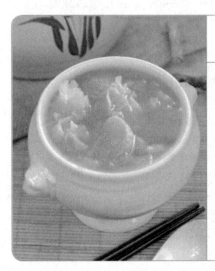

银耳蜜橘汤

材料:银耳20g,蜜橘200g,白糖150g,水淀粉适量。

做法:将银耳水发后放入碗内,上笼蒸1小时取出。蜜橘剥皮去筋,成净蜜橘肉;将汤锅置旺火上,加入适量清水,将蒸好的银耳放入汤锅内,再放蜜橘肉、白糖煮沸,用水淀粉勾芡。待汤再一次煮沸时,盛入汤碗内即成。

功效:清热解毒,滋阴润肺,适合阴虚火旺之慢性扁桃体炎、慢性咽炎、干咳日久的患者食用。

龋齿

龋齿，俗称蛀牙或虫牙，是在以细菌为主的多种因素影响下，牙齿硬组织逐渐被破坏的一种牙科疾病，发病率高，危害性大，如不及时治疗，病变继续发展，能使牙齿疼痛、缺损，形成龋洞，最终导致牙齿丧失。

类型	浅龋 病变破坏仅在牙齿表层，即仅牙釉质或牙骨质内 中龋 病变已达牙本质浅层，可看见明显的龋洞 深龋 病变已达牙本质深层，接近牙髓腔
症状	龋齿早期无明显症状，逐渐发展，牙体硬组织破坏崩解，出现龋洞，可能引起牙齿疾病
体征	牙齿龋坏部位的硬组织内发生脱矿、微晶结构变化、透明度改变，起初牙釉质呈白垩色，随着病变部位色素沉积，逐渐转为棕色或黑褐色龋洞，受到外界刺激会产生疼痛感
病因	牙面存在的细菌和食物残渣，经过一定的时间可以导致龋齿的发生 1 牙菌斑，牙菌斑是复杂的细菌生物群体，是口腔中的唾液蛋白或糖蛋白吸附于牙面形成的生物膜，牙菌斑内的细菌通过糖分解及合成代谢产物产生乳酸和有机酸，使局部的pH值下降，导致牙表面釉质脱矿崩解形成的龋洞 2 食物，作为致病微生物的作用附物而影响龋病的发展。蔗糖和其他糖类、蛋白质、矿物质、脂肪等均可影响龋病的发生和发展 3 牙的形态和对龋病的敏感性，唾液的质和量、缓冲能力、抗菌能力和免疫能力，以及个体的特异性免疫反应等因素与龋病的发生相关 4 时间，龋病的发生均需要一段时间的作用才能完成
治疗	1 药物治疗：清洁、隔湿牙面后，应用药物涂擦牙面或病损区，处理龋损，抑制龋病的发展，常用药物有氨硝酸银和氟化钠 2 修复性治疗：到医院施行窝沟封闭疗法和修复治疗
护理	1 患者要少吃零食，多吃富含膳食纤维的食物和水果；睡前不吃糖果、糕点 2 养成早晚刷牙、饭后漱口的好习惯。尤其是睡前要刷牙，因夜晚时间间隔长，最适宜细菌繁殖，发酵产酸量较多，容易腐蚀牙齿 3 用含有氟化物的牙膏或饮用氟化水，提高牙齿的抗龋能力 4 适龄儿童进行龋沟封闭。成人要定期进行口腔检查

龋齿的危害不容小觑

我们口腔的牙齿并不是一个实体硬组织。它是中空的，内部存在有一个与牙体外形相对称的、起营养牙齿作用的空腔，里面布满丰富的血管与敏感牙髓组织。若牙齿因为没有得到认真的清洁，则会产生龋坏，形成龋洞，并进一步扩展。

🔍 龋齿发展过程

❶ 牙齿清洁不彻底而产生龋坏，形成龋洞。

❷ 牙齿内部矿化相对较低，龋洞内大量的食物积留，细菌大量繁殖，龋坏会发展得更快更严重。

❸ 龋坏不断加深，引发牙髓的炎症.

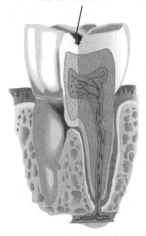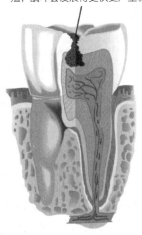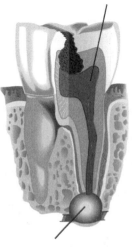

❹ 牙髓腔里大量繁殖的细菌通过牙根尖小孔继续破坏尖周组织。

🔍 龋齿的危害

龋齿的危害	引发牙髓炎，导致牙痛	当龋病破坏了牙釉质侵入到牙本质时，患者遇到冷、热、酸、甜刺激时会感到牙齿疼痛
	引起根尖周炎	炎症继续向牙根方向发展引起根尖周炎牙根部肿痛，牙齿松动，严重者面部肿胀、发烧、张口受限，细菌入血甚至可引起菌血症而危及生命
	引起胃肠疾病	龋齿不及时治疗，最终导致牙齿早失，会影响嚼碎食物，必然会增加胃肠负担
	形成病灶牙	严重的龋坏导致的残冠、残根刺激周围的软组织等，引起溃疡糜烂，甚至癌变。还可成为一个病灶、细菌的大本营。细菌的毒素经血可流到全身的各个部位

牙龈炎

牙龈炎是指发生于牙龈缘和龈乳头的慢性炎症性疾病，不侵犯其他牙周组织。牙龈炎在儿童和青少年中比较普遍，口腔卫生不良是导致牙菌斑、牙结石及软垢在龈缘附近牙面沉积，从而诱发牙龈炎的主要因素。

症状	牙龈炎一般没有疼痛感，在刷牙或硬食物的刺激下牙龈容易出血
体征	牙龈或牙龈乳头红肿，呈暗红色或深红色；牙龈松软肥大、表面光亮，有时可自发性出血；牙齿不松动，挤压牙龈时，牙龈缝隙无脓液流出
病因	1 日常进食时，在咀嚼过程中由于机械刺激，牙石上的菌斑与牙龈密切接触，引发牙龈炎 2 牙齿排列不整齐，或是牙龈萎缩，进食后引起食物嵌塞在牙龈与牙齿之间，未及时清除所致 3 青春期、月经期或妊娠期，体内分泌激素的变化，会改变牙周组织对病源性刺激因素的反应性，从而加重牙龈的炎症变化
治疗	1 药物治疗：用复方硼砂溶液或1%过氧化氢漱口，用2%碘甘油局部涂擦 2 洁治术：用洁治器除去牙冠上附着的牙垢和牙石，磨光牙面，消除菌斑
护理	1 患者应保持口腔卫生，及时清除积留在牙间隙内的食物残渣 2 坚持正确刷牙，不论前后都要竖着刷，并在每个部位坚持刷数十次，早晚各刷一次，彻底清除缝隙中的菌斑和残留物

♥ 牙龈按摩

● 首先早晚叩齿，上下用力叩敲数十次，可起改养血液循环、促进牙龈组织新陈代谢的作用。接着将食指放在牙龈上，做局部小圆旋转的移动按摩动作。最后漱口，使每个牙齿所属的牙龈区都再次受到按摩，反复数次。

口腔不洁引起的牙龈炎

人们日常生活中经常受到牙龈出血的困扰，有的人会买点漱口水漱漱口，还有的人对此不以为然，满不在乎。殊不知，你已经患了牙龈炎。牙龈炎是口腔常见疾病，主要表现为牙龈红肿，刷牙或进食时会出血。

🔍 牙龈炎发展过程

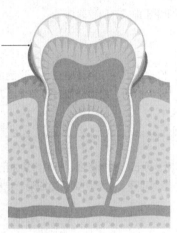
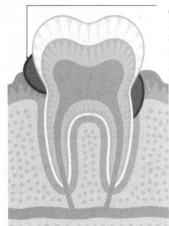

❶ 牙龈沟内常会有一些食物残渣堆积，其中混有大量的细菌，可形成软性牙垢。

❷ 长时间因清洁不彻底，形成坚硬的牙结石，刺激牙龈组织，造成牙龈红肿、牙龈缘溃烂。

🔍 牙龈炎日常护理

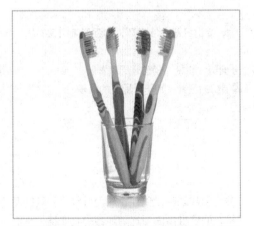
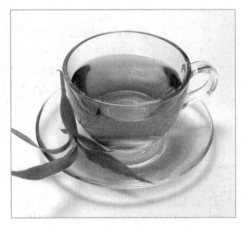

坚持正确刷牙：不论前后都要竖着刷，并在每个部位坚持刷数十次，早晚各刷一次，彻底清除缝隙中的菌斑和残留物。

茶水漱口：漱口还能反复冲击口腔内各个部位，降低口腔细菌的密度；茶叶中含有茶多酚，可以消灭口腔中的细菌。

牙周炎

牙周炎，是指发生在牙槽骨、牙骨质、牙周膜和牙龈等牙周组织的慢性感染性疾病，它是一种破坏性疾病，主要特征是牙周袋形成、牙龈炎症、牙槽骨吸收和牙齿松动等，是导致成年人牙齿丧失的主要原因。

症状	起初症状并不明显，只有继发性牙龈出血或有口臭表现
体征	牙龈缘、龈乳头和附着龈肿胀、松软，呈深红色或暗红色，炎症扩散形成牙周袋，或牙周溢脓，并常有口臭、牙齿松动。病情严重者可有体温升高，身体不适，颌下淋巴结肿大、压痛等
病因	1 口腔卫生不佳，如牙菌斑、牙垢、牙石、食物嵌塞、不良修复体所致 2 有的是如遗传、内分泌失调、营养不良、机体防御机能缺陷、结核、肾病等全身病因所致
治疗	1 牙周病需要系统治疗，洁治是牙周病治疗的基础 2 局部治疗：用3%的过氧化氢冲洗牙周袋，并涂擦碘甘油 3 全身治疗：急性期应严格按照医嘱口服替硝唑等抗生素
护理	1 患者应每天坚持正确刷牙，按摩牙龈，促进牙龈血液循环，增强牙龈组织的抗病能力 2 定期进行牙周洁治，清除牙结石、牙菌斑、软垢，预防牙周病发展 3 补充富含维生素C的食物，调节牙周组织的营养，利于牙周炎的康复 4 注意加强身体锻炼，增强机体免疫力

♥ 牙周炎会增加患心脏病的风险

➡ 牙周的致病菌能够进入血液循环，侵袭了血管壁，最终引起动脉硬化症，从而导致心脏病的发生。同时牙周感染能增加血浆中的纤维蛋白原的水平，而纤维蛋白原的增加会引起血栓，从而导致心脏病的发生。

牙周炎：潜伏在口腔的"沉默杀手"

牙齿是我们咀嚼食物的重要器官。不注重饮食卫生或者消化不良、吸烟等因素，可导致口臭、牙龈出血等症状，间接导致细菌入侵，致使牙龈红肿、牙龈溢脓、牙齿松动，情况最坏时可发生牙齿脱落。

🔍 牙周炎发展过程

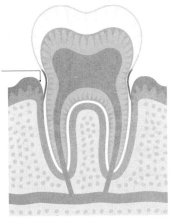
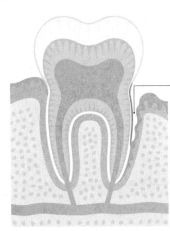

因牙龈炎导致，牙龈结合上皮破坏，形成牙周袋。

牙周膜主纤维束破坏，深牙周袋形成，包绕牙齿的牙槽骨被吸收破坏明显。

若不及时治疗牙周炎，包绕牙齿周围的牙槽骨会被吸收而出现牙齿松动移位、牙间隙增宽，最终可导致牙齿的脱落。因患牙周炎拔牙的占拔牙总数的40%左右，从而影响患者的面容美观、发音、咀嚼进食。

🔍 牙周炎日常护理

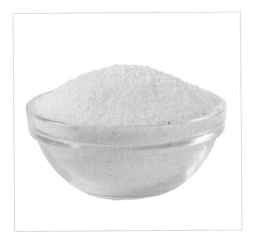

盐水漱口：饭后用盐水漱口，在口内反复鼓动漱口液，以减少细菌存在。

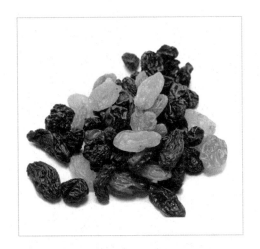

适当食用葡萄干：葡萄干内含有多种抑制口腔细菌生长的化合物，有利于牙齿和牙龈健康。

口疮

口疮，是指完整的黏膜上皮发生持续性缺损或破坏，导致其表层坏死脱落而形成凹陷，是口腔黏膜病中最常见的溃疡类疾病。本病最常见的是复发性阿弗他溃疡，多发生在青壮年中，在唇、颊、舌尖、舌边缘等处多见。

症状	溃疡呈圆形或椭圆形，大小、数目不等，患处有自发性剧烈灼烧感，遇刺激疼痛加剧，影响患者说话和进食
体征	发病初期，口腔黏膜充血、水肿，出现小米粒大小的红点，很快破溃成圆形或椭圆形的溃疡，中央稍凹，表面覆以黄色的膜，周围有狭窄的红晕。可单发，也可成群发生
病因	1 本病多原因不明，个体差异很大 2 内分泌变化，可能与月经期，体内黄体酮水平增高而雌激素水平下降所致 3 可能与精神因素有关，如精神紧张、情绪波动较大、睡眠状况不佳等，诱发口疮
治疗	1 局部治疗：用复方氯己定含漱液漱口，或含服华素片、溶菌酶含片，或在黏膜创面表面涂抹锡类散、金霉素药膜等药物 2 全身治疗：补充叶酸和B族维生素，酌情补充锌、铁；口服左旋咪唑片等免疫增强剂
护理	1 患者应注意口腔卫生，注意生活规律和营养均衡，多吃新鲜蔬菜水果，避免食物太硬或纤维太粗，以及辛辣食物的刺激 2 保持心情舒畅，保证充足的睡眠时间，避免疲劳过度

♥ 易发生癌变的三类口疮

➡ 恶性口疮，即固定位置，持续一个月无法自愈的溃疡；慢性创伤性口疮，残留的牙根、不合理的假牙不断刺激舌、颊黏膜，如不去除刺激因素，口疮经久不愈，则会发生癌变。

多吃水果让你远离口疮

　　口疮，所称"口腔溃疡"，是常见的一种口腔疾病。无论女性还是男性，很多人都有过口疮的烦恼。它常常莫名其妙地在口腔中出现，疼起来往往令人痛苦不堪。预防口疮的发生，就要注意日常的生活饮食。

1

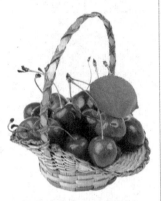

樱桃：被公认的能除去人体毒素和不洁液体的水果，而且对肝脏的排毒有较好的效果。

2

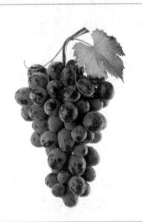

苹果：不仅含有丰富的维生素，其中所含的膳食纤维和果胶能避免食物在肠内腐化。

3

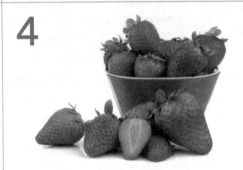

葡萄：具有排毒的作用，能够清除肝、肠、胃、肾内的垃圾，也能帮助人体有效地远离口腔溃疡。

4

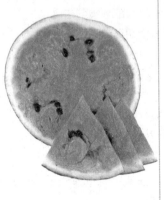

草莓：热量低，含有丰富的维生素C，能有效地清洁胃肠道以及肝脏内的垃圾。

5

西瓜：具有清热解暑的良效，尤其是西瓜翠衣（红瓤和绿皮之间的部分）最具清热解暑功效。

6

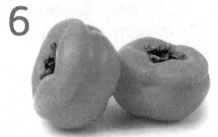

柿子：尤其是柿霜，从柿饼上取柿霜，用开水冲服或加入粥中服，可预防或改善口腔溃疡。

长时间使用电脑的人如何护眼

电脑、手机和各种LED灯具充斥着我们的生活，长期散发着刺眼的蓝光。据最新研究发现，蓝光容易引起视觉疲劳，导致近视眼，还会使人难以进入睡眠状态。所以，在蓝光泛滥的日常生活中，我们应该学会避免或者减轻蓝光带给人体的危害。

降低显示屏的亮度：高亮度的屏幕非常容易引起视觉疲劳，显示器的亮度最好与室内的照明灯的亮度一致，这样对人的眼睛最有利。

把电脑画面的背景调成暗色：在使用电脑录入文字时，把背景和文字的颜色调得柔和些，如橄榄绿色。如果背景是白光，易使人眼睛进入疲劳状态。

电脑屏幕和眼睛保持同一水平：使电脑屏幕与眼睛保持同一水平高度，会减小眼睛运动的幅度，不容易引起视觉疲劳。

避免阳光或者灯光照射到电脑上：液晶显示屏非常容易映射阳光或者灯光，使人头晕目眩，所以应尽可能给屏幕贴上保护膜，避免光线映射。

善用眼镜：如果佩戴有抑制蓝光效果的眼镜，在使用电脑时就能减轻眼睛的压力，或者使用屏幕隔离膜也是非常有效的。

在工作的时候，经常远眺一下：每工作1小时就向远处眺望一会儿，能够有效改变眼睛焦点的位置，使眼睛得到放松。如果房间太小，不具备远眺的条件，可以尝试放一面镜子，从镜子中观察远处的事物。

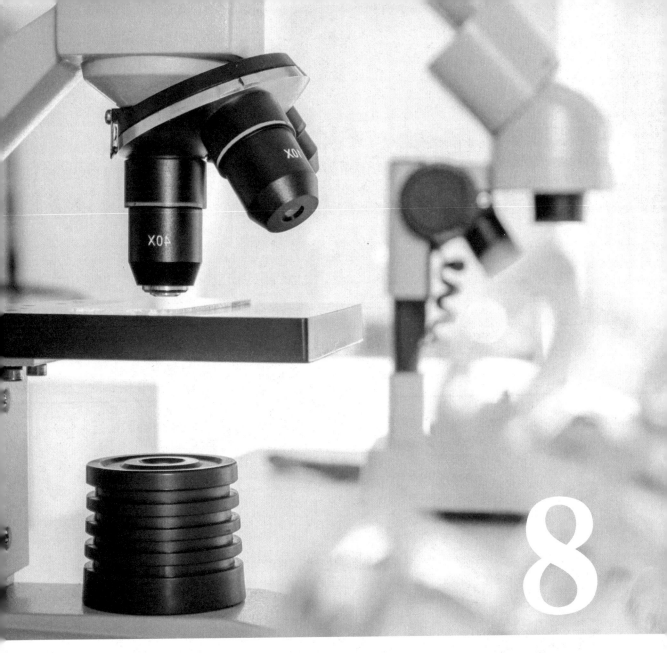

8

常见皮肤科疾病的家庭疗法

皮肤是人体第一道防线。与人体其他器官和组织一样，皮肤也参与人体全身机能活动。由于皮肤位于人体表面，通过皮肤里遍布着的神经末梢和突触小体接受温觉、触觉、痛觉和压觉等外界刺激，促使机体与外界环境相适应，在一定程度上对人类的生存起着重要作用。因此，减少皮肤病的发生、控制皮肤病的传播意义重大。

毛囊炎

毛囊炎为毛囊口化脓性炎症，是指金黄色葡萄球菌侵入毛囊部位所发生的化脓性炎症，好发于头部、颈部、臀部、肛周或身体其他部位，具有复发倾向，多见于免疫力低下者和糖尿病患者。

症状	皮肤出现红色丘疹、脓疱皮疹，散在分布，互不融合，有轻度痛感，瘙痒明显
体征	皮疹出发于毛囊口，出现针尖至绿豆大小的红色丘疹，丘疹顶端形成一个黄白色小脓头，周围有炎性红晕，以后排出少量脓液，干燥结痂，痂脱后不留疤痕
病因	1 长期涂抹一些外用药膏，使得皮肤防护功能减弱，使得致病菌有机可乘而容易形成毛囊炎 2 皮肤油脂分泌太多，睡眠质量较差，饮食不规律，肠胃功能不好，皮肤的排泄功能不畅，致使毛囊堵塞而引发毛囊炎 3 身体肌肤长期被湿热东西覆盖，若不能快速清洁，则易滋生细菌而引发毛囊炎
治疗	一般治疗：病情较轻者，患处涂抹2.5%碘酊、百多邦软膏或0.5%~1%新霉素软膏
护理	1 患者应注意个人卫生，保持皮肤清洁；加强体育锻炼，增强机体抗病能力，防止外伤 2 患者在饮食上应注意，多吃蔬菜和水果，增加维生素摄入，保持大便通畅，少食油腻、辛辣刺激性食物

♥ 慎用止汗露，警惕患毛囊炎

⇨ 天气炎热，人体大量出汗，通过蒸发不仅可以散发体内的热量，还能将体内的各种毒素排出体外。如果长期或频繁使用止汗露，一味地抑制人体出汗，则会导致毛孔堵塞，代谢产物不能正常排出，若不及时清洁，则会引发毛囊炎。

皮肤结构和日常护理

　　人体表面，除了掌跖和一些黏膜周围的皮肤外，其他皮肤都有或长或短、或粗或细的汗毛，在每一根汗毛的皮内部分都有一个毛囊。如果毛囊被化脓性球菌侵犯，就会出现炎症反应，出现丘疹、脓包，即毛囊炎。

🔍 皮肤结构

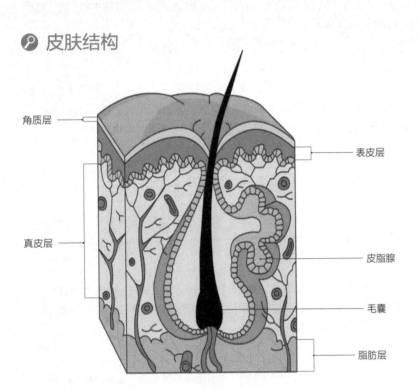

角质层

表皮层

真皮层

皮脂腺

毛囊

脂肪层

病理解析

　　由于人体免疫功能低下，皮肤清洁不彻底，或经常搔抓皮肤，致使致病菌趁机而入，经毛孔进入毛囊，引发毛囊炎。

🔍 皮肤的日常护理

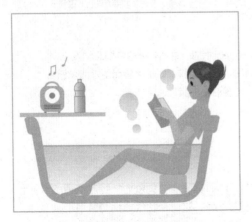

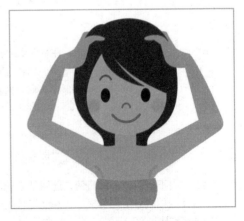

注意个人卫生，勤洗澡，勤换贴身衣物；平日保持心情愉快，避免肝火上炎，造成激素失调。

由于头部毛发多、皮脂腺和汗腺较丰富，排泄物也多，因此要勤洗头，经常按摩头部皮肤。

带状疱疹

带状疱疹是由水痘-带状疱疹病毒引起的急性感染性皮肤病，多见于成年人。初次感染表现为水痘，以后病毒可长期潜伏在脊髓后根神经节。当人体免疫功能减弱时可导致水痘-带状疱疹病毒活跃，沿周围神经波及皮肤，出现带状疱疹。

症状	突然发病，先是局部皮肤有针刺样疼痛、烧灼感，再出现沿单侧神经分布的簇集性小水疱。同时还伴有局部淋巴肿大、压痛，严重者还有发热症状
体征	1 初起时皮肤呈不规则或椭圆形红斑，数小时后在红斑上发生水疱，逐渐增多，并合为大疱 2 疱疹均为单侧性，并与神经的走向一致，常见的发病部位以肋间神经、三叉神经区域较多，后者可累及眼部，影响视力
病因	宿主免疫功能低下，如感冒、发热、系统性红斑狼疮、恶性肿瘤，或使用免疫抑制剂、放射治疗、外伤、月经期、过度疲劳时，潜伏的病毒大量繁殖，使受累神经节发炎或坏死，产生神经痛
治疗	1 局部治疗：用5%硫黄炉甘石洗剂或2%甲紫溶液外涂患处，或是涂抹3%阿昔洛韦软膏、1%喷昔洛韦软膏；疱疹破溃时，可用红霉素软膏涂擦患处。音频电疗、激光、针灸等物理治疗可缓解神经痛症状 2 全身治疗：严格按照医嘱口服阿昔洛韦、泛昔洛韦、万乃洛韦等抗病毒药
护理	1 适当卧床休息，采取健侧卧位，以防压破水疱；避免抓破疱疹防止继发感染 2 床单被褥保持清洁，内衣应勤换勤洗，且应柔软，以防摩擦而使疼痛加剧 3 患者可进食一些清热解毒的食物，如绿豆芽、黄瓜、菊花等

♡ 经常熬夜，警惕带状疱疹

➡ 充足的睡眠不仅可以消除疲劳，还可使人充满活力，同时提高身体免疫力。经常熬夜的人，容易引起神经和内分泌调节紊乱，从而导致机体免疫力下降。这时带状疱疹病毒就可能被激活，侵犯神经和皮肤。

带状疱疹典型特征和饮食原则

　　带状疱疹是一种病毒性疾病，在初次感染此病毒后不一定马上发病，病毒进入皮肤神经末梢内，部分病毒持久性潜伏在脊髓后根神经节细胞中。当机体免疫力降低时，病毒活动性再度增强，使受侵部位的神经节和皮肤产生炎症并引起疼痛。

🔍 带状疱疹主要表现

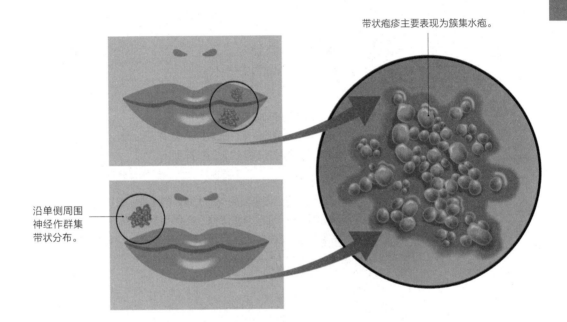

带状疱疹主要表现为簇集水疱。

沿单侧周围神经作群集带状分布。

🔍 带状疱疹饮食原则

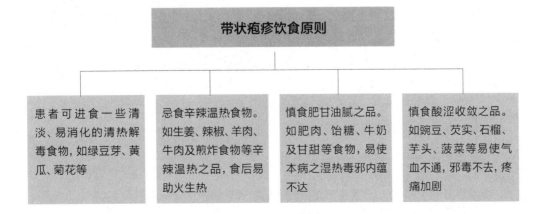

带状疱疹饮食原则			
患者可进食一些清淡、易消化的清热解毒食物，如绿豆芽、黄瓜、菊花等	忌食辛辣温热食物。如生姜、辣椒、羊肉、牛肉及煎炸食物等辛辣温热之品，食后易助火生热	慎食肥甘油腻之品。如肥肉、饴糖、牛奶及甘甜等食物，易使本病之湿热毒邪内蕴不达	慎食酸涩收敛之品。如豌豆、芡实、石榴、芋头、菠菜等易使气血不通，邪毒不去，疼痛加剧

头癣

头癣是由小孢子菌和毛癣菌引起的头皮和毛发感染，好发于儿童，传染性较强，可在幼儿园、小学及家中交叉传染。主要通过被污染的理发工具传染，也可通过接触患有癣的猫、狗等家畜而感染。

类型	**黄癣** 由兰毛癣菌引起 **黑癣** 由紫色毛癣菌、短发毛癣菌等引起 **白癣** 由犬小孢子菌、铁锈色小孢子菌等引起
症状	1 黄癣，自觉巨痒，患处为硫黄色蝶形厚痂，或为灰白色厚痂 2 黑癣，患处丘疹呈小黑点状，有时丘疹带有一层小薄膜，无刺激性味道，无痛感 3 白癣，轻度痒感，患处常呈圆形或不规则的灰白色鳞屑性斑片
体征	1 黄癣，病初头皮有淡红色斑点，逐渐发展成周边高起的痂皮，患处头发失去光泽，并有折断、参差不齐，可形成萎缩性瘢痕。黄癣可造成永久性秃发 2 黑癣，病初为小点状鳞屑斑，逐渐扩大，头发沿皮面折断而呈小黑点 3 白癣，表面的病发多在距头皮3～4mm处折断，头发根部有灰白色套样菌鞘。一般青春期后可自愈，不留痕迹
病因	1 正常人与头癣患者经常密切接触，特别是儿童在一起玩耍，头碰头的接触，很容易被传染；正常人与患有癣的动物接触后也会被传染 2 正常人使用过头癣患者的帽子、枕头、梳子、理发工具等也容易被传染
治疗	药物治疗：用2%碘酒、5%硫黄软膏、2%克霉唑软膏或达克宁霜涂抹患处
护理	1 每天用热水、洗发水洗头1次，加速去除头皮鳞屑；每周剃发1次，连续8次，以去除病发 2 患者的衣服、帽子、枕头、毛巾、梳子等生活用品要经常煮沸消毒

♥ 与宠物共眠，警惕头癣

➲ 如果宠物自身感染了癣病，或是由于宠物与野生猫、狗接触传染了癣病，而人与带有致皮肤癣菌的动物密切接触，就可能被感染而患头癣。

头癣的危害和家庭疗法

　　头癣是一种常见的、传染性很强的疾病，不仅伤害身体，也严重影响着美观，给患者社交心理造成了很大障碍。因此，头癣患者除了要正常进行癣病治疗外，日常生活护理和心理护理也很重要。

🔍 长头癣当心脱发

健康的头发。

真菌侵犯头皮和发根，导致毛囊萎缩，头发从开始的干枯无光泽而逐渐脱落。

由于毛囊被破坏后头发从根部脱出，永久性不再生长。

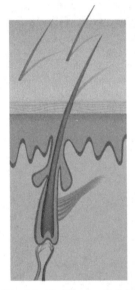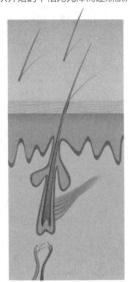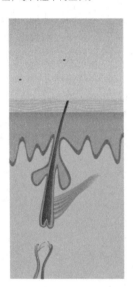

🔍 治疗头癣小妙招

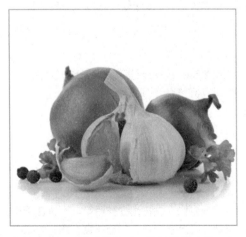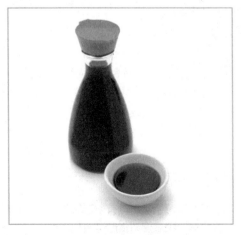

大蒜汁：取适量大蒜捣碎，取汁涂擦患处，每日涂擦3次，可解毒、杀菌、止痒。

醋：取30ml醋，稍微加热后擦洗患处，每日3~4次，可增强皮肤活力，防治头痒、脱发。

手足癣

手足癣，是手癣和足癣的总称。手癣俗称"鹅掌风"，足癣俗称"脚气"，是指皮肤癣菌感染掌、跖、指（趾）间皮肤所引起的。南方地区由于气候潮湿闷热，适于癣菌生长繁殖，因而手足癣病发病率较高。

症状	水疱、丘疹、鳞屑，指或趾间浸渍、发白、糜烂，皮肤肥厚、皲裂，自觉局部皮肤瘙痒
体征	1 手癣常单侧分布，多见于拇指、食指侧面、屈面和掌心部。皮肤有水疱、丘疹、鳞屑、角化过度等体征，指间糜烂少见 2 足癣，多见于足掌、趾间，有水疱、浸渍、糜烂为表现
病因	1 通过接触、使用污染的洗浴用品，如与患者共用拖鞋、鞋袜、毛巾等都可被感染，或是与带有致病菌的宠物接触所致 2 手足多汗、汗液蒸发不畅、局部潮湿，或工作时穿胶鞋、长筒靴等不透气的鞋所致
治疗	药物治疗：可在患处涂抹复方水杨酸苯甲酸软膏、1%益康唑软膏或2%克霉唑软膏
护理	1 患者应保持皮肤干燥，保持手部、足部清洁卫生，每天清洗数次，勤换袜子，鞋子保持干燥，可以经常在日光下暴晒通风，最好不穿胶鞋 2 足部外用药膏时，可穿上干净的袜子，以免污染被褥

♡ 手癣患者能否下厨

- 手癣由真菌引起，具有一定的传染性，若用患病的手接触食物，食物也会被污染，不过在蒸煮食物时，经高温消毒即可消灭真菌。但并非所有的菜都会经高温消毒，如凉拌菜，因此为减少食物被污染的机会，患者不要接触凉拌菜。

治疗手足癣重在注意个人卫生

手癣是指发生在手掌和指间的皮肤癣菌感染。足癣指发生于足跖部及趾间的皮肤癣菌感染。足癣是皮肤癣菌病中最常见的疾病，多见于成人。在足癣发病因素中，缺乏皮脂腺和穿着封闭性鞋子造成的湿润环境，是最重要的因素。

🔍 手足癣典型特征

红色毛癣菌、须癣毛癣菌及表皮癣菌等侵犯手足。

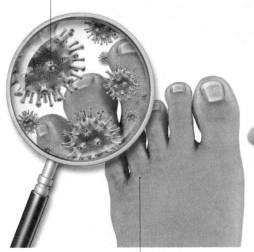
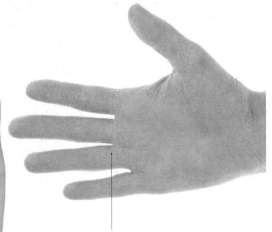

趾间出现水疱，足趾间角质层潮湿、浸渍、糜烂。

掌面弥漫性发红增厚，皮纹加深，皮肤粗糙，干燥而有脱屑。

🔍 手足癣日常护理

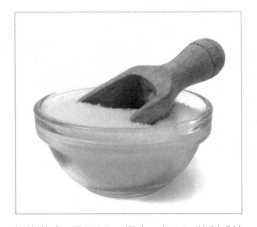
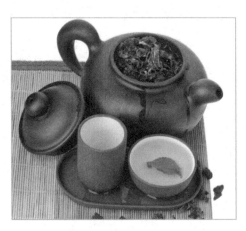

浸泡盐水：取500ml温水，加10g盐制成溶液，将手或脚浸入此混合液中，一次浸泡5~10分钟。

浸泡茶水：将喝剩的茶叶加适量清水加温后，用于泡手或泡脚，具有消毒杀菌的作用，可有效缓解手足癣症状。

接触性皮炎

接触性皮炎是由于皮肤或黏膜单次或多次接触外源性物质后，在接触部位发生的急性或慢性炎症反应。引起接触性皮炎的物质主要有动物性、植物性和化学性三大类。

症状	皮肤瘙痒、有刺痛和烧灼感，局部红斑、丘疹、水泡；严重时出现肿胀性红斑、水疱、大疱。水疱破裂则会糜烂、渗液、结痂
体征	角质细胞间及细胞内水肿，海绵形成；有轻度表皮增厚及角化不全；真皮内血管周围淋巴细胞浸润
病因	① 动物性因素，如接触动物含毒素的皮毛、绒毛等 ② 植物性因素，如接触植物的叶子、茎部、花、果实等 ③ 化学性因素，如接触日常生活中的肥皂、洗衣液、染发剂、汽油、机油等
治疗	① 远离引起过敏的物质，接触致敏物质或毒性药物后要立即用大量清水冲洗，避免搔抓；避免用肥皂水或热水烫洗 ② 局部治疗：对未破溃、无渗液的红斑、丘疹及水泡，可用炉甘石洗剂外搽；有渗液时，可用3%硼酸溶液进行局部湿敷；皮肤干燥后可在皮损处涂擦糖皮质激素霜或软膏；有继发感染时应在外用药中加抗生素治疗，如红霉素软膏 ③ 病情严重者应立即就医治疗
护理	① 患者应尽可能远离过敏源，避免接触刺激性物品；日常生活中和工作中应加强个人防护，做好皮肤日常护理，如戴手套、穿防护服、戴口罩或外涂防护霜 ② 患者应少吃甜腻、油腻及辛辣刺激性食物，多食用富含维生素的食物，以增强机体免疫力 ③ 患者应保持生活规律、精神愉快，避免过度劳累；适当参加体育锻炼，如散步、爬山、跳舞等，改善体质，提高免疫功能

♡ 染发要警惕接触性皮炎

➡ 染发前应检查染发剂的质量、类型以及头部皮肤有无破损。如果情况允许，应提前做皮肤过敏试验，即将染发剂涂抹在耳后皮肤上，24小时没有明显的红斑或瘙痒感等异常反应才可以染发。

接触性皮炎常见诱因和调治

接触性皮炎是皮肤或黏膜接触某些物质后，在接触部位所发生的急性炎症。可见，只要平时不注意，就有可能诱发接触性皮炎。所以，接触性皮炎患者一定要注意日常护理。

诱发接触性皮炎的常见物品

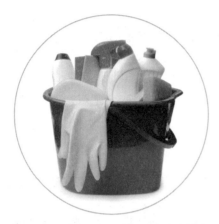

清洁剂：弱碱性刺激物通过表皮致敏作用，在第2次或多次接触后发病。

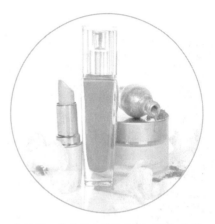

化妆品：化妆品中的乳化剂、香精、色素及防腐剂等，可破坏皮肤组织结构，使皮肤敏感，并降低皮肤自身保护能力。

接触性皮炎日常护理

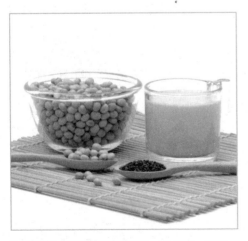

饮食调理：要注意营养平衡，可多吃一些富含B族维生素的豆类和豆制品，以增强皮肤的抵抗力。

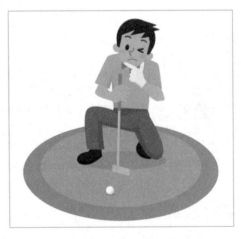

精神调理：生活要有规律，适当锻炼，选择一些适合自己的活动，如打高尔夫球等，提高机体免疫力。

神经性皮炎

神经性皮炎是一种神经功能紊乱的皮肤病。一般认为它是由大脑皮质兴奋和抑制功能失调所引起的。神经性皮炎是皮肤科常见病、多发病，病程缓慢，常难以治愈或治愈后易复发，好发于青年或中年人，男性多于女性。

症状	局部皮肤瘙痒，出现圆形或多角形扁平丘疹，并逐渐融合成斑块；皮肤干燥、增厚，皮纹加深
体征	神经性皮炎多发生在双肘外、后颈部或颈部两侧皮肤等容易摩擦的部位，也可以发生在眼睑、背部、肘窝、腕部、骶部、股内侧、阴囊、踝部等处；皮损为密集成片的苔藓样变皮损
病因	1 精神因素，如精神过度紧张、情绪波动较大、焦虑不安、睡眠不佳、过度疲劳，或生活环境突然发生变化等所致 2 局部刺激，如衣领过硬而引起摩擦、阳光长时间照射、昆虫叮咬、化学物质的刺激，或过度饮酒、咖啡等所致
治疗	1 局部治疗：可选用各种糖皮质激素制剂、焦油类制剂、止痒剂等，如煤焦油软膏、糠馏油软膏等。对于皮肤苔藓化损害明显的，应按照医嘱用小剂量激素类药物外敷，如氢化可的松、丁酸氢化可的松等 2 全身治疗：在发病时，可根据皮肤瘙痒情况和皮疹情况，严格按照医嘱服用抗组胺类药物，或镇静、止痒剂
护理	1 患者应保持良好的心理状态，避免精神紧张，防止过度劳累，调节好生活节奏，保证充足的睡眠 2 患者应注意饮食调理，多吃蔬菜水果，忌烟忌酒，避免辛辣刺激性食物或饮料 3 患者应注意个人卫生，不要用过热的水或刺激性强的洗涤用品洗擦；同时要选择宽松、质地柔软的内衣，避免摩擦皮肤

♡ 控制情绪，谨防神经性皮炎

➥ 人的精神状态和心理变化通过神经传递会对皮肤产生很大的影响，如紧张、焦虑、暴躁等情绪可使自主神经失调、内分泌紊乱，而促使血管壁或组织细胞释放激肽、组胺等介质，刺激角质形成和细胞增殖，从而诱发神经性皮炎。

神经性皮炎常见诱因和饮食原则

神经性皮炎是一种在日常生活中十分常见的慢性皮肤病，主要以瘙痒和苔藓样变为特征。一般认为系大脑皮层兴奋和抑制功能失调所致，常因情绪波动、过度紧张、神经衰弱等发病或加剧。一般在成年人中多发，而儿童大多不发病。

🔍 诱发神经性皮炎常见因素

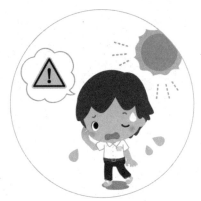

日晒出汗，汗液刺激皮肤，容易引发神经性皮炎。

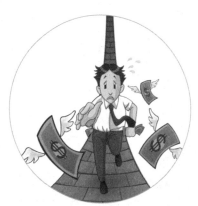

生活、工作压力过大，导致精神过度紧张，易引发神经性皮炎。

🔍 神经性皮炎饮食原则

多吃凉血解毒食物，如黄瓜、苦瓜、丝瓜等，对缓解瘙痒有一定作用。	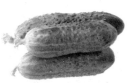 黄瓜：具有清热、利尿、解毒功效。	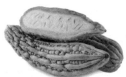 苦瓜：具有清热解毒，利尿凉血功效。	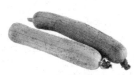 丝瓜：具有清热解毒、凉血止血功效。
多吃富含维生素A的食物：如豌豆苗、小白菜等，以纠正毛囊皮脂角化异常，防止毛囊堵塞。	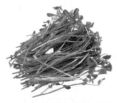 100g豌豆苗中维生素A含量为445μg。	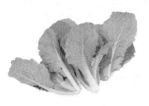 100g小白菜中维生素A含量为280μg。	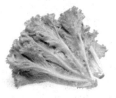 100g生菜中维生素A含量为298μg。

脂溢性皮炎

脂溢性皮炎是在皮脂溢出的基础上发生的一种慢性炎症性皮肤病，好发于皮脂腺分布较多的部位，如头皮、面部、胸部、肩胛部等，常见于青年人和新生儿。发生在头面部的皮疹，有时可并发脱发及眉毛脱落。

症状	轻度瘙痒，皮肤出现红斑或淡红斑，大小不一，满面油光；严重者出现糜烂、渗液、异味、结痂
体征	多发于头皮、面部、胸部、肩胛部及褶皱部，如肘窝、乳房下、脐部、腹股沟等部位，覆盖以油腻性鳞屑或结痂
病因	1 饮食因素，如过量食用肥甘油腻、辛辣刺激的食物，导致内分泌失调、消化功能异常所致 2 皮肤护理因素，如滥用护肤品，破坏了皮肤本身的水油平衡机能，致使皮肤水油代谢紊乱，加之化学物质的侵袭、皮脂分泌增加，致使皮肤抵抗细菌的能力降低，而引发脂溢性皮炎
治疗	1 局部治疗：可使用硫化硒洗剂或2%酮康唑洗剂清洗皮损处，或是涂擦复方益康唑霜、酮康唑霜等药物 2 全身治疗：口服复方维生素B_2；瘙痒难耐者应按照医嘱使用抗组胺类药物
护理	1 患者应调理饮食，平时多吃一些富含B族维生素的食物，能够调节和抑制皮脂分泌，促进血液循环，改善皮脂腺的功能；适当补充一些优质蛋白质，可维持皮肤正常角化、代谢，保持毛囊通畅；限制多脂、多糖饮食，忌食辛辣刺激性食物 2 患者应注意生活规律，保证充足的睡眠；注意个人卫生，勤洗头、勤洗澡，少用或不用化妆品，避免刺激皮肤 3 患者在洗头、洗澡时应避免过热水、肥皂的刺激，否则会使皮脂腺功能更加亢进，从而加重皮脂溢出

♥ 过度清洁皮肤易引发脂溢性皮炎

➲ 虽然脂溢性皮炎多发生于皮脂腺分布较多的部位，但若因皮脂分泌旺盛而长期过度去油、去角质，则会进一步刺激皮脂腺，使其更加活跃、亢进，从而加重皮脂溢出，引发脂溢性皮炎。

脂溢性皮炎病例解析和治疗

　　皮脂腺活动随年龄增长而发生变化，18～40岁期间症状加重，至老年症状减轻，男性多于女性。脂溢性皮炎就是在皮脂溢出基础上发生的继发性炎症，皮脂大量溢出增加了机体对细菌的易感性。

🔍 脂溢性皮炎病理解析

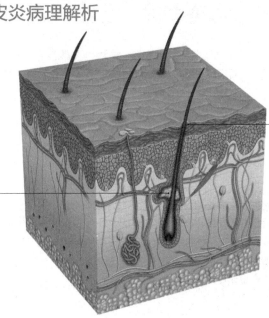

皮脂在毛囊口堆积，如不及时清理，则会出现慢性皮肤炎症。

皮脂腺分泌功能亢进，皮脂排出过多。

🔍 脂溢性皮炎日常护理

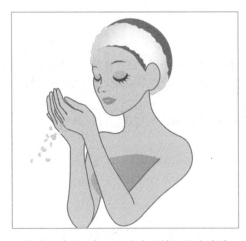

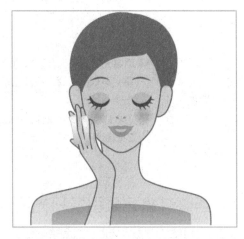

注意皮肤清洁：每天早晚应坚持用温水洗脸，勤洗澡、洗头，将灰尘、污垢、清洁品一同冲洗净，防止毛孔堵塞。

选用合适的洁肤产品：在脂溢性皮炎的肌肤上，使用刺激性较低的洁肤产品，可以避免病情加重。

日光性皮炎

日光性皮炎是指因皮肤暴露部位接受日光过度照射后引起的皮肤急性光敏反应。日光性皮炎主要因人体对日光敏感所致，多发生于盛夏酷暑之季，多见于女性，尤其是皮肤白皙者。

症状	有明显瘙痒、刺痛或烧灼感，皮肤出现红斑、斑丘疹、疱疹、水疱、斑块；严重者还伴有发热、乏力、全身不适等症状
体征	多发于面部、颈部、手臂、手背等暴露部位；皮损可出现苔藓样变，色素增加
病因	1 紫外线照射，主要是因日光中的紫外线过度照射后，造成皮肤表皮角质细胞坏死，并释放介质导致真皮血管扩张，从而引起组织水肿、发炎 2 饮食因素，如摄入一些光敏性食物，如菠菜、萝卜叶、芥菜、苋菜等所致 3 药物因素，如使用四环素软膏、白芷素及焦油制剂等光敏药物后，经日光照射则可能引发日光性皮炎
治疗	1 一般治疗：患者可口服维生素B_6和烟酰胺片，以抑制或减弱光敏作用；或进行短时间日光浴，以提高机体对光线照射的耐受力 2 药物治疗：局部肿胀可用3%硼酸水进行湿敷，然后涂抹一些激素类药膏，如丁酸氢化可的松等
护理	1 高温天气应多待在阴凉通风处，避免频繁外出；外出时应在暴露部位涂抹防晒霜，穿长袖长裤，头戴遮阳帽或使用大遮阳伞，以阻挡或减少紫外线对皮肤的伤害 2 患者应加强皮肤营养，多食用富含维生素的新鲜蔬菜水果，减弱人体对紫外线的敏感性

♥ 当心过食蔬菜引发日光性皮炎

➡ 有些蔬菜含有光敏性物质，如菠菜、油菜、芹菜、茄子、鲜木耳等。过量食用这些食物后，当光敏性物质在体内蓄积到一定浓度时，人体暴露部位的皮肤经日光照射，则可导致皮肤代谢障碍而诱发日光性皮炎。

高温天气谨防日光性皮肤炎

　　日光性皮肤炎，一般在暴晒后数小时内于暴露部位出现皮肤红肿，亦可起水疱或大疱。轻者1~2天皮疹可逐渐消退，有脱屑或遗留有不同程度的色素沉着；重者可伴有类似感冒症状，约一周左右即可恢复。

🔍 日晒伤的机理

阳光不是很强时，紫外线一般会在表皮层被阻挡而不会突破进入真皮层。

若阳光较强，紫外线可轻易突破表皮层到达真皮层，使真皮层里的很多细胞释放组胺和激肽等炎性物质，致使毛细血管扩张，血管里的水和蛋白质就大量进入到真皮层，于是发生红肿、水疱。

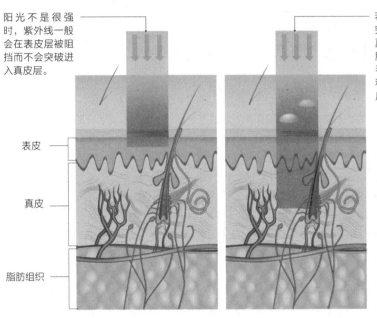

表皮

真皮

脂肪组织

🔍 高温天气要防晒

夏季外出时应撑伞，穿长袖衣服，在露出的部位的皮肤上涂防晒霜。

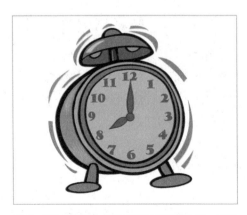

外出或晒太阳时，避开日光强烈的中午，可选择上午10点之前和下午4点之后。

湿疹

湿疹是一种由多种因素引起的表皮和真皮浅层的炎症性皮肤病，任何年龄、任何部位都可能发生，容易反复发作。湿疹的病因复杂，一般认为与过敏源或神经功能障碍等多种内外因素有关。

症状	皮损为红斑、丘疹、水疱，并伴有渗出、糜烂、结痂
体征	皮损多形性、对称分布、成群聚集，好发于手足、小腿、肘窝、外阴、肛门、乳头乳晕、大小阴唇处
病因	1 各种物理或化学因素的刺激，如生活环境、气候条件、日光、紫外线以及摩擦接触丝织品、人造纤维、化妆品、香料、清洁剂等均可诱发 2 精神因素，如精神紧张、失眠、过度劳累、情绪波动较大等导致自主神经功能紊乱
治疗	一般治疗：急性湿疹可用生理盐水或2%～3%硼酸液湿敷患处；慢性湿疹可用可的松霜涂抹患处。口服抗组胺药物有助于缓解瘙痒
护理	1 患者要养成良好的饮食习惯，以低盐少油、易消化的食物为主，少吃易过敏食物，如牛奶、海鲜、鸡蛋等，忌食辛辣刺激性食物 2 在干燥的季节最好减少洗澡次数，平时洗澡不要用太热的水过度清洗。洗澡后可用软毛巾轻轻将水吸干，以减少对患处的刺激 3 放松心情，减少抑郁、焦虑、愤怒等负面心理压力

♥ 当心紫外线诱发湿疹

➥ 春夏两季湿疹高发，绝大多数与过敏有关。一般情况下，约有30%的人会对紫外线产生过敏，而伴随春夏交替，阳光中的紫外线含量骤然升高，一旦受到强烈紫外线的长时间照射，即可引起皮肤损伤而出现湿疹。

湿疹病理解析和治疗

　　季节交替是湿疹患者的大敌，尤其是干燥的季节，即秋冬季。湿疹可影响不同年龄的人士，婴幼儿更是常见。婴儿湿疹常见于1～3个月的婴儿，6个月后逐渐减轻，1岁后能够自愈，初起时湿疹主要集中在面部，随着病情加深，逐渐蔓延至颈、四肢甚至全身。

湿疹病理解析

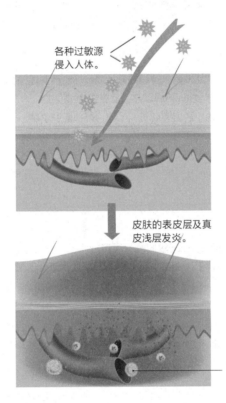

各种过敏源侵入人体。

皮肤的表皮层及真皮浅层发炎。

浅层血管周围有淋巴细胞，组织细胞及少许嗜酸性细胞浸润。

湿疹饮食保健

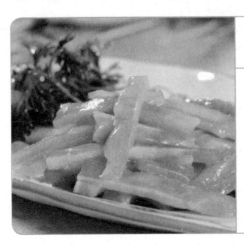

芦荟炒苦瓜

材料：芦荟350g，苦瓜200g，食用油、盐、味精、香油各适量。

做法：芦荟去皮，洗净切成条；苦瓜去瓤，洗净，切成条，做焯水处理。炒锅加油烧热，苦瓜条煸炒，再加入芦荟条、盐、味精一起翻炒，炒至断生即可。

功效：本品具有清热解毒、利湿止痒的功效，适合湿毒内蕴型湿疹患者食用。

荨麻疹

荨麻疹，俗称风疹块，是一种常见的过敏性疾病。由各种因素致使皮肤黏膜血管发生暂时性炎性充血与大量液体渗出，造成局部水肿性的损害。荨麻疹起病快，消退也快，可自行消退，不留痕迹。

类型	**急性荨麻疹** 突然发病，持续数分钟或数小时后消退 **慢性荨麻疹** 持续时间6周以上，反复或持续发生 **冷性荨麻疹** 遇冷后出现红斑、风团，局部皮肤水肿
症状	皮肤出现红斑、风团，局部巨痒，少数患者可伴有胸闷、气急、腹痛、腹泻、低热等症状
体征	起病快，发作后在一段时间内可自行消退，一天可发作数次；皮损只表现为大小不一的风团，若发生在眼睑、嘴唇等部位，还会出现浮肿，内脏可发生水肿
病因	1 感染因素，如寄生虫感染、蛔虫感染、细菌感染、病毒感染等所致 2 过敏因素，如食物过敏、药物过敏、动物及植物过敏。或吸入过敏源，如花粉、灰尘、烟雾、羽毛以及挥发性化学品等所致
治疗	药物治疗：使用炉甘石洗剂或氢化可的松洗剂外涂患处
护理	1 找到致敏源，避免再次接触，如避免进食致敏食物，停用可疑致敏药物 2 患者饮食宜清淡，多食富含维生素C、维生素E的新鲜水果；禁食虾蟹类食物，禁用碱性洗涤用品清洗患处

♥ 荨麻疹不可热敷止痒

➡ 荨麻疹发生后，有些患者采用热敷止痒，虽然可使局部皮肤暂时获得舒缓，但是热敷会增加毛细血管的通透性，促使过敏物质大量释放，导致渗出和糜烂加重，致使病情恶化。

荨麻疹日常生活护理

荨麻疹是常见的一种皮肤病，而且治疗过程漫长。荨麻疹发病时患者非常难受，不仅影响身体健康，还严重影响心理健康，给患者造成很大的心理压力和困扰。因此，在日常生活中应注意防治荨麻疹。

🔍 荨麻疹饮食宜忌

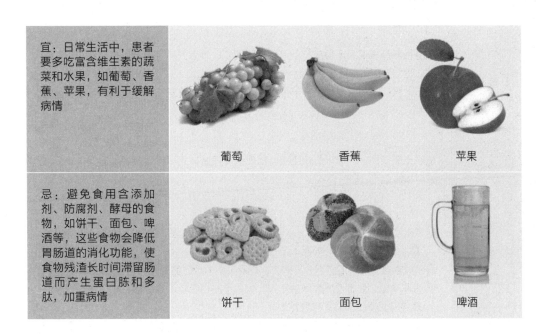

宜：日常生活中，患者要多吃富含维生素的蔬菜和水果，如葡萄、香蕉、苹果，有利于缓解病情	葡萄	香蕉	苹果
忌：避免食用含添加剂、防腐剂、酵母的食物，如饼干、面包、啤酒等，这些食物会降低胃肠道的消化功能，使食物残渣长时间滞留肠道而产生蛋白胨和多肽，加重病情	饼干	面包	啤酒

🔍 荨麻疹居家护理

荨麻疹居家护理原则

室内要保持通风、整洁、干燥，不要放置可能引起过敏的花卉，也不要喷洒杀虫剂、清香剂等化学药物，以免致敏	不要搔抓皮肤，因为当搔抓局部时，反而让局部的温度提高，使血液释出更多的组织胺（过敏原），反会使病情恶化	注意观察引起荨麻疹的过敏源，如发现某种食品或药物过敏时，应立刻停用，对可疑致敏源应尽量避免接触	加强锻炼，增强体质，参加各项有利于健康的运动。夏季用冷毛巾擦身，逐渐过渡到冷水冲澡，增强皮肤的抗病能力

皮肤瘙痒

皮肤瘙痒是一种只有瘙痒症状，而没有原发性皮肤损害的皮肤病。皮肤瘙痒症属于神经精神性皮肤病，是一种皮肤神经官能疾患，多见于老年人和体质虚弱的患者，瘙痒程度因人而异。

症状	全身性瘙痒表现为全身皮肤巨痒，烦躁不安、难以入睡，患者可有头晕、精神忧郁、食欲缺乏等神经衰弱症状 局限性瘙痒，局限身体某一部位，出现不同程度的阵发性瘙痒，烦躁不安，影响睡眠
体征	皮肤无原发损害，但因剧烈搔抓而出现继发损害，如抓痕、血痂、湿疹样改变，长期搔抓还可出现苔藓样变、色素沉着
病因	1 精神因素，如过度紧张、兴奋、忧郁、疲劳、焦虑、急躁以及生活环境的改变，导致自主神经功能紊乱 2 皮肤温度升高，皮脂腺分泌减少，以及细胞内成分的变化，都可引起皮肤瘙痒 3 气候变化，如冬季气候寒冷干燥，人体皮肤也变得干燥粗糙，甚至表皮脱落，则容易使神经末梢受刺激而发痒 4 蚊虫叮咬，食物过敏等均可导致皮肤瘙痒
治疗	1 局部治疗：用炉甘石洗剂外涂患处，用1%达克罗宁乳剂或皮炎平软膏涂抹患处 2 全身治疗：患者应补充维生素A、B族维生素和维生素E
护理	1 患者应进食清淡、营养丰富的食物，限制饮用浓茶、咖啡以及食用辛辣刺激性食物 2 患者应保持皮肤清洁，少用或不用碱性肥皂洗涤；沐浴后要适量涂抹润肤霜 3 避免搔抓、摩擦或用热水烫洗患处，以免引起患处破溃和感染

♥ 皮肤瘙痒需补锰

◈ 锰是人体必需的微量元素之一，分布于人体的一切组织中，可以增强酶的活性，促进机体代谢，保证皮脂代谢正常，防止皮肤干燥。同时锰还能促进维生素B_6在肝脏中贮存，以增强人体皮肤抗炎的功能。

做好日常生活护理，远离皮肤瘙痒症

日常生活中很多原因都会引起皮肤瘙痒，有的是暂时性的瘙痒，有的则是长期性的瘙痒。对长期性的皮肤瘙痒，如果我们不尽早处理，皮肤会损害得越来越严重。除了配合正规治疗外，还要重视日常护理。

🔍 皮肤瘙痒症饮食调理

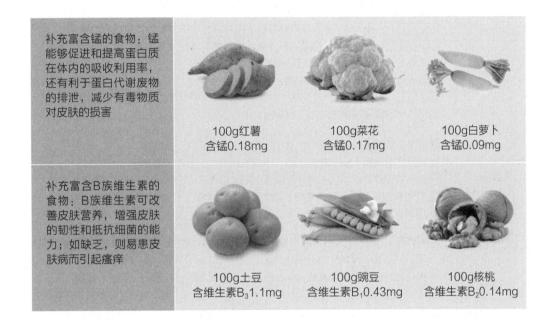

补充富含锰的食物：锰能够促进和提高蛋白质在体内的吸收利用率，还有利于蛋白代谢废物的排泄，减少有毒物质对皮肤的损害	100g红薯 含锰0.18mg　　100g菜花 含锰0.17mg　　100g白萝卜 含锰0.09mg
补充富含B族维生素的食物：B族维生素可改善皮肤营养，增强皮肤的韧性和抵抗细菌的能力；如缺乏，则易患皮肤病而引起瘙痒	100g土豆 含维生素$B_3$1.1mg　　100g豌豆 含维生素$B_1$0.43mg　　100g核桃 含维生素$B_2$0.14mg

🔍 皮肤瘙痒症日常护理

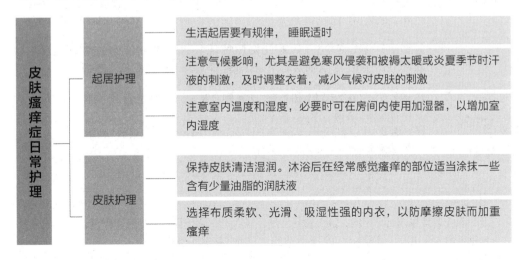

皮肤瘙痒症日常护理

起居护理
- 生活起居要有规律，睡眠适时
- 注意气候影响，尤其是避免寒风侵袭和被褥太暖或炎夏季节时汗液的刺激，及时调整衣着，减少气候对皮肤的刺激
- 注意室内温度和湿度，必要时可在房间内使用加湿器，以增加室内湿度

皮肤护理
- 保持皮肤清洁湿润。沐浴后在经常感觉瘙痒的部位适当涂抹一些含有少量油脂的润肤液
- 选择布质柔软、光滑、吸湿性强的内衣，以防摩擦皮肤而加重瘙痒

银屑病

银屑病，俗称牛皮癣，是一种比较顽固而又常见的慢性反复发作的炎症性皮肤病。病变可发生在全身各处，发病多见于青壮年，男性发病率多于女性，春季易发或加重，夏秋季多缓解。

类型	**寻常型银屑病** 是一种常见的具有特征性皮损的慢性易于复发的炎症性皮肤病 **脓疱型银屑病** 是在银屑病的基本损害上出现密集的浅在性针头至粟粒大小的无菌性小脓疱，反复发生，可成批或陆续出现 **关节病型银屑病** 是一种与银屑病相关的炎性关节病 **红皮病型银屑病** 由寻常型银屑病进展期使用刺激性较强药物或长期大量应用皮质类固醇药物，减量或停药方法不当所致
症状	1 寻常型银屑病，病损处有多层白色鳞屑，自觉不同程度瘙痒 2 脓疱型银屑病，病损处有脓疱，常伴有高热、全身不适等症状 3 关节病型银屑病，有关节和周围软组织疼痛、肿胀、压痛、僵硬和运动障碍等症状 4 红皮病型银屑病，全身弥漫性潮红、浸润、肿胀，病损处有不同程度的脱屑，同时伴有发热、畏寒症状
体征	1 寻常型银屑病，病损为表面覆盖有多层白色鳞屑的丘疹或斑丘疹，有薄膜现象、点状出血现象，部分有肝损害，皮损形状多种多样，头皮可见束状发 2 脓疱型银屑病，掌跖发病或全身泛发，可因摩擦而出现渗出、糜烂、结痂 3 关节病型银屑病，常与脓疱型并发，皮损呈急性广泛分布，关节症状与皮损平行 4 红皮病型银屑病，皮肤大量脱屑可导致低蛋白血症以及水、电解质紊乱，可有区域淋巴结肿大、白细胞增多
病因	1 过敏因素，如饮食、服用药物，或接触某种物质而过敏，常可诱发银屑病 2 精神因素，如工作压力大、睡眠质量较低、精神过度紧张，造成神经内分泌紊乱，损害机体免疫防御系统，以及某些酶的代谢紊乱，从而促进银屑病的发生
治疗	药物治疗：患处面积小于体表面积20%的寻常型银屑病患者，可酌情选用维A酸软膏、蒽林软膏、煤焦油软膏、钙泊三醇软膏等。用药前最好洗去鳞屑
护理	1 患者应保持生活规律，进食有营养且富含维生素的食物，忌酒、咖啡、浓茶、辛辣刺激性食物 2 患者要保持皮肤清洁，及时清洗鳞屑；保持皮肤湿润，如要经常湿敷、洗浴，局部涂抹油质霜，可以减轻鳞屑和发痒症状

❤ 银屑病患者要正确穿衣

➡ 由于银屑病患者身体出汗不均，额头最易出汗，其次是胸背，第三是上肢和大腿。因此，患者要根据身体出汗情况正确穿衣，即汗多处少穿，汗少或不出汗处多穿。

银屑病常见类型和日常护理

　　银屑病是一种不会传染并且不会危及生命的一种慢性皮肤病，病因复杂，并且具有顽固性和复发性的特点。因此，一旦发生银屑病应积极治疗，并且要做好银屑病的日常护理工作。

🔍 银屑病常见类型和多发部位

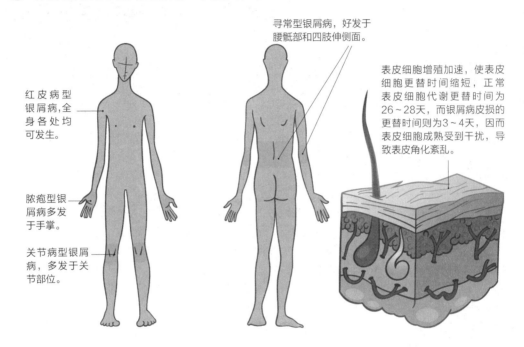

寻常型银屑病，好发于腰骶部和四肢伸侧面。

红皮病型银屑病，全身各处均可发生。

脓疱型银屑病多发于手掌。

关节病型银屑病，多发于关节部位。

表皮细胞增殖加速，使表皮细胞更替时间缩短，正常表皮细胞代谢更替时间为26～28天，而银屑病皮损的更替时间则为3～4天，因而表皮细胞成熟受到干扰，导致表皮角化紊乱。

🔍 银屑病日常护理

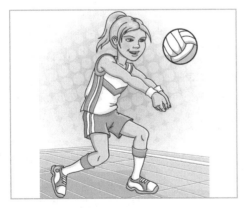

加强户外运动，可以改善体质，增加免疫力，出汗排毒对银屑病有一定的缓解作用。

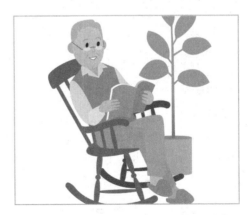

通过看书、听音乐等方式调节心情，释放心理压力，使人体维持在一个最佳状态。

白癜风

白癜风是一种常见的、后天性的局限性或泛发性皮肤色素脱失性疾病，任何年龄的男女都可发病，而且在身体任何部位都会发生。大多数白癜风并不影响患者的身体健康，但影响容貌，可造成巨大的心理和精神压力。

症状	皮肤上出现白斑，暴露部位如面部、颈部、手部，以及受摩擦部位，如腰带部位较易发生；皮损一般无任何自觉症状，极少数患者可有局部瘙痒
体征	皮损为局部乳白色色素脱失斑，皮肤损害边缘可有色素增加，皮损形态不一，数目不等；皮损区毛发也可完全变白
病因	1 遗传因素，在白癜风家族病史的人群中，若受到环境等外界因素影响，很容易发病 2 精神因素，如因精神创伤、情绪波动过大、抑郁等不良刺激，导致机体内分泌功能紊乱，从而诱发白癜风 3 日常生活因素，如不爱运动、偏爱浓妆等，皮肤上的细胞不能很好地呼吸、排毒，导致皮肤代谢功能紊乱而发生白癜风
治疗	1 皮损局限者，可适当选用8-甲氧补骨脂素酊涂擦白斑处，30分钟后进行日晒或长波紫外线照射 2 全身泛发者，可口服8-甲氧补骨脂素酊，1.5~2小时后可进行日晒或长波紫外线照射
护理	1 合理膳食，患者应多吃富含铜、铁、锌的食物，如动物的肝脏、肾脏、田螺等，可增强酪氨酸酶的活性，加快黑色素的合成 2 护理人员要及时给予患者心理疏导，使患者保持乐观豁达的情绪，并对疾病抱有正确态度，积极配合医护人员进行治疗

● 白癜风患者慎食含维生素C的食物

○ 维生素C是还原剂，参与酪氨酸酶的代谢，抑制多巴的氧化，导致黑色素生成进行性减少或消失，而引起皮肤局限性或泛发性脱色素病变。因此，白癜风患者应谨慎食用富含维生素C的食物。

白癜风的危害和饮食调理

　　白癜风是一种常见的多发的后天性、局限或泛发性皮肤色素脱失病。迄今还没有一种特异性的治疗方法能使所有患者获得治愈。对已患病的人来说，治愈白癜风或避免病损的进一步发展，不仅需要医生的努力，更需要患者的自我调理。

🔍 警惕白癜风的潜在危害

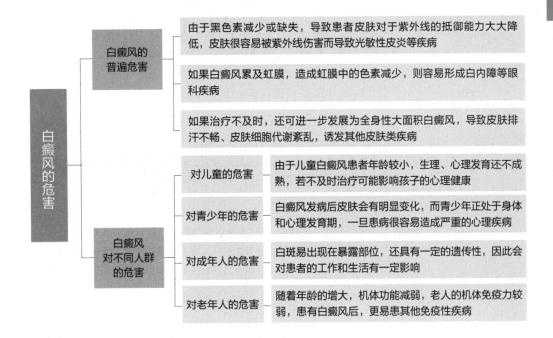

白癜风的危害
- 白癜风的普遍危害
  - 由于黑色素减少或缺失，导致患者皮肤对于紫外线的抵御能力大大降低，皮肤很容易被紫外线伤害而导致光敏性皮炎等疾病
  - 如果白癜风累及虹膜，造成虹膜中的色素减少，则容易形成白内障等眼科疾病
  - 如果治疗不及时，还可进一步发展为全身性大面积白癜风，导致皮肤排汗不畅、皮肤细胞代谢紊乱，诱发其他皮肤类疾病
- 白癜风对不同人群的危害
  - 对儿童的危害：由于儿童白癜风患者年龄较小，生理、心理发育还不成熟，若不及时治疗可能影响孩子的心理健康
  - 对青少年的危害：白癜风发病后皮肤会有明显变化，而青少年正处于身体和心理发育期，一旦患病很容易造成严重的心理疾病
  - 对成年人的危害：白斑易出现在暴露部位，还具有一定的遗传性，因此会对患者的工作和生活有一定影响
  - 对老年人的危害：随着年龄的增大，机体功能减弱，老人的机体免疫力较弱，患有白癜风后，更易患其他免疫性疾病

🔍 白癜风饮食调理

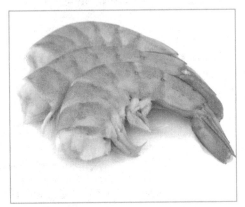

虾仁：含有丰富的铜，能参与黑色素的合成，对白癜风的治疗和康复都有一定的促进作用。

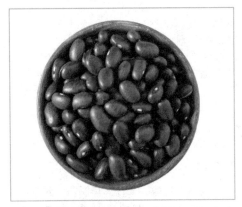

豆类：富含B族维生素和烟酰胺类，有利于白癜风的康复。

痱子

痱子也称汗疹，是由于机体处于气温高、湿度大的环境中，出汗过多，汗液蒸发不畅，小汗腺导管闭塞，致使汗管内汗液潴留而形成的丘疹或丘疱疹。痱子好发于夏季，多见于排汗调节功能较差的儿童和长期卧床的患者。

症状	白痱（晶形粟粒疹）无自觉症状。红痱（红色粟粒疹），皮肤出现丘疹或丘疱疹，有烧灼感和刺痒。若是婴儿，还伴有烦躁不安、哭闹不停等症状
体征	红痱发生在除掌跖外的身体任何部位，尤其多发生在手背、肘窝、颈部、胸部、腘窝、乳房下处，发病较急，发病初期皮损处为片片红斑，随后逐渐变为密密麻麻、针尖大小的丘疹或水疱 白痱多发生于躯干和颈部，损害为针尖到针头大小的浅表透明水疱，疱壁易破，遗留极薄的细小鳞屑，皮肤表面没有炎症
病因	1 夏季天气炎热，出汗多，使表皮浸渍，加上皮肤堆积的污垢堵塞汗腺而发生痱子 2 室内通风条件不好，衣服过紧、透气性不好，以及有些孩子爱让母亲抱在怀里等，导致出汗多而蒸发不掉，汗液长时间浸渍、刺激皮肤而发生轻微炎症，就产生了痱子
治疗	1 一般治疗：出汗后要及时用温水清洗并擦干皮肤，适当涂擦痱子粉，或涂擦炉甘石洗剂 2 温水湿敷：用毛巾蘸适量温水热敷皮损处，促进汗液排泄或吸收，还可止痒
护理	1 患者要常用温水洗澡，勤换衣服，保持皮肤清洁干燥；衣着宽松、柔软，保持身体清爽舒适；保持室内通风、凉爽，防止继发感染 2 患者在夏天要多喝凉开水、凉茶，多吃水果、蔬菜，多喝菜汤，保持大便通畅

♥ 苦瓜可辅助治疗痱子

➡ 苦瓜味苦性寒，具有清热解暑、解毒凉血的功效。将新鲜苦瓜洗净、剖开去籽，然后将其切碎，捣烂取汁，直接将汁涂抹在皮损处，可缓解痱子引起的不适感。

痱子常见诱因和治疗

在炎热的夏季，因流汗过多、汗孔阻塞，而出现针头大小的红色丘疹或丘疱疹，就是痱子。痱子多发生在颈部、胸背、肘窝、腘窝等部位，小孩可发生在头部、前额等处。生了痱子后剧痒、疼痛，有时还会有一阵阵热辣的灼痛感。

🔍 诱发痱子的常见原因

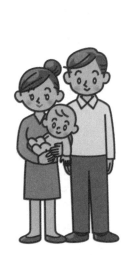 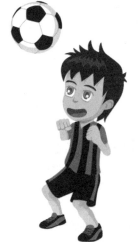 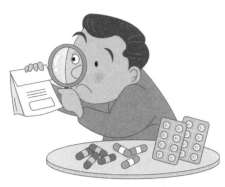

夏季穿戴过多　　　　　　　夏季运动量过大　　　　　　　服用退热药后大量出汗

🔍 家庭疗法：让你和烦人的痱子说再见

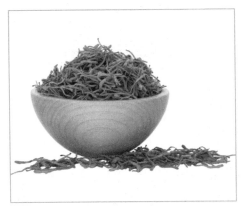

金银花擦浴：取6g金银花，用开水浸泡约1小时，用棉花棒或纱布蘸取金银花水轻抹患处。

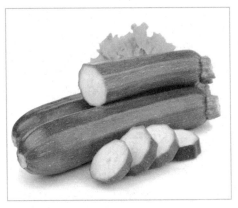

黄瓜汁擦浴：取1根黄瓜榨汁，用棉花棒或纱布蘸取黄瓜汁轻轻擦洗患处。

痤疮

痤疮，俗称"青春痘""粉刺"，是毛囊皮脂腺分泌旺盛引起毛囊堵塞导致的一种慢性炎症疾病，主要好发于青少年，对青少年心理和社交影响很大。痤疮是一种自限性疾病，青春期后往往能自然减轻和痊愈。

症状	面部、前胸和背部出现粉刺、脓疱、结节、囊肿、瘢痕，严重者有瘙痒、疼痛感
体征	皮损主要发生于面部，也可发生于胸背上部及肩部，偶尔也发生于其他部位，眼眶周围皮肤从不累及，各种损害大小深浅不等
病因	1 环境因素，包括空气、土壤、水、食物等污染，使皮肤长期处于紧张的防御状态，皮肤新陈代谢减慢，造成皮肤抵抗力下降，易诱发痤疮 2 内分泌失调，如青春期、月经不调、精神过度紧张、过度劳累等，皮脂腺过度分泌，尤其是面部和胸背部，毛孔大、油脂多，容易藏污纳垢，使得细菌在此繁殖生长 3 饮食因素，如进食过多油腻、辛辣刺激性食物，导致便秘，致使体内毒素无法排出，进而诱发痤疮 4 化妆品因素，如长期滥用化妆品，刺激皮脂腺，加速毛囊角化和堵塞，从而诱发痤疮
治疗	1 局部治疗：症状较轻者可酌情选用1%克林霉素、0.025%维A酸制剂涂抹 2 全身治疗：局部感染者可口服罗红霉素、米诺环素等抗生素类药物；痤疮严重、久治不愈的女性，可以用抗雄激素类药物，如复方醋酸丙孕酮
护理	1 患者应选用具有生津润燥、清凉祛热作用的食物，如黑木耳、绿豆芽、芹菜、苦瓜等；少吃脂肪类食物、甜腻食物及辛辣刺激性食物 2 患者应注意个人卫生，保持皮肤清洁。不可用手摸脸，以免造成细菌滋生，导致痤疮恶化；不使用油性化妆品，以免堵塞毛孔

♡ 维生素A辅助治疗痤疮

➥ 维生素A具有调节上皮细胞代谢，调节毛囊角化以及调节皮肤汗腺的功能，减少酸性代谢物对表皮的侵袭，利于痤疮的康复。因此，痤疮患者可适当食用富含维生素A的食物，如金针菇、韭菜、菠菜、胡萝卜等。

严重影响容貌美观的痤疮

痤疮常常让很多少男少女饱受苦恼。因为痤疮发病率高，病程较长，患者常用手挤压等因素等，致使黑色素遗留色素沉着，并留下轻重不一的瘢痕，严重影响患者的美观，给患者带来较重的心理负担。

🔍 痤疮的形成过程

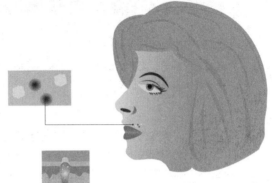

正常的毛囊脂

皮脂腺增大，分泌增加，皮脂通过毛囊口排泄到皮肤表面。

毛囊上皮角化异常，使毛囊口变窄，皮脂排泄受阻，阻塞毛囊口。

痤疮棒杆菌的感染，会使面部皮肤组织产生炎症。

堆积的皮脂逐步向毛囊下部扩张。

堆积的皮脂最终形成囊肿，即痤疮。

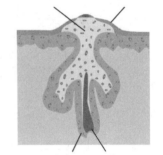

受感染的皮脂　　皮肤组织产生炎症

皮脂腺　　毛囊

🔍 痤疮饮食保健

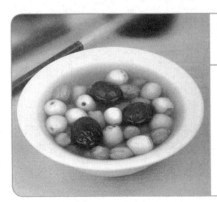

莲子红枣花生汤

材料：莲子100g，花生50g，红枣30颗，冰糖55g。

做法：将莲子、花生、红枣洗净备用。锅上火倒入水，下入莲子、花生、红枣煮沸，撇去浮沫。最后调入冰糖即可。

功效：本品具有抑制皮脂腺分泌的功效，可改善痤疮的症状，适合皮肤油脂分泌过多的患者食用。

冻疮

冻疮是由于寒冷刺激引起局部血液循环障碍，组织缺血，致使细胞损伤引起的皮肤炎症损害，是冬天的常见病，多见于妇女、儿童以及末梢血液循环不良者。冻疮在气温转暖后可自愈，但次年易复发。

症状	自觉瘙痒明显，受热后加剧，有发胀感，多发生于手背、手指、足跟、足趾、耳朵等肢体末梢或关节突出部位
体征	肢体末梢局部充血、肿胀，皮损为局限性紫红色，皮肤温度较低，并可发生水疱甚至溃疡。局部按压可褪色，压力去除后逐渐恢复红色。触及凉水有痒感，受热后加剧。愈后有不同程度的色素沉着或萎缩性瘢痕
病因	1 局部因素，长时间站立不动、长时间浸在水中或鞋袜过紧，导致局部血液循环障碍，引发冻疮 2 全身因素，如疲劳、虚弱、紧张、饥饿、失血及创伤，使得人体对外界温度变化调节和适应能力降低，局部热量减少而导致冻疮 3 气候因素，如气候寒冷、空气湿度较大等，加速身体散热而诱发冻疮
治疗	1 局部治疗：未破溃的冻疮，可用10%樟脑软膏或冻疮膏局部揉擦；冻疮破溃者，可用红霉素软膏、10%鱼石脂软膏涂擦并适当包扎 2 全身治疗：患者可口服烟酸等血管扩张剂
护理	1 患者在冬季一定要做好患处的保暖工作，出门要戴好手套、口罩、围巾等保暖物品，手套、鞋袜要保持干燥清洁，大小合适，不能过紧 2 加强运动，增强体质，促进血液循环，提高机体对寒冷的适应性，减少冻疮发生

❤ 防治冻疮小妙招

➡ 风油精治疗冻疮：将患处洗净，取本品少许涂搽患处，接着用手轻轻地揉搓，直至局部发热，每日3次，连续3周，适用于冻疮初起，局部红肿硬痛者，但冻疮破溃者不宜使用。在冬季来临时，每日取本品少许外搽患处，可预防冻疮。

冻疮多发部位要做好日常护理

  冻疮是由于气候寒冷引起的局限性炎症损害。冻疮一旦发生，在寒冷季节里常常很难快速治愈，要等天气转暖后才会逐渐痊愈。要想减少冻疮的发生，关键在于入冬前就应开始预防。

🔍 冻疮多发部位

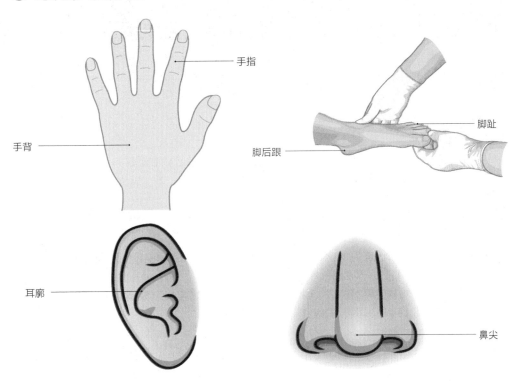

手指

手背

脚趾

脚后跟

耳廓

鼻尖

🔍 冻疮日常护理

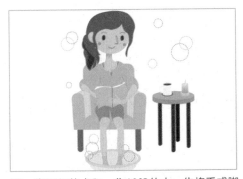

取一盆20℃的水和一盆40℃的水，先将手或脚浸泡在低温水中5分钟，然后浸泡于高温水中，每天3次，可以锻炼血管的收缩和扩张功能，减少冻疮的发生。

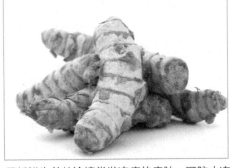

用新鲜生姜片涂擦常发冻疮的皮肤，可防止冻疮发生；若已发生冻疮，可用鲜姜汁加热熬成糊状，待凉后涂敷冻疮患处，每日2次。

酒渣鼻

酒渣鼻是一种发生在面部，尤其是面部中央的弥漫性潮红的慢性炎症性皮肤病。酒渣鼻多见于30~50岁人群，发生于面颊部者女性多于男性，发生于鼻部者男性多于女性，病程缓慢，时轻时重。

症状	红斑、丘疹、脓疱、结节、囊肿，反复发作
体征	1 红斑期：毛细血管扩张、阵发性皮肤潮红，随后出现毛囊扩大 2 丘疹脓疱期：在红斑的基础上出现丘疹、脓疱、结节、囊肿 3 鼻赘期：鼻部软组织增生肥厚
病因	1 精神因素，如精神过度紧张、抑郁、过度疲劳，致使内分泌失调，严重影响神经及血管的调节功能 2 环境因素，在极冷、极热或潮湿的气温下，皮肤容易受到刺激而发生潮红现象 3 感染因素，如毛囊螨虫感染而引发酒渣鼻
治疗	1 药物治疗：红斑期可用复方硫黄洗剂、新肤螨灵霜、甲硝唑霜、过氧化苯酰洗剂涂擦皮损处 2 手术治疗：鼻赘期患者可到医院施行手术切除术
护理	1 患者应多吃蔬菜和水果，保持肠胃功能正常及大便通畅，忌烟忌酒，忌食辛辣刺激性食物，避免冷热刺激 2 患者平时应注意防晒，避免在高温、湿热的环境中长期工作或生活 3 养成良好的生活作息习惯，保持良好的心情，避免情绪激动

♥ 警惕酒渣鼻导致海绵窦栓塞

➥ 鼻子位于面部的中央，内眦静脉与眼上静脉相连，眼上静脉汇入颅内海绵窦；而面部静脉内壁无瓣膜，血液可上下流通，并无一定方向。因此当外鼻部及面部受到感染时，炎症很容易扩散至颅内，发生海绵窦栓塞。

酒渣鼻患者的饮食宜忌

酒渣鼻是一种发病于面部中央的慢性炎症性皮肤病，鼻部是最常发生部位，通常表现为外鼻皮肤发红，以鼻尖最为显著。酒渣鼻从发病到治愈，会经过较长时间，病情也是时轻时重。

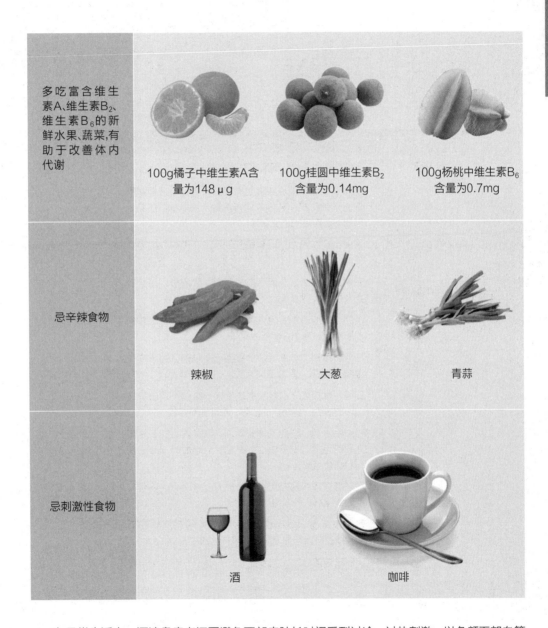

多吃富含维生素A、维生素B_2、维生素B_6的新鲜水果、蔬菜,有助于改善体内代谢	100g橘子中维生素A含量为148μg　　100g桂圆中维生素B_2含量为0.14mg　　100g杨桃中维生素B_6含量为0.7mg
忌辛辣食物	辣椒　　大葱　　青蒜
忌刺激性食物	酒　　咖啡

在日常生活中，酒渣鼻患者还要避免面部皮肤长时间受到过冷、过热刺激，以免颜面部血管运动神经失调，毛细血管长期持续扩张而导致相应的症状。尽量减少日晒，在炎热的天气出门时最好戴有宽沿的帽子，可遮挡阳光对鼻部的照射。

皮肤常见损害

皮肤常见损害	主要表现
斑疹	皮肤颜色有变化，但没有高起和凹陷表现
风团	是局限性的一片水肿隆起的皮疹，出现和消退都很快，一般在24小时内可自行消退，退后不留痕迹。风团是荨麻疹的主要表现
丘疹	是高出皮肤表面的没有空腔的疹子，形态、大小、质地、颜色等多样
水疱	是突出皮肤表面并且含有透明液体的皮疹，小至针头大小，大到如鸡蛋大小
脓疱	是突出皮肤表面并且含有浑浊脓液的皮疹，脓疱的四周会有一圈十分明显的红晕
糜烂	丘疹、水疱或脓疱等被抓破后表皮破损，露出鲜红湿润的表面，没有明显的凹陷，愈后不留疤痕
溃疡	丘疹、水疱或脓疱等被抓破后表皮破损，露出鲜红湿润的表面，有明显的凹陷，愈后留有疤痕
结痂	一般由水疱、脓疱液体或糜烂、溃疡表面的液体和外界的污物、脱落的上皮细胞、外用的药物等混在一起结合而成
浸润（苔藓样变化）	常是慢性皮肤病的症状，表现为皮肤增厚、粗糙，皮肤纹路增深、增宽
结节	是比较深的、质地较硬的固体物，可在皮肤的下面，使皮肤隆起或皮肤外观没什么改变
皲裂	皮肤按照皮纹的方向发生裂口，裂口方向也可与皮纹不一致
鳞屑	是皮肤表面的一层可以刮落下来的鳞屑

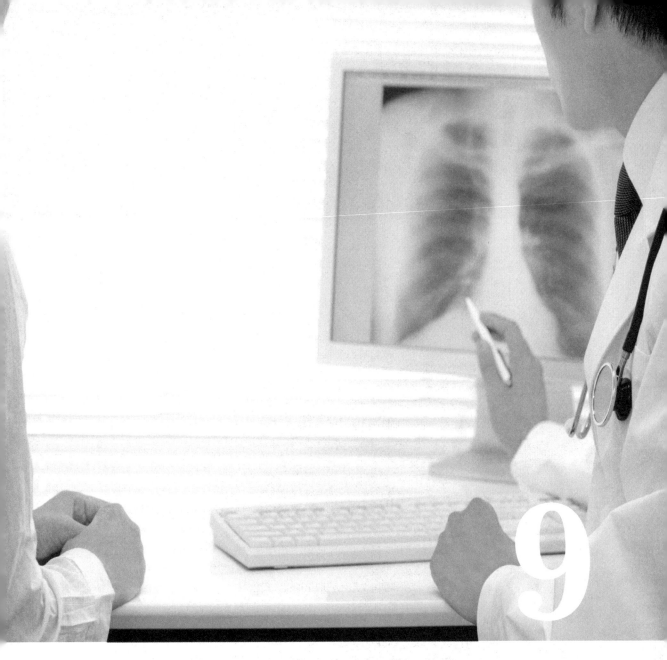

常见骨科疾病的家庭疗法

人体的骨骼由206块骨头组成，构成一个完整的支架，起到支撑身体以及保护内脏器官和重要组织的作用。一旦发生意外，如不小心扭伤、骨折、挤压伤等，则会严重影响人们的工作能力和正常生活。因此，了解常见的骨科疾病以及探索骨科疾病的治疗方法和护理措施是非常有意义的。本章就针对常见骨科疾病进行了详细描述和介绍，希望读者能够认识到康复治疗和自我保健的重要性，并从中找到一些常见问题的解决方法。

锁骨骨折

锁骨呈"S"形，位于胸骨和肩胛骨之间，是连接上肢与躯干的唯一骨性支架。锁骨位于皮下，受外力作用时容易发生骨折，大多发生在中1/3或与外1/3交界处，多发生于儿童。

症状	局部肿胀疼痛，患侧上肢活动受限；儿童则会在穿衣伸袖、上提其手或从腋下抱起时啼哭或叫痛
体征	骨折近端向上向后高突畸形，骨折远端向前向下向内移位；受伤侧的肩关节低于健康一侧，并向内、下前倾斜，头偏向受伤侧，下颌转向健康侧
病因	1 间接暴力，如行路、骑车、打球或追逐嬉戏而不慎跌倒，或从高处坠下时，身体向一侧倾斜，上肢外展，手掌或手肘支撑地面，外力自前臂或肘部沿上肢向近端冲击 2 直接暴力，如从前方打击、撞击锁骨，或跌倒时肩部直接着地，撞击锁骨外端所致，多为粉碎或横形骨折
治疗	1 手法复位：患者坐位，挺胸抬头，双手叉腰，术者将膝部顶住患者背部正中，双手握其两肩外侧，向背侧徐徐牵引，使之挺胸伸肩，此时骨折移位即可复位或改善 2 固定：在两腋下各置棉垫，用绷带从患侧肩后经腋下，绕过肩前上方，横过背部，经对侧腋下，绕过对侧肩前上方，绕回背部至患侧腋下，包绕8~12层，即"∞"形，用三角巾悬吊患肢于胸前，固定4周左右 3 手术治疗：有神经、血管损伤者，需到医院施行手术切开复位，用钢板、螺钉进行固定，愈合后则需再次手术，取出钢板、螺钉
护理	1 患者在睡觉时宜平卧硬板床，肩胛区垫枕，使双肩后伸，避免双肩内收，以免发生骨折端重叠移位而影响愈合 2 患者卧床休息时，可进行功能锻炼，如握拳、肘部屈伸和双手叉腰后伸动作 3 患者应观察自己上肢皮肤颜色是否发白或青紫，温度是否降低，感觉是否麻木等，若有上述情况应及时报告医生适当调整绑带松紧度，以免使腋下血管神经受到压迫

♥ 锁骨骨折：膝顶复位法

➡ 患者正坐挺胸，两手叉腰，用力外旋，双肩外展。医生站于背后，用膝盖顶住患者背部两肩胛之间，双手握住患者两肩外侧，向后上方缓缓拉开，直到骨折畸形消失为止，以矫正骨折端重叠移位。

解析锁骨骨折

锁骨是两个弯曲的长骨，桥架于胸骨与肩峰之间，是肩胛带同上肢与躯干间的骨性联系。锁骨呈"S"形，内侧段前凸，且有胸锁乳突肌和胸大肌附着，外侧段后突，有三角肌和斜方肌附着。但由于位置表浅，容易受外力作用而发生骨折。

🔍 锁骨形态

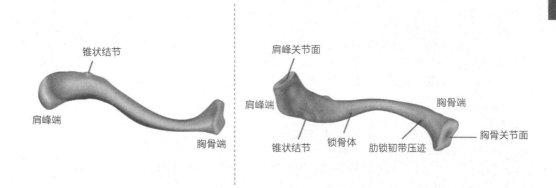

锥状结节

肩峰端

胸骨端

肩峰关节面

肩峰端

锥状结节　锁骨体　肋锁韧带压迹

胸骨端

胸骨关节面

🔍 锁骨骨折典型移位情形

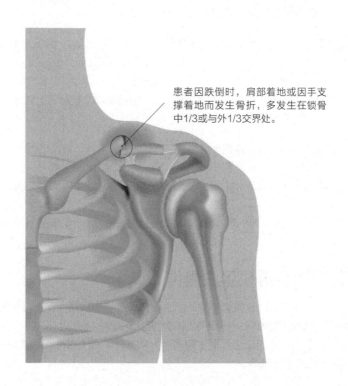

患者因跌倒时，肩部着地或因手支撑着地而发生骨折，多发生在锁骨中1/3或与外1/3交界处。

肱骨外科颈骨折

肱骨外科颈位于肩下3～4cm处，此处是松质骨和密质骨交接的地方，较细，最容易发生骨折。各种年龄段均可发生，但老年人居多。肱骨外科颈骨折移位多较严重，局部出血较多，应特别注意。

类型	嵌插型 骨折远近断端互相嵌插，一般无成角畸形，无移位 外展型 骨折下端外展，上端内收，向内侧成角，在外侧两骨折端可互相嵌插。多见于成年人及老年人 内收型 骨折下端内收，上端外展，向外侧成角，在内侧两骨折端可互相嵌插，多见于小儿
症状	肩部疼痛、肿胀，肩部有较大范围的淤血，患侧上肢活动受限
体征	肱骨大结节下有严重的压痛，测量患侧肩峰与肱骨外髁之间的距离比健康一侧要短。移位骨折可有假关节活动或扪及骨擦感，听到骨擦音
病因	1 间接暴力，如跌倒时手掌先着地，外力沿外侧肱骨干向上传导冲击即可造成肱骨外科颈骨折 2 直接暴力，如外力直接打击、撞击肩部所致
治疗	1 一般治疗：无移位的嵌插型骨折，只需用夹板固定，或仅将患肢作颈腕悬吊3周后，即可开始功能锻炼。外展型和内收型可采用手法复位，并用小夹板或"U"形石膏固定 2 手术治疗：牵引复位失败或伴有其他并发症者，应到医院施行手术切开复位，采用加压钢板螺钉内固定即可
护理	1 患者应合理安排富含维生素及钙质的饮食方案，增加日晒时间，若冬季日照不足，可适当补充维生素D或鱼肝油，以促进钙质的吸收 2 注意患者血运情况，如发现患肢夹板压迫部位疼痛，或是暴露在远端的手指发绀或发白均应及时就医 3 护理人员要仔细观察患者的情志变化，及时疏导情绪，耐心指导患者进行功能锻炼

◎ 肱骨外科颈骨折：手法复位

➥ 患者正坐，一助手用布袋绕过患者腋窝，向上提拉肩部，患肘屈曲90°，前臂在中立位；另一助手手握肘部沿肱骨纵轴方向拔伸牵引，即外展型骨折先外展牵引，内收型骨折先内收牵引。拉开重叠后，助手向反方向牵引，医生用两手拇指抵于断骨上端外侧，余指在下端内侧进行端提挤按即可，然后用木板固定。

解析肱骨外科颈骨折

　　肱骨外科颈位于肩下3~4cm处，胸大肌止点以上，此处由松质骨向皮质骨过度且稍细，是力学薄弱区，骨折较为常见。肱骨外科颈骨折多因间接暴力所致，受伤后肩部疼痛、肿胀，但仍保持其外形膨隆饱满状态。

🔍 肱骨外科颈形态

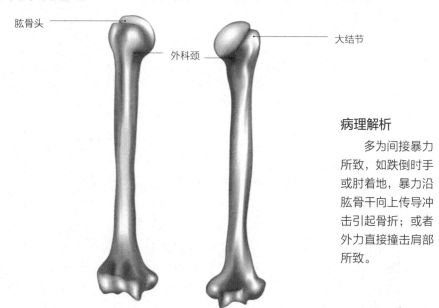

肱骨头　外科颈　大结节

病理解析

　　多为间接暴力所致，如跌倒时手或肘着地，暴力沿肱骨干向上传导冲击引起骨折；或者外力直接撞击肩部所致。

🔍 肱骨外科颈骨折移位常见诱因

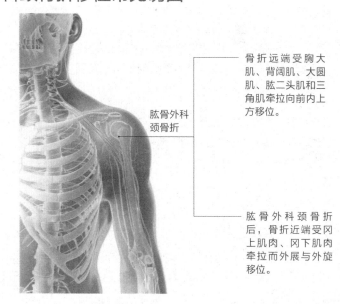

肱骨外科颈骨折

骨折远端受胸大肌、背阔肌、大圆肌、肱二头肌和三角肌牵拉向前内上方移位。

肱骨外科颈骨折后，骨折近端受冈上肌肉、冈下肌肉牵拉而外展与外旋移位。

肱骨干骨折

肱骨外科颈下1～2cm至肱骨髁上2cm段内的骨折称为肱骨干骨折。肱骨干骨折可分为上1/3、中1/3、下1/3三种，其中上1/3和中1/3是直接暴力损伤，横形和粉碎骨折占多数。下1/3骨折多为间接暴力所致，斜形或螺旋形骨折占多数。

症状	骨折移位明显者，局部肿胀、疼痛、压痛、皮下淤斑、上肢活动障碍
体征	1 检查时可发现假关节活动、骨摩擦感，骨传导音减弱或消失 2 检查时，若拇指不能外展，手指不能伸直、手腕下垂等体征，则表明有合并桡神经损伤的情况
病因	1 直接暴力，如挤压、撞击、火器伤等，导致横形或粉碎骨折 2 间接暴力，如跌倒时手掌或手肘着地，力向上传导，加上身体倾倒所产生的力，导致肱骨干中下1/3骨折，多为斜形或螺旋形骨折 3 旋转暴力，如投掷标枪、掰手腕等扭转前臂时，可造成肱骨干下1/3骨折，多为螺旋形骨折
治疗	1 一般治疗：大多数肱骨干横形骨折和斜形骨折可采用手法复位，然后用夹板或"U"形石膏固定 2 手术治疗：若牵引复位失败，或合并有其他并发症，则可采用手术切开复位，然后用外固定支架或加压钢板螺钉固定
护理	1 保持室内空气新鲜，床铺清洁整齐，及时清除创伤处的石膏粉末 2 加强饮食调护，增强机体抵抗力。骨折早期饮食宜清淡，忌食油腻、生冷、酸辣之物，中后期多食用滋补肝肾以及富含钙质的食物，如猪肝、排骨、鸡汤等

❤ 肱骨干骨折：手法复位

⏵ 助手握住患者前臂，屈肘90°，沿肱骨干纵轴牵引，在同侧腋窝施力作反牵引，经过持续牵引，纠正重叠、成角畸形。医生用双手握住上下骨折段进行端提挤按，使骨折复位。

解析肱骨干骨折

　　肱骨干骨折多见于青壮年，好发于肱骨干中部，其次为下部，上部最少。肱骨干中下1/3骨折易合并桡神经损伤，下1/3骨折易发生骨不连。肱骨干骨折多为直接暴力所致，如挤压、撞击、火器伤等。

🔍 肱骨干骨折类型和特点

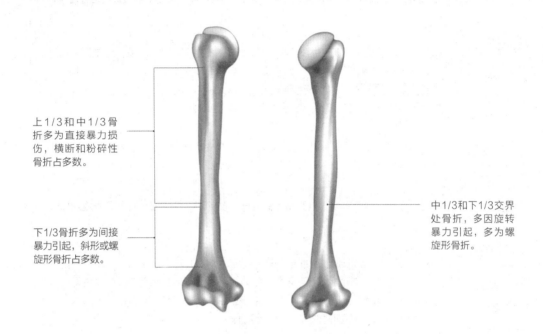

上1/3和中1/3骨折多为直接暴力损伤，横断和粉碎性骨折占多数。

下1/3骨折多为间接暴力引起，斜形或螺旋形骨折占多数。

中1/3和下1/3交界处骨折，多因旋转暴力引起，多为螺旋形骨折。

🔍 肱骨干骨折移位常见诱因

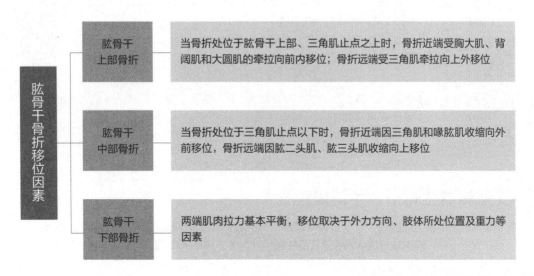

肱骨干骨折移位因素	肱骨干上部骨折	当骨折处位于肱骨干上部、三角肌止点之上时，骨折近端受胸大肌、背阔肌和大圆肌的牵拉向前内移位；骨折远端受三角肌牵拉向上外移位
	肱骨干中部骨折	当骨折处位于三角肌止点以下时，骨折近端因三角肌和喙肱肌收缩向外前移位，骨折远端因肱二头肌、肱三头肌收缩向上移位
	肱骨干下部骨折	两端肌肉拉力基本平衡，移位取决于外力方向、肢体所处位置及重力等因素

肱骨髁上骨折

肱骨髁上骨折是指肱骨干和肱骨髁的交界处发生骨折，主要是肱骨干轴线与肱骨髁轴线之间有30°~50°的前倾角，容易发生骨折。肱骨髁上骨折多发生于10岁以下儿童，因肱骨下端有骨骺，若骨折线穿过骺板，有可能影响骨骺的发育。

类型	**伸直型肱骨髁上骨折** 跌倒时肘关节在半屈曲或伸直位，手掌触地，暴力经前臂传达至肱骨下端，将肱骨髁推向后方。由于重力将肱骨干推向前方，造成肱骨髁上骨折 **屈曲型肱骨髁上骨折** 肘关节在屈曲位跌倒，暴力由后下方向前上方撞击尺骨鹰嘴，髁上骨折后远端向前移位，骨折线常为后下斜向前上方
症状	骨折后肘部肿胀，疼痛剧烈，压痛明显，皮下有淤斑，肘部向后突出，肘关节活动障碍
体征	检查时局部有明显压痛，有骨摩擦音及假关节活动，移位骨折可出现患肢缩短、畸形
病因	间接暴力所致，当跌倒时，肘关节处于半屈或伸直状态，手掌着地，暴力经前臂向上传递，身体向前倾，由下向上产生力，使肱骨干与肱骨髁交界处发生骨折，即伸直型肱骨髁上骨折。跌倒时，肘关节呈屈曲状态，肘后方着地，暴力传导，使得肱骨下端骨折，即屈曲型肱骨髁上骨折
治疗	**1** 一般治疗：不完全或无移位骨折，只需屈肘90°，用绷带悬吊或夹板固定3周。完全骨折并有移位者应进行手法复位，然后用夹板进行固定，前臂屈曲90°，用三角巾或毛巾悬吊 **2** 手术治疗：复位失败者，或骨折合并有血管、神经损伤，应立即到医院施行截骨矫正术进行治疗
护理	**1** 合理膳食结构，注意钙和蛋白质的补充，多摄入高蛋白、高维生素、高膳食纤维且易消化的食物 **2** 患者休息时应平卧，抬高患肢，促进血液循环，减轻水肿

◎ 肱骨髁上骨折：手法复位

➡ 患者麻醉后仰卧，屈肘约50°、前臂中立位，助手沿患者前臂纵轴作拔伸牵引。医生用2~5指顶住骨折远端，拇指在近端用力推挤，同时缓慢使肘关节屈曲90°或100°，即可达到复位。

解析肱骨髁上骨折

　　肱骨髁上骨折常见于10岁以下儿童。由于肱骨下端前方有肱动脉、静脉、正中神经、桡神经通过，当骨折移位较大时，可引起这些血管、神经损伤，造成前臂缺血性挛缩、神经麻痹等严重后果，应特别引起重视。

🔍 肱骨髁上骨折发生部位

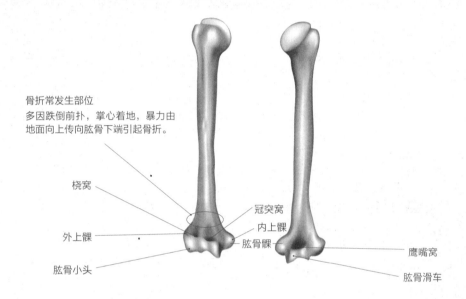

骨折常发生部位
多因跌倒前扑，掌心着地，暴力由地面向上传向肱骨下端引起骨折。

桡窝

外上髁

肱骨小头

冠突窝

内上髁

肱骨髁

鹰嘴窝

肱骨滑车

🔍 警惕肱骨髁上骨折并发症

常见并发症	说明
缺血性肌挛缩	是肱骨髁上骨折常见而严重的并发症。其早期症状为剧烈疼痛，桡动脉搏动消失或减弱，末梢血液循环不良，手部皮肤苍白发凉，被动伸直屈曲手指时引起剧痛等
肘内翻	是常见的髁上骨折晚期畸形，发生率达30％。肘内翻畸形并不影响肘关节的伸屈活动，但影响外观及患者心理
肘外翻	肘外翻很少发生，可见于肱骨外髁骨折复位不良病例。严重时引起尺神经炎，应及早行神经前移或截骨矫正术
神经损伤	正中神经损伤较多见，桡神经及尺神经损伤少见，主要因局部压迫、牵扯或挫伤，断裂者少见
骨化性肌炎	在功能恢复期，强力被动伸屈肘关节，可导致关节周围出现大量骨化块，致使关节肿胀，主动屈伸活动逐渐减少

前臂双骨骨折

前臂骨由尺骨和桡骨组成，两骨之间有骨间膜。当单一尺骨或桡骨骨折时，暴力可由骨间膜传导至另一骨干，引起不同平面的双骨折；或是一侧骨干骨折，另一骨的上端或下端脱位。前臂骨折常见于幼儿及青少年。

症状	骨折后前臂出现肿胀、疼痛及功能障碍，皮下有淤斑
体征	检查时可发现骨摩擦音和假关节活动，骨传导音减弱或消失
病因	1 直接暴力，如重物打击、机器或车轮的直接压轧，或刀砍伤等，导致同一平面的横形或粉碎骨折 2 间接暴力，如跌倒时手掌着地，暴力通过腕关节向上传导，由于桡骨负重多于尺骨，因此首先使桡骨骨折，若残余暴力比较强大，则通过骨间膜向内下方传导，引起低位尺骨骨折 3 扭转暴力，如跌倒时手掌着地，同时前臂发生扭转，导致不同平面的尺骨、桡骨螺旋形或斜形骨折
治疗	1 一般治疗：青枝骨折只需牵引矫正成角畸形，并用小夹板固定4~6周。有移位的横形、螺旋形骨折，需进行手法复位 2 手术治疗：若手法复位失败、开放性骨折，或合并有血管、神经、肌腱损伤，应立即到医院施行手术切开复位，并用加压钢板、螺钉固定
护理	1 患者应适当卧床休息，缓解疼痛。卧床休息时应抬高患肢，利于血液循环，减轻局部肿胀引起的疼痛 2 骨折复位后，患者要多进行功能锻炼，如手指伸屈、握拳活动，上肢肌肉舒展活动，以促进全身气血运行，消除肿痛

♡ 前臂骨折：手法复位

➜ 麻醉后，患者仰卧，肩外展90°，屈肘90°，沿前臂纵轴向远端牵引，肘部向上作反牵引。医生进行夹挤分骨，使骨间膜紧张。上1/3骨折前臂应置于旋后位，中1/3骨折前臂应置于中立位或旋前位进行复位。

前臂双骨骨折的形态

　　前臂双骨骨折常见于幼儿及青少年，大多由于直接暴力的打击或间接暴力所引起。由于前臂肌肉较多，有屈肌群、伸肌群、旋前肌群和旋后肌群等，前臂双骨骨折后，因肌肉的牵拉会造成骨折端移位。

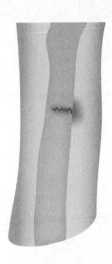

青枝骨折
损伤时易产生不完全骨折，骨膜未破坏。

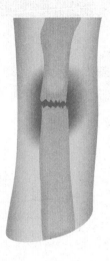

横行骨折
多由直接打击所致，骨折线在同一平面上。

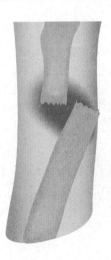

开放性骨折
覆盖骨折部位的皮肤及皮下软组织损伤破裂，使骨折断端和外界相通。

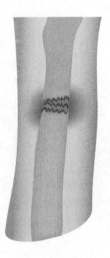

粉碎性骨折
多因复杂暴力所致，骨质在两处以上发生断裂。

桡骨下端骨折

桡骨下端骨折是指距桡骨下端2～3cm范围内的骨折。这个部位是松质骨和密质骨的交界处，为解剖薄弱处，一旦遭受外力就容易骨折。桡骨下端骨折患者多为青壮年、老年人群。

症状	局部肿胀、疼痛及明显压痛，皮下有淤斑，腕关节功能部分或完全丧失
体征	1 伸直型骨折，骨折远端向背侧及桡骨侧移位，近端向掌侧移位，侧面看为典型的"银叉"畸形 2 屈曲型骨折，骨折远端向掌侧、桡骨侧移位，近端向背侧移位
病因	间接暴力，如跌倒时手掌着地，暴力向上传递，致使桡骨下端骨折
治疗	1 一般治疗：无移位或嵌插骨折，可用小夹板或石膏固定3～4周。移位骨折或嵌插骨折位置不良者，需进行手法复位，然后用小夹板或石膏固定 2 手术治疗：严重粉碎骨折、手法复位失败，或复位成功而外固定不能够维持复位者，应到医院施行手术切开复位。然后用加压钢板、螺钉、钢针固定
护理	1 患者应保持心情舒畅，饮食合理，多摄入富含膳食纤维的蔬菜和水果，以防便秘 2 骨折复位后，患者应加强腕关节屈伸、旋转和前臂旋转锻炼

♥ 桡骨下端骨折：手法复位

→ 患者正坐，麻醉后，一助手握住前臂骨折近端，医生握住腕部作拔伸牵引5分钟以上。然后在继续牵引下，沿着前臂纵轴方向猛抖骨折处，矫正重叠移位。接着用端提挤按法矫正侧方移位。

解析桡骨下端骨折

桡骨下端骨折极为常见，因暴力程度不同，骨折的类型也不同，其中以桡骨下端过伸位骨折最为常见。骨折发生在桡骨下端2~3cm范围内，根据受伤的机制不同，可发生伸直型骨折、屈曲型骨折，常伴有桡腕关节及下尺桡关节损伤。

🔍 桡骨形态

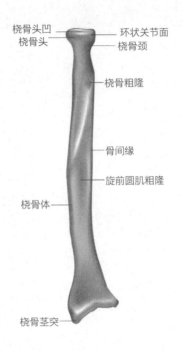

桡骨头凹 —— 环状关节面
桡骨头 —— 桡骨颈
—— 桡骨粗隆
—— 骨间缘
—— 旋前圆肌粗隆
桡骨体 ——
桡骨茎突 ——

🔍 桡骨下端骨折病理解析

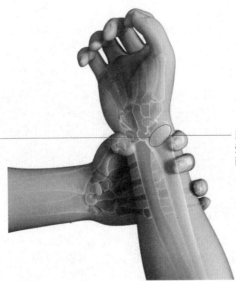

骨折发生在桡骨下端2~3cm范围内。一般由间接暴力所引起，由患者向前或向后跌仆，手掌撑地，暴力向上传导所致。

当跌仆时，腕关节屈曲手背着地受伤，可发生桡骨下端掌侧关节面骨折及腕骨向掌侧移位。

股骨颈骨折

股骨颈骨折多发生于中老年人，与骨质疏松导致骨质量下降有关。当遭受轻微扭转暴力时即可发生骨折。股骨颈血运不良，骨折后又难于固定，若治疗不当往往会造成残废，应引起重视。

症状	髋部疼痛或酸痛，下肢活动受限，患肢不能站立，不能走路，髋关节活动障碍
体征	患肢缩短、屈曲、外旋或内收畸形；叩击股骨大粗隆处或由足跟部纵向叩击患肢，均可引起髋关节部位疼痛
病因	1 老年人常发生股骨颈骨折，主要是因骨质疏松，致使骨质量下降，加之股骨颈上区滋养血管密布，均可使股骨颈生物力学结构削弱，使股骨颈脆弱。此外，因老年人髋周肌群退变、反应迟钝，不能有效抵消髋部有害应力 2 青壮年股骨颈骨折，往往由于严重损伤，如车祸或高处跌落所致
治疗	1 一般治疗：无明显移位的骨折，年龄过大，全身情况差，或合并有严重心、肺、肾、肝功能障碍者，应卧床休息6~8周，患肢外展位采用皮肤牵引，同时进行股四头肌等长期训练和踝、足趾的屈伸活动，避免血液循环障碍或静脉血栓形成 2 手术治疗：有移位的骨折，应到医院施行闭合复位，再用加压钢板、螺钉内固定；若是闭合复位失败，或固定不可靠，可采取切开复位，再用三刃钉固定3~4个月。对于全身情况尚好的高龄患者，出现股骨头下型骨折，已合并骨关节炎或股骨头坏死，可安装人工股骨头
护理	1 患者应摄入高蛋白、高维生素、高膳食纤维、高钙且易消化的食物 2 手术后伤口疼痛消失，应进行髋关节及膝关节活动，以及下肢股四头肌锻炼。根据患者体质情况，术后3~4周可指导患者扶双拐下地，患肢不负重者，家人务必在旁保护以防跌倒

♥ 股骨颈骨折：闭合复位

● 患者麻醉后平卧于手术床，先用纵向牵引解除骨折断端的嵌插和短缩移位；医生在侧方施展外展牵引力，同时使下肢内收、内旋，并逐渐减少牵引力。在实施内固定时，下肢应保持无牵引状态。

解析股骨颈骨折

　　随着年龄的增长，股骨颈骨折的发病率日渐增高，以50~70岁人群最多。由于股骨颈处血运较差，若发生骨折处理不及时或不适当，都会导致骨折不愈合，或并发股骨头缺血性坏死、创伤性关节炎等，严重影响老年人的生活。

🔍 股骨颈骨折发生部位

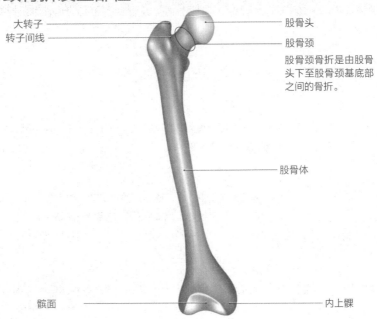

大转子
转子间线

股骨头
股骨颈

股骨颈骨折是由股骨头下至股骨颈基底部之间的骨折。

股骨体

髌面

内上髁

🔍 股骨颈骨折病理解析

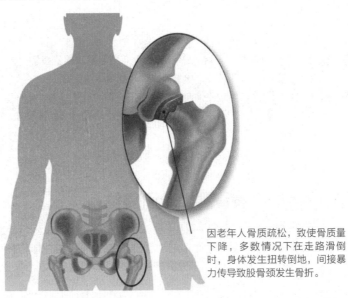

因老年人骨质疏松，致使骨质量下降，多数情况下在走路滑倒时，身体发生扭转倒地，间接暴力传导致股骨颈发生骨折。

股骨粗隆间骨折

股骨粗隆间骨折，与股骨颈骨折相似，好发于中老年骨质疏松患者。因骨质疏松、跌倒时臀部着地或是股骨过度内收或外展均可引起骨折。另外，由于粗隆间血运丰富，骨折后极少不愈合，但易发生髋内翻。

症状	粗隆处有肿胀、疼痛、压痛，皮下有淤斑，患肢不能做抬举等活动
体征	下肢外旋畸形明显，在足部沿患者纵轴方向叩击，骨折处疼痛，有骨摩擦音；患肢髂前上棘至髌骨中点的距离较健侧短
病因	1 间接暴力，如跌倒时身体发生旋转，在过度外展或内收位着地发生骨折 2 直接暴力，如跌倒时，侧向倒地，粗隆处受到直接撞击而发生骨折 3 疾病因素，粗隆间是骨囊性病变的好发部位之一，容易病理性骨折
治疗	1 一般治疗：对不完全骨折，患者需卧床休息，患肢外展40°，用长沙袋固定5~6周起床，持拐步行至骨折完全愈合即可。对完全骨折，可采用胫骨结节牵引或股骨髁上牵引复位，用牵引力矫正短缩畸形 2 手术治疗：对于骨折严重移位，或手法复位失败者，应到医院施行手术切开复位，并用滑动鹅头钉、髁钢板等进行内固定
护理	1 患者应进食高热量、高蛋白、高膳食纤维且易消化的食物，如米粥、面食、鱼、肉、蛋、骨头汤等，忌食油腻、辛辣刺激性食物 2 患者应突然外伤导致躯体活动障碍，丧失自我料理能力，会产生不同程度的抑郁情绪，因此，护理人员应及时对患者进行疏导，消除其顾虑，缓解紧张、恐惧情绪

♥ 股骨粗隆间骨折：股骨髁上牵引复位

➡ 患者局部麻醉，仰卧于硬板床上，一助手双手压住患者两侧髂前上棘以固定骨盆，一助手用长毛巾兜住患侧腹股沟向上牵引，另一助手抓住患肢踝关节上方外展位向下牵引，纠正短缩畸形；医生双手抱住患者膝部微屈、内旋，纠正外旋畸形。

解析股骨粗隆间骨折

由于股骨粗隆间部位为海绵质骨，老年人的这部分骨质脆而疏松，所以容易发生骨折。因为这个部位有许多肌肉附着，局部的血液供给丰富，加之骨折的接触面积大，因此，骨折后容易愈合。

🔍 股骨粗隆间骨折发生部位

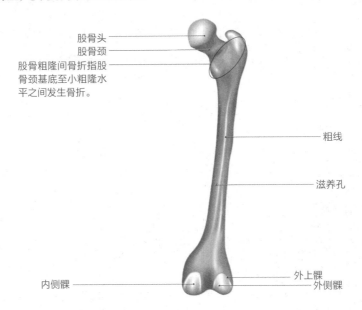

- 股骨头
- 股骨颈
- 股骨粗隆间骨折指股骨颈基底至小粗隆水平之间发生骨折。
- 粗线
- 滋养孔
- 内侧髁
- 外上髁
- 外侧髁

🔍 股骨粗隆间骨折病理解析

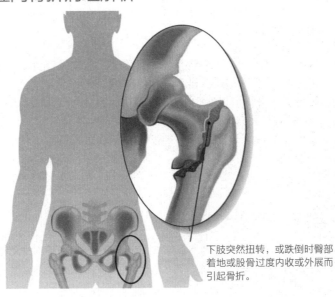

下肢突然扭转，或跌倒时臀部着地或股骨过度内收或外展而引起骨折。

股骨干骨折

股骨干骨折是指股骨粗隆以下至髁以上这一段骨干的骨折。股骨干是人体中最粗、最长、承受力最大的管状骨，需遭受强大暴力才能发生骨折，同时也使骨折后的愈合与重塑时间延长。

症状	骨折后大腿明显肿胀、疼痛、压痛，受伤肢体不能活动
体征	患者沿纵轴叩击足部或膝部，骨折处剧痛；完全移位骨折肢体与健康一侧相比较，可见患肢有明显缩短、成角或骨折以下部位旋转畸形；有骨摩擦音及大腿有假关节活动。同时患者还可伴有面色苍白、血压下降等体征
病因	1 直接暴力，如重物直接打击、车轮碾压、火器损伤等暴力直接作用于股骨，引起股骨干的横形或粉碎骨折 2 间接暴力，如高处坠落伤、机体扭转伤等，导致股骨干斜形或螺旋形骨折
治疗	1 一般治疗：无明显移位的骨折，仅用敷药或夹板固定即可。明显移位者，可在胫骨结节或股骨髁上进行骨骼牵引复位，并用小夹板进行固定 2 手术治疗：牵引复位失败，或同一肢体有多处骨折，或合并有血管、神经损伤等应到医院施行手术切开复位，并用加压钢板、螺钉内固定
护理	1 护理人员要协助患者洗漱、进食、排泄等，并指导患者做力所能及的自理活动，进行功能锻炼，防止关节僵硬或强直 2 患者因下肢活动减少，血流缓慢，护理人员应每天帮助患者按摩下肢，防止静脉血栓形成。出院后要经常到户外活动，多晒太阳 3 出院后患者要进行适度的功能锻炼，可以持拐下床活动，活动范围由小到大，循序渐进，不可操之过急

♥ 股骨干骨折：胫骨结节牵引

➡ 对比较稳定的股骨干骨折，软组织条件差的患者，可以用非手术疗法。成人可以采用固定持续牵引，3岁以下儿童可以采用垂直悬吊皮肤牵引。此疗法需在医院经由专业医生施行。

解析股骨干骨折

　　股骨干是人体中最长的管状骨，骨折多由于直接暴力如打击、冲撞等所致。由于大腿部肌肉发达，股骨干骨折后多有错位及重叠。当股骨干下1/3骨折时，因血管位于骨折的后方，而且骨折远端常向后成角，容易刺伤该处的腘动脉、静脉，应小心处理。

🔍 股骨干骨折发生部位

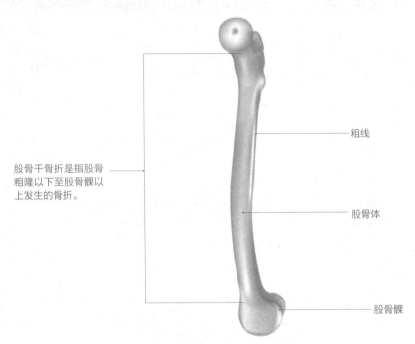

股骨干骨折是指股骨粗隆以下至股骨髁以上发生的骨折。

粗线

股骨体

股骨髁

🔍 股骨干骨折移位常见诱因

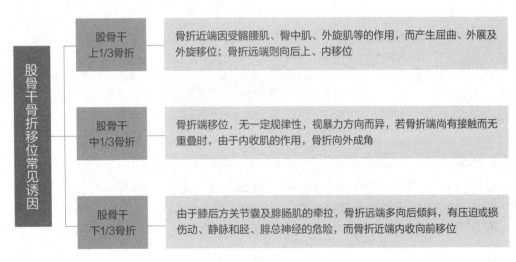

股骨干骨折移位常见诱因	股骨干上1/3骨折	骨折近端因受髂腰肌、臀中肌、外旋肌等的作用，而产生屈曲、外展及外旋移位；骨折远端则向后上、内移位
	股骨干中1/3骨折	骨折端移位，无一定规律性，视暴力方向而异，若骨折端尚有接触而无重叠时，由于内收肌的作用，骨折向外成角
	股骨干下1/3骨折	由于膝后方关节囊及腓肠肌的牵拉，骨折远端多向后倾斜，有压迫或损伤动、静脉和胫、腓总神经的危险，而骨折近端内收向前移位

髌骨骨折

髌骨，俗称膝盖骨，是人体中最大的籽骨，也是膝关节的一个组成部分。髌骨具有保护膝关节、增强股四头肌肌力，伸直膝关节滑车作用。一旦发生骨折，若修复不好，可导致创伤性关节炎症，或膝关节活动受限。

症状	膝部有明显肿胀、压痛，膝关节活动受限，皮下有淤斑
体征	受伤后可摸到骨折分离出现的裂缝凹陷，粉碎性骨折有骨摩擦音
病因	**1** 直接暴力，如跌倒时跪地，髌骨直接撞击地面，发生髌骨骨折，常为粉碎性骨折 **2** 间接暴力，强力牵拉，如跌倒时，为了防止身体倒地，股四头肌猛烈收缩以维持身体稳定，将髌骨撕裂，常为横形骨折
治疗	**1** 一般治疗：无移位的髌骨骨折或移位在0.5cm以内者，可到医院采用非手术治疗，即保持膝关节伸直位，抽取关节腔内积血，用石膏托或下肢具固定4~6周，即可开始膝关节主动伸屈活动训练 **2** 手术治疗：髌骨骨折移位超过0.5cm，应到医院采用手术切开复位，并用张力带钢丝内固定，或用钢丝捆扎固定。严重性粉碎骨折，应切除髌骨
护理	**1** 患者应卧床休息，患肢抬高，利于血液循环，缓解患肢肿胀；护理人员应协助患者进行日常活动 **2** 手术后可进行股四头肌练习，也可持拐下地行走。要注意的是，手术后4周以内不可进行直抬腿练习，4周以后可根据医生建议开始关节活动度练习

♥ 髌骨骨折：张力带内固定

⇨ 将骨折块复位后，用抓髌器或巾钳固定骨块，纵向自髌骨上缘钉入2根钢针，以1mm钢丝环绕钢针于髌前结扎，收紧钢丝给骨折线加压。手术后无须做外固定，3天后可下地活动，但避免蹲起动作。

解析髌骨骨折

髌骨，俗称膝盖骨，位于膝关节的前面。在伸膝活动中，髌骨通过杠杆作用能使股四头肌力量提高30%。髌骨发生骨折后，在治疗中应尽量使髌骨后面保持完整的关节面，否则会严重影响膝关节的活动，甚至造成终生残疾。

🔍 髌骨骨折病理解析

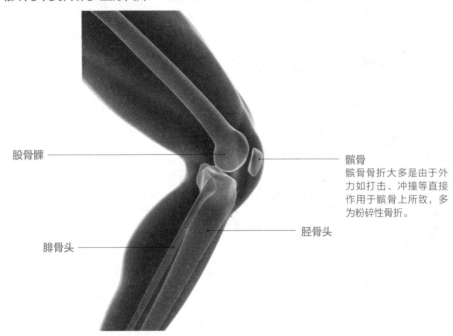

股骨髁

腓骨头

髌骨
髌骨骨折大多是由于外力如打击、冲撞等直接作用于髌骨上所致，多为粉碎性骨折。

胫骨头

🔍 髌骨骨折常见并发症

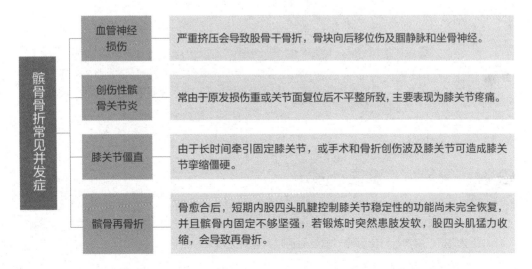

髌骨骨折常见并发症	血管神经损伤	严重挤压会导致股骨干骨折，骨块向后移位伤及腘静脉和坐骨神经。
	创伤性髌骨关节炎	常由于原发损伤重或关节面复位后不平整所致，主要表现为膝关节疼痛。
	膝关节僵直	由于长时间牵引固定膝关节，或手术和骨折创伤波及膝关节可造成膝关节挛缩僵硬。
	髌骨再骨折	骨愈合后，短期内股四头肌腱控制膝关节稳定性的功能尚未完全恢复，并且髌骨内固定不够坚强，若锻炼时突然患肢发软，股四头肌猛力收缩，会导致再骨折。

胫腓骨骨折

胫腓骨骨折较为常见，多发生于胫腓骨中下1/3交界处，其中以胫骨骨折最为多见，胫腓骨双骨折次之，腓骨骨折最少。由于胫骨前面皮下组织很薄，骨折断端易刺破皮肤形成开放性骨折。

症状	局部肿胀、疼痛和压痛，患肢功能丧失，不能行走（仅有腓骨骨折可勉强行走）
体征	1 骨折移位明显者，小腿可有缩短、成角、旋转等畸形 2 如果患足有下垂，则表明腓总神经损伤
病因	1 直接暴力，由于胫腓骨表浅，如受到重物撞击、车轮碾伤，可引起胫腓骨同一平面的横形、短斜形或粉碎骨折 2 间接暴力，如高处坠落，脚着地，身体发生扭转时，可引起胫腓骨螺旋形或斜形骨折
治疗	1 无移位的骨折，可采用小夹板或石膏固定。有移位的横形或短斜形骨折，可采用手法复位，再用小夹板或石膏固定 2 手法复位失败，或严重性粉碎骨折，或开放性骨折等，应到医院采用手术切开复位内固定，或闭合复位髓内针固定
护理	1 患者要去枕平卧，抬高患肢，保持中立位，防止外旋，促进血液循环，缓解肿胀 2 患者应进食高热量、高蛋白、高维生素的食物，忌食油腻、辛辣刺激性食物 3 护理人员应协助患者洗漱、进食及排泄，同时指导患者进行功能锻炼，防止关节僵硬和关节萎缩

♥ 胫腓骨骨折：髓内针固定

⊙ 髓内针固定法可分为顺行法和逆行法两种。顺行法即一次由骨端进针，经过骨折处进入另一骨折端，一般多用于位置表浅、进针方向易于掌握的骨折，如尺骨、胫骨、桡骨；逆行法是先将髓内针自骨折近端逆行打出骨端，复位后再打入骨折远端。

解析胫腓骨骨折

  胫骨是连接股骨下方、支撑体重的主要骨骼，腓骨是附连小腿肌肉的重要骨骼，并能承担1/6的重量。胫腓骨骨折多发生于10岁以下的儿童，治疗较容易，并且大多无明显的功能障碍。

🔍 胫骨和腓骨形态

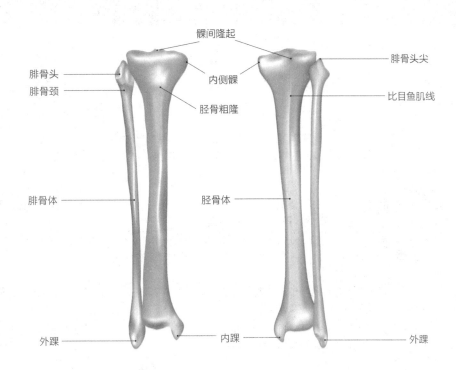

髁间隆起
腓骨头尖
腓骨头
内侧髁
比目鱼肌线
腓骨颈
胫骨粗隆
腓骨体
胫骨体
外踝
内踝
外踝

🔍 胫腓骨骨折开放复位内固定方法

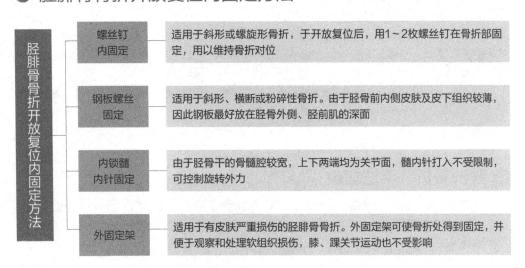

胫腓骨骨折开放复位内固定方法	螺丝钉内固定	适用于斜形或螺旋形骨折，于开放复位后，用1~2枚螺丝钉在骨折部固定，用以维持骨折对位
	钢板螺丝固定	适用于斜形、横断或粉碎性骨折。由于胫骨前内侧皮肤及皮下组织较薄，因此钢板最好放在胫骨外侧、胫前肌的深面
	内锁髓内针固定	由于胫骨干的骨髓腔较宽，上下两端均为关节面，髓内针打入不受限制，可控制旋转外力
	外固定架	适用于有皮肤严重损伤的胫腓骨骨折。外固定架可使骨折处得到固定，并便于观察和处理软组织损伤，膝、踝关节运动也不受影响

踝部骨折

踝关节由胫骨、腓骨的下端和距骨联合组成。踝部骨折是最常见的关节内骨折。虽然踝关节的关节面很小，但是负担的重量和活动很大，因此容易发生损伤。踝骨一般不会发生骨折，多半是在扭到脚后出现骨裂。

症状	踝部损伤后局部有明显的肿胀、疼痛、压痛，皮下有淤斑，足部活动障碍
体征	踝部下方的内侧或外侧韧带有明显压痛；出现内翻或外翻畸形，由足底纵向叩击小腿，骨折处有明显疼痛；有力加压小腿中段，骨折处也有明显疼痛
病因	1 间接暴力，如从高处坠下、道路不平，或上、下扶梯等，使足部过度旋转，力传导引起骨折，甚至骨折合并脱位 2 直接暴力，如重物撞击、车轮碾伤等也可发生复杂性骨折
治疗	1 一般治疗：无移位的踝部骨折，可用外翻或内翻位用石膏固定6~8周。有移位的踝部骨折，可采用手法复位 2 手术治疗：对于外踝、内外踝同时骨折，应到医院施行手术切开复位，并用加压钢板和螺钉内固定
护理	1 患者要多食用蔬菜、水果以及豆类食品，少吃生冷或脂肪含量高的食物，少食多餐；忌烟忌酒 2 急性发作期应睡硬板床，并要绝对卧床休息3周，被子薄厚、软硬适度，床的高度要略低一些，最好保证患者刚坐起时，双脚就能着地。同时要注意保暖，防止受凉 3 患者在病情明显好转后要进行背肌锻炼，加强腰背肌保护功能，并且在腰部受保护的情况下，下床做适当运动

❤ 踝部骨折：手法复位

➲ 患者腰部麻醉，平卧，屈膝90°，助手用前臂夹住患者大腿，另一只手扶住膝部向上牵引；医生一手托住患者足跟，另一只手握住前足进行对抗牵引，然后按照受伤相反方向牵引推挤，两侧用掌心挤压。

解析踝部骨折

踝关节和足部的骨折、脱位是骨科常见的损伤，踝关节的关节面比髋、膝关节的关节面小，但负担的重量与活动量很大，因此容易发生损伤。踝部骨折多有间接外力引起，极少数由纵向挤压所致。

🔍 踝部骨折发生部位

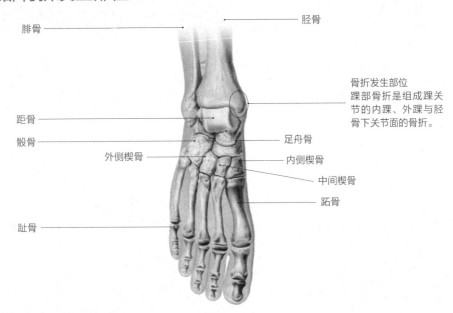

腓骨

胫骨

距骨

骰骨

外侧楔骨

足舟骨

内侧楔骨

中间楔骨

跖骨

趾骨

骨折发生部位
踝部骨折是组成踝关节的内踝、外踝与胫骨下关节面的骨折。

🔍 踝部骨折常见类型及严重程度

常见类型	严重程度
内收骨折	I度：单纯内踝骨折，骨折缘由胫骨下关节面斜向上，接近垂直方向
	II度：双踝骨折，因暴力较大，内踝发生撞击骨折的同时，外踝发生撕脱骨折
	III度：三踝骨折，因暴力较大，在内、外踝骨折同时距骨向后撞击胫骨后缘，发生后踝骨折
外翻骨折	I度：单纯内踝撕脱骨折，骨折线呈横行或短斜形，骨折面呈冠状，多不移位
	II度：双踝骨折，因暴力继续作用，距骨体向外踝撞击，发生外踝斜形骨折
	III度：三踝骨折，因暴力过大，距骨撞击胫骨下关节面后缘，发生后踝骨折
外旋骨折	I度：单纯外踝骨折，骨折移位较少，如有移位，其骨折远端为向外、向后并向外旋转
	II度：双踝骨折，因暴力较大，发生内侧副韧带撕裂或发生内踝撕脱骨折
	III度：三踝骨折，因强大暴力，距骨向外侧移位，并向外旋转，撞击后踝

指骨骨折

指骨骨折是手部最常见的疾病，多为开放性骨折，可于手指的任何部位出现不同类型的骨折。由于骨折部位不同，受到的牵拉作用也来自于不同方向的肌腱，因此会产生不同方向的移位。

症状	局部肿胀、疼痛、压痛，手指不可主动伸直
体征	外观可有畸形，在指末端沿纵轴方向叩击，骨折处有明显疼痛；可扪及骨摩擦，听到骨擦音
病因	1 直接暴力，如门窗挤压、火器伤、钝器伤等，导致指骨骨折 2 间接暴力，如手指伸直时，外力作用于指端，使指骨突然屈曲，由于伸肌腱的牵拉而使得指骨发生撕脱骨折
治疗	1 一般治疗：无移位的骨折，可用小的石膏夹板将上肢固定于掌关节屈曲和指关节微屈位，固定3~4周。有移位的骨折，可采用手法复位，再用回纹针或小的石膏夹板固定3~4周 2 手术治疗：复位失败者，应到医院施行手术切开复位，并用克氏针或螺钉进行内固定
护理	1 早期可进行肌力练习，要注意活动的频率，避免过快；活动腕关节时，避免活动手指 2 中期可逐渐开始指关节的活动，在健手的帮助下活动，做指间关节屈伸，以及手指的抓握练习 3 后期应加强手功能的活动，开始做一些轻微的负重训练，或自行活动手掌和指关节，加强手指的灵活性

◐ 近节指骨骨折：手法复位

➥ 患者取坐位，医生用一只手的拇指、食指捏住骨折近端，用另一只手的拇指、食指牵引骨折远端。然后用拇指顶住骨折部的掌侧作为支点，继续牵引患指并屈曲而复位。

解析指骨骨折

　　人类的双手在社会劳动中起到关键性的作用，一旦发生骨折，功能损失远大于其他部位骨折，因此对于手指骨折应予以足够重视。直接暴力和间接暴力均可导致指骨骨折，但多为直接暴力所致。

🔍 指骨骨折发生部位

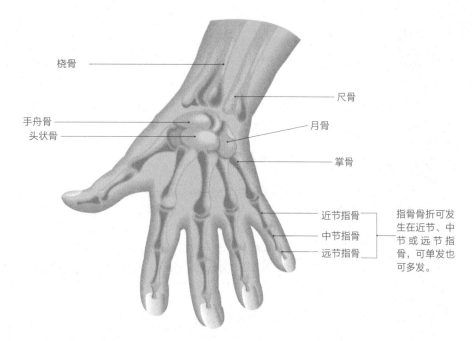

桡骨

尺骨

手舟骨
头状骨

月骨

掌骨

近节指骨
中节指骨
远节指骨

指骨骨折可发生在近节、中节或远节指骨，可单发也可多发。

🔍 指骨骨折病理解析

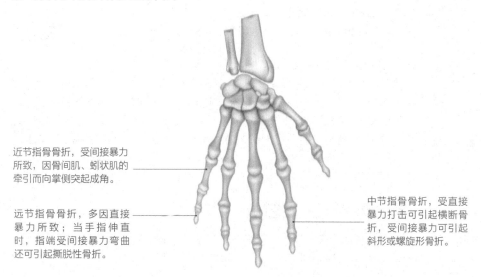

近节指骨骨折，受间接暴力所致，因骨间肌、蚓状肌的牵引而向掌侧突起成角。

远节指骨骨折，多因直接暴力所致；当手指伸直时，指端受间接暴力弯曲还可引起撕脱性骨折。

中节指骨骨折，受直接暴力打击可引起横断骨折，受间接暴力可引起斜形或螺旋形骨折。

胸腰椎压缩性骨折

胸腰椎压缩性骨折，是一种脊柱骨折，多发生于第11、12胸椎及第1、2腰椎处，可并发脊髓或马尾神经损伤。引起骨折的原因很多，但主要是由于间接的压缩力量使脊柱突然弯曲所致。

类型	**稳定型压缩性骨折** 如单纯椎体压缩骨折，压缩在1/2以下者 **不稳定型压缩性骨折** 如椎体压缩在1/2以上者、粉碎压缩性骨折者、脊椎骨折脱位伴有或不伴有脊髓损伤者等
症状	腰痛剧烈，脊柱活动受限，患者坐立均感到不便，甚至不能转身；压痛明显。严重时会出现截瘫、大便失禁、小便潴留等症状
体征	伤处有叩击痛和头部冲击痛
病因	① 间接暴力，如从高处跌落，足部和臀部着地后，身体猛烈屈曲，在胸腰椎交界处发生挤压力而发生骨折；或是重物从高处落下，冲击人的头部和肩背部，使脊柱骤然过度前屈 ② 直接暴力，如交通事故、火器伤或重物直接撞击腰部，造成脊柱损伤 ③ 肌肉拉力，当腰骶部的肌肉突然强烈收缩时，可产生相当大的拉应力，造成椎体附件如横突、棘突等骨折
治疗	① 一般治疗：稳定型压缩性骨折患者，或年老体弱不能耐受复位及固定者，可仰卧于硬板床上，附着部位垫厚枕，3天后即可开始腰背部肌锻炼，2个月后才可下地稍许活动，但仍以卧床为主。不稳定型压缩性骨折患者，可采用人工复位，并用胸腰椎制动夹板或石膏背心固定2~3个月 ② 手术治疗：粉碎骨折，或骨折伴有脱位、脊髓损伤者，应到医院施行手术切开复位
护理	① 患者应进食高膳食纤维、易消化的食物，忌食油腻、辛辣刺激性食物，以减少腹胀，保持大小便通畅 ② 由于胸腰椎压缩性骨折的患者，运动、感觉、反射障碍及生活自理能力丧失，护理人员应帮助其做好皮肤清洁工作，防止褥疮发生 ③ 患者可在创伤时进行腰背肌锻炼，如主动挺腹等，先小幅度后大幅度，时间由短到长，循序渐进

♥ 胸腰椎压缩性骨折：人工复位

➡ 患者局部麻醉，医生慢慢将患者背在背上，用腰骶部抵住患者的骨折处，助手将患者的两下肢向下牵引，医生慢慢弯腰，使患者过伸，2~3分钟即能复位。

解析胸腰椎压缩性骨折

　　脊柱是全身的中轴枢纽，胸椎的下部和腰椎的上部则是胸腰生理弧线的转折处，此处也是转折点。当遇到直接和间接暴力，则可引起胸、腰椎骨折、脱位，严重者可造成脊髓组织受损，下半截身体瘫痪。

🔍 脊柱形态

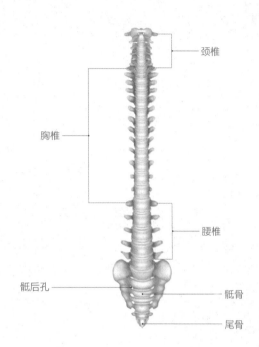

颈椎

胸椎

腰椎

骶后孔

骶骨

尾骨

🔍 胸腰椎压缩性骨折发生部位

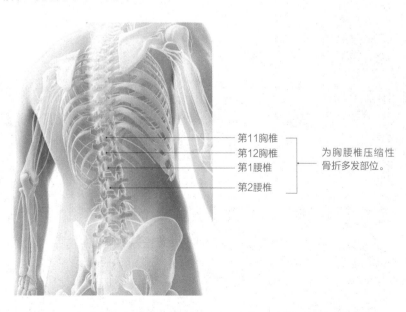

第11胸椎
第12胸椎
第1腰椎
第2腰椎

为胸腰椎压缩性骨折多发部位。

关节脱位

正常的关节有相当的稳定性，但当人们跌倒、扑打或处于其他剧烈运动时，突发的力量冲击着关节，使关节囊破裂，从而造成关节各骨之间失去正常的对合关系而出现错位或脱节，即关节脱位，又称脱臼。

症状	关节部位肿胀、疼痛、压痛，关节失去正常活动功能
体征	关节畸形（如缩短或延长畸形），关节周围的肌肉韧带将脱位后的肢体有弹性地固定在特殊的位置上
病因	1 先天性因素，如关节先天性不稳定，在活动度较大时易发生脱位 2 间接暴力，如跌倒或受到撞击时，暴力传导至关节，使关节囊破裂而发生脱位
治疗	1 一般治疗：新鲜脱位均可采用手法复位，复位后关节各骨恢复到正常位置，但撕裂的关节囊需要一定的时间才能愈合，因此应在复位后的一定时间内将关节固定在功能位上，减少受伤关节的活动 2 手术治疗：对于陈旧性脱位复位较困难，可采用手术切开复位，修复关节囊及韧带
护理	1 固定期，家人应经常检查患者绷带的松紧程度，注意末梢循环，如出现患肢青紫、高度肿胀应及时到医院处理 2 患者要积极进行功能锻炼，以促进血液循环，消除肿胀，避免肌肉萎缩和关节僵直，但应避免外展、外旋活动

♥ 肩关节脱位：手法复位

➡ 患者正坐，助手甲由健侧抱其腋下，助手乙握住患肢腕部，将患肢外展30°~40°，并与助手甲做对抗牵引，缓缓外旋患肢，约5分钟后，医生用双手握住患侧肩部，并端捧肱骨头复位。复位成功后，立即将上臂内旋，同时屈肘90°，固定3周。

人体常发生脱位的关节

　　关节外伤性脱位大都发生于活动范围大、关节囊和周围韧带不坚强、结构不稳定的关节，在四肢以肩关节和肘关节常见，而膝关节少见。关节脱位常伴有关节囊的撕裂，严重者甚至会引发骨折。

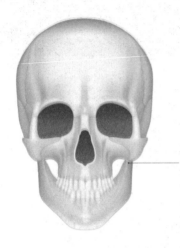

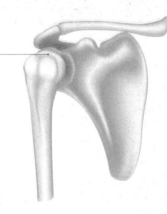

肩关节
此关节活动范围广、又不稳定，脱位多由于间接暴力如跌倒时手掌撑地等所致。

下颌关节
脱位多发生于年老或体质虚弱的患者，常由于打呵欠或大笑时张口过大而脱位。

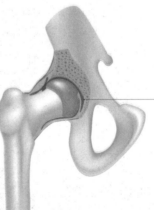

髋关节
脱位多发生于青壮年，主要因外伤而引起。极少数患者可能并发坐骨神经损伤或骨折。

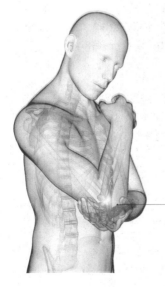

肘关节
有前脱位、侧脱位、后脱位3种，但以后脱位最常见。前脱位常合并尺骨鹰嘴骨折。

膝关节
当受外力打击或扭伤时，会发生髌骨脱位，以向外侧脱位较为多见。

膝关节扭伤

膝关节是全身最大的关节，虽然整个膝关节由关节囊包围，但是关节囊松弛薄弱，因此关节的稳定性主要靠韧带和肌肉，尤其以内侧韧带最为重要。膝关节扭伤是指膝关节的软组织如韧带、关节囊、半月板等损伤，而无脱位、骨折、皮肉破损等情况。

症状	1 侧副韧带撕裂伤，受伤时可听见韧带撕裂的响声，剧烈疼痛，膝关节肿胀，膝部肌痉挛 2 半月板损伤，膝关节剧痛、肿胀、伸不直 3 髌上滑囊血肿，髌骨上缘有半月形肿胀和压痛，膝关节伸屈活动受限
体征	1 侧副韧带撕裂伤，在股骨内外侧髁上有压痛点，有时还可摸到蜷缩的韧带断端，膝关节内积液 2 半月板损伤，在外侧副韧带的中点有压痛点，有时关节内有积液 3 髌上滑囊血肿，关节内压增高，产生大量积液
病因	剧烈运动或负重时姿势不当，或不慎跌倒、牵拉和过度扭转等因素，而引起关节囊、半月板、韧带等损伤
治疗	1 一般治疗：侧副韧带撕裂伤和半月板损伤，可用长腿管型石膏作膝关节伸直固定，固定4~6周即可。髌上滑囊血肿可采用手法治疗 2 手术治疗，侧副韧带完全断裂者，须立即到医院进行缝合修补，再用石膏固定4~6周；半月板破裂者，可在关节镜下进行手术，给予缝合修复
护理	1 患者要注意休息，抬高患肢；在固定期间对膝关节及周围肌肉进行功能训练，以防膝关节活动度长期受限，导致肌肉严重萎缩 2 护理人员应加强患者的情志调护，消除不必要的顾虑，使患者保持良好的精神状态，进行有效的肢体功能锻炼

♥ 髌骨滑囊血肿：手法治疗

➡ 医生一手握住患肢脚踝部，另一只手按在髌上滑囊血肿处，先迅速强迫膝关节伸直，再令膝关节尽量屈曲，然后伸直膝关节。手法治疗后，可见血肿逐渐消失，疼痛明显减轻。

解析膝关节扭伤

　　膝关节由股骨与胫骨组成，其前面是髌骨，由关节囊包围整个关节，内侧、外侧分别有内侧和外侧副韧带，关节内有十字韧带及内侧和外侧半月板软骨，在髌骨下有髌下脂肪垫。

🔍 右膝关节结构

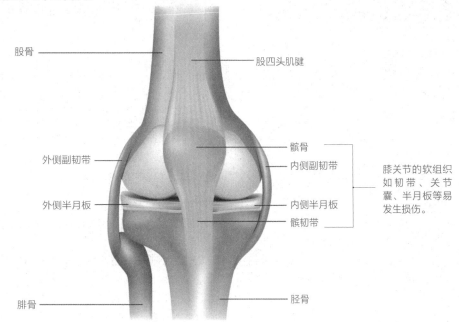

股骨

股四头肌腱

外侧副韧带

髌骨

内侧副韧带

外侧半月板

内侧半月板

髌韧带

膝关节的软组织如韧带、关节囊、半月板等易发生损伤。

腓骨

胫骨

🔍 右膝关节韧带扭伤类型

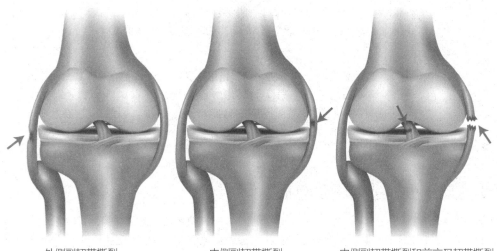

外侧副韧带撕裂　　　　内侧副韧带撕裂　　　　内侧副韧带撕裂和前交叉韧带撕裂

腰肌劳损

腰肌劳损是因为在劳动中长时间地维持在某一姿势，使腰部肌肉长期紧张，超过正常所耐受的限度，从而使肌纤维发生充血水肿所致；也可由于习惯性姿势不良或急性腰肌扭伤未及早治愈迁延而来。

症状	腰部酸痛或胀痛，部分刺痛或灼痛，劳累时加重，休息时减轻，但休息过久又会加重，并伴有沉重感；不能坚持弯腰工作
体征	1 腰骶部有压痛点，多在骶棘肌处，髂骨脊后部、骶骨后骶棘肌止点处或腰椎横突处 2 无明显功能障碍，但少数患者可有下肢不规则放射性疼痛
病因	1 腰椎先天畸形，使肌肉、筋膜等组织缺少附着点，造成结构上的薄弱，当互动频繁或负重加大时，就容易发生腰肌劳损 2 体弱、内脏病变，会使腰背部应激能力下降；妊娠后期腰部负重增加也容易产生腰肌劳损 3 长期反复过度腰部运动及过度负荷，如久坐、久站或经常搬重物，使腰肌长期处于高张力状态，会导致腰肌劳损 4 急性腰扭伤治疗不彻底，使损伤的筋膜修复不良，也会产生腰肌劳损
治疗	1 药物治疗：在腰骶部外敷东方活血膏、伤湿止痛膏，使有效成分透过皮肤产生活血、止痛、化淤等功效 2 物理治疗：通过推拿按摩、针灸理疗，促进腰部肌肉的血液循环
护理	1 患者应适当休息，定时调整姿势，避免弯腰持物；防止腰部受风寒和潮湿，不要洗冷水浴或过长时间待在冷气房内，应该睡硬板床或者比较硬的床垫 2 在腰背部酸痛症状缓解后，应加强训练腰部肌肉力量，如太极拳、五禽戏、健身操等，增加未受损肌肉的补偿及调节能力

♥ 合理用腰，远离腰肌劳损

➡ 平时应保持良好的姿势，即抬头平视，收腹挺胸，维持脊柱正常的生理弧度，避免颈腰椎畸形。长期伏案工作或长期在电脑前工作的人，应经常变换体位，避免使腰部长时间保持同一姿势。在搬抬重物时，尽量采取用胯和双腿的力量搬起重物，减少腰部受力。

解析腰肌劳损

　　腰部脊柱是一根独立的支柱，其前方为松软的腹腔，附近只有一些肌肉、筋膜和韧带等软组织，而无骨性结构保护，既承受着人体1/2的重力，又从事着各种复杂的运动。故腰部在承重和运动时，会产生强大压力和拉力，容易引其周围的肌肉、筋膜和韧带损伤。

🔍 腰肌劳损病理解析

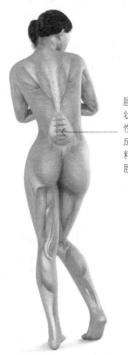

腰肌长期处于高张力状态，可使肌纤维变性，甚至少量撕裂，形成疤痕或纤维索条或粘连，遗留长期慢性腰背痛。

长时期坐位、久站。

从弯腰位到直立位手持重物、抬物。

🔍 穴位按摩治疗腰肌劳损

按摩方法

　　以大小鱼际或掌根部着力，手腕放松，以腕关节连同前臂做小幅度的回旋活动。压力轻柔，揉动频率一般每分钟120~150次。

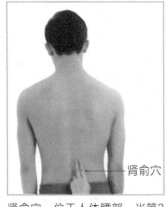

肾俞穴

肾俞穴：位于人体腰部，当第2腰椎棘突下，旁开1.5寸。

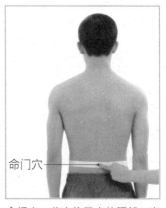

命门穴

命门穴：此穴位于人体腰部，当第2腰椎棘突下凹陷中。

颅脑损伤

颅脑损伤，多因头部受到外力的严重撞击所致，包括头皮损伤、颅骨骨折、脑损伤等，其中脑损伤最为严重。多见于交通、工矿等事故，自然灾害、爆炸、火器伤、坠落、跌倒以及各种锐器、钝器对头部的伤害。

类型	**头皮损伤** 可分为头皮挫伤、头皮裂伤、头皮撕脱伤 **颅骨骨折** 可分为颅顶骨折、颅底骨折 **脑损伤** 可分为原发性脑损伤、继发性脑损伤
症状	面色苍白、心悸、头晕、头痛、恶心、呕吐、嗜睡，头皮血肿、出血，对外界反应迟钝
体征	呼吸浅快、心动过速、节律异常、脉搏微弱、血压下降，瞳孔散大，对光反射消失
病因	1 直接暴力，如交通、工矿事故，自然灾害、爆炸、火器伤、坠落、跌倒以及各种锐器、钝器直接伤害头部所致 2 间接暴力，如坠落时，足部或臀部着地，暴力传导至颅底，引起颅底骨折和脑损伤
治疗	1 紧急处理：维持患者呼吸道畅通，保证充足的氧供给；昏迷者应平卧，面部转向一侧，以防舌根下坠或分泌物、呕吐物堵塞呼吸道 2 拨打120急救电话，立即送医治疗
护理	1 患者要卧床休息，颅骨骨折、脑损伤患者休息时，应将床头抬高，卧向患侧，利于静脉回流，减轻脑水肿，降低颅内压 2 因脑损伤而出现昏迷的患者，由于舌肌松弛、舌根后坠，咳嗽反射消失，下气道分泌物积滞，极易出现窒息和坠积性肺炎等并发症。因此，在护理上应尤为注意，除及时帮患者吸痰液外，还应在病情允许的情况下，协助患者翻身叩背，以利于痰液排出，保持呼吸道通畅，减少和预防并发症的发生

♥ 颅脑损伤：清创引流

➡ 对于头皮软组织不整齐与挫烂部分应予以切除，按"S"形扩大原伤口，将头皮下层组织中的污物予以清除，然后使用电凝止血，间断缝合帽状腱膜及头皮，皮下置管引流1~2天。

解析颅脑损伤

颅脑损伤可分为颅和脑两部分损伤，颅包括头皮、颅骨，脑部是泛指颅腔内容物，如脑组织、脑脊液和脑血管。颅脑损伤是临床上经常遇到的人体创伤之一，由于伤及中枢神经系统，其死亡率和致残率均高。

🔎 颅脑损伤病理解析

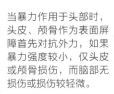
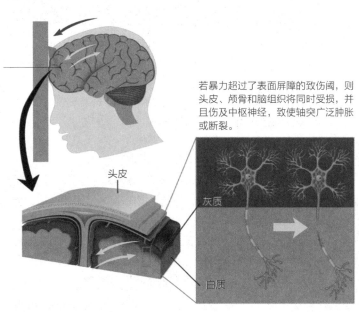

当暴力作用于头部时，头皮、颅骨作为表面屏障首先对抗外力，如果暴力强度较小，仅头皮或颅骨损伤，而脑部无损伤或损伤较轻微。

若暴力超过了表面屏障的致伤阈，则头皮、颅骨和脑组织将同时受损，并且伤及中枢神经，致使轴突广泛肿胀或断裂。

头皮

灰质

白质

🔎 警惕颅脑损伤并发症

常见并发症	病理病因
外伤性颈内动脉海绵窦瘘	颅底骨折或异物直接损伤颈内动脉海绵窦段及其分支，动脉血由破口直接注入海绵窦内所致
外伤性动脉性鼻出血	颅底骨折伤及颈内动脉、蝶腭动脉或筛动脉可引起难以制止的动脉性鼻出血
脑膨出	早期脑膨出多系广泛性脑挫裂伤、急性脑水肿、颅内水肿或早期并发颅内感染等因素所致 晚期脑膨出，多因初期清创不彻底，颅内骨片或异物存留而引起脑部感染、脑脓肿等，使颅内压增高所致
颅骨骨髓炎	常由颅骨开放骨折，清创不及时或不彻底所致
外伤性癫痫	多见于颅脑穿透伤后，任何时期均可发生，但以伤后3~6月发病率最高

适当运动有益骨骼健康

骨骼在人体生命活动中扮演着重要的角色，不仅无声无息地保护着人体所有器官，完成生活所需的动作，还演绎着更多、更重要的角色，如"造血器官""生命信息的传导者"等。

"慢蹲起"——骨骼的负重训练

动作要领：抬头挺胸站立，双脚分开与胯同宽，脚尖朝向正前方；双手垂于体侧或手持重物；身体慢慢屈膝下蹲至大腿与地面平行，双臂在下蹲的同时向前伸直并慢慢抬至与肩同高的位置，再缓慢还原。要注意下蹲时要保持抬头挺胸姿势，挺直腰部，臀部向后坐，避免膝盖超过脚尖。

"徒手夹胸"——完善上肢骨骼的质量

动作要领：抬头挺胸站立，双脚分开与肩同宽，双臂自然垂于体侧。将双臂抬起至胸前，双肘弯曲使小臂与地面平行，双手合十。肩部、胸部、双手同时用力。双手用力均匀，手臂保持与地面平行的姿态最有效果。练习此动作要保持面部表情自然，不要咬牙或绷脸。

"单腿后背"——腰椎好起来

动作要领：抬头挺胸站立，头稍微向上抬起，眼睛看远处；双手叉腰，大拇指可以按住脊柱两侧的肌肉；一腿膝盖伸直站立支撑身体，接着以腰部用力，将另外一腿伸直向后抬起，抬起时脚尖往回勾，抬起的高度为脚底离地面约15cm左右。此时上身要略微向后反弓，稍停留后慢慢放下到脚底再抬起来。动作过程要缓慢而匀速进行，在最高点稍微有停留。如果平衡不好掌握，可手扶扶椅子等固定物进行。

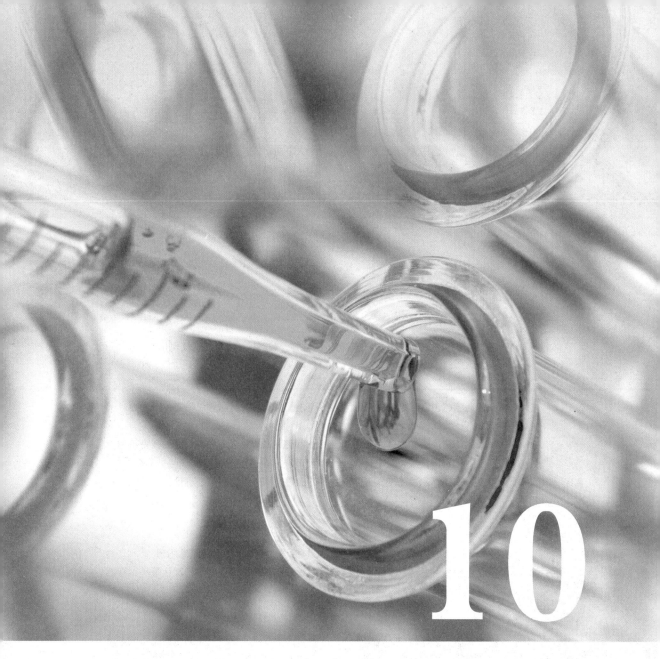

常见传染病的家庭疗法

传染疾病不同于其他疾病，其极强的传染性可使疾病迅速蔓延，影响范围广。传染病对人体危害大，轻者可影响工作、学习及生活，重者可留下后遗症，甚至死亡。本章对常见传染病的症状、体征、病因、治疗方法和护理措施进行详细介绍，以便于读者全面了解传染病，进一步增强防范意识，避免重大疫情发生。

流感

流感，即流行性感冒，是呼吸道的病毒感染，传染性强，发病率高。流感病毒可分为甲、乙、丙三型，最常见的是甲型病毒感染，儿童、老人及体弱者感染后容易并发肺炎。

症状	突然发病，常有发热、寒战、头痛、流涕、四肢乏力、肌肉酸痛、咽喉痛，以及咳嗽和胸痛
体征	咽部轻度充血，肺部可闻及干啰音；白细胞计数减少，淋巴细胞比例相对增多
病因	1 接触流感患者或隐性感染者而被感染，因为流感病毒可通过咳嗽、打喷嚏、说话时喷出的飞沫等方式传播 2 接触有传染性的物体表面，如流感患者使用过的生活用品等，因为在空气相对静止的室内，带有病毒的飞沫在空气中飘浮，可经呼吸进入体内，感染呼吸道 3 气候变化，寒冷的空气会使鼻黏膜的血管收缩，降低呼吸道的抵抗力，使得病毒有机可乘
治疗	1 一般治疗：患者应严格按照医嘱口服抗病毒的药物，可抑制流感病毒 2 对症处理：发热、头痛者可口服解痉止痛药；咳嗽咳痰者可口服止咳药；咽部疼痛者可含服草珊瑚含片或进行雾化吸入
护理	1 发热者应卧床休息，注意保暖；同时可进食营养丰富、易于消化的流质或半流质饮食，多饮开水，或适当饮用富含维生素C的果汁 2 患者应保持口腔、鼻腔清洁，早晚刷牙，进食后用温水或淡盐水漱口，防止继发感染；适当参加体育锻炼，增强体质

♥ 警惕流感转为肺炎

◐ 人体被流感病毒感染后会持续高烧，导致免疫力和心肺功能下降，这时肺炎球菌就会乘虚而入引发肺部感染，从而造成肺炎。尤其是长期患有呼吸道系统疾病的患者，呼吸道自净功能受损，如果肺炎球菌残留在呼吸道，当身体免疫力稍有下降，就会大量繁殖，增大肺炎患病概率。

流感不同于普通感冒

　　流感是一种病毒感染，主要影响鼻、喉、支气管，并可影响肺部，感染通常持续1周左右。多数感染者在1~2周内康复，但对于幼儿、老年人和患有其他严重病症者，感染可根据身体内在情况导致严重并发症，甚至死亡。

🔍 流感病理解析

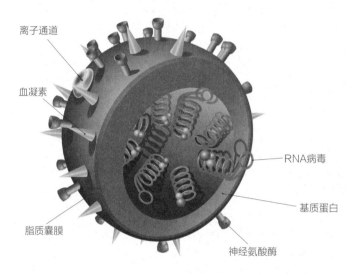

离子通道

血凝素

RNA病毒

基质蛋白

脂质囊膜

神经氨酸酶

病理解析

　　流感病毒是一种有包膜的RNA病毒。流感病毒一旦进入和定植于呼吸道上皮，会黏附和穿入呼吸道上皮细胞，并在细胞内进行复制，持续4~6小时，新的病毒颗粒从细胞膜上芽生，借神经氨酸酶的作用而释放，再感染邻近的上皮细胞，短期内致大量呼吸道上皮细胞受染。受染细胞发生坏死、脱落及局部炎症反应，同时引起全身中毒反应如发热、身痛和白细胞减少等。

🔍 流感饮食保健

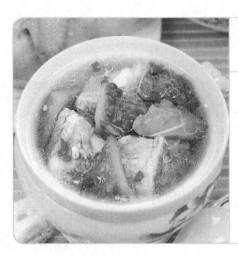

苦瓜排骨汤

材料：排骨100g，苦瓜200g，麻黄10g，盐适量。

做法：将苦瓜洗净、去瓤，切成块；麻黄洗净；猪排骨洗净。把排骨、苦瓜、麻黄一同放入锅内，加适量清水，武火煮沸后改为文火煮1小时。最后加入盐调味即可。

功效：本品具有发汗祛邪、宣肺止咳的功效。适合感冒汗出不畅、咳嗽痰多、鼻塞流涕的患者食用。

肺结核

肺结核是指结核杆菌感染肺部而引起的慢性呼吸系统传染病，是严重威胁人类健康的疾病，主要通过呼吸道传播，以肺部结核感染常见。健康人感染结核杆菌后不一定发病，只有在机体免疫力下降时才可能引发。

症状	咳嗽、咳痰、咳血、胸痛、呼吸困难、发热、倦怠乏力、盗汗、食欲减退和体重减轻
体征	肺部有湿啰音，肺泡呼吸音低，语颤增强；晚期结核形成纤维化，局部收缩使胸膜塌陷和纵膈移位
病因	1 接触肺结核患者，健康人吸入肺结核患者咳嗽、打喷嚏、大声说话时释放到空气中的飞沫而受到感染 2 因病毒重量轻而可长时间飘浮于空气中，在室内通风不良的环境中，健康人也可吸入带菌飞沫而引起感染。如免疫系统功能正常者，大部分结核病可自愈，营养不良、患有慢性疾病，或免疫系统功能虚弱者易于患此病
治疗	1 抗结核治疗：可联合使用抗结核杆菌药及抗生素，如异烟肼、利福平、吡嗪酰胺、乙胺丁醇、卡那霉素等。具体治疗方案应由专业医生结合患者实际情况而定 2 对症治疗：发热时可口服阿司匹林、对乙酰氨基酚等药物，咳嗽咳痰时可口服咳必清、复方甘草合剂等药物
护理	1 患者应进食高蛋白、高热量、高维生素食物，如牛奶、豆浆、鸡蛋、鱼、肉、水果及蔬菜等，以增强机体的抗病能力及修复能力 2 患者应保证充足睡眠，休息环境应舒适、安静；同时护理人员应协助患者做好生活护理及卫生处理，减少其能量消耗

❤ 肺结核典型症状：午后低热

➡ 结核病菌侵犯人体后，造成免疫力低下。通常在上午，人体的机能和免疫力较强，午后免疫水平减退，就容易倦怠、发热。此外，人的体温还会随着气温和代谢而出现轻微波动，一到下午，人的体温会随着气温升高而增高。

肺结核病理解析和饮食保健

　　结核病是由结核杆菌引起的慢性传染病，可累及全身多个脏器，但以肺结核最为常见。肺结核是一种慢性消耗性疾病，当确认患病后，患者应树立科学养病意识，正确对待疾病。既不要无所谓，也不要过于害怕。

🔍 肺结核典型表现

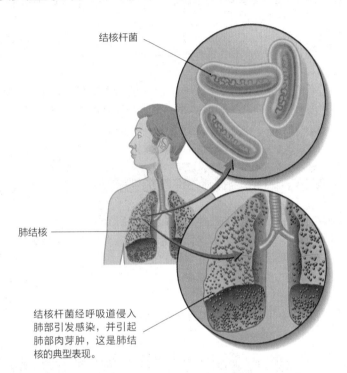

结核杆菌

肺结核

结核杆菌经呼吸道侵入肺部引发感染，并引起肺部肉芽肿，这是肺结核的典型表现。

🔍 肺结核饮食保健

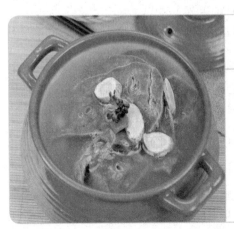

沙参煲猪肺

材料：沙参片15g，猪肺300g，盐6g。

做法：将猪肺洗净切块焯水。沙参片洗净备用。净锅上火倒入水，调入盐，下入猪肺、沙参片煲至熟即可。

功效：本品具有滋阴润燥、润肺止咳的功效，对肺结核患者潮热盗汗、咳嗽咯血有一定疗效。

病毒性肝炎

病毒性肝炎是由不同的肝炎病毒引起的一组感染性疾病，具有传染性较强、传播途径复杂、流行面广泛、发病率较高等特点。病毒性肝炎常见有甲、乙、丙、丁、戊五型，其中乙、丙、丁型最易转变为慢性肝炎。

类型	**急性肝炎** 指多种致病因素侵害肝脏，使肝细胞受到破坏，肝脏的功能受损，继而引起人体出现一系列不适的症状 **慢性肝炎** 指急性肝炎病史超过6个月，而仍有肝炎症状、体征及肝功能异常者 **重型肝炎** 指急性肝炎发病14日以内，迅速出现重型肝炎的表现
症状	1 急性肝炎有发热、恶心、呕吐、食欲减退、乏力等症状 2 慢性肝炎有四肢乏力、食欲减退、腹胀、肝区疼痛等症状 3 重型肝炎有食欲缺乏、频繁呕吐、极度乏力、腹胀、黄疸迅速加深等症状
体征	1 急性肝炎主要表现为肝脏肿大，肝区有压痛和叩击痛等 2 慢性肝炎主要表现为肝脏肿大、质地较韧，可伴有毛细血管扩张、皮肤蜘蛛痣、手掌明显充血发红、早期肝硬化等体征 3 重型肝炎主要表现为腹水增多、肝硬化、肝功能损害等
病因	甲、乙、丙、丁、戊型肝炎由病毒感染所致
治疗	1 急性肝炎患者应严格根据医嘱使用干扰素，或给予肝炎灵等药物，降低谷氨酸转氨酶，提高人体免疫力 2 慢性肝炎患者应严格根据医嘱选用抗病毒、调节免疫药物等。此外，出现腹水者应使用清蛋白治疗 3 重型肝炎患者可补给充足的B族维生素、维生素C、维生素K；肝损害者可选用促肝细胞生长素、水飞蓟素等药物进行治疗
护理	1 患者应进食高热量、高维生素、低脂肪、易消化的食物，禁烟禁酒，禁止一切含乙醇的饮料 2 患者要卧床休息，病情稳定后仍不能过度劳累，但可进行适当的体育锻炼

❤ 如何防止病毒性肝炎的传播？

⊙ 家庭成员间不要共用牙刷、牙杯、剃须刀等卫生用具。女性生理期卫生用品应该烧掉或用消毒剂浸泡2小时再扔掉。如果肌肤或某部位出血，应该用消毒剂擦干，不要污染他人用品。

病毒性肝炎传播方式及饮食禁忌

病毒性肝炎是由多种肝炎病毒引起的，以肝脏炎症和肝实质细胞坏死病变为主的全身性疾病。病毒性肝炎是法定乙类传染病，类型比较多，对人体健康危害很大。因此，我们平时要重视肝脏的保健。

🔍 5种病毒性肝炎的传播方式

病毒性肝炎的类型	传播方式
甲型肝炎	主要通过消化道—粪—口途径传播，血液、十二指肠液和尿液也可以有传染性。甲型肝炎患过一次可获得终身免疫
乙型肝炎	主要通过母婴、输血、注射、皮肤、性接触、昆虫叮咬以及不太明确的密切接触而传播。乙肝病毒不直接损害肝组织，肝组织损伤是通过机体免疫反应所引起的
丙型肝炎	主要通过注射、输血、性接触或家庭成员内接触而传播；急性肝炎症状不明显，多转为慢性肝炎，进而发展为肝硬化
丁型肝炎	其发生与针刺、输血或血液制品的使用有关，它主要与乙型肝炎病毒同时或重叠发生，加重乙型肝炎病情
戊型肝炎	戊型肝炎病毒经口侵入人体，从肠道经血液循环感染肝细胞，流行地区广泛，常因水源而发生大流行。患过一次戊型肝炎后可获得一定免疫能力，但免疫水平较低，持续时间短，可再重新感染而引起长期流行

🔍 病毒性肝炎饮食禁忌

病毒性肝炎患者忌食脂肪及胆固醇含量高的食物，因为肝炎患者因肝功能不佳时，胆汁分泌减少，影响脂肪消化，以至于脂肪在肝脏内沉积，容易形成脂肪肝。

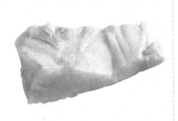

肝炎患者忌食肥肉

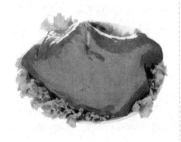

肝炎患者忌食动物内脏

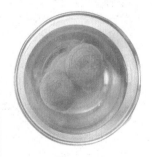

肝炎患者忌食蛋黄

伤寒

伤寒是由伤寒杆菌引起的急性肠道传染病，以持续菌血症、网状内皮系统受累，回肠远端微小脓肿及溃疡形成为基本病理特征。伤寒病例广泛分布于世界各地，以热带和亚热带地区多见，夏秋季节是发病高峰期，患者中以儿童和青壮年较多。

症状	发热、畏寒、食欲缺乏、腹胀、腹泻、乏力、听力减退、表情淡漠，皮肤出现玫瑰疹；严重者还会出现谵妄、谵语、昏迷症状
体征	肝脾轻度肿大，肝功能异常，脉搏相对缓慢，白细胞计数降低
病因	1 人类是伤寒杆菌唯一天然宿主，病菌主要通过粪便污染的食物和水传播。此外来自污染水域的贝类，使用污水施肥的蔬果和蔬菜等也可传播 2 身体因素，如胃酸过低、营养不良、贫血、低蛋白血症等，易感染伤寒
治疗	1 抗菌治疗：患者应根据医嘱选用氧氟沙星、左氧氟沙星等药物；伤寒症状严重者，可静脉滴注培氟沙星 2 对症治疗：伴有严重中毒症状者，可静脉滴注头孢他啶，或口服氢化可的松等药物；慢性带菌者可口服复方磺胺甲恶唑或诺氟沙星等药物
护理	1 为减轻心脏负担和减少肠蠕动，患者应注意休息，在发热期间要绝对卧床休息至退热后一周才能逐渐增加活动量，但要避免劳累 2 发热期间应给予营养丰富、清淡、易消化的流质食物，如牛奶、豆浆、果汁、鸡汤等；退热期间应给予高热量、少膳食纤维、少渣、不易产生肠胀气的半流质食物，如米粥、面片汤等，也可食用豆制品、菜泥或果泥

◉ 警惕伤寒导致肠出血、肠穿孔

➡ 当伤寒杆菌随着胆汁排泄到肠道时，会再次侵入肠壁淋巴组织，引起肠壁反应性炎症，如小肠淋巴结增生发炎、肿胀，尤其是在发病后2~3周，往往容易引起溃疡，若饮食稍不注意，就可能出现肠出血或肠穿孔，甚至危及生命。

伤寒的典型症状和饮食调理

伤寒是由伤寒杆菌引发的一种常见传染病。伤寒杆菌在自然界中生存力较强，在水中可存活2~3周，在粪便中能持续1~2个月，在牛奶中不仅能生存，还可繁殖。伤寒杆菌耐低温，但对光、热抵抗能力较弱。

🔍 伤寒典型症状

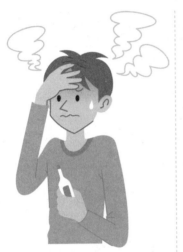
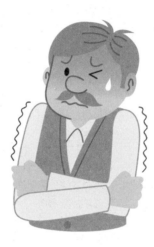
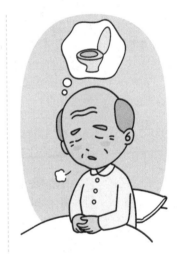

发热　　　　　　　　　　畏寒　　　　　　　　　腹胀、腹泻

🔍 伤寒饮食调理

由于发热时，水分会通过皮肤和呼吸大量蒸发，因此要鼓励患者多喝些汤水，如蜂蜜水、大米粥、菜汤等。补充足够的水分，不仅能维持正常的代谢需要，还有利于体温下降，以及各种代谢废物和细菌毒素通过尿液、汗液等途径排出体外，以减轻全身中毒症状。

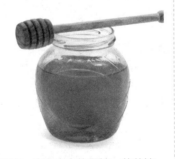

蜂蜜：含有丰富的果糖、葡萄糖及生物活性成分，并易于被人体所吸收，可快速补充能量。蜂蜜对肝脏具有显著的保护作用，有利于肝脏分解毒素。

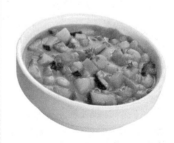

蔬菜汤：营养丰富，可供给人体必需的营养素，维持机体正常的代谢，同时具有利尿排毒作用。

细菌性痢疾

细菌性痢疾，是由痢疾杆菌引起的常见肠道传染病，好发于夏秋季节，严重者可发生感染性休克或中毒性脑病。细菌性痢疾急性发作一般数日即可痊愈，少数患者病情迁延不愈，则会发展为慢性菌痢，并会反复发作。

类型	**急性菌痢** 起病较急。大便每日10次或10次以上，开始为稀便，后来转变为黏液脓血便
	中毒型菌痢 来势凶猛，变化迅速，如不及时抢救，便会很快死亡
	慢性菌痢 急性菌痢病程超过2个月未愈者
症状	1 急性菌痢，起病急，发热、寒战、腹痛、腹泻、里急后重；开始为稀便，后来转变为黏液脓血便
	2 中毒型菌痢有高热、四肢发冷等症状；小儿可出现惊厥、昏迷
	3 慢性痢疾主要症状为大便有黏液及脓血
体征	1 急性菌痢主要表现为左下腹压痛，肠鸣音亢进
	2 中毒型菌痢主要表现为皮肤黏膜发绀，脉搏细弱、血压下降、呼吸衰竭
	3 慢性痢疾主要表现为患者营养不良及贫血
病因	1 接触污染的食物，如痢疾杆菌在蔬菜、瓜果、腌菜中能生存1～2周，并可繁殖，正常人食用生冷食物及不洁瓜果后；或是食用带菌厨师做的食物，都可引发菌痢
	2 饮用污染的水，如正常人饮用了被痢疾杆菌污染的水，即可引发菌痢
	3 日常生活接触传播，如接触了被痢疾杆菌污染的玩具、桌椅、门把手、公共汽车扶手等，又用被污染的手抓食物，或小孩吸吮污染的手指，均可引发菌痢
治疗	患者应立即送医进行消化道隔离治疗；临床症状消失后，每隔5～7天送检粪便培养；高热者需进行物理降温
护理	1 患者要彻底切断传播途径，如喝开水不喝生水，用清洁的水洗瓜果蔬菜、碗筷及漱口
	2 患者应进食既富有营养，又易于消化的食物，如米汤、米粥、藕粉、鸡蛋羹等；多饮水，或饮用富含钾元素的果汁
	3 腹泻者，便后要用软纸擦拭，不可损伤肛门周期皮肤；每日用温水或1:5000高锰酸钾溶液坐浴，然后涂擦消毒凡士林油膏，以保护局部皮肤；同时要保持内裤、床单清洁和干燥

♥ 警惕中毒型痢疾损害儿童大脑

➡ 由于儿童大脑正处于发育阶段，功能不完善，血脑防御屏障不健全，若患有中毒型痢疾，因无脓血便排出，肠道内的痢疾杆菌释放的毒素会被吸收进入血液，并随血液循环进入大脑造成损害。

细菌性痢疾：警惕"病从口入"

　　细菌性痢疾是由痢疾杆菌从口传入肠道而引发的，主要通过粪—口传播。痢疾杆菌随患者或带菌者的粪便排出，通过污染手、日常生活接触，污染食物或水源，或借助苍蝇等传播方式，经口传给易感染者。

🔍 警惕生冷食物诱发细菌性痢疾

　　痢疾杆菌在蔬菜、瓜果、腌菜中能生存1~2周，并可在葡萄、黄瓜、凉粉、番茄等食品上繁殖。因此我们尽量不要食用生冷食物和不洁瓜果，以免引起细菌性痢疾。

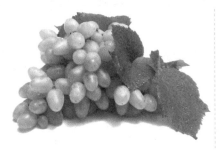

葡萄

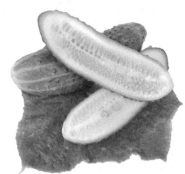

黄瓜

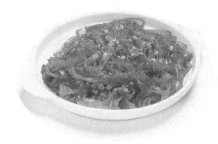

凉粉

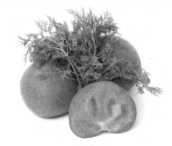

番茄

🔍 细菌性痢疾饮食保健

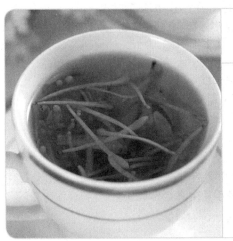

大蒜银花茶

材料：金银花15g，大蒜10g，甘草3g。

做法：将大蒜去皮，洗净，捣烂；金银花、甘草洗净。大蒜、金银花、甘草一起加水煮沸。滤渣后即可饮用。

功效：本品具有清热解毒、消炎杀菌的功效，可用于流感、流脑、痢疾等流行性传染病的治疗。

非典型性肺炎

非典型性肺炎，是由SARS冠状病毒引起的一种具有明显传染性，可累及多个器官系统的特殊性肺炎，主要通过近距离空气飞沫传播或接触患者呼吸道、消化道分泌物传播，传播力量极强。世界卫生组织将其命名为"重症急性呼吸综合征"。

症状	起病急，发热、寒战、头痛、干咳少痰、胸闷、腹泻、肌肉酸痛、乏力
体征	呼吸困难或呼吸窘迫；肺部浸润，部分患者可闻及少许湿啰音；白细胞计数升高或降低，淋巴细胞减少，可有血小板降低；部分患者血清转氨酶、乳酸脱氢酶等升高
病因	1 飞沫传染，如SARS病毒存在于呼吸道黏液或纤毛上皮脱离细胞里，当患者咳嗽、打喷嚏或大声讲话时，病毒形成气溶胶颗粒，经飞沫传播，被易感人群吸入即可引发感染 2 接触感染，如正常人通过接触患者的呼吸道分泌物、消化道排泄物，或者医务人员接触被患者污染的气管插管、呼吸机等，也可引发感染
治疗	所有患者应集中隔离治疗，疑似患者和确诊患者应分别进行治疗
护理	1 体温过高的患者应给予物理降温，补充营养和水分，加强口腔和皮肤清洁护理 2 护理人员应及时与患者沟通，关心安慰患者，缓解其焦虑、抑郁情绪，使患者积极配合治疗 3 患者和医护人员使用过的隔离衣裤、口罩、帽子、手套、鞋套等生活用品，以及需要重复使用的医疗器械，应进行消毒处理

❤ 如何预防非典型肺炎

➥ 培养良好的个人健康生活习惯，如均衡饮食，根据气候变化增减衣服、定期运动、充足休息；保持良好的个人卫生习惯，如勤洗手、勤洗澡，洗手后用清洁的毛巾擦干；确保室内空气流通，如经常开窗使空气流通，经常清洗空调隔尘网。

非典型肺炎典型症状和预防

非典型肺炎是一种新的呼吸道疾病，极具传染性。非典型肺炎主要是因感染SARS相关冠状病毒而引发的，以发热、干咳、胸闷为主要症状，严重者可出现快速进展的呼吸系统衰竭，最终导致死亡。

🔍 非典型肺炎典型症状

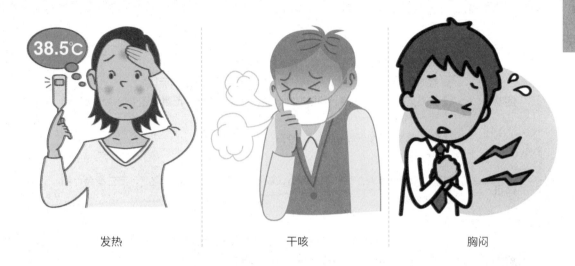

发热　　　　　　　　　干咳　　　　　　　　　胸闷

非典型肺炎以发热为首发症状，热程多为1~2周，伴有头痛、肌肉酸痛、全身乏力和腹泻。起病3~7天后出现干咳、少痰，偶有血丝痰，肺部体征不明显。病情于10~14天达到高峰，发热、乏力、胸闷等感染中毒症状加重，重症患者病情重，易出现呼吸窘迫综合征。

🔍 非典型肺炎预防方法

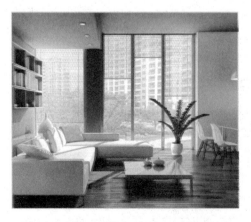

每天定时开窗换气，保持空气流通；保持空调设备的良好性能，经常清洗隔尘网。

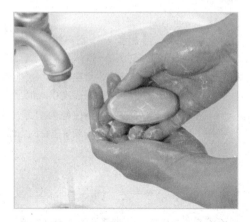

保持良好的个人卫生习惯，打喷嚏、清洁鼻子后要用洗手液和流动水洗手。

流行性脑脊髓膜炎

流行性脑脊髓膜炎，简称流脑，是由脑膜炎奈瑟菌所引起的一种急性化脓性脑膜炎，属于急性呼吸道传染病。冬春季节会出现季节性发病高峰，任何年龄均可发病，但多见于15岁以下儿童。

症状	1 前驱期有低热、咽痛、咳嗽、鼻塞等症状 2 败血症期有高热、寒战、头痛、恶心、呕吐、全身不适等症状 3 脑膜炎期有剧烈头痛、频繁呕吐、烦躁不安等症状，严重者还会出现谵妄、谵语、抽搐等症状 4 恢复期体温逐渐下降，精神逐渐好转
体征	皮肤黏膜有淤点或淤斑，颈部强直，脑脊液外观浑浊、压力增高，蛋白增高，糖和氯化物降低
病因	1 飞沫传染，因脑膜炎奈瑟菌隐藏于患者的鼻咽分泌物中，主要通过咳嗽、打喷嚏、说话等由飞沫传入呼吸道而引发感染 2 密切接触传染，如同睡、怀抱、喂乳等都可引发幼儿感染
治疗	1 紧急处理：发现患者患有流行性脑脊髓膜炎后，应立即住院隔离治疗 2 对症治疗：高热、头痛者要予以物理降温，或予以解热镇痛药；烦躁、抽搐者，可予以镇静药；休克者应迅速补充血容量，纠正酸中毒；呼吸衰竭者，应予以吸氧，保持呼吸道畅通
护理	1 患者应绝对卧床休息，室内保持安静、空气清新，室温保持在18~20℃；每4小时测量一次体温，体温超过39℃，应采取物理降温，或按医嘱应用退热药 2 患者应进食高热量、高维生素的流质或半流质食物，同时要补给充足的水分，每日饮水量在2000ml以上 3 医护人员要注意患者口腔、眼睛及皮肤的清洁护理，定时更换卧床体位，避免褥疮；密切观察患者的生命体征变化，如有异常，应及时通知医生进行抢救

♡ "三晒一开"预防流脑

➡ 流脑的病原体为脑膜炎奈瑟菌，具有怕冷、怕热、怕干燥、厌氧等特性。因此，在阳光充足、空气新鲜的流通环境中不易生存。若要想达到消灭病菌的目的，就要常晒太阳、晒被褥、晒衣服，居室常开窗通风。

解析流行性脑脊髓膜炎

　　流行性脑脊髓膜炎是因脑膜炎奈瑟菌经鼻咽部侵入人体所致。若人体免疫力强，可迅速将致病菌消灭；若体内缺乏特异性杀菌抗体或致病菌毒力较强时，病菌侵入血液循环，形成败血症，最后局限于脑膜、脊髓膜，形成化脓性脑脊髓膜病变。

🔍 流行性脑脊髓膜炎的特征

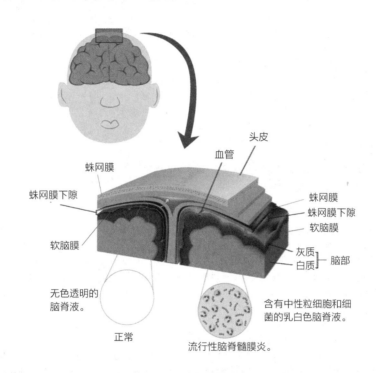

🔍 警惕流行性脑脊髓膜炎并发症与后遗症

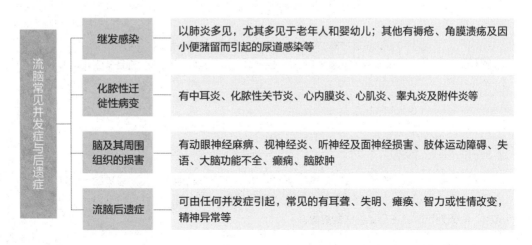

流脑常见并发症与后遗症	继发感染	以肺炎多见，尤其多见于老年人和婴幼儿；其他有褥疮、角膜溃疡及因小便潴留而引起的尿道感染等
	化脓性迁徙性病变	有中耳炎、化脓性关节炎、心内膜炎、心肌炎、睾丸炎及附件炎等
	脑及其周围组织的损害	有动眼神经麻痹、视神经炎、听神经及面神经损害、肢体运动障碍、失语、大脑功能不全、癫痫、脑脓肿
	流脑后遗症	可由任何并发症引起，常见的有耳聋、失明、瘫痪、智力或性情改变，精神异常等

疟疾

疟疾是因按蚊叮咬人体，将其体内寄生的疟疾原虫传入人体血液而引起的急性虫媒传染病，传播快，传染性大。患者多在夏季和秋季发病，病原体是一种寄生在人体红细胞中的小疟原虫。

症状	反复、间歇性发作的寒战、高热、大汗，同时伴有头痛、恶心、呕吐、腹痛、腹泻等胃肠型症状。严重者会出现急性高热、剧烈头痛、呕吐、谵妄、抽搐、昏迷等症状
体征	肝脾肿大，反复发作数次以后会出现不同程度的贫血；部分间日疟、三日疟患者口、鼻周围会出现疱疹
病因	按蚊叮咬疟疾患者或带虫者，疟原虫和血液一起被吸进按蚊体内，经过一段时间的发育繁殖，当按蚊再次叮咬其他健康人时，疟原虫就会随着按蚊的唾液进入人体血液中，引发疟疾
治疗	病情较轻者应绝对卧床休息，减少体力消耗。寒战时要予以保暖并防止外伤；高热时予以温水、酒精擦拭或冰敷降温；出汗后要及时更换衣服，避免吹风受凉。病情较重者应立即送医治疗
护理	1 患者应进食高热量、高蛋白、易消化的流质或半流质食物，同时要注意补充水分 2 护理人员要密切观察患者发热程度、伴随症状以及心率、血压的变化，每天测量体温6次

♥ 疟疾重在预防

◦ 首先要根治现症患者，在疟疾或发病高峰期前1个月，进行预防治疗。其次要采取大面积灭蚊、降低蚊虫密度的措施，如喷洒蚊药等；家庭也要用纱窗、蚊帐隔蚊，并且在室内喷洒杀虫剂。此外，白天外出时要在身上涂抹避蚊膏。

疟疾感染过程和治疗

　　疟疾是一种传播快、反复性大的常见虫媒传染病，常由按蚊叮咬传播。按蚊主要在黄昏至日出期间叮咬人体，症状可能会在被按蚊叮咬6~8天出现，或延迟至离开疟疾区域数月后发生，若延误病情可引起严重后果。

🔍 疟疾感染过程

① 按蚊叮咬人体皮肤，在吸血时将疟原虫子孢子输入血液并侵入红细胞。

② 疟原虫子孢子经血液循环侵入肝脏，并进行裂体繁殖，形成很多裂殖子。

③ 裂殖子胀破肝细胞后释出，一部分裂殖子被巨噬细胞吞噬，其余部分侵入红细胞。

④ 裂殖子在红细胞内形成环状体，摄取营养、生长发育，形成含有一定数量裂殖子的成熟裂殖体。

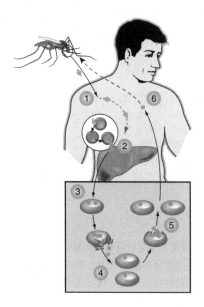

⑤ 裂殖体成熟后胀破红细胞，随裂殖子一起进入血流，人体出现间歇性寒战、高热、大汗后缓解。

⑥ 一些裂殖子化为大、小配子，在按蚊吸人血时，再次进入按蚊体内。

🔍 疟疾预防措施

疟疾预防措施	在有蚊季节正确使用蚊帐，户外活动时使用防蚊剂及防蚊设备。灭蚊措施除大面积应用灭蚊剂外，最重要的是消除积水、根除蚊子滋生场所
	在室内可将灭蚊剂喷在房间的墙壁。因为蚊习性于叮人血后依附在墙上休息消化，残留在墙壁上的灭蚊剂可以杀掉蚊子
	到疟疾肆虐地区之前应该先做好防疫措施，例如请医生开奎宁类药物服用预防
	若需要到郊外或森林，尽量避免在早晨或黄昏时按蚊活跃期间，并且要穿着浅色长袖衣服、长裤、帽子，减少皮肤外露
	凡两年内有疟疾病史、血中查到疟原虫或脾大者均应进行治疗，在发病率较高的疫区，可考虑对15岁以下儿童或全体居民进行治疗

登革热

登革热是由登革热病毒引起、经伊蚊传播的一种急性虫媒传染病。发病与气温、雨量、蚊虫繁殖有关，具有明显的季节性，主要在5~10月，多发生在气温高、雨量多的季节。一般雨后2~3周伊蚊密度上升，导致发病高峰出现。

症状	患者突然起病，迅速高热，并有头痛、恶心、呕吐、乏力、全身肌肉及关节疼痛、后眼窝痛，以及轻微的牙出血、鼻出血
体征	发热后3~4天会出现皮疹，同时伴有淋巴结肿大、白细胞和血小板减少等体征
病因	当健康人被带病毒的伊蚊叮咬后，病毒会从伊蚊的唾液进入血液而引发感染。如果患者在刚发热至退热期内，约6~7天被伊蚊叮咬，病毒就可能传给伊蚊，继而传播开去
治疗	1 一般治疗：患者需在有防蚊设备的病室中进行隔离治疗，直到完全退热为止 2 对症治疗：高热者给予物理降温，出血症状明显者避免酒精擦浴。全身疼痛难忍者可酌情使用解痉止痛药；有出血倾向者可酌情选用安络血、止血敏、维生素K、维生素C等止血药
护理	1 患者应卧床休息，室内保持安静、舒适；患者直至体温正常、血小板计数恢复正常、无出血倾向才可适当活动 2 患者应进食高蛋白、高维生素、高糖、易消化的流质或半流质食物，如牛奶、鸡汤、肉汤等，但对腹泻、频繁呕吐者应禁食；要注意多补充水分 3 护理人员应注意患者口腔、皮肤的护理，若皮肤出现瘙痒、灼热感，可用冰敷或冷毛巾湿敷，缓解不适症状

○ 如何预防登革热

➡ 首先应清除积水，防止伊蚊滋生；对花瓶等容器要经常清洗、换水，至少每星期一次，并且不要让花盆底盘留有积水；将用过的瓶子、罐子放进有盖的垃圾桶内。此外，在蚊虫出没频繁时，不可在树荫、草丛、凉亭等阴暗处逗留。

梅雨季节谨防伊蚊叮咬

　　登革热起病急骤，主要有高热、全身肌肉、骨髓及关节痛，极度疲乏，部分患者可有皮疹、出血倾向和淋巴结肿大。传染源患者和隐性传染者为主要传染源，感染后对同型病毒有免疫力，并可维持多年。

🔍 登革热常见并发症

常见并发症	说明
急性血管内溶血	最为常见，发生率约为1%；多发生于红细胞内葡萄糖-6-磷酸脱氢酶缺陷的患者，主要表现为排酱油样小便，贫血，气促，心率加快
精神异常	个别患者可并发感染性精神异常，尤其多见于有精神病家族史的患者
心肌炎	病情严重者可发生心肌炎，主要表现为心跳加快、气促，还可出现心律失常
肝功能损害	轻度肝功能损害常见，主要表现为肝轻度肿大，边缘锐利，质软；严重病例可发生总胆红素升高，甚至出现肝肾综合征
尿毒症	多见于登革出血热患者，大量出血或急性血管内溶血可促使尿毒症的发生
急性呼吸窘迫综合征	可见于重型及登革出血热患者，表现为呼吸急促、窘迫，烦躁，发绀，双肺可闻干、湿啰音

🔍 登革热预防措施

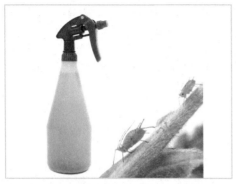

室内要喷洒或施用对人无毒的杀虫剂消灭成蚊；室外对成蚊较多的地方及废弃物堆积场所也要喷洒杀虫剂。

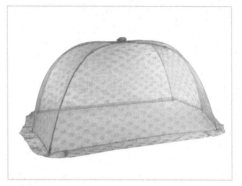

在登革热流行季节，如果房间没有空调设备，应装置蚊帐或防蚊网。

流行性出血热

流行性出血热，又称为肾综合征出血热，是由汉坦病毒引起全身小血管病变的一种急性、自然疫源性传染病。此病是一种啮齿类动物相互传播的疾病，但可经多种途径传染给人。

症状	患者有发热、头痛、腰痛、眼眶痛、恶心、呕吐、食欲减退；颜面、颈部、上胸部皮肤充血潮红、出血；尿量减少或增多
体征	球结膜、咽部黏膜、软腭黏膜充血发红，肾功能损害，以及具五期变化，即发热期、低血压期、少尿期、多尿期和恢复期
病因	1 受流行性出血热感染的啮齿类动物，排出的粪便、尿液、唾液所带有的病毒，污染尘埃后形成气溶胶颗粒，经飞沫传播，被健康人吸入而引发感染 2 健康人进食带有出血热病毒污染的食物、水，经口腔黏膜及胃肠黏膜感染 3 被带有出血热病毒的啮齿类动物咬伤，或破损的皮肤直接接触了其分泌物、排泄物而引发感染
治疗	患者应隔离治疗，患者接触、用过的物品应消毒处理。发热时应适当增加饮水量；少尿期严格限制水、钠和蛋白质的摄入；多尿期要注意摄入富含钾的食物
护理	1 患者应绝对卧床休息，切忌随意搬动患者，以免加重组织脏器的出血；恢复期可逐渐增加活动量，但不可过早下地活动 2 护理人员要加强患者皮肤护理，防止褥疮；保持患者口腔清洁、湿润，防止皮肤出血和继发感染。同时要密切观察患者生命体征和意识，并做好记录，如有异常，应及时报告医生

♥ 做好个人生活卫生，预防出血热

⊙ 首先要保持室内外环境卫生，安装防鼠设施，防止鼠类进入室内；室内要保持清洁、通风、干燥，生活垃圾要及时清除；做好食品保藏和餐具消毒工作，防止鼠类排泄物污染食品和餐具；接触老鼠咬过的物品后要立即洗手。

啮齿类动物是传染源

　　流行性出血热是一种由汉坦病毒引起的自然疫源性传染病，流行广，病情危急，病死率高，危害极大。流行性出血热的主要传染源是小型啮齿动物，如仓鼠、姬鼠、田鼠等可自然携带本病毒。此外，一些家畜也可携带本病毒，如家猫、家兔、狗、猪等。

🔍 流行性出血热传播途径

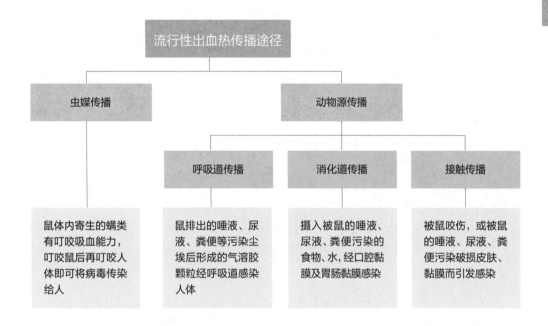

🔍 流行性出血热预防是关键

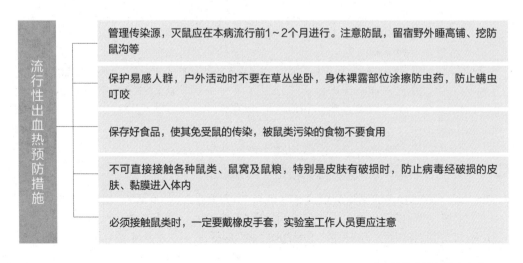

狂犬病

狂犬病，又称恐水症，是由狂犬病毒引起的一种人畜共患的急性传染病，可侵害神经系统，病死亡率极高。狂犬病是一种自然疫源性疾病，多见于狗、狼、猫、猪、牛、马、狐等动物，当人被感染了狂犬病毒的动物咬伤后，则会引起狂犬病。

症状	1 前驱期，多在劳累及饮酒后发病，出现低热、恶心、乏力、胃纳减少等症状 2 兴奋期有恐水、怕风、全身疼痛性抽搐、极度口渴、精神异常、幻觉视听、神情痛苦等症状 3 麻痹期出现深度昏迷
体征	1 前驱期，原被咬伤部位及其神经通路上有麻木、发痒、疼痛、蚁走等异常感觉 2 兴奋期主要表现为发作性咽喉肌严重痉挛、呼吸困难、心率加快、血压升高 3 麻痹期，痉挛发作停止而出现各种瘫痪；可因呼吸、循环衰竭而迅速死亡
病因	病犬、病猫等动物唾液中含有较多病毒，病毒通过被咬伤的伤口进入人体；或是人的眼结膜被带有狂犬病毒的动物唾液沾污、肛门黏膜被病犬触舔等而引发感染
治疗	紧急处理：被犬咬伤后要立即用流水或肥皂水冲洗伤口，边冲水边往伤口外挤压，把含病毒的唾液、血水冲掉，至少冲洗20分钟。然后用碘酒或75%酒精擦伤口内外及周边皮肤、进行局部消毒处理。在24小时内与当地卫生防疫部门或者动物医院联系，注射抗体，并尽快注射狂犬疫苗
护理	1 患者的居室应注意避风、避光、避声音、避开水龙头，保持静、暗、无水流声的环境 2 患者应进食流质或半流质的食物，必要时咽部用0.5%～1%丁卡因喷雾后鼻饲 3 医护人员如皮肤有破损，应戴乳胶手套，并且要防止患者在痉挛发作中抓伤、咬伤；被患者唾液沾染的用品均应消毒

❤ 预防狂犬病——加强犬的管理是源头

➲ 购买犬时必须询问犬的来源并要求出示有关证明；如果饲养的犬一反常态，出现不认主人、遇人随时扑咬、眼睛发红、尾巴耷拉或夹着尾巴行走等症状时，该犬可能是狂犬，应该引起高度警惕；对犬等动物实施预防性接种，保证动物不携带病毒。

被动物咬伤不可大意

狂犬病是由狂犬病毒引起的一种急性传染病。狂犬病患者饮水时，会出现吞咽肌痉挛，不能将水咽下，随后患者口极渴亦不敢饮水，因此也叫恐水症。此病的病死率极高，一旦发病几乎100%死亡。

🔍 狂犬病的发展过程

局部组织内小量繁殖期 → 病毒自咬伤部位入侵后，在伤口附近横纹细胞内缓慢繁殖，约4～6日内侵入周围神经，此时患者无任何自觉症状。

从周围神经侵入中枢神经期 → 病毒沿周围传入神经迅速上行到达背根神经节后，大量繁殖，然后侵入脊髓和中枢神经系统，主要侵犯脑干及小脑等处的神经元。

向各器官扩散期 → 病毒自中枢神经系统向周围神经离心性扩散，侵入各组织与器官。

- 由于迷走神经核、舌咽神经核和舌下神经核受损，可以发生呼吸肌、吞咽肌痉挛
- 交感神经受刺激，使唾液分泌和出汗增多
- 迷走神经节、交感神经节和心脏神经节受损时，可发生心血管系统功能紊乱或猝死

🔍 狂犬病紧急处理：抓住24小时

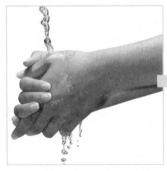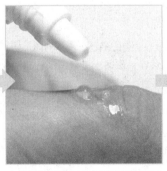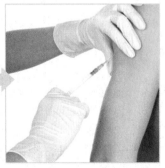

用流水或肥皂水冲洗伤口，边冲水边往伤口外挤压，把含病毒的唾液、血水冲掉，至少冲洗20分钟。

立即用碘酒或75%酒精擦拭伤口内外及周边皮肤、进行局部消毒处理。

迅速与当地卫生防疫部门或者动物医院联系，注射抗体，并尽快注射狂犬疫苗。

猫抓病

猫是孩子们很喜爱的宠物，孩子们在与小猫玩耍时，有时难免会被猫抓伤或咬伤。猫抓病就是指被猫抓伤或咬伤人体皮肤，使人体感染汉赛巴通体而引起的一种传染病，多见于青少年和儿童。

症状	患者有发热、乏力、头痛、厌食、乏力、全身不适等症状，皮损处有斑丘疹、结节性红斑、疱疹
体征	自限性局部淋巴结肿大，常为抓伤侧，出现腋窝、下颌下、颈或腹股沟淋巴结肿大症状。少数患者还会出现全身性损伤，如肉芽肿型肝炎、肝脾肿大、神经炎及脑膜炎等
病因	猫的口咽部受感染后形成菌血症，并可通过猫身上的跳蚤在猫群中传播，因此猫的带菌率非常高。当人被猫抓伤、咬伤，或亲密接触时，病原体汉赛巴通体即可转移到人体而引起人体感染
治疗	一般治疗：人体被猫抓挠后，应立即用肥皂水或清水彻底冲洗伤口；有发热者应卧床休息，补充营养和水分
护理	1 患者家庭应对带有病毒的猫进行消毒隔离，切断传染源 2 部分患者食欲较差，应适当进食清淡、易消化，且富含维生素、蛋白质的食物，忌食辛辣刺激性食物

❤ 被猫抓伤后的紧急处理

➥ 人体皮肤被猫抓伤后，先要挤压伤口排出污血，然后用肥皂水彻底清洗伤口至少15分钟，接着用清水冲洗，最后用碘酒或酒精进行局部消毒。为避免伤口感染应及时打破伤风针，并尽快注射狂犬病疫苗。

家中有猫应警惕猫抓病

　　猫抓病是一种细菌感染，一般通过猫的抓痕传播，有时也通过"咬"和"舔"传染。致病菌进入人体后，潜伏期是3~30天。致病菌主要通过淋巴循环或血液循环进行播散，引起全身多器官损害。

🔍 警惕猫抓病导致眼疾

眼部并发症	主要表现
视神经视网膜炎	主要表现为视力下降、视盘水肿和黄斑部星芒状渗出
眼腺综合征	主要表现为结膜红肿、充血和有分泌物；单侧滤泡性结膜炎、同侧耳前或颌下淋巴结肿大和低热
葡萄膜炎	眼部表现为眼底有视网膜血管周围渗出并蔓延至睫状体扁平部，玻璃体出现细胞，视盘和黄斑部均无异常
视网膜病变	主要表现为视网膜血管炎性病变，眼底表现为单灶、多灶性视网膜血管炎症，可伴发或不伴发视神经视网膜炎症。还可出现视网膜下灰白色的局限性浸润性病灶，伴有散在性点状出血

其他少见表现：坏死性或结节性结膜炎、滤泡性结膜炎、结膜血管瘤病、前房或玻璃体炎性细胞、多灶性脉络膜炎等

🔍 猫抓病家庭预防措施

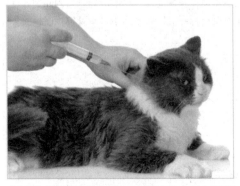

家养的宠物要定期体检，定期接种疫苗，经常进行灭虱、灭蚤、灭虫、灭螨。

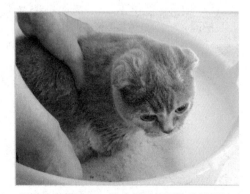

经常给宠物洗澡，防止其粪便污染生活环境，定期给宠物的生活环境消毒。

血吸虫病

血吸虫病是指日本血吸虫寄生在肝门静脉系统所引起的疾病，是一种严重危害人体健康的寄生虫病，因皮肤接触含尾蚴的疫水而感染。钉螺是血吸虫的中间宿主，有钉螺感染的地区，才能构成血吸虫病的流行，因此消灭钉螺是预防血吸虫病的重要措施。

症状	皮肤出现小红点、瘙痒，同时伴随发热、畏寒、头痛、四肢酸痛、干咳少痰、痰中带血、食欲下降、腹痛、腹泻等症状
体征	肝肿大、腰痛，脾轻度肿大；血中嗜酸性粒细胞显著增多，可有轻度贫血；肺部可闻及少量干、湿啰音
病因	1 当人接触含有尾蚴的疫水时，如洗澡、游泳、下水捕鱼、抗洪救灾等，或赤脚在乡间的田埂上行走，尾蚴迅速吸附在人体皮肤上，约经10～20秒，尾蚴即可穿过皮肤进入人体内，于是就感染了血吸虫 2 喝含有尾蚴的生水，尾蚴通过口腔黏膜进入人体，进入血液循环而引发感染
治疗	急性发作期，患者应立即就医治疗。同时要注意休息，腹水明显且呼吸困难者应予以半卧位，使横膈下降，增加肺活量，减少肺淤血
护理	1 患者应卧床休息，给予高热量、高蛋白、高维生素、高膳食纤维、易消化的食物；腹水明显者应低钠饮食 2 长期卧床会使局部皮肤受压，加之水肿使皮肤变薄，极易形成褥疮，因此护理人员要帮助患者经常更换体位；腹水明显且呼吸困难者应予以半卧位，使横膈下降，增加肺活量，减少肺淤血 3 患者常易出现焦虑、恐惧情绪，护理人员应加强患者的心理护理，给予精神安慰，使其保持愉快心理，积极配合治疗

♥ 预防血吸虫病要先消灭钉螺

○ 钉螺是血吸虫的中间宿主，当血吸虫毛蚴钻入钉螺体内后，会发育繁殖为大量的尾蚴释放出来。若在疫区，只治疗血吸虫患者，不消灭钉螺，已经治好的患者再次接触疫水，势必造成再次感染。因此预防血吸虫必须先消灭钉螺。

预防血吸虫病，重在消灭钉螺

　　血吸虫病是由于人或哺乳动物感染了血吸虫所引起的一种疾病，人一旦感染血吸虫病，会严重影响身体健康。血吸虫病流行于热带和亚热带地区，在无法获得安全饮水和缺乏适当环卫设施的贫穷地区尤为严重。

🔍 不同地区血吸虫的特征

	日本血吸虫	埃及血吸虫	曼氏血吸虫
形态	成虫表皮无细节，虫卵为卵圆形，侧棘短小	成虫表皮细节明显，虫卵纺锤形，一端有小棘	成虫表皮细节较小，虫卵长圆形，侧棘长、大
成虫寄生部位	肠系膜下静脉，门静脉	膀胱静脉丛，骨盆腔静脉丛	肠系膜上静脉，门静脉
虫卵在人体的分布	肠壁，肝	泌尿及生殖系统的器官	肠壁，肝
雌虫每日产卵量	1500~3500个	100~300个	300~600个
虫卵排出途径	粪	尿	粪
中间宿主	钉螺	水泡螺	双脐螺
保虫宿主	牛、猪、羊、马等四十余种哺乳动物	猴、狒狒、猩猩等灵长类	猴、狒狒等灵长类，鼠等

🔍 血吸虫病感染途径

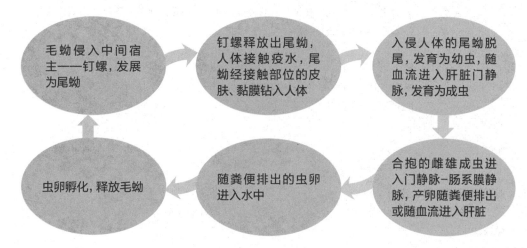

毛蚴侵入中间宿主——钉螺，发展为尾蚴 → 钉螺释放出尾蚴，人体接触疫水，尾蚴经接触部位的皮肤、黏膜钻入人体 → 入侵人体的尾蚴脱尾，发育为幼虫，随血流进入肝脏门静脉，发育为成虫

虫卵孵化，释放毛蚴 ← 随粪便排出的虫卵进入水中 ← 合抱的雌雄成虫进入门静脉-肠系膜静脉，产卵随粪便排出或随血流进入肝脏

丝虫病

丝虫病是因丝虫寄生于人体淋巴系统所引起的一种慢性寄生虫病，患者为传染源，通过蚊子叮咬皮肤传播。在各种人体丝虫病中，班氏丝虫病的流行最广，感染人数最多，危害最大。

症状	早期有发热、畏寒、头痛、咳喘、关节酸痛，局部皮肤出现弥漫性红肿。晚期局部肿胀，皮肤粗糙变硬
体征	早期淋巴结肿大、疼痛、触痛，阴囊、睾丸、附睾肿大，精索有小结节、压痛，多次发作后肿块渐大。晚期淋巴管阻塞后造成象皮肿，可发生于任何部位
病因	丝虫的幼虫寄生于蚊子体内，成虫在人体内发育。当蚊子叮咬带有微丝蚴的人时，便把微丝蚴吸入体内，发育为幼虫。当蚊子再次吸血时，感染期幼虫迅速侵入人的淋巴管，逐渐移行到淋巴结，并逐步发育为成虫，产生微丝蚴从而引发感染
治疗	1 驱虫治疗：患者可根据医嘱选用口服乙胺嗪、左旋咪唑、呋喃嘧酮等药物，以消除微丝蚴和成虫 2 对症治疗：发热者可口服解热镇痛药；淋巴管炎、淋巴结炎、精索炎患者可口服强的松、复方阿司匹林等药物；继发细菌感染者，可给予抗生素治疗；重症象皮肿、鞘膜积液时可采用手术治疗
护理	1 患者应保持皮肤清洁，用温水和肥皂自上而下清洗患肢，清除污垢和细菌。在褶皱处深处，要用纱布深入患处反复擦洗，然后用清水冲洗干净，以清除污垢和细菌，防止皮肤感染 2 淋巴管炎、淋巴结炎、精索炎患者应卧床休息，抬高下肢，减少液体在下肢积聚，利于淋巴液回流 3 病情稳定后，患者可进行适当锻炼，如站立时做踮脚活动，坐姿或睡姿时做足部旋转活动或脚尖伸展活动

♥ 丝虫病的预防措施

◎ 首先要保持室内、室外环境卫生，及时清除垃圾、污水，清理蚊虫滋生地；其次在有蚊的季节，正确使用蚊帐；户外作业时，使用防蚊油、驱蚊灵或其他驱蚊剂涂擦暴露部位的皮肤，避免被蚊虫叮咬。

预防丝虫病，防蚊灭蚊很重要

丝虫病在我国是由班氏丝虫和马来丝虫寄生于人体淋巴系统所引起的慢性寄生虫病，通过蚊虫叮咬传播。本病对生命威胁不大，如能早期和彻底治疗，一般可很快恢复健康。但若治疗不及时或不彻底，形成慢性则疗效差。

🔍 丝虫的生活史

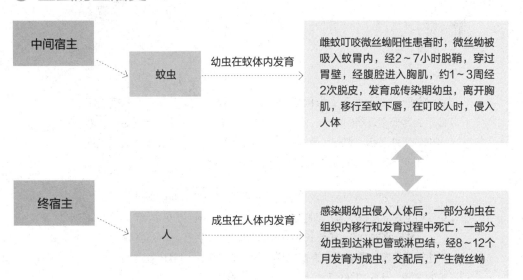

| 中间宿主 | 蚊虫 | 幼虫在蚊体内发育 | 雌蚊叮咬微丝蚴阳性患者时，微丝蚴被吸入蚊胃内，经2~7小时脱鞘，穿过胃壁，经腹腔进入胸肌，约1~3周经2次脱皮，发育成传染期幼虫，离开胸肌，移行至蚊下唇，在叮咬人时，侵入人体 |

| 终宿主 | 人 | 成虫在人体内发育 | 感染期幼虫侵入人体后，一部分幼虫在组织内移行和发育过程中死亡，一部分幼虫到达淋巴管或淋巴结，经8~12个月发育为成虫，交配后，产生微丝蚴 |

🔍 丝虫病病理解析

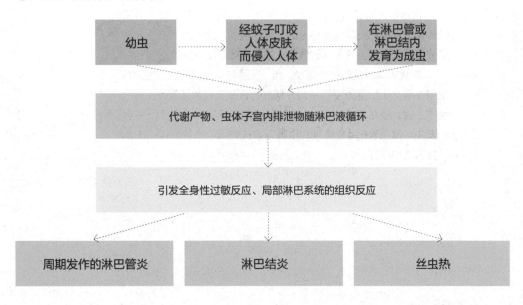

幼虫 → 经蚊子叮咬人体皮肤而侵入人体 → 在淋巴管或淋巴结内发育为成虫

代谢产物、虫体子宫内排泄物随淋巴液循环

引发全身性过敏反应、局部淋巴系统的组织反应

周期发作的淋巴管炎　　淋巴结炎　　丝虫热

合理安排生活
增强机体免疫力

当人体遇到病毒、细菌和传染病的侵袭时，体内有的"免疫机制"会担当起抵御侵略的使命，阻止入侵者长驱直入。免疫机制是由甲状腺、扁桃体、淋巴结、脾脏、骨髓和白细胞等器官组成的，皮肤和黏膜也是免疫机制的一部分，而且是身体的第一道防线。

为了使身体具有强大的抵抗力，必须具备一些健康的条件，免疫机制才能常备不懈，随时准备全力以赴履行自己的使命。

保持心情舒畅。如果长期处于紧张、抑郁状态，将对身体产生不良影响，并会带来许多生理上的负面影响，如阻止免疫细胞的繁殖，从而削弱免疫机制遏制致病菌的功能。

保证充足的睡眠。充足的睡眠可使人体富有活力。睡眠不足则会使人的神经处于抑制状态，从而使人反应迟钝，其中免疫机制的反应也会迟钝，因此，身体更易受到致病菌的侵袭。

喝足够的水，以免皮肤和黏膜发干。皮肤和黏膜发干会使致病菌进入身体的道路畅通无阻。体内应保持适宜的湿度，尤其需要保持口腔和上呼吸道的适度，才会有效遏制致病菌。

供给身体所需的维生素C、维生素A和维生素E。维生素C是维生素之王，是免疫机制的好朋友。许多人冬季依靠维生素C预防感冒。维生素A可保证皮肤和黏膜的完好无损，避免溃疡病的发生。维生素E具有独特的作用，如抗氧化，保护机体细胞免受自由基的损害。

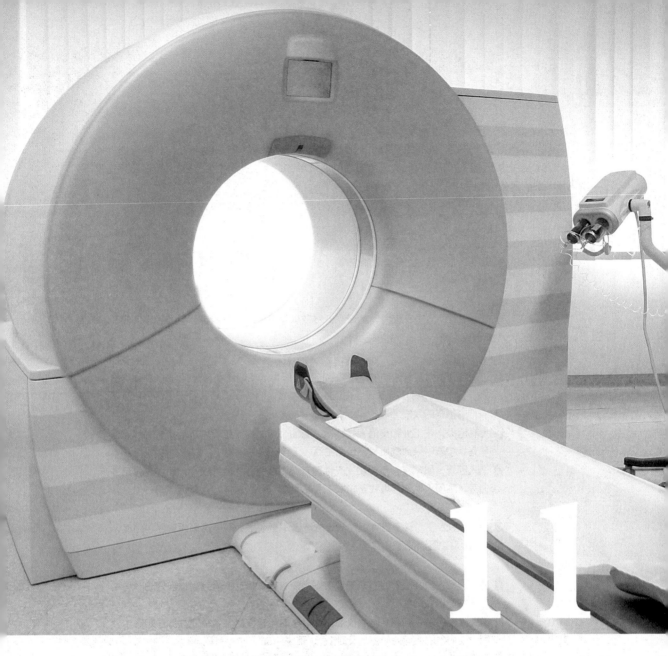

常见肿瘤的家庭疗法

　　人们一旦听说患了癌症，立即就会意识到这是一种不治之症，即使能够治好，也必定九死一生，因此"谈癌色变"。其实，癌症并不可怕，可怕的是许多患者没有正确认识它，了解它，致使情绪异常低落、沮丧，导致自身免疫功能崩溃，尽管被动接受治疗，结果还是造成难以挽回的结局。因此，我们要多了解一些有关肿瘤的知识，做到预防为主，及早发现，以积极心态配合治疗。

肺癌

肺癌，又称为支气管癌。肿瘤细胞源于支气管黏膜或腺体，常有区域性淋巴结转移和血行播散。肺癌是当今世界上严重威胁人类健康与生命的恶性肿瘤之一，男性中肺癌的发病率和死亡率占常见肿瘤的首位，女性中则居第二位或第三位。

症状	咳嗽、咯血、气短、乏力、胸痛等，侵及纵隔可出现声音嘶哑、吞咽困难、颜面及胸壁水肿等
体征	咳嗽、咯血、气短、乏力、胸痛等，侵及纵隔可出现声音嘶哑、吞咽困难、颜面及胸壁水肿等
病因	1 吸烟被公认为是导致肺癌最重要的因素，因为烟草烟雾中含有4000多种化学物质，至少有69种成分是已经确定的致癌物质，其中多链芳香烃类化合物和亚硝胺均有很强的致癌活性 2 大气污染，在工业和交通发达地区，石油、煤、内燃机等燃烧后产生的苯并芘等有害物质污染大气所致，长期生活、工作在这种环境中，则容易致癌 3 个人因素，如家族、遗传和先天性因素，以及免疫功能降低，代谢、内分泌失调等，致使人体对环境致癌物敏感而易致病
治疗	应首选手术治疗，对于已有远处转移的患者不宜手术，可考虑采用放疗、化疗、靶向治疗及中医治疗等
护理	1 护理人员应做好患者的心理护理工作，使患者积极认识疾病，以良好的心理和机体状态接受治疗 2 护理人员应密切观察患者病情变化，对咯血量较多的患者，应立即通知医生，同时使患者的头偏向一侧，及时清除口腔内积血，防止窒息 3 肺癌晚期患者，一般营养状况较差，有时合并全身水肿，很容易产生褥疮。因此，护理人员要经常帮助患者更换体位，身体易受压的部位要用气圈、软垫等垫起，避免局部长期受压

♡ 女性警惕厨房油烟导致肺癌

● 厨房油烟和香烟的烟雾一样，也含有焦油、一氧化碳和苯并芘等有毒物质，如长期接触这些有害物质，极易引发肺癌。因此，主妇们要特别小心厨房油烟的存在。在家庭厨房内必须安装质量有保证的抽油烟机，炒菜时可减少油烟在厨房内的停留。

肺癌：起源于支气管黏膜或上皮

　　肺癌是发病率和死亡率增长最快，对人体健康和生命威胁最大的恶性肿瘤之一，男性肺癌的发生率和死亡率占所有恶性肿瘤的第一位。肺癌的病因至今尚未明确，但大量资料表明，长期大量吸烟与肺癌的发生有非常密切的关系。

🔍 肺癌病理发展

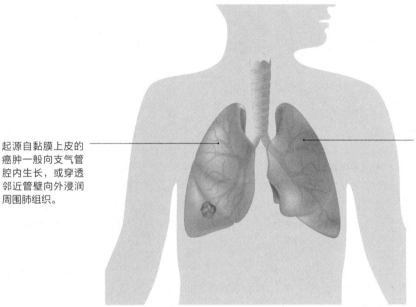

起源自黏膜上皮的癌肿一般向支气管腔内生长，或穿透邻近管壁向外浸润周围肺组织。

肺癌起源于支气管黏膜上皮，也可起源于支气管腺体或肺泡上皮。

🔍 肺癌日常护理

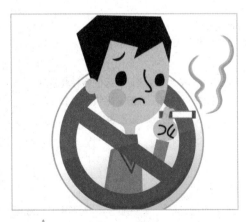

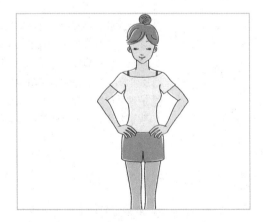

戒烟：烟草中含有多种致癌物质，吸烟是导致肺癌的重要因素，因此肺癌患者应戒烟。

多运动：多到自然环境中去锻炼或活动，在锻炼的同时做腹式呼吸，改善胸腔的有效容量和呼吸功能。

肝癌

人们日常所说的肝癌多为原发性肝癌，是指发生自肝细胞或肝内胆管细胞的恶性肿瘤，是我国常见的恶性肿瘤之一，也是目前各种实体瘤中愈后最差的恶性肿瘤之一，其自然生存期限平均为2~6个月。

症状	食欲减退、上腹胀痛、腹泻、消瘦、乏力、倦怠、精神不振
体征	肝脏肿大，质地较硬，表面不平，有大小不等的结节，肝区有压痛，同时还可伴有腹水、脾大、皮肤蜘蛛痣等体征
病因	1 饮食因素，如长期进食霉变食物、烟熏或腌制食物所致。因为霉变食物中的黄曲霉素具有很强的致癌作用；烟熏、腌制食物中含有大量的亚硝酸盐，积聚在体内可转化为亚硝胺类物质，也具有致癌作用 2 疾病因素，病毒性肝炎，如乙型肝炎、丙型肝炎及肝硬化都可迁延为肝癌 3 酒精中毒，导致酒精性脂肪肝、酒精性肝炎、酒精性肝硬化，会增加肝细胞癌变的发生
治疗	手术治疗：早期肝癌，并且身体状况较好的患者应立即到医院施行手术切除，完全清除肿瘤组织。部分患者可施行肝移植 非手术治疗：不宜手术的患者可根据情况选择肝动脉滴注化疗加栓塞术、射频消融等疗法
护理	1 患者因肝功能减退，食欲下降，营养状况较差，应给予营养支持。患者应少食多餐，进食高热量、高维生素、适量优质蛋白质、易消化的食物，避免生冷、硬性、粗糙食物 2 患者应保持乐观积极的精神状态，尽量避免或减少情绪波动引起的各种刺激活动 3 护理人员严密观察患者病情变化，观察神志、血压、脉搏、呼吸、尿量，注意观察有无出血及其他并发症。若病情发生变化，应及时报告医生

♥ 疲倦不堪，当心肝癌

➥ 人体摄入食物后，食物中的糖类在消化酶的作用下转化为葡萄糖，有一部分运送到肝脏合成糖原储存，当机体需要时，肝细胞又能把糖原分解为葡萄糖供机体利用。如果肝脏受到癌细胞侵袭，肝脏的储存功能受损，机体热量供给不足，则会出现疲倦不堪的症状。

饮食不当，当心肝癌来袭

　　肝脏是人体最大的化工厂，承担着消化、解毒等重要功能，我们一日三餐吃进去的营养物质都必须依靠肝脏进行加工，才能满足人体生命活动的需要。除了物质代谢外，肝脏还是人体内最大的解毒器官，体内产生的毒物、废物，吃进去的药物等都必须依靠肝脏解毒。一旦肝脏受损，健康就会受损。

🔍 诱发肝癌的常见因素

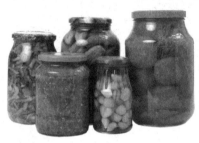

常食用含致癌物质的食物，如腌菜等所致。

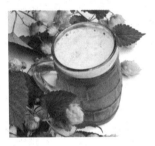

长期大量饮酒、酗酒，因酒精性肝炎发展为肝癌。

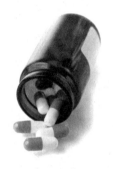

有些人因防病毒感染，服用药物不当而损伤肝脏，也可引发肝癌。

🔍 肝癌的病理形态

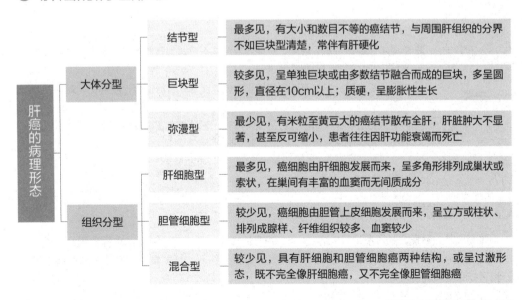

肝癌的病理形态	大体分型	结节型	最多见，有大小和数目不等的癌结节，与周围肝组织的分界不如巨块型清楚，常伴有肝硬化
		巨块型	较多见，呈单独巨块或由多数结节融合而成的巨块，多呈圆形，直径在10cm以上；质硬，呈膨胀性生长
		弥漫型	最少见，有米粒至黄豆大的癌结节散布全肝，肝脏肿大不显著，甚至反可缩小，患者往往因肝功能衰竭而死亡
	组织分型	肝细胞型	最多见，癌细胞由肝细胞发展而来，呈多角形排列成巢状或索状，在巢间有丰富的血窦而无间质成分
		胆管细胞型	较少见，癌细胞由胆管上皮细胞发展而来，呈立方或柱状、排列成腺样、纤维组织较多、血窦较少
		混合型	较少见，具有肝细胞和胆管细胞癌两种结构，或呈过激形态，既不完全像肝细胞癌，又不完全像胆管细胞癌

食管癌

食管癌是起源于食管黏膜上皮细胞和食管腺上皮细胞的恶性肿瘤。我国是食管癌高发区，并且80%以上的食管癌患者就诊时已处于晚期。食管癌的发病年龄多在40岁以上，男性多于女性，但近年来40岁以下的发病者呈增长趋势。

症状	早期为进食后不适，咽喉部干燥、有紧缩感；吞咽食物时，食物通过缓慢并有摩擦感、滞留感。中、晚期，吞咽困难，胸背或咽下疼痛，呕血、消瘦
体征	贫血、营养不良、腹水，食管出血、食管穿孔、颈部有肿块
病因	1 饮食因素，如长期大量食用过热过烫食物、油炸、腌制、生冷、辛辣刺激性食物，或食物过硬而咀嚼不细等导致食管损伤均易诱发食管癌 2 生活习惯，如长期吸烟、饮用烈性酒导致 3 营养不良，微量元素缺乏，以及遗传因素等
治疗	1 对于早期、中期食管癌患者，若身体情况良好，无手术禁忌症，则应尽早到医院施行手术治疗 2 对于食管癌晚期患者，可采取放疗、化疗为主，综合治疗原则，缓解食管癌症状，延长患者存活期
护理	1 患者术后要保持胃管通畅，护理时应注意保持颈部敷料清洁、干燥，做好口腔护理，防止吻合口瘘和肺部感染 2 患者在手术后应多补充维生素和蛋白质，注意饮食应清淡、易消化，避免刺激食管 3 护理人员应积极帮助患者进行精神调养，鼓励患者正确面对疾病，保持客观的心态，积极配合治疗

♥ 食管癌的诱因：过热食物

➡ 人体食管壁的黏膜非常娇嫩，只能耐受50~60℃的食物，超过这个温度，食管黏膜会被烫伤。久而久之形成慢性炎症或溃疡，愈合后可形成食管瘢痕狭窄。长期食管炎则易导致黏膜上皮细胞恶变而发展成食管癌。

饮食习惯不良，当心诱发食管癌

食管癌是常见的一种消化道癌肿，全世界每年约有30万人死于食管癌，其发病率和死亡率各国差异很大，我国是食管癌的高发区。由于食管癌的发生与日常饮食存在一定关系，因此患者须在日常饮食中多加注意。

食管癌病理解析

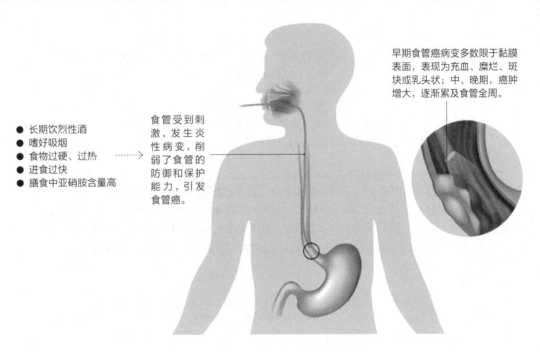

- 长期饮烈性酒
- 嗜好吸烟
- 食物过硬、过热
- 进食过快
- 膳食中亚硝胺含量高

食管受到刺激，发生炎性病变，削弱了食管的防御和保护能力，引发食管癌。

早期食管癌病变多数限于黏膜表面，表现为充血、糜烂、斑块或乳头状；中、晚期，癌肿增大，逐渐累及食管全周。

药食同源对抗食管癌

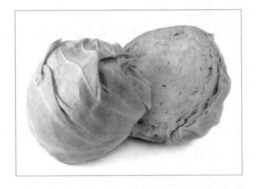

圆白菜：含有丰富的萝卜硫素，能刺激细胞产生对身体有益的酶，进而形成一层对抗外来致癌物侵蚀的保护膜。

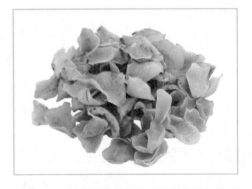

百合：在体内促进和增强单核细胞系统和吞噬功能，提高机体免疫力，对癌症有较好的防治效果。

胃癌

胃癌是源自胃黏膜上皮细胞的恶性肿瘤，也是消化系统最常见的恶性肿瘤之一，其死亡率占恶性肿瘤的第一位。胃癌可发生于任何年龄，但发病年龄高峰为50～60岁，男性高于女性。

症状	早期症状不明显，但随病情发展，会出现上腹不适、腹痛、食欲下降；晚期可出现乏力、消瘦、恶心、呕吐、进食困难等症状
体征	早期无任何阳性体征，进展期胃癌上腹压痛，晚期可扪及上腹部肿块，左锁骨淋巴结肿大。同时实验室检查可出现贫血、血沉加快、大便隐血等
病因	1 饮食因素，如长期食用霉变食物、烟熏及腌制食物，均易导致胃癌 2 细菌感染，如幽门螺杆菌，可促使体内的硝酸盐转化成亚硝酸盐及亚硝胺而致癌；可以引起胃黏膜上皮细胞过度增殖；幽门螺杆菌分泌的毒素可使胃黏膜病变 3 疾病因素，如慢性萎缩性胃炎、腺瘤型胃息肉、残胃炎等均易导致胃癌
治疗	1 手术治疗：早期胃癌且不伴随任何转移灶者，应力争尽早到医院施行手术切除 2 化学治疗：适用于手术前、后辅助治疗。进展期术后必须化疗，胃癌晚期不能手术者以化疗为主
护理	1 早期胃癌患者，经过治疗后可进行一些工作和锻炼，但应注意劳逸结合；进展期、晚期胃癌患者应卧床休息，减少体力消耗 2 患者应进食高热量、高蛋白、高维生素且易消化的食物，少量多餐，禁食霉变、腌制、烟熏食物 3 护理人员应及时给予患者心理疏导，消除患者的顾虑和消极心理，增强患者对治疗的信心，使其积极配合治疗

♡ 吃太咸警惕胃癌

➔ 盐本身并不致癌，但高浓度的盐溶液易破坏胃黏膜保护层，引起黏膜糜烂或溃疡。在这种情况下，一旦遭到致癌物质的入侵，就会促使胃黏膜细胞局部癌变。因此，每人每天的摄盐量不应超过6g。

小心护胃，以防酿成大病

　　胃部其实是一个很娇贵的器官，只有你对它好，它才对你好，而胃癌的出现往往是由各种不良因素造成的，如饮食习惯不良、胃部疾病等。胃癌可发生于任何年龄，但青年人罹患胃癌的恶性程度相对于老年更为突出。

🔍 当心幽门螺旋杆菌引发胃癌

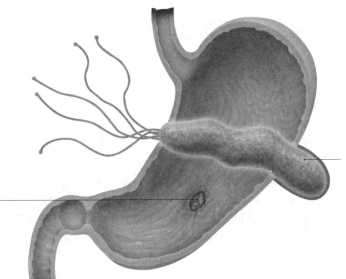

早期胃癌仅限于黏膜或黏膜下层；中期胃癌，癌组织超出黏膜下层侵入胃壁肌层；晚期胃癌，病变到达浆膜下层或超出浆膜向外浸润。

幽门螺旋杆菌是引发胃癌的主要因素之一，能促使硝酸盐转化为亚硝酸盐及亚硝胺而致癌。幽门螺旋杆菌感染引起胃黏膜慢性炎症，加上环境致病因素，加速黏膜上皮细胞的过度增殖，导致畸变致癌。

🔍 胃癌饮食保健

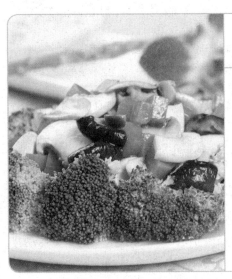

西蓝花双菇

材料：草菇100g，水发香菇10朵，西蓝花250g，胡萝卜1根，盐、鸡精各3g，蚝油、白糖、水淀粉各10g。

做法：草菇、香菇洗净备用，西蓝花洗净、掰成小朵，胡萝卜洗净、去皮、切片。锅烧热，放入蚝油，放香菇、胡萝卜片、草菇、西蓝花炒匀，加少许清水，加盖焖煮至所有材料熟，加盐、鸡精、白糖调味，以水淀粉勾芡，炒匀即可。

功效：本品可防癌抗癌、生津养胃，适合胃阴亏虚、咽干口燥的癌症患者食用。

胰腺癌

胰腺癌是最常见的胰腺肿瘤，可发生于胰腺任何部位。胰腺癌也是一种常见的恶性肿瘤，约占消化道恶性肿瘤的10%，其发病率近年来明显增高，发病年龄以45～65岁最多见，男性多于女性。

症状	上腹部不适、腹痛、腰背疼痛、食欲不振、腹胀、消化不良、恶心、呕吐、乏力、消瘦、黄疸
体征	上腹部压痛，晚期可扪及肿块，质地坚硬；胆红素明显增高、消化道梗阻、肝肿大、胆囊肿大、腹水
病因	1 生活因素，如长期吸烟、过量饮酒、爱喝咖啡，以及爱吃甜食、烟熏和腌制食物等不良生活习惯，都会加重胰腺负担而导致癌变 2 疾病因素，如糖尿病、慢性胰腺炎、胆石症、内分泌紊乱等均可引发胰腺癌 3 遗传因素，家族中有胰腺癌病史，近亲发生胰腺癌的概率就大
治疗	手术治疗：早期胰腺癌患者应及早到医院做根治手术，对于因身体原因不适合做根治性切除的患者应酌情进行姑息性手术，分流胆汁或解除肠道梗阻
护理	1 手术前，护理人员应对患者进行心理疏导，使其以乐观向上的精神状态积极配合治疗 2 手术后，患者一定要注意休息，不能过于疲劳；可到室外进行适量活动，呼吸新鲜空气，但家属要密切观察患者的生命体征，一旦出现异常变化要及时报告医生 3 饮食调养：患者应进食富含营养、易消化、少刺激、低脂肪的食物；多食富含碳水化合物的食物，如菜汤、藕粉、奶类、鱼肉等，忌烟忌酒

♥ 长期喝咖啡，警惕胰腺癌

☞ 咖啡被明确是诱发胰腺癌的危险因素之一，长期、大量饮用咖啡者患胰腺癌的概率比普通人要高 4倍。因为长期喝咖啡，可引起胃泌素分泌增多，还可抑制DNA修复，并在DNA复制完成前诱导有丝分裂过程，从而诱发胰腺癌变。

胰腺癌就是"生活方式癌"

　　胰腺癌是消化道常见的恶性肿瘤之一，多发生于胰头部。腹痛及无痛性黄疸为胰头癌的常见症状。糖尿病患者、长期大量吸烟者及高脂肪高动物蛋白饮食者，发病率相对增高，这提示胰腺癌与饮食、吸烟摄入的致癌物质及环境污染有关。

🔍 胰腺癌病理解析

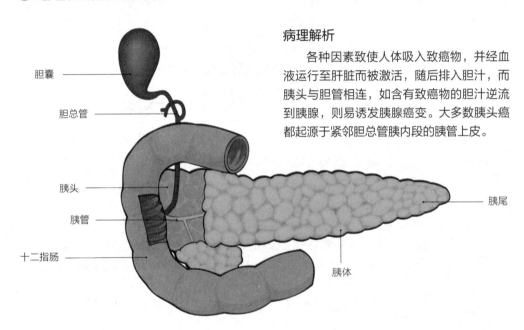

胆囊

胆总管

胰头

胰管

十二指肠

胰尾

胰体

病理解析

　　各种因素致使人体吸入致癌物，并经血液运行至肝脏而被激活，随后排入胆汁，而胰头与胆管相连，如含有致癌物的胆汁逆流到胰腺，则易诱发胰腺癌变。大多数胰头癌都起源于紧邻胆总管胰内段的胰管上皮。

🔍 警惕这些食物导致胰腺癌

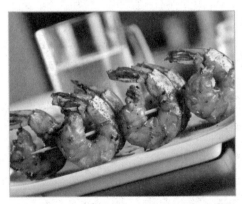

烘烤食物：烘烤食物时，燃料中会产生大量的二氧化碳、二氧化硫，这些物质会遗留在食物上形成多种杂环胺等致癌物质。

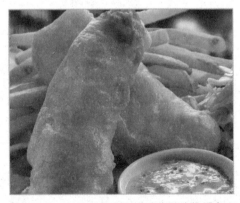

油炸食物：油炸过焦后，会产生致癌物质多环芳烃，并且炸薯条等多数情况下是使用重复多次的油，高温下易产生致癌物。

大肠癌

　　大肠癌是指大肠黏膜上皮组织发生恶性病变，是常见恶性肿瘤，其发病率和病死率呈逐年增高趋势。大肠癌的发病率从高到低依次为直肠、乙状结肠、盲肠、升结肠、降结肠及横结肠，近年有向近端（右半结肠）发展的趋势。

类型	结肠癌 多发生在乙状结肠，其次是盲肠和升结肠，第三是降结肠和横结肠 直肠癌 是乙状结肠和直肠交界处至齿状线之间的癌
症状	腹部不适、腹痛；或为顽固型便秘，或为腹泻与糊状大便，或腹泻与便秘交替，粪便带有黏液或脓血
体征	贫血、肝肿大；腹部或直肠有肿块；肠壁僵硬，肠腔狭窄，肠鸣音亢进
病因	1 饮食因素，如长期食用高动物脂肪的食物，以及煎炸、腌制食物，这类食物在体内的代谢容易诱发细胞恶变，引发大肠癌 2 疾病因素，如慢性大肠炎、溃疡性结肠炎、大肠腺瘤等均可引发大肠癌变 3 长期便秘，使粪便在肠内停留时间过长，其中致癌物质对肠壁黏膜的影响就会越大，从而导致大肠癌 4 遗传因素，如多发性家庭腺瘤，是一种染色体显性遗传性疾病，家族中患病率可达50%；如不治疗，则会有罹患大肠癌的风险
治疗	手术治疗：结肠癌、直肠癌均以手术治疗为主。如患者身体情况良好，无手术禁忌证，则应及早到医院施行手术治疗
护理	1 患者手术前应进食高蛋白、高维生素、少渣、易消化的食物，以增加对手术的耐受力；手术后应禁食3~4天，待肠蠕动恢复、肛门排气后可进食流质食物，一周后进食半流质食物；两周左右可进食易消化的少渣食物，以减轻肠道负担，利于伤口愈合 2 患者在养病期间，应适当参加健身活动，既能增加机体免疫力，还能改善血液循环，促进新陈代谢，还可放松心情，消除抑郁、紧张情绪

♥ 常吃淀粉食物，可防大肠癌

　含淀粉丰富的食物，通常也含钾丰富，有助于维持肠道神经肌肉的兴奋性，利于大便畅通，促使致癌物质排出体外。此外，含淀粉丰富的食物在肠内经发酵酶作用，会产生大量的丁酸盐，能够直接抑制大肠细菌繁殖，防止致癌物的产生。

大便异常警惕大肠癌

　　大肠癌包括结肠癌和直肠癌，为消化道常见的恶性肿瘤之一，在我国发病率次于胃癌和食管癌，发病率有逐年上升趋势。大肠癌是指大肠黏膜上皮在环境或遗传等多种致癌因素作用下发生的恶性病变，预后不良，死亡率较高。

🔍 诱发大肠癌的常见因素

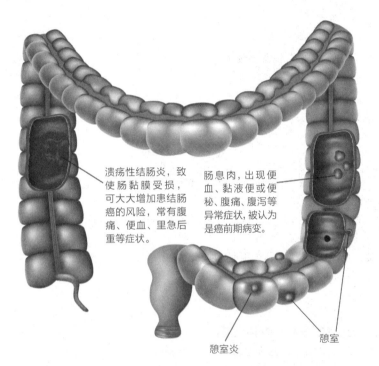

溃疡性结肠炎，致使肠黏膜受损，可大大增加患结肠癌的风险，常有腹痛、便血、里急后重等症状。

肠息肉，出现便血、黏液便或便秘、腹痛、腹泻等异常症状，被认为是癌前期病变。

肠腔压力过大，导致憩室形成。当掉进憩室中的粪便残渣不能排出，就会在里面引起感染发炎、化脓，引起憩室炎。脓也不易排出，就形成脓肿，进一步感染扩散，最终发生癌变。常有腹痛、便秘或腹泻、便血等症状。

憩室炎

憩室

🔍 高纤维食物帮你远离大肠癌

　　食物中的膳食纤维可以吸收水分，增加粪便体积，稀释肠内残留物的浓度，并能缩短粪便通过大肠的时间，进而减少致癌物质与肠黏膜的接触过程。

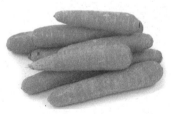

100g胡萝卜中膳食
纤维含量为1.3g

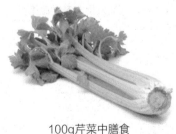

100g芹菜中膳食
纤维含量为1.4g

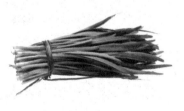

100g韭菜中膳食
纤维含量为1.4g

膀胱癌

膀胱癌是指发生于膀胱的恶性肿瘤，是泌尿系统中最常见的肿瘤，绝大多数来自上皮组织，其中90%以上为移行上皮肿瘤。膀胱癌的发病率随年龄的增加而增加，发病年龄大多数为50~70岁，男性发病率显著高于女性，约为4:1。

症状	血尿、尿频、尿急、尿痛，以及下腹膀胱区疼痛
体征	下腹部有压痛，可触及肿块；肿瘤浸润阻塞输尿管，可引起肾积水、肾功能不全
病因	1 职业因素，若长期接触某些致癌物质，如纺织、染料、皮革、塑料、油漆、橡胶等，则发生膀胱癌的几率增大 2 吸烟，若吸烟量越大，吸烟史越长，发生膀胱癌的危险性就越大。这可能与烟草中所含的芳香胺衍生物致癌有关 3 疾病因素，如膀胱结石、膀胱憩室、埃及血吸虫病膀胱炎等，导致膀胱慢性感染或长期刺激，则会增加罹患膀胱癌的风险
治疗	手术治疗：患者应根据身体情况和病理情况，到医院施行手术治疗，如经尿道电切术、膀胱部分切除术、全膀胱切除术、全膀胱根治术
护理	1 患者应进食高蛋白，易消化且营养丰富的食物，以纠正贫血，改善全身营养状况；多饮水以稀释尿液，以免血块引起尿路堵塞 2 护理人员应根据患者的具体情况，进行心理疏导，稳定患者思想，使其积极配合治疗 3 手术后，护理人员应密切观察患者生命体征；保持造瘘口周围皮肤清洁干燥、定时翻身，避免继发感染

♥ 每天补充足量水分，预防膀胱癌

⦿ 每天补充足量的水分，能够稀释尿液及时排出，而体内的细菌和致癌物经肾脏排泄到膀胱后也会随着尿液及时排出体外，这样就可减少对膀胱黏膜的刺激和损害，从而预防膀胱癌的发生。

膀胱癌常见诱因和发展

膀胱癌是泌尿系统中常见的癌症，绝大多数来自上皮组织，其中90%以上为移行上皮肿瘤。血尿是膀胱癌最常见和最早出现的症状，尿频、尿急、尿痛多为膀胱癌的晚期表现。

🔍 诱发膀胱癌的常见因素

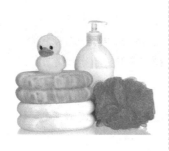
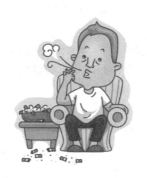
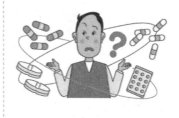

▶ 长期接触油漆、橡胶、塑料等致癌物质。

▶ 长期吸烟，烟草中含有多种芳香胺的衍生物致癌物质。

◀ 长期大量服用镇痛药物，如非那西丁。

🔍 膀胱癌肿瘤的发展

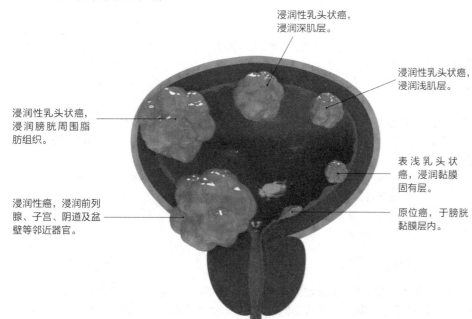

浸润性乳头状癌，浸润深肌层。

浸润性乳头状癌，浸润浅肌层。

浸润性乳头状癌，浸润膀胱周围脂肪组织。

表浅乳头状癌，浸润黏膜固有层。

浸润性癌，浸润前列腺、子宫、阴道及盆壁等邻近器官。

原位癌，于膀胱黏膜层内。

前列腺癌

前列腺癌是指发生于前列腺的上皮性恶性肿瘤，也是男性生殖系统常见的恶性肿瘤。前列腺癌在欧美国家发病率极高，我国发病率略低于欧美国家，但是随着人口老龄化的增长，饮食结构的改变，近年来发病率也迅速增加。

症状	尿频、尿急、尿流缓慢、尿流中断、排尿不尽、腰痛、骨痛，甚至出现尿潴留、尿失禁；晚期还会出现下肢浮肿、排便困难、少尿或无尿症状
体征	贫血，可触及前列腺结节、质地坚硬；晚期前列腺癌浸润膀胱，压迫输尿管可引起肾积水
病因	1 遗传因素，若家族中有前列腺癌病史，近亲患前列腺癌的概率较高 2 饮食因素，如进食过多的动物脂肪，可促使前列腺癌的发生 3 环境因素，如人们长期生活在化工污染严重，有慢性细菌感染或病毒感染的地方，发生前列腺癌的概率则会增大 4 年龄因素，随着年龄的增大，罹患前列腺癌的概率则会增大
治疗	1 对于年龄较轻、能耐受手术的早期患者，可选择手术治疗 2 内分泌治疗，对局部进展和转移性前列腺癌患者应选择内分泌治疗
护理	1 患者手术前应进食营养丰富、易消化且富含膳食纤维的食物，增强机体抗病能力，保持大便通畅；术后待肠蠕动恢复、肛门排气后，可进食清淡的流质食物，之后可逐渐由半流质过渡到普通饮食 2 护理人员应密切观察患者生命体征及病情变化，如有异常应及时报告医生；保持患者会阴部清洁、干燥，定时翻身

♥ 前列腺癌的诊断

➡ 直肠指检、经直肠B超检查和血清前列腺特异抗原（PSA）测定是诊断前列腺癌的基本方法。直肠指检可以发现前列腺结节，质地坚硬；B超可以显示肿物大小及浸润范围；前列腺癌常血清前列腺特异抗原升高，病灶随血清PSA水平增高而增多。

男人，警惕前列腺被"癌"击中

　　前列腺癌是男性老年人常见疾病，因细胞的基因突变导致增殖失控而发展为癌症，前列腺外周带是癌症最常发生的部位。前列腺癌多数为腺癌，起源于腺细胞，其他少见的有鳞癌、未分化癌等。

🔍 前列腺癌的发展过程

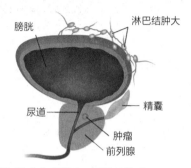

膀胱　淋巴结肿大　尿道　精囊　肿瘤　前列腺

Ⅰ期：肿瘤体积较小，局限于单叶。

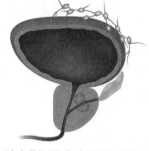

Ⅱ期：肿瘤侵犯两叶，但局限于前列腺内。

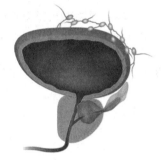

Ⅲ期：肿瘤侵犯并突破前列腺包膜，侵犯精囊。

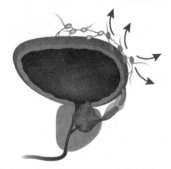

Ⅳ期：肿瘤侵犯膀胱颈、肿瘤外括约肌、直肠、提肛肌或盆壁。

🔍 前列腺癌日常护理

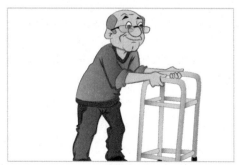

加强日常锻炼，改善前列腺局部充血，促进前列腺液分泌增多，将细菌毒素稀释和冲淡。

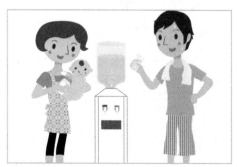

生活规律、起居有时，每餐定量，对前列腺具有保护作用；还要多饮水多排尿，帮助前列腺分泌物排出，以防感染。

乳腺癌

乳腺是多种内分泌激素的靶器官，如雌激素、孕激素及泌乳素等，其中雌酮及雌二醇与乳腺癌的发病有直接关系。乳腺癌的发病高峰期为45～50岁，绝经前、后的妇女发病率较高，可能与年老者雌酮含量增加有关。

症状	乳房皮肤凹陷；乳头下陷或偏斜、乳头溢液；晚期乳房皮肤因水肿而呈"橘皮样"，皮肤溃疡
体征	乳房处可扪及肿块、大小不一、质地坚硬、表面不光滑；一般单侧发病，可向腋下及锁骨上淋巴结转移
病因	1 遗传因素，如一级亲属中有乳腺癌病史的妇女，其发病概率是普通人群的2～3倍 2 内分泌因素，如月经初潮年龄早、绝经年龄晚、不孕以及绝经前后的妇女雌激素水平较高，增加乳腺癌的发病率 3 饮食因素，如长期进食高脂肪、高蛋白食物，影响了体内激素的代谢与分泌，从而增加乳腺癌的发病率 4 疾病因素，如乳腺囊性增生病、乳房纤维腺瘤、乳腺导管内乳头状瘤等均可发生恶变，引发乳腺癌
治疗	患者应及早到医院施行手术治疗
护理	1 患者应保持积极乐观的心态，正确对待疾病，树立战胜疾病的信心，积极配合治疗 2 患者手术后，避免患肢从事过重的体力劳动，可经常上举患肢，促进静脉回流，缓解上肢肿胀 3 患者在手术前后应适当补充营养，增强机体抵抗力，促进伤口愈合；同时要多食具有防治乳腺癌作用的食物，如白菜、海带、海参等

❤ 常吃海产品，辅助治疗乳腺癌

➥ 从海产品中可以提取多种抗肿瘤活性物质，如海藻类食物的有效成分主要是多糖物质和海藻酸钠，海藻酸钠能与放射性锶结合后排出体外；海鱼中含有丰富的钙、锌、碘、硒等无机盐类，也有很好的抗癌功效。

关爱乳房，别让"杀手"潜伏在身边

乳腺癌是指发生在乳腺上皮组织的恶性肿瘤，是一种严重影响妇女身心健康，甚至威胁生命的最常见的恶性肿瘤之一。在我国，乳腺癌占各种恶性肿瘤的7%~10%，近年来呈逐步上升趋势。

🔍 乳腺癌发展过程

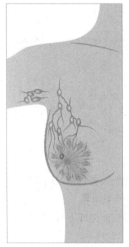 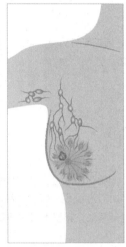 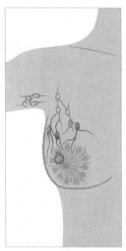 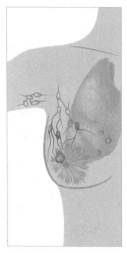

Ⅰ期：隐匿阶段，原位癌无远处转移。

Ⅱ期：早期浸润癌，癌细胞开始突破乳腺导管上皮的基膜。

Ⅲ期：浸润癌阶段(进展期),癌细胞向乳腺间质开始广泛浸润，有同侧锁骨上淋巴结转移。

Ⅳ期：晚期乳腺癌，癌细胞有远处转移，侵及皮肤或胸壁(肋骨、肋间肌、前锯肌)。

🔍 这些食物可以预防乳腺癌

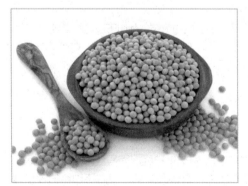

低脂饮食：控制脂肪摄入可降低人体雌激素水平，达到预防乳腺癌的目的。

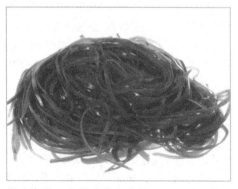

常吃海带：中医认为，海带具软坚散结的作用，因而常吃海带有助于预防乳腺癌。

子宫颈癌

子宫颈癌，简称宫颈癌，是指发生在宫颈阴道部或移行带的鳞状上皮细胞与宫颈管内膜的柱状上皮细胞交界处的恶性肿瘤，也是常见妇科恶性肿瘤。子宫颈癌患者年龄呈双峰分布，即35~39岁和60~64岁。

症状	阴道不规则出血、白带增多、腥臭；晚期可有消瘦、尿频、尿急、肛门坠胀、大便秘结、里急后重，以及骶尾、臀部和大腿持续性疼痛
体征	外生型可见宫颈赘生物向外生长，呈息肉状突起；内生型可见宫颈肥大、质地较硬，宫颈管膨大，宫颈表面光滑或有浅表溃疡
病因	1 遗传因素，处于生育期的女性，如果在日常生活中长期受到某些物理或化学因素的刺激，生殖细胞发生癌变，她们的后代罹患宫颈癌的概率较高 2 早婚、早育、密产、多产及性生活紊乱，容易引起宫颈损伤而造成感染，从而诱发宫颈癌的发生 3 病毒或真菌感染，如单纯疱疹病毒、人巨细胞病毒以及真菌感染等，均可引发宫颈癌
治疗	手术治疗：患者应及早到医院实行手术治疗。对早期不宜手术的患者放疗可达到同样的治疗效果
护理	1 手术后，护理人员应帮助患者擦洗外阴及尿道口，每天2次，以保持外阴清洁；每周更换尿袋2次，保留导尿管7~10天 2 护理人员要经常帮助患者翻身，防止腹胀；活动下肢，预防下肢静脉血栓 3 饮食调养：患者应进食高热量、高维生素、低脂、易消化的食物，如豆类、奶类、水果、蔬菜、瘦肉等，保持大便通畅

♡ 术后如何锻炼患者自主排尿？

⊃ 手术过程不可避免地会损伤双侧支配膀胱和尿道的交感、副交感神经，而导致术后无法排尿。锻炼方法：热敷按摩膀胱、锻炼腹式呼吸以及提肛训练，增强尿道肌、尿道括约肌的收缩能力，促使膀胱受损神经逐渐恢复，促进自主排尿。

子宫颈癌发展过程和饮食调理

子宫颈癌是由于人类乳突病毒长期慢性感染子宫颈上皮细胞，导致上皮细胞生化不良，进而发生癌变。子宫颈癌是困扰广大女性的常见恶性肿瘤，早婚、早育、多产及性生活紊乱的妇女患病概率较高。

🔍 子宫颈癌的发展过程

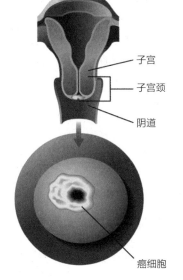

子宫
子宫颈
阴道

癌细胞

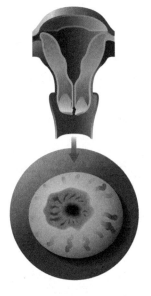

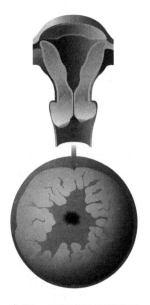

Ⅰ期：癌细胞只限于子宫颈部位。

Ⅱ期：癌细胞已经侵犯到阴道的上半部分，或是子宫旁的结缔组织。

Ⅲ期：癌细胞已经侵犯到阴道的下半部分，或是已经侵犯到了骨盆腔。

🔍 补充胡萝卜素辅助治疗子宫颈癌

胡萝卜素在体内可转化为维生素A，有助于保护免疫系统免受自由基分子的攻击，并具有明显的免疫增强作用。而胡萝卜素摄入量低是宫颈癌的危险因素之一。

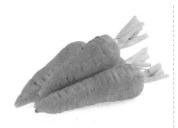

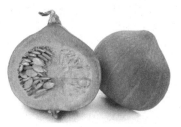

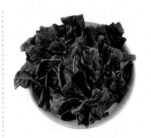

100g胡萝卜中
胡萝卜素含量为4010μg

100g南瓜中
胡萝卜素含量为890μg

100g苋菜中
胡萝卜素含量为1490μg

子宫内膜癌

子宫内膜癌是起源于子宫内膜腺体的恶性肿瘤，又称子宫体癌，绝大多数为腺癌。子宫内膜癌也是妇科常见的恶性肿瘤，其发生与雌激素持续刺激子宫内膜有关，高发年龄为50～65岁，大多为绝经期和绝经后的妇女。

症状	月经紊乱、经量增多、经期延长、经间期出血，以及绝经后不规则流血、白带增多；晚期出现下腹、腰骶部疼痛，以及发热、消瘦、全身衰竭等症状
体征	子宫增大、稍软；晚期可见癌组织从宫口脱出、质地较脆
病因	1 月经失调、初潮年龄早或绝经时间晚，引起卵巢功能紊乱，雌性激素异常，子宫内膜增生而引发子宫内膜癌 2 摄入过多脂类、油类食物，增加雌激素的储存，以及增加血浆中雄烯二酮转化为雌酮，导致子宫内膜增生而引发子宫内膜癌
治疗	手术和放疗是治疗子宫内膜癌的主要手段，除晚期或不能耐受手术的患者均应进行手术治疗
护理	1 护理人员应对患者进行心理疏导，并为患者提供一个安静、舒适的休息环境，以消除或缓解患者的心理压力，增强战胜疾病的信心 2 饮食调养：患者应进食高热量、高蛋白、高维生素的食物，以增强身体抵抗力和免疫力，促进伤口愈合

♥ 久坐不动，当心"憋坏"子宫

● 长期坐着不动，容易导致盆腔充血，尤其是生理期长时间坐着不动，经血无法顺利排出而导致经血逆流，长时间积压则会变为肿块，进而引起子宫内膜异位症，最终导致痛经、月经紊乱、不孕等症状。

子宫内膜癌：子宫内膜细胞的病变

  在女性的体内有一个珍贵的小房子，它就是子宫，子宫里还有个重要的组织，那就是子宫内膜。子宫内膜的生长、增厚、脱落决定着女性的生理周期。一旦子宫内膜出现非正常生长，就易引发癌变。

🔍 子宫内膜癌病理解析

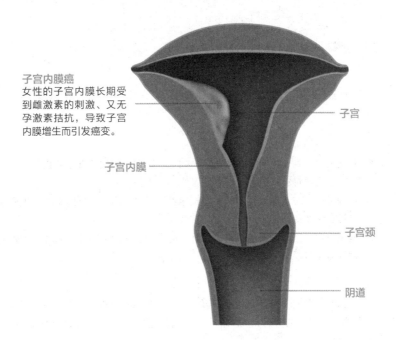

子宫内膜癌
女性的子宫内膜长期受到雌激素的刺激、又无孕激素拮抗，导致子宫内膜增生而引发癌变。

子宫内膜

子宫

子宫颈

阴道

🔍 这类人群警惕子宫内膜癌

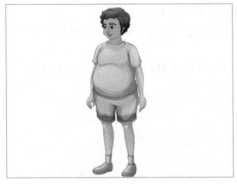

肥胖的女性：脂肪过多会增加雌激素的储存，而存在脂肪细胞内的雌激素可不断释放进入血流，并且持续作用于子宫内膜。

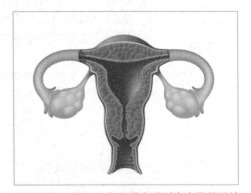

绝经期的女性：子宫内膜会受到高水平雌酮持续影响，很容易刺激内膜由增生到癌变。

喉癌

喉癌是发生在喉黏膜上皮组织的恶性肿瘤，发生在会厌喉以下者属于喉内癌；发生在环状软骨后、梨状窝、喉咽后壁者属于喉咽癌。喉癌的发病率在耳鼻喉科中仅次于鼻咽癌和鼻腔、鼻窦癌，好发年龄为50～70岁，男性多于女性。

症状	声音嘶哑、咳嗽、喉部有异物感、咽下疼痛、咯血
体征	颈部可触及肿块，常有压痛感，喉腔或声门裂狭窄，伴随吸气性呼吸困难，喉部摩擦音消失
病因	1 空气污染，若长期吸入有害气体，如二氧化硫，或生产性工业粉尘，如铬、砷等，则容易引发喉癌 2 长期吸烟、过度饮酒，咽喉黏膜长期受到有害物质的强烈刺激而发生变性，最终发生癌变 3 疾病因素，如喉白斑病、声带重度不典型增生、慢性肥厚性喉炎、喉乳头状瘤反复发作等均可诱发喉癌
治疗	手术治疗：早期、中期和部分晚期患者，可据自身身体情况，到医院施行喉部分切除术、全喉切除术。手术原则是彻底切除肿瘤，尽可能保留或重建喉的发声、呼吸功能
护理	1 手术前，患者应进食高热量、高蛋白、高维生素、清淡、易消化的食物，保证充分的营养供给，提高机体抵抗力和术后组织修复力 2 手术后，患者苏醒时应采取半卧位，以利于颈部伤口引流，减轻颈部伤口充血、水肿 3 神志不清、全麻未醒患者应有专人看护，防止拔除气管导管引起气管塌陷，使气道阻塞而危及生命

♡ 如何防止术后吞咽呛咳？

◉ 经喉癌手术的患者，一般术后15～20天就应练习吞咽，最开始选择干的食物，如馒头、面包等，经咀嚼后形成食糜，可顺利进入食管，避免误入气管而发生呛咳。能够顺利咽下干的食物后，就可以练习吞咽半流质软食；最后可练习吞咽流质食物。

喉癌发展过程和常见人群

　　喉癌的发生与吸烟、酗酒、长期吸入有害物质及乳头状瘤病毒感染等因素有关。近年来随着经济的飞速发展，人们生活水平的不断提高，各种污染随之而来，使得喉癌的发病率呈明显增长趋势。

🔍 喉癌的发展过程

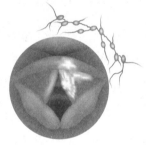
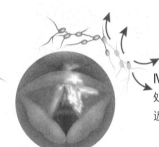

Ⅰ期：癌细胞仅限于喉的一侧，无淋巴结转移。

Ⅱ期：癌细胞位于喉的两侧，无淋巴结转移。

Ⅲ期：癌细胞已经引起一侧声带障碍，有可疑淋巴结。

Ⅳ期：癌细胞出现远处转移，或者侵犯邻近结构。

🔍 这类人群警惕喉癌

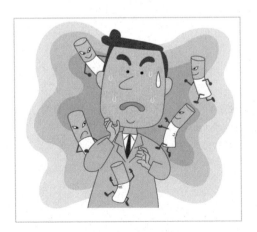

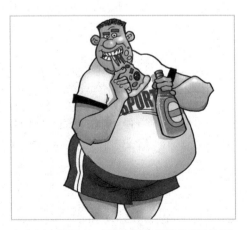

长期吸烟者：烟草中的尼古丁和焦油等有毒物质长期直接侵犯喉咙，对喉部黏膜造成不良刺激，最终有可能发展成喉癌。

长期过度饮酒者：酒精刺激也是诱发喉癌的重要因素，酒精过量会引起食道反流，刺激咽喉内膜，最终有可能发展成喉癌。

鼻咽癌

鼻咽癌是指发生于鼻咽黏膜的恶性肿瘤，可发生在鼻咽部、鼻咽后壁及咽隐窝、耳咽管口、软腭后方、鼻后孔等部位。我国的鼻咽癌发病率较高，发病高峰年龄为30~50岁，男性发病率明显高于女性。

症状	鼻塞、鼻出血或血涕、耳鸣、耳聋、听力减退、头痛、眼球突出、复视、面部麻痹
体征	黏膜充血、血管怒张、鼻咽有肿块，颈上深部可触及肿大的淋巴结，脑神经损害
病因	1 遗传因素，根据细胞染色体及人类组织相容性抗原等的研究，鼻咽癌具有明显的家族聚集现象 2 环境与饮食，如进食过多的咸鱼、腊味和腌制食物；或饮水中铅、镍含量高，而锌、铜含量相对低；或大米中镍含量高，而钼、铬、铅和镉含量低等，都可引发鼻咽癌
治疗	1 放射治疗：由于鼻咽癌多属于低分化鳞癌，大多对放射治疗有中度敏感性，其邻近结构对放射线也有较高的耐受性，因此放射治疗是首选治疗方案 2 综合治疗：对于晚期患者或放疗后复发的患者，以及少数对放射线欠敏感的腺癌和分化较好的鳞状细胞癌，则可采用化疗和手术等综合治疗方法
护理	1 护理人员应及时解除患者的精神负担，消除紧张、焦虑、恐惧等不良情绪，使其积极配合治疗 2 患者应进食高热量、高蛋白质、高维生素、多铁、无刺激性、易消化的食物，避免刺激口腔结合鼻黏膜，以及增加机体对放疗、化疗等的耐受性 3 出院后，患者应适当参加体育活动，如散步、打太极拳等，注意劳逸结合

♥ 放疗前、后如何护理口腔

● 放疗前必须洁净口腔，治疗牙疾，以免放疗后局部抵抗力降低，如拔牙则会引起广泛性骨坏死；放疗后要注意口腔卫生，三餐饭后可用生理盐水漱口，睡前要用软毛牙刷刷牙。

鼻咽癌病理形态和日常护理

在我国，鼻咽癌的发病率存在地域差异，南方较高，如广东、广西、福建、湖南等地为多发区。鼻咽癌的发病还具有家族聚集现象，男性较女性的发病率高，多见于中年人，也有青少年患病者。

🔍 鼻咽癌的病理形态

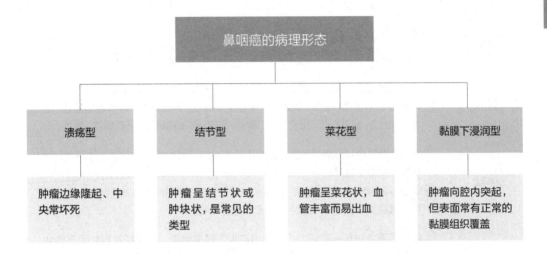

鼻咽癌的病理形态

溃疡型	结节型	菜花型	黏膜下浸润型
肿瘤边缘隆起、中央常坏死	肿瘤呈结节状或肿块状，是常见的类型	肿瘤呈菜花状，血管丰富而易出血	肿瘤向腔内突起，但表面常有正常的黏膜组织覆盖

🔍 鼻咽癌日常护理

放疗时，由于腮腺、唾液腺均在照射范围内，故腮腺及唾液腺功能受到抑制，口腔内的腺体分泌减少，口腔的自洁作用消失，常有口干、咽部干痛、口腔溃疡等症状，因此鼻咽癌患者要做好口腔护理。

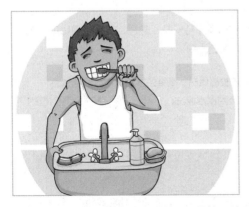

晨起、睡前、饭后用软毛牙刷刷牙，保持口腔清洁，防止口腔继发感染。

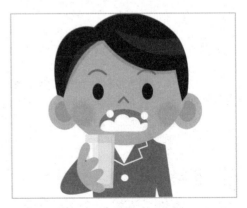

每天要多次使用淡盐水或漱口液漱口，同时，用鼓颊和吸吮交替动作漱口1～2分钟，以清除牙垢。

淋巴癌

淋巴癌原发于淋巴结和淋巴组织，其发生大多与免疫应答过程中淋巴细胞增殖分化产生的某种免疫细胞恶变有关，是免疫系统的恶性肿瘤，多发于中、青年，男性发病率明显多于女性。

类型	**霍奇金淋巴瘤** 由里-斯细胞肿瘤性增殖所引起 **非霍奇金淋巴瘤** 是淋巴系统恶性肿瘤，其发生率是霍奇金淋巴瘤的3倍
症状	**1** 霍奇金淋巴瘤有发热、消瘦、盗汗、乏力、皮肤瘙痒、食欲减退等症状 **2** 非霍奇金淋巴瘤：高热、消瘦、盗汗等全身症状；累及咽部，可有吞咽困难、鼻塞、鼻出血；累及肺部，可有咳嗽、胸闷、气促；累及胃肠道，可有腹痛、腹泻
体征	**1** 霍奇金淋巴瘤：无痛性颈部或锁骨上淋巴结进行性肿大，腋下淋巴结肿大；常有腹膜后淋巴结累及 **2** 非霍奇金淋巴瘤：有远处扩散和结外侵犯倾向；不同部位的淋巴结肿大引起相应器官受累，表现为局部肿块、压迫、浸润或出血
病因	**1** 精神因素，如长期生活、工作压力过大、经常熬夜，使神经长期处于紧绷状态，出现焦虑、抑郁等不良情绪，造成内分泌失调、代谢紊乱、机体免疫力下降，而引发淋巴瘤 **2** 生活因素，如长期的饮食结构、生活习惯造成体质酸化，人体机能迅速下降，进而引起身体代谢循环变慢，身体产生大量的酸性垃圾，堆积在淋巴组织细胞里，久而久之则会发生恶变 **3** 环境因素，如长期吸入含有苯类化学剂、氯乙烯、橡胶、砷、汽油、有机溶剂涂料等，可诱发淋巴瘤
治疗	患者应保证充足的休息和睡眠时间，室内要保持安静、舒适；患者接受化疗、放疗后，应减少探视，减少到人群聚集的地方活动
护理	**1** 患者术前、术后都需要加强营养，可进食高蛋白、高维生素的食物，忌烟忌酒 **2** 护理人员应注意患者皮肤的清洁，每天用温水擦洗，尤其要注意保护放疗照射区的皮肤，避免一切刺激

♥ 加强锻炼，防治淋巴瘤

➡ 养成锻炼身体的好习惯，多在阳光下运动、多流汗，可促使身体的有毒物质和酸性物质随汗液一起排出。同时还可加快新陈代谢，增强体质，抵御细菌或病毒感染，起到预防淋巴瘤的作用。

淋巴瘤病理解析和常见并发症

恶性淋巴瘤，是我国常见的十大恶性肿瘤之一。可分为霍奇金淋巴瘤与非霍奇金淋巴瘤两大类。其恶性程度不一，但由淋巴-组织细胞系统恶性增生所引起，多发生在颈部淋巴结内。

🔍 恶性淋巴瘤病理解析

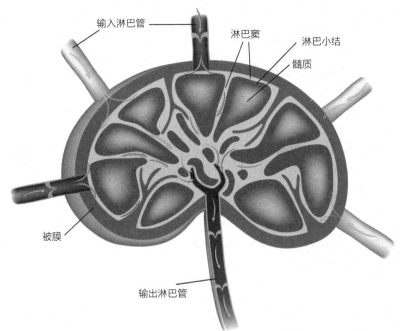

输入淋巴管　淋巴窦　淋巴小结　髓质　被膜　输出淋巴管

病理解析

　　各种因素致使身体组织液酸化，使得大量酸性垃圾在淋巴组织细胞里堆积，致使淋巴组织细胞溶氧量下降，造成细胞的活性下降，代谢循环减慢，进而使人发生癌变。

🔍 警惕恶性淋巴瘤常见并发症

发生部位	说明
皮肤	非特异性损害常见的有皮肤瘙痒症及痒疹。瘙痒症在霍奇金病较为多见
骨骼	临床表现有局部骨骼疼痛及继发性神经压迫症状
口、鼻、咽部	淋巴癌侵犯口、鼻、咽部者，常有吞咽困难、鼻塞、鼻衄（即鼻子流血）
胃肠道	常有食欲减退、腹痛，腹泻、腹部肿块、肠梗阻和出血等是最常见的淋巴癌并发症
肝胆	淋巴癌侵犯肝实质，常表现为肝区疼痛
其他并发症	淋巴癌可浸润胰腺，发生吸收不良等综合征

防癌抗癌，吃出好身体

酸奶	酸奶，是以新鲜的牛奶（或羊奶）为原料，加入一定比例的蔗糖，经过高温灭菌，冷却以后再加入标化的纯乳酸菌种，经发酵而制成的乳制品。近代医学研究发现，无论是用牛奶或是用羊奶所制成的酸奶，都有抗癌作用
山楂	山楂所含的牡荆素化合物（即牡荆碱）具有抗癌活性。山楂提取液能够消除合成亚硝胺的前体物质，在防治消化道癌症方面具有重要作用。常用于消化道及妇女生殖系统恶性肿瘤的治疗
蘑菇	蘑菇不仅富含各类维生素，而且还含有较多的矿物质元素如钙、镁、钾、磷及铁、锌、铜、碘等，具有较好的防癌抗癌功效。蘑菇浸出液中有若干种类型的"多糖体"，含有干扰素诱导剂，可大大增强人体对癌症的抵抗力，被称为"天然抗癌良药"
芦笋	芦笋中含有微量元素硒已被认为具有防癌的作用，可有效地防治胃癌
葱属蔬菜	包括大蒜、洋葱、大葱等。这类蔬菜能预防结肠、胃、肺和肝等脏器的癌症。大蒜中的一些成分甚至能干扰癌细胞的扩散。另外，大蒜中所含的硫化物能激活人体的免疫功能，从而有助于战胜癌症
苹果	苹果中含的维生素C，在体内可阻碍致癌物质亚硝胺的生成，破坏癌细胞增生时产生的某种酶活性，甚至可使已生成的癌细胞转化为正常细胞
猕猴桃	猕猴桃维生素C含量极为丰富，可阻断亚硝胺的生成，并可杀伤离体癌细胞的"多肽"
麦麸	麦麸中含有丰富的膳食纤维，能稀释肠道内的多种致癌物质，加快食物通过肠道的速度，促使排便，减少致癌物和肠道接触的机会
酸梅	酸梅能增强白细胞的吞噬能力，提高机体的免疫机能，辅助治疗阴茎癌、宫颈癌

专家教你看懂化验单

血液检查

表1 全自动血液细胞分析仪检查

项目名称	正常参考值
红细胞计数（RBC）	女：（3.5~4.0）×10^{12}/L
	男：（4.0~5.5）×10^{12}/L
	新生儿：（6.0~7.0）×10^{12}/L
血红蛋白测定（HGB，Hb）	女：110~150g/L
	男：120~160 g/L
	新生儿：170~200g/L
红细胞比积测定（HCT）	女：0.37~0.48 L/L
	男：0.40~0.50 L/L
红细胞体积分布宽度（RDW）	11.5%~14.5%
平均红细胞体积（MCV）	80~100fL
平均红细胞血蛋白含量（MCH）	27~34pg
平均红细胞血蛋白浓度（MCHC）	320~360g/L
血小板计数（PLT）	（100~300）×10^9/L
血小板比积测定（PCT）	女：0.114%~0.282%
	男：0.108%~0.272%
血小板分布宽度（PDW）	15.5%~18.0%
血小板平均体积（MVP）	9.4~12.5fL
白细胞计数（WBC）	新生儿：（15.0~20.0）×10^9/L
	儿童：（5.0~12.0）×10^9/L
	成人：（4.0~10.0）×10^9/L

项目名称	正常参考值
单核细胞绝对值（MONO）	（0.12~0.8）×10^9/L
单核细胞比例（MONO%）	0.03~0.08（3%~8%）
淋巴细胞绝对值（LYM）	（0.8~4.0）×10^9/L
淋巴细胞比例（LYM%）	0.20~0.40（20%~40%）
中性粒细胞绝对值（NEU）	（2~7）×10^9/L
中性粒细胞比例（NEU%）	0.50~0.70（50%~70%）
嗜碱性粒细胞绝对值（BASO）	（0~0.1）×10^9/L
嗜碱性粒细胞比例（BASO%）	0~0.01（0~1%）
嗜酸性粒细胞绝对值（EOS）	（0.02~0.5）×10^9/L
嗜酸性粒细胞比例（EOS%）	0.005~0.05（0.5%~5%）

表 2　贫血的形态学分类

贫血的形态学分类	MCH（pg）	MCHC（g/L）	MCV（fL）	常见病因
正常细胞性贫血	27~34	320~360	80~100	再生障碍性贫血、多数溶血性贫血、急性失血性贫血、白血病等
单纯小细胞性贫血	<27	320~360	<80	慢性感染、肝病、炎症、恶性肿瘤、尿毒症等
小细胞低色素性贫血	<27	<320	<80	地中海性贫血、缺铁性贫血、慢性失血性贫血、铁粒幼细胞性贫血等
大细胞性贫血	>34	320~360	>100	缺乏维生素B$_{12}$及叶酸所引起的恶性贫血、巨幼细胞性贫血

<h2 align="center">表 3 溶血性贫血检查</h2>

项目名称	正常参考值
红细胞渗透脆性试验（EOFT）	开始溶血：$3.8 \sim 4.6g/L$氯化钠溶液
	完全溶血：$2.8 \sim 3.4g/L$氯化钠溶液
血浆游离血红蛋白测定（PHF）	$<40mg/L$
抗碱血红蛋白F测定（HbF）	新生儿：$0.70 \sim 0.80$（$70\% \sim 80\%$）
	正常成人：<0.02（$<2\%$）
高铁血红蛋白还原试验（MRT）	细胞化学洗脱法：空影细胞<0.02（$<2\%$）
	光电比色法：还原率>0.75（$>7\%$）
自身溶血及纠正试验（ACT）	正常人红细胞经孵育48小时后仅轻微溶血，溶血毒<0.035（$<3.5\%$）
	加葡萄糖或ATP孵育，溶血明显纠正，溶血度均<0.01（$<1\%$）
抗人球蛋白试验（Coomb's）	直接或间接试验均为阴性
酸溶血试验（AHT，Ham's）	阴性
冷热溶血试验（D-LT）	阴性
蔗糖溶血试验（SHT）	阴性
异丙醇沉淀试验（TPT）	阴性
热变性试验（HDT）	阴性或$<5\%$

体液检查

<h2 align="center">表 1 渗出液与漏出液的鉴别</h2>

常规检查项目	渗出液	漏出液
性质	炎症、肿瘤，或物理化学因素所致	非炎症
颜色	不定，可为黄色、血色、脓样、乳糜性	淡黄色
比重	>1.018	<1.018
凝固性	自凝	不自凝
透明度	浑浊	透明或微混

续表 1

常规检查项目	渗出液	漏出液
白细胞分类	以中性粒细胞或淋巴细胞为主	以淋巴细胞为主
白细胞计数	$>500 \times 10^6$/L	$<100 \times 10^6$/L
蛋白定量	>30g/L	<25g/L
蛋白定性	阳性	阴性
细菌	可找到病原菌	阴性

表 2 脑脊液检查

检查名称	正常参考值
颜色	无色
凝块或薄膜	无
透明度	透明
白细胞分类	以淋巴细胞为主，单核细胞少见
白细胞计数	儿童：（0~15）$\times 10^6$/L
	成人：（0~8）$\times 10^6$/L
蛋白定量	0.2~0.45g/L
蛋白定性	阴性
葡萄糖定量	2.4~4.4 mmol/L
葡萄糖定性	弱阳性
氯化物	120~130 mmol/L
细菌	无

表 3 前列腺液常规检查

项目名称	正常参考值
颜色	淡乳白色
性状	稀薄液体

续表 3

项目名称	正常参考值
透明度	半透明
酸碱度	6.3~6.5
卵磷脂小体	多量或满视野
白细胞	<10个/HP
红细胞	<5个/HP
细菌	阴性

表 4 精液常规检查

项目名称	正常参考值
量	3~5ml
颜色	灰白色
性状	黏稠状
酸碱度	7.2~8.0
液化时间	<60min
白细胞	<5个/HP
红细胞	<5个/HP
精子形态	异常精子<（10%~15%）
精子计数	（50~150）×10^9/L
精子活动率	70%以上是活动精子
精子活动力	精子活泼，快速直线运动
细菌	阴性

表 5 阴道分泌物常规检查

项目名称	正常参考值
颜色	白色
性状	稀糊状

项目名称	正常参考值
清洁度	Ⅰ度~Ⅱ度
真菌检查	阴性
滴虫检查	阴性

表6 阴道分泌物清洁度

清洁度	所见成分	结果判断
Ⅰ度	大量上皮细胞和阴道杆菌,白细胞0~5/HP,无杂菌或极少量杂菌	正常
Ⅱ度	中等量上皮细胞和阴道杆菌,白细胞10~15/HP,少量杂菌	正常
Ⅲ度	少量上皮细胞和阴道杆菌,白细胞15~30/HP,较多杂菌	提示有炎症
Ⅳ	少量上皮细胞,无阴道杆菌,白细胞>30/HP,大量杂菌	有严重的阴道炎

表7 不同疾病腹水检查结果

疾病名称	外观	比重	蛋白(g/L)	白细胞	红细胞	其他
慢性心功能不全	草黄色	<1.018	<30	较多	少	—
结核性胸、腹膜炎	淡黄色、浑浊或血性	>1.018	>30	增高,以淋巴细胞为主	极少	可找到结核杆菌
化脓性胸、腹膜炎	黄色或脓性	>1.018	>30	增高,以中性粒细胞为主	少	可找到病原菌
胸、腹腔肿瘤	黄色或血性	<1.018	<30	多,各类细胞均可见到	较少,出血时增多	可找到肿瘤细胞
胰腺炎	浑浊、血性	>1.018	>30	不定	血性时明显增多	淀粉酶活性增高
肝硬化	黄绿色	<1.018	<30	较少	少	—

骨髓检查

表 1 骨髓象

细胞名称		正常参考值(法定单位)	正常参考值(惯用单位)
原始血细胞		0~0.007	0~0.7%
红细胞系	原始红细胞	0~0.019	0~1.9%
	早幼红细胞	0.002~0.026	0.2%~2.6%
	中幼红细胞	0.026~0.107	2.6%~10.7%
	晚幼红细胞	0.052~0.175	0.52%~17.5%
粒细胞系	原始粒细胞	0~0.018	0~1.8%
	早幼粒细胞	0.004~0.039	0.4%~3.9%
中性粒细胞	中幼粒细胞	0.022~0.122	2.2%~12.2%
	晚幼粒细胞	0.035~0.132	0.35%~13.2%
	分叶核粒细胞	0.042~0.212	4.2%~21.2%
	杆状核粒细胞	0.164~0.321	16.4%~32.1%
嗜碱性粒细胞	中幼粒细胞	0~0.002	0~0.2%
	晚幼粒细胞	0~0.003	0~0.3%
	分叶核粒细胞	0~0.002	0~0.2%
	杆状核粒细胞	0~0.004	0~0.4%
嗜酸性粒细胞	中幼粒细胞	0~0.014	0~1.4%
	晚幼粒细胞	0~0.018	0~1.8%
	分叶核粒细胞	0~0.042	0~4.2%
	杆状核粒细胞	0.002~0.039	0.2%~3.9%
浆细胞系	原始浆细胞	0~0.001	0~0.1%
	幼稚浆细胞	0~0.007	0~0.7%
	成熟浆细胞	0~0.021	0~2.1%
单核细胞系	原始单核细胞	0~0.003	0~0.3%
	幼稚单核细胞	0~0.006	0~0.6%
	成熟单核细胞	0~0.062	0~6.2%
淋巴细胞系	原始淋巴细胞	0~0.004	0~0.4%
	幼稚淋巴细胞	0~0.021	0~2.1%
	成熟淋巴细胞	0.107~0.431	10.7%~43.1%

续表1

细胞名称	正常参考值（法定单位）	正常参考值（惯用单位）
组织嗜碱细胞	0~0.005	0~0.5%
组织嗜酸细胞	0~0.002	0~0.2%
脂肪细胞	0~0.001	0~0.1%
内皮细胞	0~0.004	0~1.4%
吞噬细胞	0~0.004	0~0.4%
巨核细胞	0~0.003	0~0.3%
网状细胞	0~0.01	0~1%
分类不明细胞	0~0.001	0~0.1%
粒红比值	（2~4）:1	（2~4）:1

表2 骨质增生程度判定

骨髓增生程度	有核细胞	有核细胞:成熟红细胞	常见原因
增生减低	0.5%~1%	1:50	粒细胞减少或缺乏、再生障碍性贫血
增生极度减低	<0.5%	1:200	典型的再生障碍性贫血、骨髓坏死
增生活跃	1%~10%	1:20	正常骨髓、某些贫血
增生明显活跃	>10%	1:10	增生性贫血、各类白血病、骨髓增殖性疾病
增生极度活跃	>50%	1:1	各类白血病

内分泌激素检查

表1 下丘脑垂体激素检查

项目名称	正常参考值
血清心钠素（ANP）	200~400ng/L
血清抗利尿激素（ADH）	1.0~1.5ng/L
血浆促肾上腺皮质激素（ACTH）	8:00：1.8~17.3pmol/L
	16:00：1.5~6.6 pmol/L

续表 1

项目名称	正常参考值
血清卵泡刺激激素（FSH）	女性：卵泡期：1～9U/L
	排卵期：6～26U/L
	黄体期：1～9U/L
	绝经期：30～118U/L
	成年男性：1～7U/L
血清黄体生成素（LH）	女性：卵泡期：1～12U/L
	月经中期：16～104U/L
	黄体期：1～12U/L
	绝经期：16～66U/L
	成年男性：1～8U/L
血清催乳素（PRL）	女性：卵泡期：<0.92nmol/L
	黄体期：0.02～0.16nmol/L
	妊娠期最初3个月：<3.4nmol/L
	第二个3个月：0.72～12.2nmol/L
	第三个3个月：1.36～15.4nmol/L
	绝经期：<0.92nmol/L
	成年男性：<0.8nmol/L
血清生长素（GH）	脐血：8～41μg/L
	新生儿（1～12个月）：2～10μg/L
	女性：<10μg/L
	男性：<2μg/L

表 2 肾上腺激素检查

项目名称	正常参考值
血、尿皮质醇（Cor，FC）	游离皮质醇：27.6～276 nmol/24h
	血皮质醇：8:00 138～635 nmol/L
	16:00 83～441nmol/L
血、尿雌酮（E_1）	血液：女性青春期：0～296pmol/L
	卵泡期：74～555 pmol/L
	男性青春期：41～78 pmol/L
	成年男性：111～240 pmol/L

续表 2

项目名称	正常参考值
血、尿雌酮（E₁）	尿液：女性排卵期：41～115 nmol/24h
	黄体期：37～85 nmol/24h
	绝经期：4～26 nmol/24h
	男性：11～30 nmol/24h
血、尿雌二醇（E2）	血液：女性卵泡期：37～330pmol/L
	排卵期：370～1850 pmol/L
	黄体期：180～888 pmol/L
	绝经期：54～150 pmol/L
	男性：70～190 pmol/L
	尿液：卵泡期：0～11nmol/24h
	排卵期：15～51 nmol/24h
	黄体期：15～37nmol/24h
	绝经期：0～15 nmol/24h
血、尿雌三醇（E₃）	血液：未妊娠妇女：<7 nmol/L
	妊娠24～28周：104～590 nmol/L
	妊娠28～36周：139～972 nmol/L
	妊娠36～40周：278～1215 nmol/L
	成年男性：<7nmol/L
	尿液：妊娠30周：21～62 μmol/24h
	妊娠35周：31～97 μmol/24h
	妊娠40周：45～146 μmol/24h
血清睾酮（PT）	女性青春期：0.35～0.70 nmol/L
	成年女性：0.70～3.1 nmol/L
	绝经期：0.28～1.22 nmol/L
	男性青春期：0.35～0.70 nmol/L
	成年男子：10.4～34.7 nmol/L
血清双氢睾酮（DHT）	女性：0.14～0.76 nmol/L
	男性：1.03～2.92 nmol/L
血清孕酮（P，PP）	女性：卵泡期：0.6～2.9nmol/L
	黄体期：9.5～111.3nmol/L
	妊娠期：63.6～1272nmol/L
	绝经期：0.1～0.95nmol/L
	成年男性：0.4～3.1nmol/L

续表 2

项目名称	正常参考值
醛固酮（Ald）	血醛固酮：新生儿：0.14～1.66 nmol/L
	成人：卧位0.08～0.27 nmol/L
	立位0.14～0.61 nmol/L
醛固酮（Ald）	尿醛固酮：2.7～44.3 nmol/24h
儿茶酚胺（CA，PFC）	肾上腺素：血＜764 pmol/L
	尿0～109 nmol/24h
	肾上腺素：去甲肾上腺素：血＜10047 pmol/L
	尿89～473 nmol/24h
	多巴胺：血＜764 pmol/L
	尿425～2610 nmol/24h
尿17-酮类固醇（17-KS）	微柱法：儿童：0～10.4 μmol/24h
	成人：女性：24.3～69.5 μmol/24h
	男性：34.7～86.7 μmol/24h
	化学法：儿童：0～10.4 μmol/24h
	成人：女性：24.3～69.5 μmol/24h
	男性：34.7～86.7 μmol/24h
尿17-羟类固醇（17-OHCS）	微柱法：儿童：＜17.3 μmol/24h
	成人：女性：10.4～52 μmol/24h
	男性：17.3～79.7 μmol/24h
	化学法：儿童：2.80～15.5 μmol/24h
	成人：女性：5.5～22.1 μmol/24h
	男性：8.2～27.6 μmol/24h
尿香草扁桃酸（VMA）	5～45 μmol/24h

表 3 甲状腺激素和甲状旁腺激素检查

项目名称	正常参考值
血清总甲状腺素（T4、TT4）	新生儿：129～271 nmol/L
	儿童（1～5岁）：94～194 nmol/L
	（5～10岁）：83～172 nmol/L
	成人：65～155 nmol/L

续表 3

项目名称	正常参考值
血清甲状旁腺激素（PTH）	N末端测定法：8～24ng/L
	C末端测定法：50～330ng/L
血清游离甲状腺素（FT4）	10.3～31.0pmol/L
血清促甲状腺素（TSH）	新生儿：<20mIU/L
	成人：<5mIU/L
血清甲状腺结合球蛋白（TBG）	15～34mg/L
血清降钙素（CT）	<100ng/L
血清总三碘甲状腺原氨酸（T3、TT3）	新生儿：0.49～3.33 nmol/L
	儿童（1～5岁）：1.62～4.14 nmol/L
	（5～10岁）：1.45～3.71 nmol/L
	成人：1.54～3.08 nmol/L
血清反三碘甲状腺原氨酸（rT3）	0.2～0.8 nmol/L
血清游离三碘甲状腺原氨酸（FT3）	3.2～10.4pmol/L

尿液检查

表1 尿常规检查

项目名称	正常参考值
颜色（CO）	淡黄色
透明度（CI）	清晰透明
酸碱度（pH）	5.5～6.5
比重（SG）	新生儿：1.002～1.004
晨尿：	1.015～1.025
随机尿：	1.003～1.030
尿糖（GLU）	阴性
尿蛋白（PRO）	阴性
管型	0～偶见/P
上皮细胞	少量扁平及圆形上皮细胞

续表1

项目名称	正常参考值
尿沉渣检查 白细胞（WBC）	女性：0～5/HP
	男性：0～2/HP
尿沉渣检查 红细胞（RBC）	儿童：<3/HP
	成人：0～偶见/HP

表 2 尿液分析仪检查

项目名称	正常参考值
尿色（UCO）	淡黄色
透明度（UCI）	清晰透明
酸碱度（pH）	5.5～6.5
比重（SG）	新生儿：1.002～1.004
晨尿：	1.015～1.025
随机尿：	1.003～1.030
蛋白质（PRO）	阴性
	定量20～80mmol/24h尿
酮体（KET）	阴性
葡萄糖（GLU）	阴性
	定量<2.8mmol/24h尿
胆红素（BIL）	阴性
亚硝酸盐（NIT）	阴性
尿胆原（URO）	1:20稀释，阴性
白细胞（LEU）	阴性
红细胞（BLO）	阴性

表 3 尿蛋白质检查

项目名称	正常参考值
血红蛋白（Hb）	阴性
肌红蛋白（MB）	阴性
	定量 ＜4mg/L
微量白蛋白（mAlb）	11.21±6.93mg/（g·Cr）
α1-微球蛋白（α1-MG）	＜6mg/24h尿
β2-微球蛋白（β2-）	血清：0.91～2.2mg/L
	尿＜0.2mg/L
本-周蛋白（B-JP）	阴性
尿液免疫球蛋白	IgM：0ng/24h尿
	IgG＜3ng/24h尿
	IgA＜1ng/24h尿
尿液蛋白圆盘电泳分析	正常区带

粪常规检查

表 1 粪常规检查

项目名称	正常参考值
颜色	黄褐色
性状	软便，成形
显微镜检查：白细胞	阴性
红细胞	阴性
巨噬细胞	阴性
寄生虫卵	阴性
结晶	阴性
食物残渣	极少量

常用穴位速查

♥ 手太阴肺经

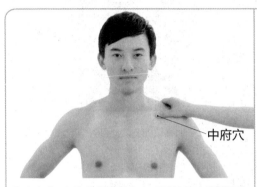

取穴定位：在胸前壁的外上方，云门下1寸，平第1肋间隙，距前正中线6寸。

主治：咳嗽、气喘；胸烦满、胸痛；肩背痛。

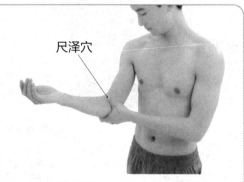

尺泽穴

取穴定位：在肘横纹中，肱二头肌腱桡侧凹陷处。

主治：急性腹痛吐泻；肘臂挛痛；小儿惊风、咽喉肿痛、咳嗽、气喘、咳血、潮热、胸部胀满。

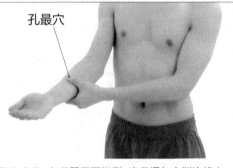

孔最穴

取穴定位：在前臂掌面桡侧，当尺泽与太渊连线上，腕横纹上7寸处。

主治：咯血、鼻衄、咳嗽、咽喉肿痛、热病无汗；痔血；肘臂挛痛。

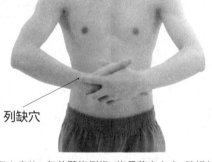

列缺穴

取穴定位：在前臂桡侧缘，桡骨茎突上方，腕横纹上1.5寸，当肱桡肌与拇长展肌腱之间。

主治：偏（正）头痛、项强；咳嗽气喘、咽喉肿痛；口眼歪斜、牙痛。

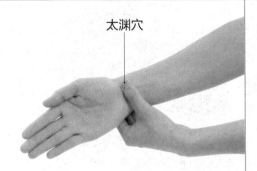

太渊穴

取穴定位：在腕掌侧横纹桡侧，桡动脉搏动处。

主治：咳嗽气喘、咳血、咽喉肿痛、胸痛；无脉症；腕臂痛。

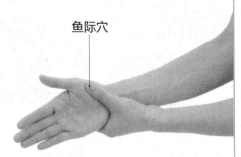

鱼际穴

取穴定位：鱼际穴在手拇指本节（第1掌指关节）后凹陷处，约当第1掌骨中点桡侧，赤白肉际处。

主治：喉痹、咽干、失音、发热；咳嗽气喘、咳血；肘挛。

♥ 手阳明大肠经

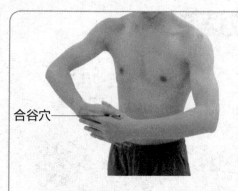

合谷穴

取穴定位：在手背，第1、第2掌骨间，当第2掌骨桡侧的中点处。

主治：头痛、目赤肿痛、咽喉肿痛、耳聋、痄腮；热病无汗、多汗；腹痛、便秘，闭经、滞产；上肢不遂。

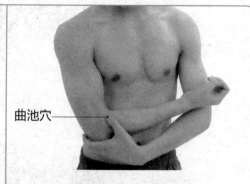

曲池穴

取穴定位：在肘横纹外侧端，屈肘，当尺泽与肱骨外上髁连线中点。

主治：热病、咽喉肿痛、牙痛、头痛眩晕、癫狂；手臂肿痛、上肢不遂、瘰疬、瘾疹；腹痛、吐泻。

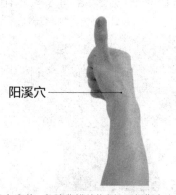

阳溪穴

取穴定位：在腕背横纹桡侧，手拇指向上翘起时，当拇长伸肌腱与拇短伸肌腱之间凹陷中。

主治：头痛、目赤、牙痛、咽喉肿痛、耳鸣；手腕痛。

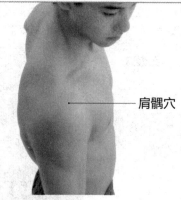

肩髃穴

取穴定位：在肩部，三角肌上臂外展，或向前平伸时，当肩峰前下方凹陷处。

主治：肩臂酸麻疼痛、上肢不遂；瘰疬、瘾疹。

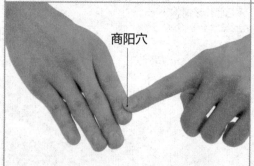

商阳穴

取穴定位：在食指末节桡侧，距指甲角0.1寸。

主治：喉肿痛、颔肿；牙痛、耳聋；热病、昏厥；手指麻木。

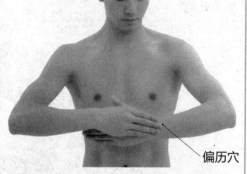

偏历穴

取穴定位：屈肘，在前臂背面桡侧，当阳溪与曲池的连线上，腕横纹上3寸。

主治：手臂疼痛、肩臂酸痛、水肿；目赤、耳鸣、鼻出血、喉痛。

♥ 足阳明胃经

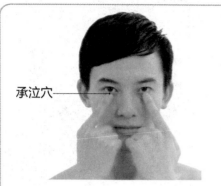

承泣穴

取穴定位: 在面部, 瞳孔直下, 当眼球与眶下缘之间。
主治: 目赤肿痛、迎风流泪、夜盲、眼睑瞤动; 口眼
歪斜。

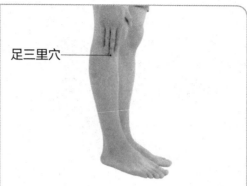

足三里穴

取穴定位: 在小腿前外侧, 当犊鼻穴下3寸, 距胫骨
前缘1横指(中指)。
主治: 胃痛、呕吐、腹胀肠鸣、泄泻、便秘、乳痈; 虚
劳羸瘦、咳喘、头晕、失眠。

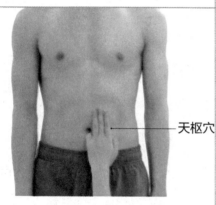

天枢穴

取穴定位: 在腹中部, 脐中旁开2寸。
主治: 绕脐腹痛、腹胀肠鸣、便秘、痢疾; 痛经、月经
不调。

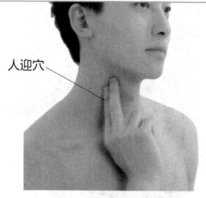

人迎穴

取穴定位: 在颈部, 喉结旁, 当胸锁乳突肌的前缘,
颈总动脉搏动处。
主治: 咽喉肿痛、瘰疬、瘿气、胸满喘息; 头痛、眩晕。

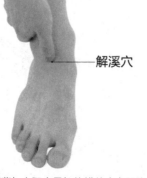

解溪穴

取穴定位: 在足背与小腿交界处的横纹中点凹陷中,
当足拇长伸肌腱与趾长伸肌腱之间。
主治: 腹胀、便秘; 头痛、眩晕、癫狂; 下肢痿痹、踝
部肿痛。

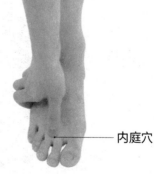

内庭穴

取穴定位: 在足背, 当第2、第3趾间, 趾蹼缘后方赤
白肉际处。
主治: 牙痛、咽喉肿痛、口歪、鼻出血、热病; 腹痛、
腹胀、泄泻、痢疾、便秘; 足背肿痛。

♥ 足太阴脾经

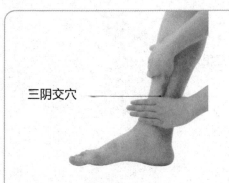

三阴交穴

取穴定位: 在小腿内侧, 当足内踝尖上3寸, 胫骨内侧缘后方。

主治: 月经不调、崩漏、带下、阴挺、闭经、不孕、滞产、产后血晕; 遗精、阳痿, 阴茎痛、遗尿、小便不利。

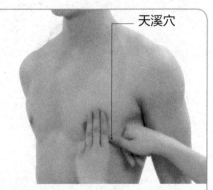

天溪穴

取穴定位: 在胸外侧部, 当第4肋间隙, 距前正中线6寸。

主治: 乳汁少、乳痈; 胸胁疼痛、咳嗽。

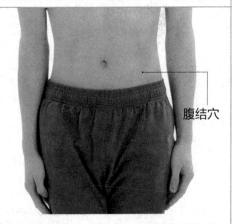

腹结穴

取穴定位: 在下腹部, 大横穴下1.3寸, 距前正中线4寸。

主治: 腹痛、泄泻、便秘、痢疾; 疝气。

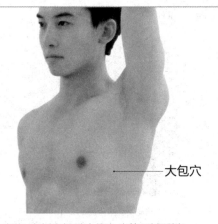

大包穴

取穴定位: 在侧胸部, 腋中线上, 当第6肋间隙处。

主治: 全身疼痛、四肢无力; 胸胁痛、咳喘。

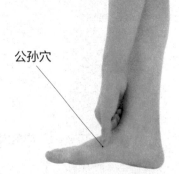

公孙穴

取穴定位: 在足内侧缘, 当第1跖骨基底的前下方凹陷处。

主治: 胃痛、胃酸过多、腹痛、腹胀、泄泻、痢疾; 胸痛、胸闷。

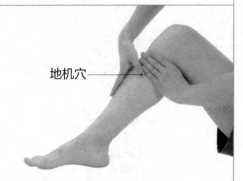

地机穴

取穴定位: 在小腿内侧, 当内踝尖与阴陵泉的连线上, 阴陵泉下3寸。

主治: 腹痛腹胀、泄泻; 月经不调、痛经、崩漏、遗精、水肿、小便不利; 腰痛、下肢痿痹。

❤ 手太阳小肠经

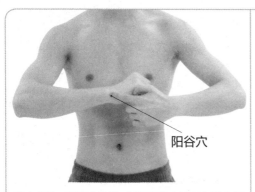

阳谷穴

取穴定位: 在手腕尺侧, 当尺骨茎突与三角骨之间凹陷处。

主治: 腕臂痛; 头痛、目眩、龋牙痛、耳鸣、耳聋; 热病、癫狂痫。

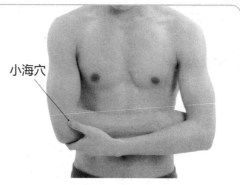

小海穴

取穴定位: 微屈肘, 在肘内侧, 当尺骨鹰嘴与肱骨内上髁之间凹陷处。

主治: 肘臂疼痛、上肢麻木; 头痛、癫痫。

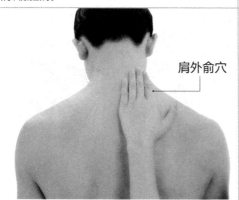

肩外俞穴

取穴定位: 在背部, 当第1胸椎棘突下, 旁开3寸。

主治: 肩背疼痛、颈项强直。

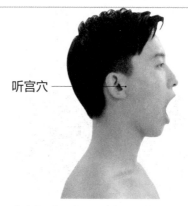

听宫穴

取穴定位: 在面部, 耳屏前, 下颌骨髁状突的后方, 张口时呈凹陷处。

主治: 耳鸣耳聋; 牙痛; 癫狂痫。

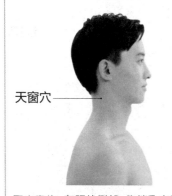

天窗穴

取穴定位: 在颈外侧部, 胸锁乳突肌的后缘, 扶突后0.5寸, 与喉结相平。

主治: 耳鸣耳聋、咽喉肿痛、暴喑; 颈项强痛、颈瘿。

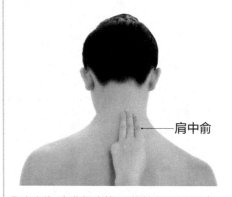

肩中俞

取穴定位: 在背部, 当第7颈椎棘突下, 旁开2寸。

主治: 目视不明; 咳嗽、气喘、唾血; 肩背疼痛。

● 足少阴肾经

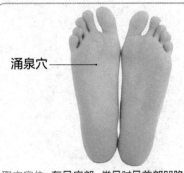

涌泉穴

取穴定位：在足底部，卷足时足前部凹陷处，约当足底第2、第3趾趾缝纹头端与足跟连线的前1/3与后2/3交点上。

主治：头颈痛、眩晕、癫狂、小儿惊风；咽喉肿痛、舌干、失音；小便不利、便秘；足心热。

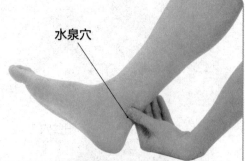

水泉穴

取穴定位：内踝后下方，当太溪穴直下1寸（指寸），跟骨结节的内侧凹陷处。

主治：月经不调、痛经、阴挺；小便不利、腹痛。

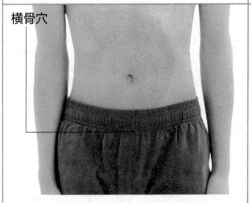

横骨穴

取穴定位：在下腹部，脐下5寸，前正中线旁开0.5寸。

主治：小腹胀痛、小便不利、遗尿；遗精、阳痿、疝气、阴痛。

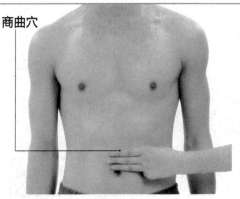

商曲穴

取穴定位：在上腹部，脐上2寸，前正中线旁开0.5寸。

主治：腹胀腹痛、胃痛、泄泻、便秘。

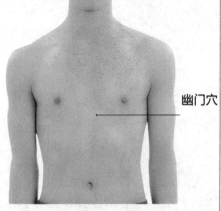

幽门穴

取穴定位：在上腹部，脐上6寸，前正中线旁开0.5寸。

主治：胃痛、腹痛腹胀、呕吐、泄泻。

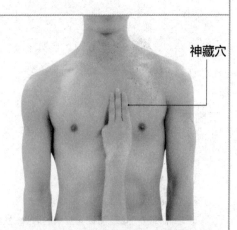

神藏穴

取穴定位：在胸部，当第2肋间隙，前正中线旁开2寸。

主治：胸痛烦满、咳嗽气喘；呕吐、不嗜食。

♥ 手少阳三焦经

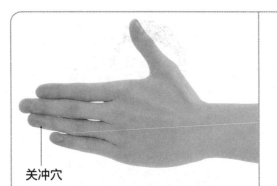

关冲穴

取穴定位: 在手环指末节尺侧, 距指甲角0.1寸。
主治: 头痛、目赤、耳聋耳鸣、咽喉肿痛、舌强、喉痹; 热病、心烦、中暑、昏厥。

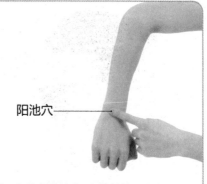

阳池穴

取穴定位: 在腕背横纹中, 当指总伸肌腱的尺侧缘凹陷处。
主治: 耳聋、目赤肿痛、咽喉肿痛、口干、喉痹; 腕痛、肩臂痛; 疟疾、消渴。

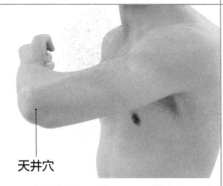

天井穴

取穴定位: 在手臂外侧, 屈肘时, 当肘尖直上1寸凹陷处。
主治: 偏头痛、耳鸣、耳聋; 肘臂痛、胸胁痛; 癫痫、精神恍惚; 瘰疬、瘿气、瘾疹。

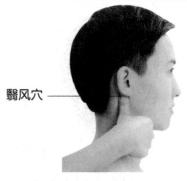

翳风穴

取穴定位: 翳风穴在耳垂后方, 当乳突与下颌角之间凹陷处。
主治: 耳鸣耳聋; 牙痛颊肿、口歪、牙关紧闭; 瘰疬、呃逆。

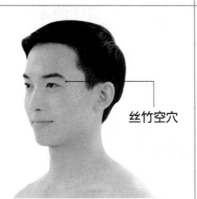

丝竹空穴

取穴定位: 在面部, 当眉梢凹陷处。
主治: 目赤肿痛、眼睑瞤动、目眩、牙痛、头痛; 癫狂痫。

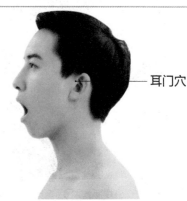

耳门穴

取穴定位: 在面部, 当耳屏上切迹的前方, 下颌骨髁状突后缘, 张口有凹陷处。
主治: 耳鸣耳聋; 牙痛、下颌痛。

♥ 足少阳胆经

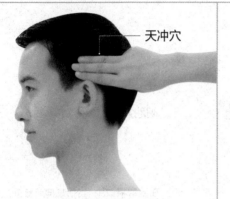

天冲穴

取穴定位：在头部，当耳根后缘直上入发际2寸，率谷后0.5寸处。

主治：头痛、耳鸣耳聋、齿龈肿痛；惊恐、癫痫；瘿气。

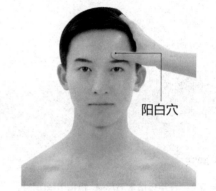

阳白穴

取穴定位：在前额部，双目直视，当瞳孔直上，眉上1寸。

主治：头痛、眩晕；视物模糊、目痛、眼睑下垂、面瘫。

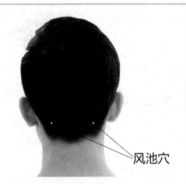

风池穴

取穴定位：在项部，当枕骨之下，与风府相平，胸锁乳突肌与斜方肌上端之间凹陷处。

主治：头痛、眩晕、颈项强痛；目赤肿痛、鼻塞、鼻衄、耳鸣、咽喉肿痛；癫痫、中风。

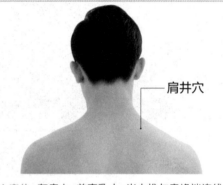

肩井穴

取穴定位：在肩上，前直乳中，当大椎与肩峰端连线的中点上。

主治：颈项强痛、肩背疼痛、上肢不遂、中风；头痛、眩晕；乳腺炎、乳汁不下、乳痈、难产。

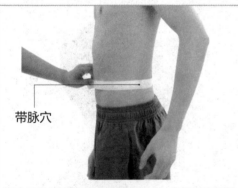

带脉穴

取穴定位：在侧腰部，章门下1.8寸，当第11肋骨游离端的下方垂线与脐水平线的交点上。

主治：胁痛、腹痛、腰痛；赤白带下、月经不调、经闭、阴挺、疝气。

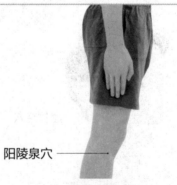

阳陵泉穴

取穴定位：在小腿外侧，当腓骨头前下方凹陷处。

主治：黄疸、口苦、呕吐；胁肋痛、肩痛、下肢痿痹、腰髋肿痛、小儿惊风。

常见中草药速查

⏩ 解表药

桑叶	柴胡	防风
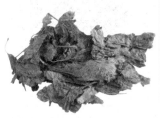	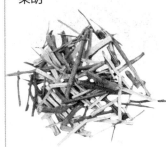	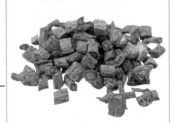
性味：甘、苦，寒。 功效：疏风散热、清肺润燥。 主治：风热感冒、肺热咳嗽。	性味：苦、辛，微寒。 功效：解表退热、疏肝解郁。 主治：表证发热、肝郁气滞。	性味：辛、甘，微温。 功效：祛风解表、胜湿止痛。 主治：风寒感冒、风湿痹痛。
牛蒡子	羌活	白芷
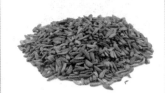	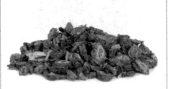	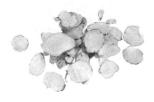
性味：辛、苦，寒。 功效：疏风散热、解毒消肿。 主治：风热感冒、痄腮喉痹。	性味：辛、苦，温。 功效：解表散寒、祛风胜湿、止痛。 主治：风寒感冒、风寒湿痹。	性味：辛，温。 功效：解表散寒、祛风止痛。 主治：风寒感冒、头痛、牙痛。
荆芥	苍耳	葱白
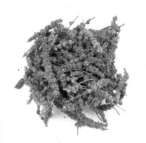	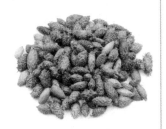	
性味：辛，微温。 功效：祛风解表、透疹、止血。 主治：麻疹不透、吐衄下血。	性味：辛、苦，温。 功效：发散风寒、通鼻窍、祛风湿。 主治：感冒、鼻渊、风湿痹痛。	性味：辛，温。 功效：发汗解表，散寒通阳。 主治：风寒感冒，阴盛格阳。

紫花地丁

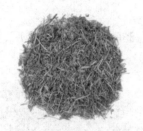

性味：苦、辛，寒。
功效：清热解毒、凉血消肿。
主治：疔疮肿毒、毒蛇咬伤

黄芩

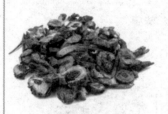

性味：苦，寒。
功效：清热燥湿、解毒泻火。
主治：肺热咳嗽、高热烦渴。

苦参

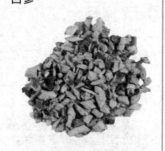

性味：苦，寒。
功效：清热燥湿、杀虫、利尿。
主治：湿热、阴肿阴痒、小便不利。

连翘

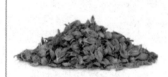

性味：苦，微寒。
功效：清热解毒、疏散风热。
主治：外感风热、痈肿疮毒。

白头翁

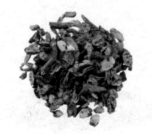

性味：苦，寒。
功效：清热解毒、凉血止痢。
主治：热毒血痢、疮痈肿毒。

半边莲

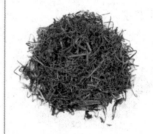

性味：辛，平。
功效：清热解毒、利水消肿。
主治：蛇虫咬伤、腹胀水肿。

黄柏

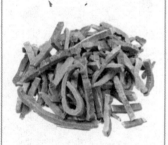

性味：苦，寒。
功效：清热燥湿、泻火除蒸。
主治：湿热带下、湿热脚气。

芦根

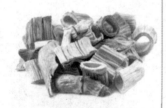

性味：甘，寒。
功效：清热泻火、生津止渴。
主治：热病烦渴、肺热咳嗽。

牡丹皮

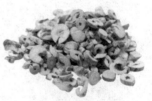

性味：苦、甘，微寒。
功效：清热凉血、活血祛淤。
主治：血热吐衄、闭经、痛经。

⏩ 利水渗湿药

黄花菜

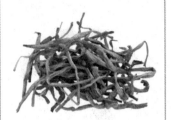

性味：甘，凉。

功效：清热、利尿、消肿。

主治：小便不利、水肿、关节酸痛。

冬瓜子

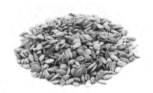

性味：甘，微寒。

功效：清热、化痰、排脓、利湿。

主治：肺热咳嗽、肺痈、肠痈。

冬瓜皮

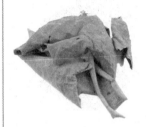

性味：甘，凉。

功效：清热解暑、利水消肿。

主治：水肿、暑热证。

荠菜

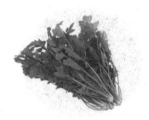

性味：甘，凉。

功效：明目、止血、利水消肿。

主治：肝热目赤、血热出血证。

赤小豆

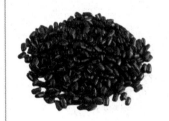

性味：甘、酸，平。

功效：利尿、排脓。

主治：水肿脚癣、痈疽肿毒。

猪苓

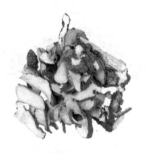

性味：甘，平。

功效：利尿、渗湿。

主治：水肿、小便不利、淋浊。

灯芯草

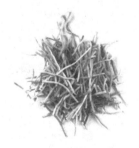

性味：甘、淡，微寒。

功效：清心降火、利尿通淋。

主治：心热烦躁、小便不利。

滑石

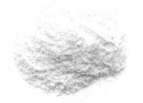

性味：甘、淡，寒。

功效：清热解暑、利尿通淋。

主治：暑湿、尿热涩痛。

茯苓

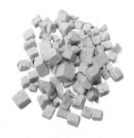

性味：甘、淡，平。

功效：利水消肿，健脾、宁心。

主治：水肿、心悸、失眠。

⏩ 收涩驱虫药

小麦 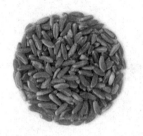 性味：甘，凉。 功效：益气、除热、固表止汗。 主治：自汗、盗汗、骨蒸痨热。	**莲子** 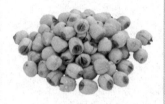 性味：甘、涩，平。 功效：固精止带、益肾养心。 主治：遗精、滑精、带下、心悸。	**乌梅** 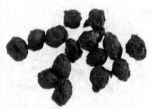 性味：酸、涩，平。 功效：生津止渴、涩肠止泻。 主治：蛔厥腹痛、久泻久痢。
山茱萸 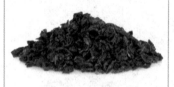 性味：酸、涩，微温。 功效：益肝补肾、收敛固涩。 主治：遗精、阳痿，月经过多。	**芡实** 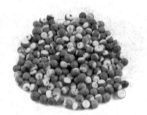 性味：甘、涩，平。 功效：健脾除湿、益肾固精。 主治：遗精、滑精、脾虚久泻。	**五味子** 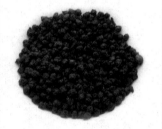 性味：酸、甘，温。 功效：益气生津、补肾宁心。 主治：自汗、盗汗、消渴、多梦。
石榴皮 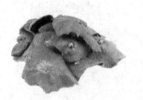 性味：酸、涩，温。 功效：杀虫、止血、涩肠止泻。 主治：虫积腹痛、崩漏、便血。	**五倍子** 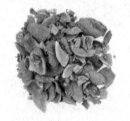 性味：酸、涩，寒。 功效：敛肺降火、涩肠止泻。 主治：咳嗽、咯血、自汗、遗精。	**槟榔** 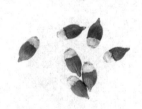 性味：苦、辛，温。 功效：行气、利水、杀虫消积。 主治：水肿、疟疾、食积气滞。

⏩ 止咳化痰平喘药

枇杷叶 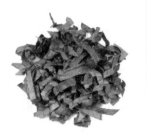 性味：苦，微寒。 功效：清肺止咳、降逆止呕。 主治：肺热咳嗽、胃热呕吐。	**杏仁** 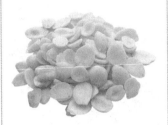 性味：苦，微温。 功效：止咳平喘、润肠通便。 主治：咳嗽气喘、肠燥便秘。	**前胡** 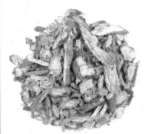 性味：苦、辛，寒。 功效：疏散风热、降气化痰。 主治：风热咳嗽、痰热咳喘。
白果 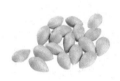 性味：甘、苦、涩，平。 功效：化痰定喘、止带缩尿。 主治：哮喘、带下、尿频、遗尿。	**马兜铃** 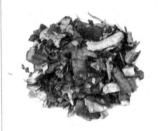 性味：苦、微辛，寒。 功效：清肺化痰、止咳平喘。 主治：肺热咳喘。	**紫菀** 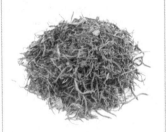 性味：苦、辛、甘，微温。 功效：润肺、化痰、止咳。 主治：咳嗽有痰。
白前 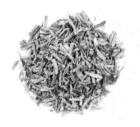 性味：辛、苦，微温。 功效：降气化痰。 主治：咳嗽痰多、气喘。	**竹茹** 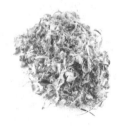 性味：甘，微寒。 功效：清热化痰，除烦止呕。 主治：肺热咳嗽、胃热呕吐。	**罗汉果** 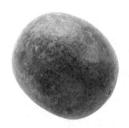 性味：甘，凉。 功效：化痰止咳、润肠通便。 主治：咳喘、咽痛、便秘。

泻下消食药

芫花

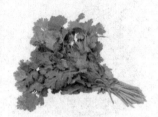

性味：苦、辛，温。

功效：泄水逐饮、祛痰止咳、杀虫。

主治：水肿、胸胁停饮、顽癣。

芦荟

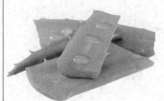

性味：苦，寒。

功效：泻下通便、清肝、杀虫。

主治：热结便秘、小儿疳积。

山楂

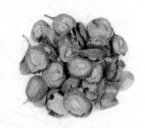

性味：酸、甘，微温。

功效：消食化积，活血化淤。

主治：饮食积滞证。

郁李仁

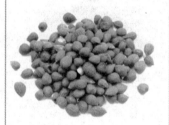

性味：辛、苦、甘，平。

功效：润肠通便，利水消肿。

主治：肠燥便秘，水肿胀满。

莱菔子

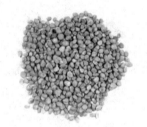

性味：辛、甘，平。

功效：消食除胀、祛痰降气。

主治：食积气滞、痰多咳喘。

麦芽

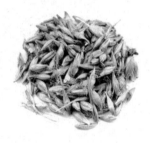

性味：甘，平。

功效：健脾开胃、行气消食、回乳。

主治：宿食停滞、回乳。

神曲

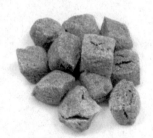

性味：甘、辛，温。

功效：消食化积、和中开胃。

主治：积滞不化。

火麻仁

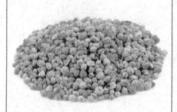

性味：甘，平。

功效：润肠通便、滋阴补虚。

主治：肠燥便秘。

大黄

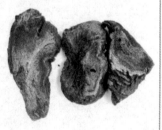

性味：苦，寒。

功效：泻下攻积，清热泻火。

主治：积滞便秘，热毒疮疡。

⏩ 止血、活血化淤药

槐花	姜黄	丹参
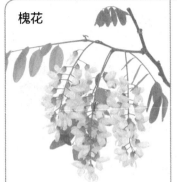	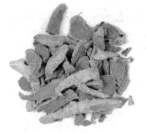	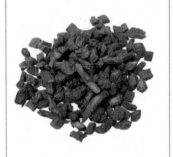
性味：苦，微寒。	性味：辛、苦，温。	性味：苦，微寒。
功效：凉血止血、清肝泻火。	功效：活血行气、通经止血。	功效：活血调经、祛淤止痛。
主治：血热出血证、头痛目赤。	主治：血淤气滞、风湿痹痛。	主治：月经不调、痛经、闭经。

番红花	牛膝	月季花
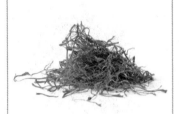	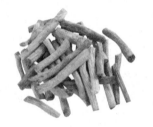	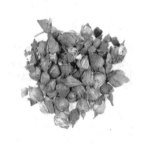
性味：甘，微寒。	性味：苦、甘、酸，平。	性味：甘、淡、微苦，平。
功效：活血、舒筋。	功效：活血通经、利水通淋、强筋骨。	功效：活血调经、疏肝解郁。
主治：月经不调、腰膝酸痛。	主治：痛经、闭经、淋证、腰膝酸痛。	主治：月经不调、痛经、闭经。

骨碎补	桃仁	泽兰
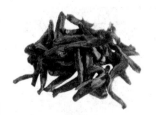	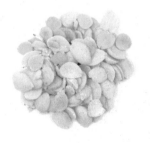	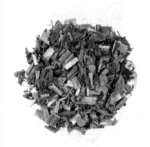
性味：苦，温。	性味：苦、甘，平。	性味：苦、辛，微温。
功效：活血续伤、补肾强骨。	功效：活血祛淤、润肠通便。	功效：活血调经、祛淤消痈。
主治：淤滞肿痛、跌打损伤。	主治：瘀血阻滞、肠燥便秘。	主治：痛经、产后淤滞腹痛。

◀▶ 补虚健体药

大枣 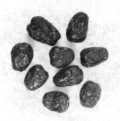 性味：甘，温。 功效：补中益气，养血安神。 主治：脾虚证、脏燥及失眠证。	**核桃仁** 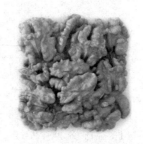 性味：甘，温。 功效：补肾温肺，润肠通便。 主治：肾阳虚衰、肠燥便秘。	**龙眼肉** 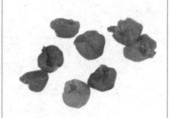 性味：甘，温。 功效：补益心脾，养血安神。 主治：思虑过度，劳伤心脾。
肉苁蓉 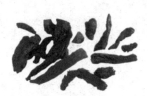 性味：甘、咸，温。 功效：补肾助阳，润肠通便。 主治：肾阳亏虚之便秘、阳痿。	**山药** 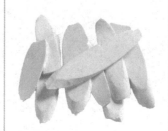 性味：甘，平。 功效：补脾养胃，生津益肺。 主治：脾虚证、肺虚证、肾虚证。	**紫石英** 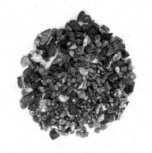 性味：甘，温。 功效：温肾助阳，温肺平喘。 主治：宫冷不孕，痰多咳喘。
蜂蜜 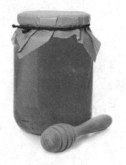 性味：甘，平。 功效：补中、润燥、止痛、解毒。 主治：脾气虚弱、燥渴证、便秘。	**菟丝子** 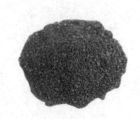 性味：辛、甘，平。 功效：补肾益精，养肝明目。 主治：肾虚腰痛，阳痿遗精。	**石斛** 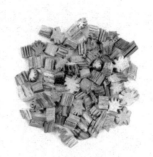 性味：甘，微寒。 功效：益胃生津、滋阴清热。 主治：胃阴虚及热病伤津证。

542 | 图解13亿人的家庭医生

温里理气药

干姜	肉桂	檀香
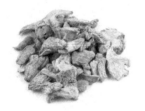	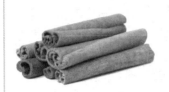	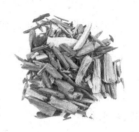
性味：辛，热。 功效：温中散寒、温肺化饮。 主治：腹痛、呕吐、泄泻、咳喘。	性味：辛、甘，大热。 功效：补火助阳、温经通脉。 主治：阳痿、闭经、痛经、腰腹痛。	性味：辛，温。 功效：行气止痛、散寒调中。 主治：胸腹寒凝气滞证。
玫瑰花	香附	佛手
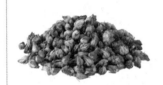	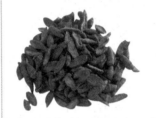	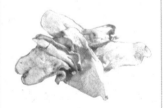
性味：甘、微苦，温。 功效：疏肝解郁、活血止痛。 主治：肝胃气痛、经前乳房胀痛。	性味：辛、微苦、微甘，平。 功效：疏肝解郁、理气调中。 主治：肝郁气滞胁痛、脾胃气滞腹痛。	性味：辛、苦，温。 功效：疏肝解郁、理气和中。 主治：气滞脘腹疼痛、胸胁疼痛。
丁香	吴茱萸	陈皮
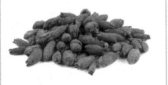	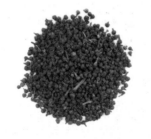	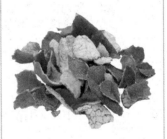
性味：辛，温。 功效：温中降逆、散寒止痛。 主治：胃寒呕吐、脘腹冷痛。	性味：辛、苦，热。 功效：降逆止呕、助阳止泻。 主治：胃寒呕吐、虚寒泄泻。	性味：辛、苦，温。 功效：理气健脾、燥湿化痰。 主治：脾胃气滞证、寒痰咳嗽。

图书在版编目（CIP）数据

图解13亿人的家庭医生 / 信彬, 徐春军主编. -- 南
京 : 江苏凤凰科学技术出版社, 2016.3
（含章·图解经典系列）
ISBN 978-7-5537-4266-3

Ⅰ. ①图… Ⅱ. ①信… ②徐… Ⅲ. ①家庭医学 – 图
解 Ⅳ. ①R4-64

中国版本图书馆CIP数据核字(2015)第050901号

图解13亿人的家庭医生

主　　　编	信　彬　　徐春军	
责 任 编 辑	樊　明　　葛　昀	
责 任 监 制	曹叶平　　周雅婷	

出 版 发 行	凤凰出版传媒股份有限公司
	江苏凤凰科学技术出版社
出版社地址	南京市湖南路 1 号 A 楼，邮编：210009
出版社网址	http://www.pspress.cn
经　　　销	凤凰出版传媒股份有限公司
印　　　刷	北京旭丰源印刷技术有限公司

开　　　本	787mm×1092mm　1/16
印　　　张	34
字　　　数	462千字
版　　　次	2016年3月第1版
印　　　次	2016年3月第1次印刷

标 准 书 号	ISBN 978-7-5537-4266-3
定　　　价	88.00元

图书如有印装质量问题，可随时向我社出版科调换。